Therapiewissenschaften

Therapiewissenschaften

Christiane Lücking, Cathleen Gaede-Illig (Hrsg.)

Programmbereich Gesundheitsberufe

Christiane Lücking
Cathleen Gaede-Illig
(Hrsg.)

Therapiewissenschaften

Konzepte und Methoden für Health Professionals

unter Mitarbeit von

Björn Hoffmann
Petra Kühnast
Wiebke Rahmann
Anika Thurmann
Cordula Völkel

hogrefe

Christiane Lücking, Prof. Dr., Hochschule Fresenius, Hamburg

Cathleen Gaede-Illig, Prof. Dr., HFH Hamburger Fern-Hochschule, Hamburg

Bibliografische Information der Deutschen Nationalbibliothek
Die Deutsche Nationalbibliothek verzeichnet diese Publikation in der Deutschen Nationalbibliografie; detaillierte bibliografische Daten sind im Internet über http://www.dnb.de abrufbar.

Anregungen und Zuschriften bitte an:
Hogrefe AG
Lektorat Gesundheitsberufe
z.Hd.: Barbara Müller
Länggass-Strasse 76
3012 Bern
Schweiz
Tel: +41 31 300 45 00
info@hogrefe.ch
www.hogrefe.ch

Lektorat: Barbara Müller
Herstellung: Daniel Berger
Umschlagabbildung: sturti, Getty Images
Umschlag: Daniel Berger
Satz: punktgenau GmbH, Bühl
Druck und buchbinderische Verarbeitung: Finidr s.r.o., Český Těšín
Printed in Czech Republic

1. Auflage 2025

(E-Book-ISBN_PDF 978-3-456-96279-5)
(E-Book-ISBN_EPUB 978-3-456-76279-1)
ISBN 978-3-456-86279-8
https://doi.org/10.1024/86279-000

Inhaltsverzeichnis

Vorwort

Die Optimierung einer interprofessionellen Gesundheitsversorgung hat in den vergangenen Jahren, geleitet durch aktuelle gesundheitspolitische Bestrebungen, zunehmend an Bedeutung gewonnen. Mit dem Beginn der Akademisierung der Therapieberufe Anfang der 2000er-Jahre ist es möglich, in den therapeutischen Berufen Physiotherapie, Ergotherapie und Logopädie einen akademischen Abschluss zu erlangen. Die sich daraus entwickelnden Therapiewissenschaften beschreiben die therapeutischen Disziplinen in einem wissenschaftlichen Kontext. Dabei sind die Therapiewissenschaften eine junge und noch nicht eigenständige Wissenschaft, die sich in ihren Themen und Inhalten verschiedener Bezugswissenschaften bedient. Eine eigene wissenschaftliche Verortung und ein wissenschaftliches Selbstverständnis sind aktuell noch nicht etabliert. Ableitend aus den Handlungsfeldern, welche einen direkten Praxisbezug aufweisen, können die Therapiewissenschaften den angewandten Wissenschaften zugeordnet werden. Ziel der Therapiewissenschaften ist es, das primär handlungsorientierte Vorgehen systematisch zu erfassen, theoretisch zu fundieren und schlussendlich zu evaluieren. Über die fortlaufende Akademisierung werden sich die Therapiewissenschaften als eigene wissenschaftliche Disziplin sowie über ihre Bezugswissenschaften stetig weiterentwickeln. Die zunehmende Anzahl an therapiewissenschaftlichen Studiengängen auf Bachelor- und Masterniveau forciert diesen Weg zur eigenen Wissenschafts- und Professionswerdung. Unterschiedliche therapiewissenschaftliche (und professionsspezifische) Studiengänge sind inzwischen an den Universitäten und Hochschulen etabliert. Mit der Entwicklung dieser Studiengänge und einer zunehmenden akademischen Lehre in den Gesundheitsfachberufen haben sich essenzielle und für diese Studiengänge charakteristische Themen herausgebildet. Neben dem Schwerpunkt der interprofessionellen Zusammenarbeit sind Themen wie das evidenzbasierte Arbeiten und Clinical Reasoning integraler Bestandteil therapiewissenschaftlicher Lehre.

Das vorliegende Lehrbuch ist aus der Idee entstanden, Therapeut*innen aus Klinik und Praxis ein Forum zu bieten. Die Leserschaft hält ein Werk in den Händen, das in seinen Kapiteln Wissen zu evidenzgeleitetem Vorgehen mit alltagsrelevantem Expert*innenwissen vereint und um die Themen Ethik und Digitalisierung ergänzt. Um die Besonderheit der Therapiewissenschaften, also die enge Verknüpfung von Wissenschaft und Praxis, darzustellen, finden sich in jedem Kapitel theoretisch-wissenschaftliche Ausführungen, ergänzt um den aktuellen Forschungsstand und eingebunden in ein Praxisbeispiel.

Vor den themenspezifischen Kapiteln steht ein Exkurs zum Thema Gesundheit und Krankheit sowie der International Classification of Functioning, Disability and Health (ICF). In diesem Kapitel werden Definitionen und Modelle zu Gesundheit und Krankheit in einem Abriss erläutert. Abschließend wird die ICF in ihrer Bedeutung und Anwendung ausgeführt. Diese Ausführungen dienen der Einordung des Grundverständnisses der Therapiewissenschaften und der folgenden Kapitel. So ist maßgeblich zu verstehen, dass die Therapiewissenschaften auf einem salutogenetischen Grundverständnis aufbauen und die ICF als konzeptionelle Grundlage sowie zur einheitlichen Beschreibung individueller Gesundheitszustände dient. Dem Exkurs ist ein Fallbeispiel (Herr L.) nach ICF angefügt (Kapitel 1). Dieses begleitet Sie als Leser*in durch alle Themen des Buches. Hierbei wird deutlich, dass die Physiotherapie auf den Bereich der Körperfunktionen und Aktivitäten fokussiert, die Ergotherapie ihren Schwerpunkt in der Partizipation als auch der Aktivität sieht und die Logopädie einen funktionsorientieren Schwerpunkt hat und in mehreren Bereichen zu verorten ist.

Wissenschaftlich fundiert und praxisnah werden in den Kapiteln evidenzbasiertes Arbeiten (Kapitel 3), Ethik (Kapitel 4), Clinical Reasoning (Kapitel 5), Interprofessionelle Zusammenarbeit (Kapitel 6) und Digitalisierung (Kapitel 7) die wichtigsten Aspekte, Modelle und Theorien sowie Methoden detailliert ausgeführt. In jedem Kapitel finden Sie Lernziele, Exkurse, Lernboxen und Fragen zur Selbstreflexion. Sie dienen dem Transfer und der unmittelbaren Anwendbarkeit des Gelesenen auf Ihren Praxisalltag. Unterstützend finden sich zu jedem Kapitel verschiedene Medienbeiträge wie Podcasts und Lernvideos. Diese können Sie nach erfolgter Registrierung aus der Website des Hogrefe Verlags in der Mediathek ansehen (Mediathek des Hogrefe Verlags, Code: B-Y611J7).

An dieser Stelle gilt unser Dank unseren geschätzten Autor*innen Anika Thurmann, Björn Hoffmann, Petra Kühnast, Cordula Völkel, Wiebke Rahmann und Sprecher*innen der Medienbeiträge Freya Kubel, Maike Armburst, Jörn Stintzing und Claudia Schmidt für ihren unermüdlichen Einsatz und die wertvollen Beiträge. Im Weiteren danken wir Frau Barbara Müller vom Hogrefe Verlag, die uns durch ihre angenehme und fachlich stets konstruktive Betreuung hervorragend unterstützt hat.

Und nicht zuletzt gilt unser Dank den Kolleg*innen an der Hochschule Fresenius und der HFH-Hamburger Fern-Hochschule und unseren Familien, die uns geholfen haben, unser Ziel nicht aus den Augen zu verlieren.

Wir wünschen uns, dass unser Buch für alle, die therapeutisch tätig sind, ein hilfreicher Begleiter werden kann und dass es den interprofessionellen Dialog auf medizinisch-therapeutischer Ebene bereichert.

Wir freuen uns über Anregungen und Feedback.

Christiane Lücking und Cathleen Gaede-Illig
(Hamburg, März 2024)

1 Fallgeschichte

Diese Fallgeschichte begleitet Sie durch das ganze Buch und unterstützt Sie, die Inhalte auf Ihre berufliche Praxis anzuwenden.

Fallgeschichte

Ein 69-jähriger Mann, Herr L. kommt zu Ihnen in die Praxis, um möglichst „aktiv gegen seinen Parkinson" anzugehen. In letzter Zeit fühlt er sich zunehmend unsicher bei Positionswechseln und Transfers. Hinzu kommen Schwierigkeiten beim Schuhe binden und beim Zuknöpfen von Kleidungsstücken aufgrund eines gelegentlich auftretenden, aber gut kontrollierbaren Intentionstremor. Auch das Multitasking (welches er vorher sehr gut beherrschte) macht ihm immer mehr Schwierigkeiten. Zudem bemerkt er zunehmend eine kraftlose und leise Stimme, was seinen geliebten wöchentlichen Chorbesuch erschwert. Er ist ein sehr stolzer Mann, der möglichst eigenständig bleiben und in seinem Alltag gerne viele trainingstherapeutische Maßnahmen einbinden möchte. Seine bisherige Therapeutin, bei der er seit der Diagnosestellung des Morbus Parkinson vor vier Jahren war, hat „keine neuen Ideen mehr". Ihr Patient ist Rentner und hatte bis zu seiner Berentung 30 Jahre in einer Bank als leitender Angestellter gearbeitet. Er ist verheiratet, hat zwei Kinder und drei Enkel im Alter von 6, 18 und 21 Jahren. Er pflegt seinen Garten mit großer Hingabe, allerdings machen chronische LWS-Schmerzen ihm seit einem halben Jahr deutlich stärker zu schaffen als früher. Die Schmerzen hat er schon mindestens zehn Jahre. Er kann sich nicht mehr an den exakten Zeitpunkt erinnern. Seit sechs Monaten sind diese täglich bei VAS 5–6. Herr L. muss jeden Tag opioide Analgetika nehmen. Die Ärztin hatte ihm diese als Medikation verschrieben, die zweimal täglich zu festen Uhrzeiten eingenommen werden muss. Daran hält sich Ihr Patient nicht und erklärt Ihnen, dass er diese Medikamente nur nach Bedarf einnähme. Das Zeug würde er nicht über Gebühr schlucken wollen. Zusätzlich soll Herr L. noch ein Antidepressivum als Ko-Analgetikum einnehmen. Er erzählt ihnen sichtlich verärgert, ob die Ärztin ihn wohl nicht mehr ernst nähme – er habe es doch nicht am Kopf.

Betroffene Körperstrukturen- und Funktionen

- Chronische LWS-Schmerzen
- Seit zehn Jahren Schmerzen
- Seit sechs Monaten Schmerzen VAS 5–6
- Reduzierte stimmliche Leistungsfähigkeit
- Reduzierte Leistungsfähigkeit
- Dopaminmangel im Gehirn -> Fehlfunktion Basalganglien -> vermehrtes Acetylcholin

Aktivitäten und Partizipation

- Probleme beim Transfer
- Probleme beim Gehen (Sturzgefährdung)
- Probleme beim Bücken

- In den Aktivitäten des täglichen Lebens (ADL) eingeschränkt
- Feinmotorik eingeschränkt (z.B. Schuhe zubinden)
- Gartenarbeit eingeschränkt
- Hobbies eingeschränkt (Chor)
- Kommunikationsfähigkeit (durch Einschränkungen der Stimme)
- Multitasking eingeschränkt

Umweltfaktoren
- Förderfaktoren
  - + Haus mit Garten
  - + Familie
  - +/- Therapeut
- **Barrieren**
  - Verordnung des Arztes: Medikamente (Opioide, soll Antidepressiva nehmen)
  - Gesicherte Diagnose
  - Keine klare Ursache

Personengebundene Faktoren
- 69-jähriger Rentner, stolz und eigenständig
- Unsicher bei Positionswechsel und Transfer
- Frustriert: fühlt sich von Ärztin nicht ernstgenommen
- Incompliant bei Medikamenteneinnahme: Nimmt Medikamente nur nach Bedarf, trotz genauer Angaben der Ärztin zur Einnahme
- Compliant bei physiotherapeutischer Behandlung

Die folgende **Abbildung 1-1** zeigt die Übertragung der Patienteninformation auf die ICF-Komponenten

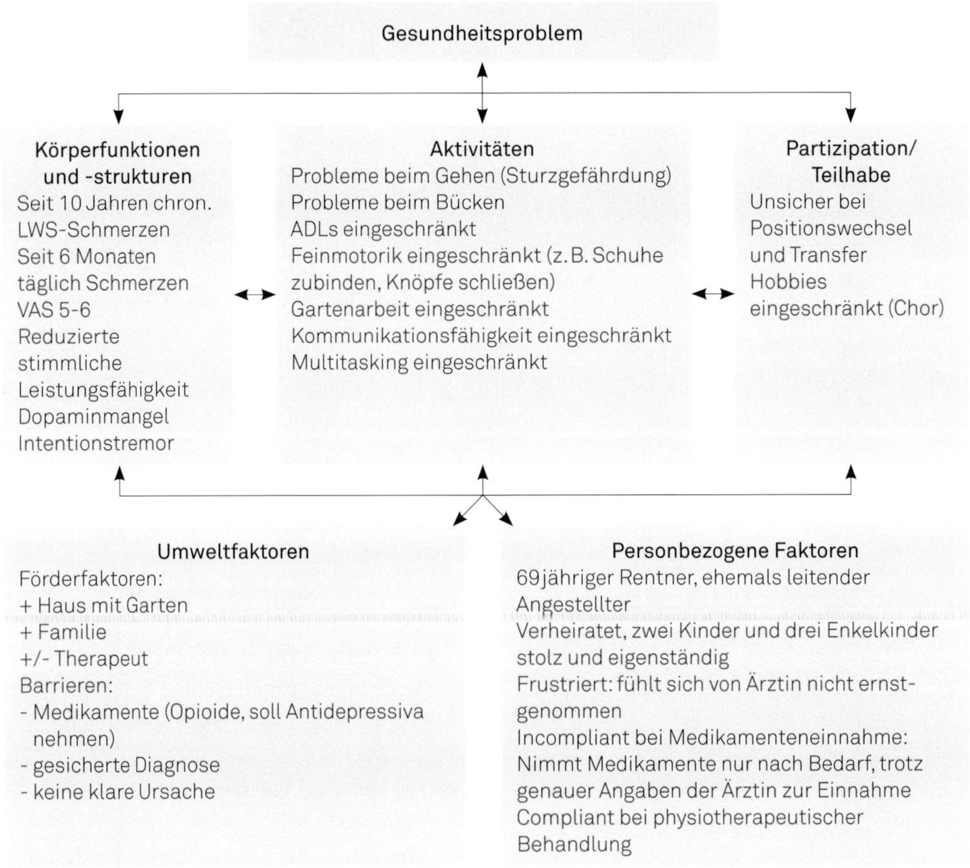

Abbildung 1-1: Übertragung der Patienteninformationen auf die ICF-Komponenten

Problemidentifizierung

Aufgrund Ihrer umfangreichen Analyse der ICF-bezogenen Kriterien können Sie nun Ihre therapeutische Leithypothese formulieren, die das Gesundheitsproblem Ihres Patienten möglichst präzise darstellt. Beispielsweise könnte die Hypothese folgendermaßen lauten:

Hypothese

Der 69-jährige Herr L. ist ein aktiver, stolzer Rentner, für den seine Arbeits- und Leistungsfähigkeit von großer Bedeutung ist. Er leidet an Morbus Parkinson, der seine Mobilität bei Transfers und Positionswechsel einschränkt, der ihn bei der Stimmgebung/Kommunikationsfähigkeit und bei feinmotorischen Bewegungen einschränkt und seit über zehn Jahren an einem chronischen Schmerzsyndrom der LWS. Seine inadäquate Coping-Strategie im Umgang mit der chronischen Schmerzsymptomatik zeigt sich in der geminderten Compliance zur ärztlich vorgeschriebenen medikamentösen Therapie sowie in einer möglichen Tendenz zu Überforderungsverhalten.

Aus dieser Hypothese lassen sich nun Ihre Therapieziele, Behandlungsstrategie und -maßnahmen ableiten. Nehmen wir einmal an, dass Sie noch keine geeignete, evidenzbasierte Behandlungsstrategie zur Therapie des chronischen LWS-Syndroms zur Verfügung haben. Eventuell waren Ihre bisherigen Therapieansätze noch nicht erfolgreich. Eine Frage, die sich unweigerlich aufdrängt, könnte lauten:

- Physiotherapie: „Wie kann ich ein chronisches LWS-Syndrom erfolgreich behandeln?“
- Logopädie: „Wie kann ich die stimmlichen Defizite und beginnenden kommunikativen Einschränkungen erfolgreich behandeln?“
- Ergotherapie: „Wie kann ich der eingeschränkten Feinmotorik und den damit verbundenen ADL-Einschränkungen erfolgreich entgegenwirken“?

Es ist einleuchtend, dass sich eine solche alltagssprachlich formulierte Frage kaum als Ausgangspunkt für eine wissenschaftliche Recherche eignet. Wir benötigen in der Fragestellung eindeutige kriterienbezogene Begrifflichkeiten, um die Fragestellung inhaltlich zu erfassen und effektiv sowie effizient in wissenschaftlichen Datenbanken nach einer vorab festgelegten Suchstrategie recherchieren zu können. Eine solche Fragestellung wird am besten im PICO-Format erstellt. Wie Sie eine recherchetaugliche Fragestellung im PICO-Format formulieren, zeigt Ihnen das Video „Wie stelle ich eine klinische Frage im Pico-Format?“ in der Mediathek des Hogrefe Verlags (Code: B-Y611J7) oder lesen Sie in Kapitel 3.

2
Gesundheit und Krankheit

Cathleen Gaede-Illig, Wiebke Rahmann

Lernziele des Kapitels

- Sie verstehen Gesundheit und Krankheit als zwei komplexe Phänomene und können verschiedene Definitionsansätze für beide Begriffe wiedergeben.
- Sie reflektieren und erweitern Ihr persönliches Verständnis von Gesundheit und Krankheit und übertragen es auf Ihre praktische Arbeit mit den Patientinnen und Patienten.
- Sie können die zentralen Aussagen und Elemente des biomedizinischen, des biopsychosozialen und Salutogenese-Modell wiedergeben und die wichtigsten Unterschiede zwischen den drei Modellen herausarbeiten.
- Sie begreifen den Stellenwert der ICF für die therapeutische Versorgung und können deren grundlegenden Aufbau beschreiben.
- Sie können Informationen über Patientinnen und Patienten den verschiedenen Komponenten der ICF zuordnen.

Zusammenfassung

Gesundheit und Krankheit können als zwei miteinander in Verbindung stehende, komplexe Konstrukte verstanden werden, für die zahlreiche Definitionsversuche der unterschiedlichen wissenschaftlichen Disziplinen, aber keine allgemeingültigen Begriffsbestimmungen existieren. Für Therapeutinnen und Therapeuten, die in ihrer täglichen Arbeit Menschen dabei unterstützen, ihre Gesundheit zu erhalten oder wiederherzustellen, ist es unerlässlich, ein umfassendes Verständnis von Gesundheit und Krankheit zu entwickeln. Unzählige Modelle sollen die Konstrukte Gesundheit und Krankheit sowie deren Verhältnis zueinander erklären. Für das weitere Verständnis von zentraler Bedeutung sind das biomedizinische Modell, das biopsychosoziale Modell sowie das Salutogenese-Modell nach Antonovsky. Nicht außer Acht gelassen werden sollte, dass Menschen sehr individuelle Vorstellungen davon haben, wie Gesundheit und Krankheit entstehen und inwiefern man sie beeinflussen kann. Diese subjektiven Theorien stehen in Zusammenhang mit der Compliance, sodass es für Therapeutinnen und Therapeuten lohnend ist, sich mit der Thematik zu befassen. Die Möglichkeit, den Gesundheitszustand einer Person vor ihrem Lebenshintergrund zu beschreiben und zu klassifizieren, bietet seit 2001 die auf dem biopsychosozialen Modell beruhende International Classification of Functioning, Disability and Health (ICF) der WHO. Insbesondere bietet sie einen gemeinsamen Rahmen bzw. eine gemeinsame Sprache zur interdisziplinären Behandlung von Patientinnen und Patienten. Aufgrund der Komplexität der ICF ist die Anwendbarkeit im klinischen Alltag erschwert. Tools wie die ICF Core Sets können dieses Problem überwinden.

Gesundheit nimmt in der westlichen Gesellschaft einen immer höheren Stellenwert ein. Sie gilt als Megatrend und wird teilweise sogar als unser höchstes Gut angesehen. Täglich haben wir persönlich und insbesondere in unserer professionellen Rolle als Therapeutinnen und Therapeuten mit dem Thema Gesundheit zu tun. Wir arbeiten mit Menschen, deren Gesundheit auf Grund unterschiedlichster Ursachen beeinträchtigt ist. Aber ab wann wird eigentlich von einer gesundheitlichen Beeinträchtigung oder ggf. sogar von Krankheit gesprochen? Im Falle von traumatischen Ereignissen und daraus resultierenden Verletzungen ist die gesundheitliche Beeinträchtigung sowohl für die betroffene Person als auch für Außenstehende meist offensichtlich. Im Falle von chronischen Erkrankungen, bei denen es u. a. um die Erhaltung des bestehenden Gesundheitszustandes geht bzw. um die Prävention weiterer Vorkommnisse, ist die Beeinträchtigung vielleicht gar nicht so explizit. Denken wir beispielsweise an eine Person mit Diabetes Mellitus Typ II oder einer gut eingestellten Hypertonie. Sie gilt medizinisch diagnostiziert als krank, kann sich aber gesund fühlen und auch keine Einschränkungen der Lebensqualität, des Wohlbefindens sowie der beruflichen und privaten Aufgaben wahrnehmen. Darüber hinaus werden Mediziner*innen zur Beurteilung des Gesundheitszustandes der Patientin bzw. des Patienten andere Kriterien heranziehen als Psycholog*innen, Jurist*innen, Soziolog*innen oder Physiotherapeut*innen. Und auch die betroffene Person, ihr nahestehende Menschen und ihre Arbeitskolleg*innen werden vermutlich sehr unterschiedliche Aussagen treffen, wie es gesundheitlich um die Person steht. Es stellt sich also grundsätzlich die Frage, was Gesundheit und Krankheit überhaupt sind und ab wann sie als solche bezeichnet und wahrgenommen werden. Dabei ist es alles andere als einfach beide Begriffe zu definieren. Um täglich mit Patient*innen zu arbeiten und sie bei der Wiederherstellung und/oder dem Erhalt ihrer Gesundheit zu unterstützen, ist es wichtig die Grundlagen, Theorien und Modelle der Therapiewissenschaften zu verstehen und ein umfassendes Verständnis von Gesundheit und Krankheit zu entwickeln. Im Folgenden soll es um theoretische Ansätze und Modelle von Gesundheit und Krankheit gehen und das Gesundheitsverständnis in seiner Entwicklung bis zur heutigen Sichtweise dargestellt werden.

2.1 Definition Gesundheit

Gesundheit zu definieren ist sowohl für Laiinnen und Laien als auch für Expert*innen nicht einfach. In der Regel fühlen wir uns gesund und denken gar nicht weiter darüber nach, was genau diesen Zustand ausmacht. Fühlen wir uns dagegen krank, so können wir das Unbehagen und die Einschränkungen meistens genau beschreiben, die zu dem als krank empfundenen Zustand führen. Wird die genaue Wortbedeutung herangezogen, so wird „krank“ mit „schwach“ und „kraftlos werden“ assoziiert, wohingegen gesund „mächtig“ und „stark“ bedeutet. Die Begriffe Gesundheit und Krankheit lassen sich allerdings nicht als zwei voneinander unabhängige Zustände betrachten und definieren. Sie sind wechselseitig aufeinander bezogen und nicht wirklich trennbar (Faltermaier, 2017). Die Begriffe sind nur in ihrer Dualität verständlich und zeichnen sich in ihrer Definition durch eine professionelle Deutung, die soziokulturelle Umwelt, die Alltags- und Laientheorien sowie die subjektiven und individuellen Einschätzungen aus (Ohlbrecht, 2022). Darüber hinaus haben beide Begriffe sich im Laufe der Zeit und den unterschiedlichen historischen Epochen verändert und hängen auch heute noch vom vorherrschenden Denksystem der Gesellschaft und deren Kultur ab (Faltermaier, 2017; Ohlbrecht, 2022).

Für den Gesundheitsbegriff finden sich zahlreiche Definitionsversuche, die je nach ihrem wissenschaftstheoretischem Schwerpunkt teils sehr unterschiedlich in ihrer Ausrichtung sind. Lange Zeit war die funktional-physiologische/medizinisch-naturwissenschaftliche oder auch als biomedizinisches Verständnis beschriebene Sichtweise vorherrschend. Dieser folgend, sind Menschen gesund, wenn keine medizinisch zu diagnostizierende Krankheit vorliegt (Faltermaier, 2017). Die Tatsache, dass Gesundheit nach dem biomedizinischen Verständnis nur negativ als Abwesenheit von Krankheit definiert wird, war u. a. ausschlaggebend für zahlreiche weitere Ansätze aus den Disziplinen Psychologie, Public Health, Soziologie und Sozialwissenschaften sowie Pädagogik. Diese rücken positive Aspekte wie das Wohlbefinden, die Leistungsfähigkeit und Rollenerfüllung oder aber den Umgang mit Anforderungen und Belastungen verschiedener Art in den Mittelpunkt. Als Beispiel soll hier die Gesundheitsdefinition vom amerikanischen Soziologen Talcott Parsons (Parsons, 1986, nach Faltermaier, 2017, S. 41) angeführt werden: „Zustand der optimalen Leistungsfähigkeit eines Individuums für die Erfüllung der Aufgaben und Rollen, für die es sozialisiert wurde“. So haben die unterschiedlichen wissenschaftlichen Disziplinen ihre fachspezifischen Ansätze und ihr jeweils eigenes Verständnis von Gesundheit. Viele Aspekte dieser unterschiedlichen Definitionen finden sich in der wohl bekanntesten Definition von Gesundheit von der Weltgesundheitsorganisation (WHO, 2020, S. 1) aus dem Jahre 1948: „Die Gesundheit ist ein Zustand des vollständigen körperlichen, geistigen und sozialen Wohlergehens und nicht nur das Fehlen von Krankheit oder Gebrechen“. Diese Definition basiert auf einem ganzheitlichen Verständnis des Menschen und bildet die Perspektive des biopsychosozialen Modells ab (Brinkmann, 2014). Sie beschreibt Gesundheit klar nicht als die Abwesenheit von Krankheit, sondern betont, dass Gesundheit für Wohlbefinden auf den unterschiedlichsten Ebenen, eben der körperlichen, psychischen und sozialen Ebene, von Bedeutung ist. Die Definition der WHO führte zu einem Paradigmenwechsel, weg von einer biomedizinischen Sichtweise hin zu einem biopsychosozialen Verständnis von Gesundheit. Erstmals wurde der Begriff des „Wohlbefindens“ in die Definition von Gesundheit aufgenommen und Gesundheit als ganzheitliches sowie dynamisches Phänomen betrachtet. Es wurde deutlich, dass Gesundheit kein starrer Zustand ist, sondern stets „erarbeitet“ werden muss und es sich um einen Prozess handelt, in dem physische, psychische und soziale Schutz- und Abwehrfunktionen des Organismus einerseits und krankmachende Einflüsse der biologischen und sozialen Umwelt andererseits sich gegenüberstehen (Werle et al., 2006). Das dynamische Verständnis von Gesundheit wurde dann weiterentwickelt zu einer „Kontinuum-Vorstellung“ von Gesundheit und Krankheit. Werle et al. (2006, S. 27) definieren daraus ableitend Gesundheit wie folgt:

> Gesundheit ist das Ergebnis eines dynamischen Gleichgewichts (Balance) zwischen dem Individuum mit seinen Ressourcen und den Anforderungen seiner sozioökologischen Umwelt. Gesundheit wird als prozesshaftes Geschehen aufgefasst, das sich im aktuellen Bezug herausbildet. Gesundheit und Krankheit sind als Extrempole eines mehrdimensionalen Kontinuums (physisch, psychisch und sozial) zu sehen, auf dem sich eine Person jeweils lokalisieren lässt. (Werle et al., 2006, S. 27)

Neben den Definitionen der verschiedenen wissenschaftlichen Disziplinen entwickelt jeder Mensch im Rahmen seiner Sozialisation eigene Vorstellungen darüber, was Gesundheit und Krankheit jeweils ausmacht und wie man sie beeinflussen kann. Da diese Vorstellungen ähnlich wissenschaftlichen Theorien sehr komplex sind, spricht man auch von Laientheorien bzw. subjektiven Theorien. Sie sind von zentraler Bedeutung, da sie in engem Zusammenhang mit dem Gesundheitshandeln bzw. der Compliance stehen (Franke, 2012). Auch unter Laiinnen und Laien existieren negative und positive Definitionen von Gesundheit und Krankheit, die die körperliche, psychische und soziale Dimension miteinbeziehen und ein unterschiedliches Maß an persönlichen Einflussmöglichkeiten annehmen. Interessant ist die Erkenntnis, dass Laiinnen und Laien überwiegend positive Gesundheitsdefinitionen anführen und am häufigsten Wohlbefinden als Kriterium für Gesundheit nennen (Franke, 2017). Oft ergibt sich hier eine Kluft zwischen einer objektiv feststellbaren Erkrankung und der subjektiven, individuellen Wahrnehmung der Person: „Bei genauerem Hinsehen ist Gesundheit jedoch nicht nur die Abwesenheit von Krankheit, denn wer diagnostiziert krank ist, kann sich nichtsdestotrotz gesund fühlen, wie auch umgekehrt gilt, wer sich gesund fühlt, kann dennoch krank sein“ (Ohlbrecht, 2022, S. 22).

Zusammenfassend ist allen Definitionen die Idee bzw. das Verständnis gemein, dass Gesundheit ein Zustand der Balance oder des Gleichgewichts zwischen dem Individuum und der Umwelt ist, welcher immer wieder neu hergestellt werden muss (Faltermaier, 2017). Er lässt sich dabei auf der psychischen, körperlichen und sozialen Ebene beschreiben. Nach Hurrelmann (2010) ist Gesundheit ein Stadium des Gleichgewichts von Risiko- und Schutzfaktoren, das eintritt, wenn es dem Menschen gelingt, sowohl die inneren (körperlichen und psychischen) als auch äußeren (sozialen und materiellen) Anforderungen zu bewältigen. Gesundheit ist ein subjektiver und äußerst individueller Zustand einer Person, der auch als körperliches und/oder psychisches Wohlbefinden beschrieben wird und um die Lebensaktivität ergänzt werden kann. Ein gesunder Mensch ist handlungsfähig und bewältigt seinen Alltag sowie die an ihn gestellten Anforderungen (Faltermaier, 2017).

2.2 Definition Krankheit

Es zeigt sich, dass Gesundheit nicht einfach zu definieren ist bzw. abschließend gar nicht einheitlich definiert werden kann. Ähnlich verhält es sich mit dem Verständnis von „Krankheit“. Ist ein Mensch krank, so liegen aus medizinischer Sicht Störungen im Organismus vor, die diagnostiziert werden können. Im medizinischen Wörterbuch, dem Pschyrembel (2002, S. 904), wird Krankheit wie folgt definiert: „Störung der Lebensvorgänge in Organen oder im gesamten Organismus mit der Folge von subjektiv empfundenen bzw. objektiv feststellbaren körperlichen, geistigen bzw. seelischen Veränderungen“. Die messbare Abweichung von der Norm kann dabei als zentrales Kriterium für Krankheit begriffen werden, das sich in vielen Definitionen wiederfindet (Faltermaier, 2017; Haug, 1991). Andere Definitionen rücken die Notwendigkeit der medizinischen (Be-)Handlung mehr in den Fokus. So versteht Ohlbrecht Krankheit als Ereignis, welches ein ärztliches Handeln auslöst und aus dem sich eine Behandlungsbedürftigkeit ergibt (Ohlbrecht, 2022).

Während die biomedizinische Perspektive auf Krankheit eher die Störungen in den körperlichen Vorgängen betrachtet, rückt die soziologische Perspektive zusätzlich Aspekte wie die Erfüllung von Rollen in den Fokus. Der Soziologe Talcott Parsons definiert „[...] Krankheit als einen Zustand der Störung des ‚normalen‘ Funktionierens des Menschen [...], sowohl was den Zustand des Organismus als auch was seine individuellen und sozialen Anpassungen angeht“ (Parsons, 1958, nach Faltermaier, 2017, S. 40). Ist die Leistungsfähigkeit durch die Erkrankung beeinträchtigt, können die Erwartungen der Gesellschaft an die Rollenerfüllung durch die Person (z. B. als Arbeitnehmer*innen) nicht mehr erfüllt werden. Die Entbindung von der Rollenerfüllung ist legitim, solange die Person vorrübergehend die Krankenrolle annimmt und aktiv sowie mit ärztlicher Unterstützung auf ihre Genesung hinwirkt (Reibling, 2021).

Krankheit kann also als Störung von den normalen biologischen als auch sozialen sowie Umweltbedingungen verstanden werden. Ebenso können psychische Einschränkungen (bspw. Schmerzen, Ängste) wahrgenommen werden und/oder Funktionseinschränkungen, welche eine soziale Teilhabe erschweren oder behindern. In der Regel führt erst die Wahrnehmung von Einschränkungen, bspw. nicht mehr Treppen steigen können, Hautausschlag oder Schmerzen und Ängste, im Alltagsleben dazu, eine Ärztin oder einen Arzt aufzusuchen. Nur selten suchen die Menschen auf Grund diagnostischer Anzeichen ärztlichen Rat. Viel mehr Menschen nehmen die Gesundheitsversorgung in Anspruch, wenn sie eine Beeinträchtigung oder Veränderung, eben eine Erkrankung, wahrnehmen. Wenn also der allgemeine Zustand nicht mehr als gesund und unbeeinträchtigt wahrgenommen wird und sie sich krank fühlen. Interessant ist an dieser Stelle, dass Forschungsergebnisse zu subjektiven Theorien über Krankheit sehr heterogen sind und deutlich durch das Alter, Geschlecht, soziale Schicht und Bildungsniveau beeinflusst sind. Die wenigen Erkenntnisse zu subjektiven Definitionen von Krankheit beschreiben Krankheit auf der körperlichen Ebene als Störung der normalen Körperfunktion, welche mit Schmerzen assoziiert werden kann, auf der sozialen Ebene wird mit Krankheit soziale Abhängigkeit oder sozialer Abstieg assoziiert und auf der psychischen Ebene werden mit Krankheit vor allem Wahrnehmungen von Schwäche und Einschränkungen der Handlungsmöglichkeiten verbunden. Darüber hinaus werden auch positive Aspekte genannt, wie Krankheit als Warnsignal für Überforderung (Franke, 2017).

Um die unterschiedlichen Dimensionen, in denen Krankheit zum Tragen kommt, zu verdeutlichen, wird häufig auf die englischen Begriffe **„disease“**, **„illness“** und **„sickness“** zurückgegriffen (siehe **Abbildung 2-1**). Der Begriff „disease“ spiegelt die biomedizinische Perspektive wider und meint dabei die messbare Abweichung von einem definierten Normalzustand, also die erhobenen medizinischen Befunde. Unter illness wird die subjektive Wahrnehmung der Erkrankung durch die betroffene Person verstanden und bildet somit die psychologische Perspektive ab. Der Begriff „sickness“ umfasst die soziale Dimension der Erkrankung, also beispielsweise die Zuschreibung der Krankenrolle durch die Gesellschaft. Schlussendlich kann festgehalten werden, dass Gesundheit und Krankheit nicht konkret und einheitlich definierbar sind, sondern als soziale Konstrukte verstanden werden müssen.

2.3 Modelle und Theorien von Gesundheit und Krankheit

Die Anzahl der Modelle von Gesundheit und Krankheit ist zahlreich, sodass sie hier in ihrer Vollständigkeit nicht abgebildet werden können. Eine gute Übersicht zu Krankheitsmodellen als auch zu Modellen der Gesundheit findet sich bei Franke (2017). Im Folgenden sollen drei ausgewählte Modelle vorgestellt werden, da deren Grundverständnis den weiterführenden Kapiteln des Buches zu Grunde liegt: Zunächst wird das aus dem 19. Jahrhundert stammende **biomedizinische Modell** näher betrachtet, das trotz seiner Limitationen in der Gesundheitsversorgung nach wie vor präsent ist. Im Laufe der Jahre hat sich das Verständnis von Gesundheit und Krankheit gewandelt, sodass neben biomedizinischen auch psychische und soziale Einflüsse berücksichtigt werden. Dieses Verständnis findet sich im **biopsychosozialen Modell** wieder. Neben diesen beiden eher defizitorientier-

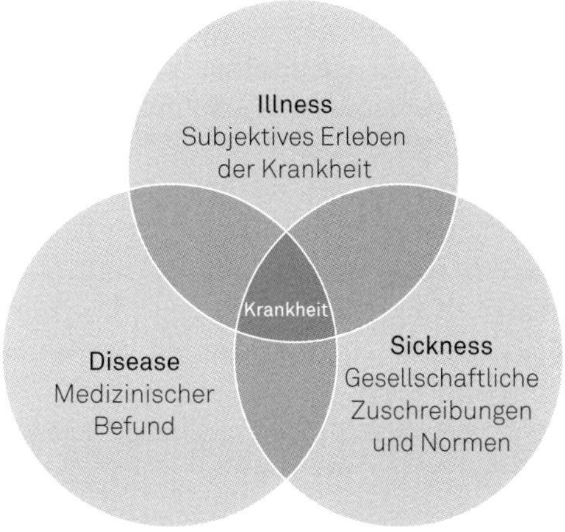

Abbildung 2-1: Drei Dimensionen von Krankheit (in Anlehnung an Ohlbrecht, 2022, S. 21)

ten Modellen soll das **Salutogenese-Modell** von Antonovsky einen positiven, ressourcenorientierten Blickwinkel auf Gesundheit und Krankheit ergänzen.

Biomedizinisches Modell

Das biomedizinische Modell kann auch als Paradigma bezeichnet werden, da es prägend für das Verständnis von Gesundheit und Krankheit war bzw. auch heute noch ist. Obwohl dem Modell Erklärungsansätze für nicht-übertragbare und psychische Erkrankungen fehlen, die Determinanten von Gesundheit und Krankheit nicht abgebildet werden und das Modell somit weiterentwickelt und überholt wurde, findet es heute teilweise immer noch Anwendung (Faltermaier, 2017; Holst, 2022). So bestimmt der Grundgedanke des biomedizinischen Modells nach wie vor weltweit die medizinische Versorgung: „Ärztliche Diagnosen sind in den meisten Gesellschaften Legitimitätsinstrumente für sozial-, versicherungs- und arbeitsrechtliche Vereinbarungen und erfordern unter anderem dafür eine möglichst eindeutige Unterscheidung zwischen Gesundheit und Krankheit" (Holst, 2022, Abs. 2). Entstanden ist das biomedizinische Modell vor einem Jahrhundert als naturwissenschaftliche Erkenntnisse und Forschungsergebnisse in die Medizin Einzug hielten. Einen zentralen Beitrag zu dieser Entwicklung leistete der Arzt Robert Koch, der erstmalig Bakterien als Auslöser für bestimmte Erkrankungen identifizierte. Es entwickelte sich die Erkenntnis, dass das Zusammenspiel von einem Krankheitserreger, dessen Überträger, begünstigenden Umweltbedingungen und einem in Bezug auf diesen spezifischen Erreger geschwächten Immunsystems des infizierten Menschen zur Entstehung einer Erkrankung führt (Franke, 2012). Ausgehend von dieser Denkweise basiert das biomedizinische Modell auf der Annahme, dass ein eindeutiger Kausalzusammenhang zwischen einem pathophysiologischen Auslöser und der Erkrankung besteht. So verursachen Krankheitserreger wie Viren beispielsweise eine Zellschädigung oder eine Störung biochemischer Prozesse im Körper und lösen somit eine bestimmte Symptomatik aus. Diese eindeutige Ursache-Wirkungs-Beziehung erlaubt die Ableitung einer geeigneten Therapie und einer Prognose für den Krankheitsverlauf. In der Sichtweise des biomedizinischen Modells kommt der menschliche Organismus einer Maschine gleich. Krankheit wird folglich als eine Störung des Normalzustandes des Organismus – also als ein „Defekt" – verstanden, den es zu beheben gilt. Hier leitet sich die Definition von Krankheit als messbare Abweichung von einer festgelegten Norm ab. Zusammenfassend lässt sich Krankheit nach dem biomedizinischen Verständnis wie folgt definieren:

> Krankheiten gelten als Störungen der Lebensvorgänge in Organen oder im gesamten Organismus. Sie haben spezifische Entstehungszusammenhänge (Ätiologie), typische Symptome und Manifestationen (Klinik), bieten objektiv beschreibbare Einflussmöglichkeiten (Therapie) und erzeugen funktionale Folgen (Prognose). (Holst, 2022, Abs. 5)

Das biomedizinische Modell dient dabei eher der Erklärung von Krankheit. Gesundheit wird nur indirekt als Abwesenheit von Krankheit definiert. Gesundheit und Krankheit können nach dem biomedizinischen Verständnis als zwei voneinander unabhängige, dichotome Zustände betrachtet werden, zwischen denen eine Person wechseln kann. Folglich ist eine Person entweder gesund oder krank, ohne dass ein Zwischenbereich existiert.

Biopsychosoziales Modell

Von diesem Grundverständnis ausgehend wuchs die Kritik am biomedizinischen Modell. Insbesondere die Trennung von Körper und Psyche und die Einschränkung auf Krankheit als ausschließlich körperliches Phänomen sorgten für Kritik. Psychische, soziale und auch verhaltensorientierte Aspekte werden vernachlässigt bzw. gänzlich außeracht gelassen. Nicht zuletzt erfolgt keine Einordnung in gesellschaftliche Zusammenhänge sowie Bezüge zu Umwelteinflüssen. Das biomedizinische Modell wurde zunehmend für seine Einseitigkeit kritisiert und daher um eine psychische und soziale Dimension erweitert. Es entwickelte sich das **biopsychosoziale Modell**, welches das biomedizinische Modell mehr und mehr ablöste. Federführend war hier der amerikanische Sozialmediziner George L. Engel, der in den 1970er-Jahren ein neues Modell zur Betrachtung von Krankheit forderte (Engel, 1977; Ohlbrecht, 2022). Insbesondere die Wechselwirkungen zwischen biologischen, psychischen und sozialen Variablen sowie Lebensstil, Umweltbedingungen und Risikofaktoren sollten im Modell berücksichtigt werden. Dessen zentrale Annahme beruht darauf, dass der Mensch eine biopsychosoziale Einheit ist (Brinkmann, 2014). Das Modell bildet also die drei Dimensionen biologisch/körperlich, psychisch und sozial als Konstrukte von Gesundheit ab. Diese sind miteinander verbunden und bedingen sich wechselseitig. Veränderungen in einer der drei Dimensionen wirken sich demnach auf die anderen zwei Bereiche aus, wobei dies auch zeitversetzt geschehen kann. Daraus resultiert, dass im biopsychosozialen Modell Gesundheit und Krankheit keine Zustände, sondern ein dynamischer Prozess sind. Damit wird es möglich, dass selbst wenn ein Mensch als krank diagnostiziert wird, er nicht zwingend auch ein Krankheitsgefühl äußern muss. Die Krankheitswahrnehmung und das Krankheitsverhalten können durch psychische und soziale Faktoren erklärt werden. Da mit den Dimensionen Schutzfaktoren und Widerstandsressourcen ins Zentrum rücken, gehört das biopsychosoziale Modell zu den salutogenetischen Konzepten.

Eine Gegenüberstellung des biomedizinischen und des biopsychosozialen Modells zeigt die **Tabelle 2-1**.

Salutogenese-Modell

Der Begriff „Salutogenese" wurde vom Medizinsoziologen Aaron Antonovsky als Gegenbegriff zur Pathogenese eingeführt (Antonovsky & Franke, 1997). Unter Salutogenese wird dabei die Entstehung (Genese) von Gesundheit (Salus) verstanden, während Pathogenese die Entstehung von Krankheit meint. Salutogenetische Modelle beschreiben somit die Entstehung von Gesundheit und beziehen darin Faktoren und Prozesse, die zur Erhaltung und

Tabelle 2-1: Das biomedizinische Modell und das biopsychosoziale Modell von Gesundheit (in Anlehnung an Naidoo & Wills, 2019, S. 38)

Biomedizinisches Modell	Biopsychosoziales Modell
Gesundheit ist die Abwesenheit von Krankheit.	Gesundheit ist das Ergebnis sozialer, biologischer und physischer Umweltfaktoren.
Gesundheitsdienste sind ausgerichtet auf die Behandlung kranker und behinderter Menschen.	Die Gesundheitsdienste betonen alle Stufen der Prävention und Behandlung.
Hoher Wert wird auf die fachärztliche Versorgung gelegt.	Die fachärztliche Versorgung wird weniger betont, mehr Beachtung wird dagegen den Selbsthilfegruppen und gesundheitsbezogenen Gemeinschaftsaktionen geschenkt.
Die Gesundheitsberufe diagnostizieren, behandeln und legitimieren die „Krankenrolle" ihrer Patientinnen und Patienten.	Die Gesundheitsberufe ermöglichen ihren Klientinnen und Klienten, mehr Selbstbestimmung über ihre Gesundheit zu erlangen.
Die pathogenetische Fokussierung betont das Auffinden biologischer Krankheitsursachen.	Die salutogenetische Fokussierung betont mehr die Frage, wie die Gesundheit der Menschen gestärkt werden kann.

Förderung der Gesundheit beitragen, ein. Das Salutogenese-Modell von Antonovsky zählt zu den bestentwickelten Theorieansätzen zur Erklärung von Gesundheit (Brinkmann, 2014). Im Kern beschreibt das Modell den aktiven, dynamischen und vor allem stetigen Prozess der Entstehung und Erhaltung von Gesundheit. Eine Frage, die charakteristisch für den Ansatz von Antonovsky ist, lautet: „Was erhält Menschen gesund?" Es geht also – anders als im biomedizinischen Modell – nicht um die Frage, was den Menschen krank macht, sondern welche Einflüsse und Faktoren die Gesundheit erhalten und fördern und welche Widerstandsressourcen der Person zur Verfügung stehen. Dem Salutogenese-Modell liegt die Annahme zugrunde, dass der Normalzustand des Lebens ein dynamisches Ungleichgewicht (Heterostase) ist und Krankheit dementsprechend zur Normalität dazugehört, also keine Abweichung von der Norm darstellt. Antonovsky geht davon aus, dass der Mensch einem „Fluss von psychischen, sozialen, physischen und biochemischen Stressoren ausgesetzt ist" (Brinkmann, 2014, S. 14). Diese Stressoren (bspw. Leistungsdruck, Ängste, Lärm, Umweltgifte) können körperliche und psychische Spannungen hervorrufen, die es zu bewältigen gilt. Sie führen aber nicht automatisch zu Erkrankungen. Entscheidend ist, ob eine Person die Stressoren auch als solche wahrnimmt, wie sie diese bewertet und welche Bewältigungsstrategien ihr zur Verfügung stehen. Auch im Salutogenese-Modell wird ein „Gesundheits-Krankheits-Kontinuum" angenommen (siehe **Abbildung 2-2**). Dieses HEDE-Kontinuum (Health Ease/DisEase) verdeutlicht, dass es keine uneingeschränkte Gesundheit gibt, sondern der Mensch sich stets in Richtung Krankheit bewegt und dieser aktiv gegensteuern muss. Je nachdem wie der Mensch die Stressoren wahrnimmt und damit umgeht, bewegt er sich auf dem Kontinuum zwischen den Polen Gesundheit und Krankheit hin und her. Die im biomedizinischen Modell vorherrschende dichotome Betrachtung von Gesundheit und Krankheit als zwei voneinander unabhängige Zustände existiert im Salutogenese-Modell somit nicht. Auch schwer kranke Menschen haben demzufolge immer noch gesunde Anteile und können sich auf dem Kontinuum in Richtung Gesundheitspol bewegen. Besonders hervorzuheben ist, dass die erfolgreiche Bewältigung von Stressoren auch einen Zugewinn an Gesundheit bewirken kann und nicht nur die Verschiebung auf dem Kontinuum in Richtung Krankheit verhindert.

Der Umgang mit Stressoren aller Art ist dabei individuell verschieden und von Faktoren wie genetischen Voraussetzungen, psychosozialen Bedingungen, individueller Kondition und allgemeinen Ressourcen abhängig. Diese externen und personellen Faktoren zeichnen das Salutogenese-Modell aus, da sie für die Gesunderhaltung und Widerstandsfähigkeit gegen Krankheit von enormer Bedeutung sind. Positiv mit Stressoren umgehen und Spannungszustände bewältigen zu können, wird in dem Modell als Schutzfaktoren der Gesundheit verstanden. Diese Schutzfaktoren nennt Antonovsky „Allgemeine Widerstandsressourcen". Je vielfältiger diese ausgeprägt sind, desto besser gelingt es der Per-

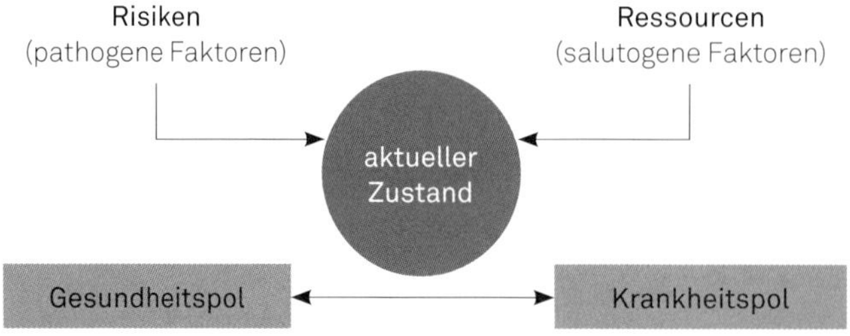

Abbildung 2-2: Gesundheits-Krankheits-Kontinuum (Kolip & Abel, 2021, S. 172)

son Anforderungen verschiedenster Art zu bewältigen und sich auf dem Gesundheits-Krankheits-Kontinuum in Richtung Gesundheitspol zu bewegen.

Eine weitere zentrale Komponente des Salutogenese-Modells ist der Kohärenzsinn (Sense of Coherence). Diesen definiert Antonovsky als „umfassendes und überdauerndes Gefühl des Vertrauens" (Brinkmann, 2014, S. 36). Eine umfassendere Definition findet sich bei Bengel et al. (2001, S. 29):

> [...] eine grundlegende Lebenseinstellung, die ausdrückt, in welchem Ausmaß jemand ein alles durchdringendes, überdauerndes und zugleich dynamisches Gefühl der Zuversicht hat, dass seine innere und äußere Erfahrenswelt vorhersagbar ist und eine hohe Wahrscheinlichkeit besteht, dass sich die Angelegenheiten so gut entwickeln, wie man vernünftigerweise erwarten kann. (Bengel et al., 2001, S. 29)

Der Kohärenzsinn setzt sich aus drei Teilbereichen zusammen (siehe **Abbildung 2-3**).

Sowohl das biopsychosoziale Modell als auch die Theorie der Salutogenese sind heute feste theoretische Grundlagen der Gesundheitswissenschaften.

Exkurs: Determinanten der Gesundheit

Unter Determinanten der Gesundheit werden verschiedene Einflussfaktoren auf die Gesundheit verstanden. So hängt die Gesundheit von Individuen als auch von ganzen Bevölkerungsgruppen von unzähligen Faktoren ab. Zu diesen Einflussfaktoren auf Gesundheit gehören zum einem biologische/körperliche Faktoren jedes Einzelnen (genetische Dispositionen, Alter, Geschlecht) aber auch soziale, politische und ökonomische Determinanten. Insbesondere das Gesundheits- und Risikoverhalten (Ernährung, Rauchen, Alkohol) als auch die Lebens- und Arbeitsbedingungen haben einen großen Einfluss. So sind Ernährung, Hygiene, Bildung, Arbeit und Wohnen sowie medizinische Versorgung essenzielle Einflussfaktoren auf Gesundheit. Sie entscheiden maßgeblich über die Voraussetzungen von Gesundheit. Alle Faktoren gemeinsam bestimmen die Möglichkeiten für Gesundheit und die damit einhergehende Wahrscheinlichkeit für Krankheit. Sie sind Ansatzpunkte für Maßnahmen und Angebote der Prävention und Gesundheitsförderung. Die Determinanten von Gesundheit können in fünf übergeordnete Bereiche eingeteilt werden. Alle Faktoren stehen dabei in Beziehung zueinander und

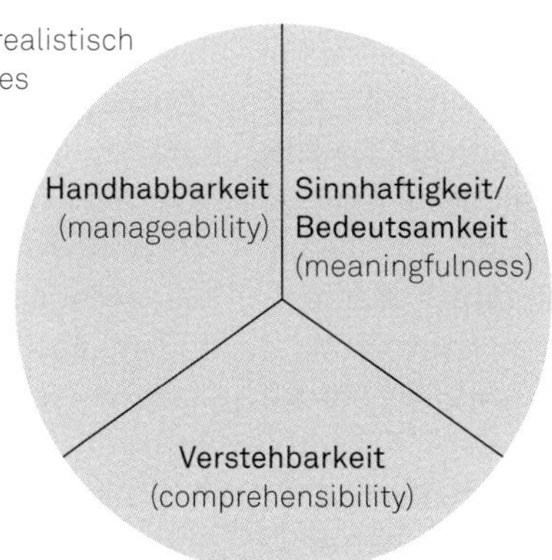

Abbildung 2-3: Teilkomponenten des Kohärenzsinn (eigene Darstellung in Anlehnung an Brinkmann, 2014, S. 36–37).

beeinflussen sich gegenseitig. Sie bilden quasi ein Netz aus verschiedenen Einflüssen. Eine Abbildung der Determinanten der Gesundheit sowie weiterführende Informationen finden sich bei Hurrelmann und Richter (2022) unter folgendem Link: https://leitbegriffe.bzga.de/alphabetisches-verzeichnis/determinanten-der-gesundheit/

2.4 Die ICF – International Classification of Functioning, Disability and Health

Die ICF, in der deutschsprachigen Fassung „Internationale Klassifikation der Funktionsfähigkeit, Behinderung und Gesundheit", wurde 2001 als Nachfolgerin der ICIDH (International Classification of Impairments, Disabilities and Handicaps) verabschiedet. Sie ist sowohl in einer Vollversion mit der Klassifikation bis zu vier Ebenen erhältlich als auch als Zweiebenensystem in der Kurzversion. Die ICF wurde von der WHO in den 1990er-Jahren ausgearbeitet und wird kontinuierlich weiterentwickelt (Bickenbach & Stucki, 2022; Meyer et al., 2022). In weltweiten Arbeitsgruppen, u.a. aus Expert*innen der Gesundheitswissenschaften, Medizin, Pädagogik, Politik, Sozialarbeit, Psychologie und Therapie, wurde in mehreren Jahren die ICF erstellt (Seidel & Schneider, 2021). 2001 wurde sie von den Mitgliedsstaaten der WHO unterschrieben und liegt seit 2005 in einer deutschen Fassung vor. Die weltweite Anerkennung der ICF war ein Paradigmenwechsel im Verständnis von Gesundheit und Behinderung (Bickenbach & Stucki, 2022; Meyer et al., 2022). Ihre ersten Einsätze fand sie in der Sozialmedizin, Rehabilitation und Frühförderung (Seidel & Schneider, 2021). Die Entwicklung der ICF war eine Reaktion auf die Feststellung, dass man über die Lebensqualität der Bevölkerung nicht auf deren Gesundheit schließen konnte. Es wurde ein Instrument benötigt, das die Gesundheit des Menschen in seinem täglichen Leben beschreibt. Dabei war es von essenzieller Bedeutung ein Maß zu haben mit dem der Gesundheitszustand einer Person beschrieben werden konnte, um Versorgungsbedarfe, Interventionsplanungen und Unterstützungsangebote nachvollziehbar einsetzen zu können.

Ziel der ICF ist es, in einheitlicher und standardisierter Form einen Rahmen zur Beschreibung von Gesundheitszuständen zu ermöglichen (Bundesinstitut für Arzneimittel und Medizinprodukte (BfArM), 2021). Es kann so der Ist-Zustand einer Person im Sinne eines Gesundheitsstatus beschrieben werden (Seidel & Schneider, 2021). Im Speziellen können Einschätzungen erfolgen, wie es der Person mit dem Gesundheitsproblem im Alltag geht. Hilfsmittel und Einflussfaktoren werden durch die ICF abgebildet und erweitern somit die begrenzte Beschreibung, welche ansonsten ausschließlich mittels einer Diagnose erfolgt. Über die Kontextfaktoren werden alle Lebensbereiche in die Beschreibung des Gesundheitszustandes einbezogen und ein biopsychosoziales Verständnis von Gesundheit umgesetzt. Die ICF soll als eine gemeinsame Sprache eine Möglichkeit bieten, national und international vergleichbar, den Gesundheitszustand und die Gesundheit einer Person zu beschreiben. Dabei ist der Begriff der „Funktionsfähigkeit" maßgeblich und charakterisierend für die Anwendung. Ein Mensch gilt als funktional gesund, wenn seine körperlichen Funktionen (einschließlich des mentalen Bereichs) und Körperstrukturen denen eines gesunden Menschen entsprechen (Konzepte der Körperfunktionen und -strukturen), er all das tut oder tun kann, was von ihm ohne Gesundheitsproblem (ICD) erwartet wird (Konzept der Aktivitäten), er sein Dasein in allen Lebensbereichen, die ihm wichtig sind, in der Weise und dem Umfang entfalten kann, wie es von einem Menschen ohne gesundheitsbedingte Beeinträchtigung der Körperfunktionen und -strukturen oder der Aktivitäten erwartet wird (Konzept der Partizipation an Lebensbereichen). Kurz gesagt, ist „Funktionsfähigkeit ein Oberbegriff, der alle Körperfunktionen und Aktivitäten sowie Partizipation umfasst; entsprechend dient Behinderung als Oberbegriff für Schädigungen, Beeinträchtigungen der Aktivität und Beeinträchtigung der Partizipation“ (BfArM, 2021, S. 3).

Weiterhin definiert die ICF Komponenten von Gesundheit und einige mit Gesundheit zusammenhängende Komponenten von Wohlbefinden wie bspw. Erziehung/Bildung und Arbeit. Daraus ableitend können die in der ICF vertretenen Domänen als Gesundheitsdomänen (bspw. sehen, hören, gehen, lernen) und mit Gesundheit zusammenhängende Domänen (bspw. Transport, soziale Interaktion) bezeichnet werden (BfArM, 2021). Diese Domänen werden in die beiden Bereiche (1) Körperfunktionen und Körperstrukturen und (2) Aktivitäten und Partizipation unterteilt. Weiterhin werden in der ICF Umweltfaktoren aufgeführt, die mit den Domänen in Wechselwirkung stehen. Dadurch wird es möglich einzelne Profile der Funktionsfähigkeit, Behinderung und Gesundheit eines Menschen für unterschiedliche Domänen zu entwickeln. An dieser Stelle sei erwähnt, dass nicht allzu selten angenommen wird, die ICF wäre nur auf Menschen mit Behinderung anwendbar. Dies ist ein großer Irrtum. Die ICF kann auf alle Menschen und ganz individuell angewendet werden, da sie den „Gesundheitszustand und die mit Gesundheit zusammenhängenden Zustände in Verbindung mit jedem Gesundheitsproblem beschreibt“ (BfArM, 2021, S. 8). Sie bietet die Möglichkeit die Funktionsfähigkeit und deren Beeinträchtigungen sowie deren gegenseitige Beziehungen in einem vorgegebenen Rahmen zu beschreiben und strukturiert und einheitlich abzubilden. Wichtig zu verstehen ist, dass die ICF nicht Personen klassifiziert, sondern der Gesundheitszustand einer Person mittels der Domänen beschrieben wird.

Die **Abbildung 2-4** macht deutlich, dass die ICF einen mehrperspektivischen Zugang zu Funktionsfähigkeit und Behinderung ermöglicht.

Begriffsdefinitionen

Körperfunktionen sind die physiologischen Funktionen von Körpersystemen (einschließlich psychologische Funktionen).

Körperstrukturen sind anatomische Teile des Körpers, wie Organe, Gliedmaßen und ihre Bestandteile.

Schädigungen sind Beeinträchtigungen einer Körperfunktion oder -struktur, wie bspw. eine wesentliche Abweichung oder ein Verlust.

Eine **Aktivität** bezeichnet die Durchführung einer Aufgabe oder Handlung (Aktion) durch einen Menschen.

Partizipation/Teilhabe ist das Einbezogensein in eine Lebenssituation.

Beeinträchtigung der Aktivität sind Schwierigkeiten, die ein Mensch bei der Durchführung einer Aktivität haben kann.

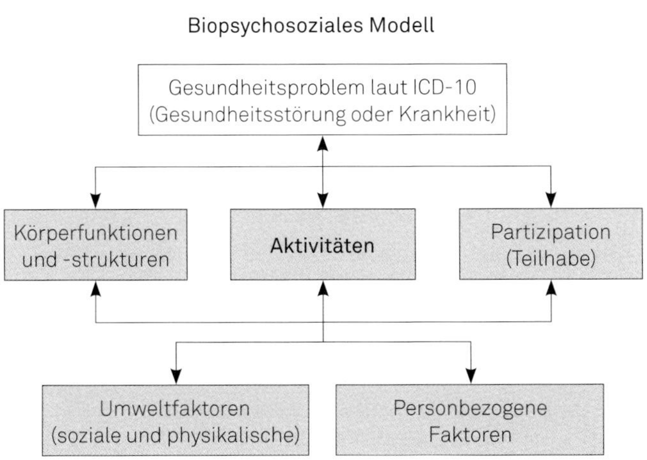

Abbildung 2-4: Das biopsychosoziale Modell der ICF (in Anlehnung an BfArM, 2021, S. 21)

Beeinträchtigung der Partizipation/Teilhabe sind Probleme, die ein Mensch beim Einbezogensein in eine Lebenssituation erlebt.
Umweltfaktoren bilden die materielle, soziale und einstellungsbezogene Umwelt ab, in der Menschen leben und ihr Dasein entfalten.
Quelle: (BfArM, 2021, S. 11)

Mit den Bausteinen der ICF im Sinne der Komponenten und Domänen können Anwender*innen Modelle entwickeln und verschiedene Aspekte des Gesundheitszustandes der betroffenen Person herausstellen. Das abgebildete Schema kann das Verständnis der Interaktionen zwischen den Komponenten der ICF leichter erfassbar machen (BfArM, 2021). Es verdeutlicht klar die dynamische Wechselwirkung oder auch komplexen Beziehungen zwischen dem Gesundheitsproblem, der Funktionsfähigkeit und den Kontextfaktoren, Umweltfaktoren und personbezogenen Faktoren. Dabei beschreiben die Kontextfaktoren in ihrer Wechselwirkung das Ausmaß der Funktionsfähigkeit. Einflüsse auf bzw. Interventionen für eine Komponente können zu Veränderungen in einer anderen oder mehreren Komponenten führen. Die Umweltfaktoren und personbezogenen Faktoren stehen hingegen außerhalb des Individuums. personbezogene Faktoren werden narrativ beschrieben (bspw. 62 Jahre alte Frau, offen, selbstständig, positiv gestimmt) und als einzige Komponente nicht klassifiziert. Wichtig ist, dass alle Komponenten gleich bedeutsam und gleichwertig sind und entsprechend ausgeführt und beschrieben werden müssen.

Aufbau

Die ICF ist in zwei Teile mit jeweils zwei Komponenten gegliedert. Jede Komponente kann in positiven oder negativen Begriffen ausgeführt werden. Der erste Teil umfasst die Funktionsfähigkeit und Behinderung und wird unterteilt in Funktionen von Körpersystemen und Körperstrukturen, welche in ihren Kapiteln nach Körpersystemen aufgebaut sind (siehe **Tabelle 2-2**). Die Interpretation erfolgt mittels

Tabelle 2-2: Kapitelübersicht der Komponenten Körperfunktionen und Körperstrukturen (Seidel & Schneider, 2021, S. 14)

Körperfunktionen	Kapitel	Körperstrukturen
Mentale Funktionen	1	Strukturen des Nervensystems
Sinnesfunktionen und Schmerz	2	Das Auge, das Ohr und mit diesen in Zusammenhang stehende Strukturen
Stimm- und Sprechfunktionen	3	Strukturen, die an der Stimme und dem Sprechen beteiligt sind
Funktionen des kardiovaskulären, hämatologischen, Immun- und Atmungssystem	4	Strukturen des kardiovaskulären, des Immun- und Atmungssystems
Funktionen des Verdauungs-, des Stoffwechsel- und des endokrinen Systems	5	Mit dem Verdauungs-, Stoffwechsel und endokrinen System in Zusammenhang stehende Strukturen
Funktionen des Urogenital- und reproduktiven Systems	6	Mit dem Urogenital- und dem Reproduktionssystem in Zusammenhang stehende Strukturen
Neuromuskuloskelettale und bewegungsbezogene Funktionen	7	Mit der Bewegung in Zusammenhang stehende Strukturen
Funktionen der Haut und der Hautanhangsgebilde	8	Strukturen der Haut und Hautanhangsgebilde

Konstrukten, die mit Beurteilungsmerkmalen operationalisiert werden. Körperfunktionen und -strukturen werden in Veränderungen in physiologischen Systemen oder in anatomischen Strukturen (bspw. Organe, Gliedmaßen) unterteilt.

Die zweite Komponente umfasst die Aktivitäten und Partizipation/Teilhabe mit den Konstrukten Leistungsfähigkeit (Was könnte erreicht werden?) und Leistung (Was ist aktuell möglich?). Hier sind alle Domänen eingebunden, die Aspekte der Funktionsfähigkeit aus individueller und gesellschaftlicher Sicht beschreiben (siehe **Tabelle 2-3**). Unter Aktivität wird dabei die Aufgabe oder Handlung verstanden, die ein Mensch allein bewältigt (bspw. Treppen steigen, Körperhygiene, Kleidung anziehen). Partizipation/Teilhabe beschreibt das Eingebundensein in einen Lebenskontext, wie die Zugehörigkeit zu einer Sportgruppe oder der gemeinsame Konzertbesuch mit Freunden. Weiterhin können Schädigungen oder Beeinträchtigungen der Aktivität im Sinne einer Problembeschreibung (Oberbegriff Behinderung) ausgeführt werden oder nicht-problematische Aspekte des Gesundheitszustandes (Oberbegriff Funktionsfähigkeit) beschrieben werden. Die Funktionsfähigkeit und Behinderung wird als „dynamische Interaktion zwischen dem Gesundheitsproblem (Krankheiten, Gesundheitsstörung, Verletzungen, Traumen, usw.) und den Kontextfaktoren aufgefasst“ (BfArM, 2021, S. 10).

Der zweite Teil der Klassifikation umfasst die Kontextfaktoren. Diese werden eingeteilt in Umweltfaktoren und personbezogene Faktoren. Die ICF enthält eine umfassende Liste an Umweltfaktoren, die nach der für den Betroffenen nächsten Umwelt bis zur allgemeinen Umwelt geordnet sind (siehe **Tabelle 2-4**). Grundannahme ist hier die Sichtweise, des fördernden oder hemmenden Einflusses von materiellen, sozialen und einstellungsbezogenen Umweltfaktoren. Beispiel für materielle Umweltfaktoren können Wohnraum, Pflegeausstattung, wie ein Pflegebett oder ein Fahrstuhl, sein. Zur sozialen Umwelt gehören Familie, Freund*innen, Sportgruppen, Nachbarn sowie Kolleg*innen usw. Unter einstellungsbezogenen Umweltfaktoren werden Einstellungen und Haltungen der beschriebenen Person als auch anderer Menschen verstanden. Die Umweltfaktoren haben Einfluss auf alle Komponenten der Funktionsfähigkeit und Behinderung und stehen hier in Wechselwirkung.

Die personbezogenen Faktoren sind ebenfalls eine Komponente der ICF. Sie sind jedoch

Tabelle 2-3: Kapitelübersicht der Komponente Aktivität und Partizipation/Teilhabe (Seidel & Schneider, 2021, S. 15)

Kapitel	Aktivität und Partizipation/Teilhabe als Lebensbereiche
1	Lernen und Wissensanwendung
2	Allgemeine Aufgaben und Anforderungen
3	Kommunikation
4	Mobilität
5	Selbstversorgung
6	Häusliches Leben
7	Interpersonelle Interaktionen und Beziehungen
8	Bedeutende Lebensbereiche
9	Gemeinschafts- soziales und staatsbürgerliches Leben

Tabelle 2-4: Kapitelübersicht der Komponente Umweltfaktoren (Seidel & Schneider, 2021, S. 17)

Kapitel	Umweltfaktoren
1	Produkte und Technologien
2	Natürliche und vom Menschen veränderte Umwelt
3	Unterstützung und Beziehungen
4	Einstellungen
5	Dienste, Systeme und Handlungsgrundsätze

auf Grund der Individualität jedes Einzelnen und großer soziokultureller Unterschiedlichkeit nicht klassifiziert. Zu ihnen gehören z.B. Geschlecht, ethnische Herkunft, Alter, Fitness, Lebensstil, Gewohnheiten und Bewältigungsstile (BfArM, 2021, S. 23) (**Tabelle 2-5**).

Der tabellarische Überblick (Tabelle 2-5) visualisiert den Aufbau und die Struktur der ICF. Die beiden Teile haben jeweils zwei Komponenten mit verschiedenen Domänen. Innerhalb jeder Domäne gibt es Kategorien. Diese bilden die Einheiten der Klassifikation und enthalten entsprechende Codes, mit denen der Gesundheitszustand beschrieben werden kann. Die Codes der einzelnen Kategorien werden ergänzt durch nummerische Beurteilungsmerkmale. Mit diesen lässt sich das Ausmaß oder die Größe der Funktionsfähigkeit oder Behinderung in der jeweiligen Kategorie spezifizieren bzw. das Ausmaß beschreiben, in dem Umweltfaktoren fördernd oder hemmend wirken. In der **Abbildung 2-5** wird die Struktur der ICF noch einmal deutlich.

Überblick

Beim deutschen Institut für medizinische Dokumentation und Information (DIMDI) findet sich eine Übersicht zu den Klassifikationen sowie den Kodierungen der ICF unter folgendem Link: https://www.dimdi.de/static/de/klassifikationen/icf/icfhtml2005/. Auch das Bundesministerium für Arzneimittel und Medizinprodukte (BfArM) führt übersichtliche Informationen zur ICF und bietet Informationen zu Kodierungen unter folgendem Link: https://www.bfarm.de/DE/Kodiersysteme/Klassifikationen/ICF/_node.html.

ICF Core Sets

Um die detaillierte Anwendung der ICF für die Praxis zu erleichtern und die umfassende Beschreibung des funktionellen Gesundheitszustandes schneller und praxistauglicher zu machen, wurden ICF Core Sets entwickelt. Solche Core Sets sind Listen von ICF-Kategorien, welche für die Mehrzahl von Patientinnen und Patienten mit der gleichen Gesundheitsstörung relevant sind. Für viele chronische, onkologische und akute Gesundheitsprobleme existieren bereits solche ICF Core Sets. Beispielhaft sollen an dieser Stelle Rückenschmerz, Osteoporose, COPD, Diabetes Mellitus, Brustkrebs und Adipositas genannt werden. Darüber hinaus finden sich ICF Core Sets für bestimmte Behinderungsarten und Hilfebedarfsgruppen. Hintergrund ist die Tatsache, dass in der täglichen medizinischen Versorgung oft nur wenige, auf das jeweilige Problem bezogene Kodes, benötigt werden. Es soll mittels der Core Sets eine vereinfachte und verkürzte Anwendung der ICF in der Praxis erfolgen können. Hierzu sind aus der ICF extrahierte Kodelisten für die unterschiedlichsten Gesundheitszustände entstanden. Im Internet finden sich verschiedenste ICF Core Sets und auch die WHO bietet einen ICF-basierten Dokumentationsbogen in deutscher Sprache an. Mit diesem Tool können alle für eine Person relevanten ICF-Core-Sets und auch

Tabelle 2-5: Aufbau und Struktur der ICF

	Teil 1: Funktionsfähigkeit und Behinderung		**Teil 2: Kontextfaktoren**	
Komponenten	Körperfunktionen und -strukturen	Aktivitäten und Partizipation/Teilhabe	Umweltfaktoren	Personbezogene Faktoren
Domänen	Körperfunktionen, Körperstrukturen	Lebensbereiche (Aufgaben, Handlungen)	Äußere Einflüsse auf Funktionsfähigkeit und Behinderung	Innere Einflüsse auf Funktionsfähigkeit und Behinderung
Konstrukte	Veränderung in Körperfunktionen (physiologisch) Veränderung in Körperstrukturen (anatomisch)	Leistungsfähigkeit (Durchführung von Aufgaben in einer standardisierten Umwelt) Leistung (Durchführung von Aufgaben in der gegenwärtigen, tatsächlichen Umwelt)	Fördernde oder beeinträchtigende Einflüsse von Merkmalen der materiellen, sozialen und einstellungsbezogenen Welt	Einflüsse von Merkmalen der Person
Positiver Aspekt	Funktionale und strukturelle Integrität	Aktivitäten Partizipation/Teilhabe	Positiv wirkende Faktoren	Nicht anwendbar
	Funktionsfähigkeit			
Negativer Aspekt	Schädigung	Beeinträchtigung der Aktivität Beeinträchtigung der Partizipation/Teilhabe	Negative wirkende Faktoren (Barrieren, Hindernisse)	Nicht anwendbar
	Behinderung			

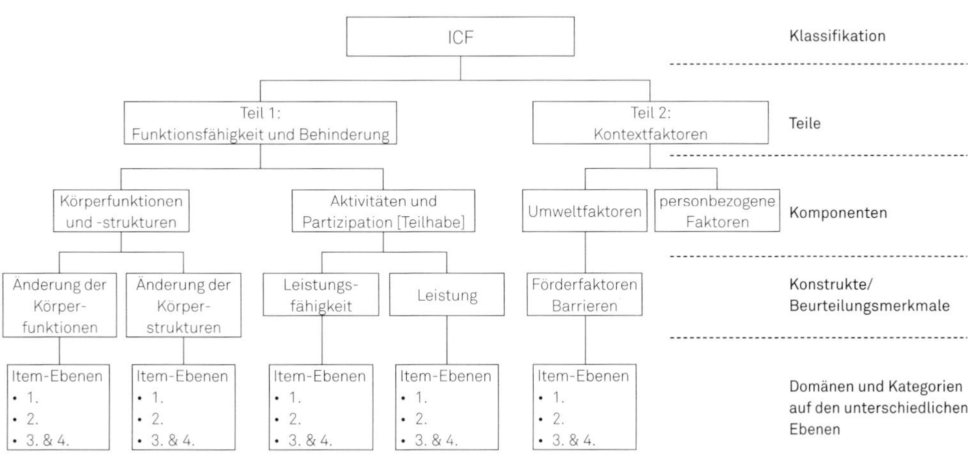

Abbildung 2-5: Struktur der ICF (BfArM, 2021, S. 275)

einzelne ICF-Kategorien aus der gesamten Klassifikation zu einem personalisierten Onlineformular zusammengestellt werden. Das Tool findet sich unter folgendem Link: https://www.icf-core-sets.org/de/page0.php.

Literaturempfehlung

Als weiterführende Literatur zu den ICF Core Sets kann die Publikation von Bickenbach, Cieza, Rauch und Stucki „ICF Core Sets Manual for clinical practice" in der zweiten Auflage aus dem Jahr 2021 empfohlen werden (Bickenbach et al., 2021).

ICF als gemeinsame Sprache

Menschen, egal welchen Alters, benötigen bei Beeinträchtigungen der Aktivität und/oder Partizipation/Teilhabe in der Regel Unterstützung eines interprofessionellen Teams aus Medizin, Therapie, Sozialarbeit, Psychologie etc. Insbesondere für die Erstellung von Therapie- und Hilfeplänen ist die Beschreibung des Gesundheitszustandes der betroffenen Person in einer einheitlichen, strukturierten und professionsübergreifenden Art und Weise von enormer Bedeutung. In der täglichen Praxis erlebt man nicht selten, dass die unterschiedlichen Interessen und Blickwinkel der einzelnen Professionen und unterschiedlichen Systematiken in den Versorgungssystemen eine gute Kommunikation miteinander als auch mit der betroffenen Person erschweren, manchmal gar ganz behindern und/oder stören. Die ICF kann hier als gemeinsame Sprache zur Beschreibung des Gesundheitszustandes der betroffenen Person für alle Fachdisziplinen dienen.

> Zur Verbesserung der Kommunikation stellt die ICF eine gemeinsame, universelle und international einheitliche Sprache für die Beschreibung von Gesundheitszuständen, sowohl für Professionelle, wie auch für Menschen mit Beeinträchtigungen und ihre Familien, dar. (Seidel & Schneider, 2021, S. 42).

Durch ihre Internationalität und ihre Struktur ist die ICF als Klassifikation bei der Versorgung von chronisch kranken Menschen und/oder Menschen mit Behinderungen sehr hilfreich. Diese gemeinsame Sprache macht den Reiz und die Attraktivität der ICF aus. Sie bietet national wie international die Möglichkeit zum interdisziplinären Austausch. Arbeitsprozesse und die interdisziplinäre Zusammenarbeit können durch die Anwendung der ICF verbessert werden. Dabei ist eine Bereitschaft zur Anwendung der ICF und eine Gleichberechtigung sowie eine Kommunikation „auf Augenhöhe" im interdisziplinären Team von großer Wichtigkeit. Ein Großteil der Menschen mit Beeinträchtigungen benötigen Hilfe aus unterschiedlichen Versorgungssystemen und haben eine Vielzahl an Ansprechpersonen aus unterschiedlichen Bereichen (medizinische Einrichtungen, Versicherungen, Krankenkassen, Ämter, Bildung und Erziehung, Arbeitsplatz, usw.). Hier kann die Anwendung der ICF die Zusammenarbeit und Kommunikation aller Beteiligten enorm erleichtern. Die Anwendung der ICF als gemeinsame Sprache als auch die interdisziplinäre Zusammenarbeit ist national vom deutschen Gesetzgeber ausdrücklich gewünscht und findet sich in den Sozialgesetzen und ergänzenden Verordnungen verankert. Dabei ist der Einbezug der betroffenen Person von essenzieller Bedeutung. Die Person selbst sollte gefragt werden, was ihr Problem ist und was sie sich wünscht, was anders sein sollte. So wird schnell deutlich, was die relevanten Themen für die Versorgung und Therapie sind. In der Rehabilitation, bei Schulentwicklungsgesprächen und in der Bedarfsermittlung wird die Anwendung dessen in der Praxis bereits erfolgreich umgesetzt. In einer ergänzenden interdisziplinären Teamsitzung werden die Ergebnisse anschließend zusammengeführt, strukturiert, interpretiert und abschließend ein gemeinsamer Versorgungsweg sowie Therapieplan erstellt (Bickenbach & Stucki, 2022; Meyer et al., 2022). So wird die ICF als gemeinsame Sprache zur Beschreibung aller relevanten Sachverhalte in den unterschiedlichen Kontexten sowie als Organisations- und Kommunikationshilfe im interdisziplinären Team angewendet. „Eine ICF-orientierte Bedarfsermittlung muss als kooperativer Prozess gestaltet werden, bei dem alle fachlichen Anforderungen nachvollziehbar sind und professionell Berücksichtigung finden“ (Seidel & Schneider, 2021, S. 45). So kann der Blick auf die Person erweitert und die Sichtweisen der unterschiedlichen Fachleute zusammengeführt werden.

Anwendung

Durch ihre breite Möglichkeit, Gesundheit und Gesundheitszustände eines Menschen zu beschreiben, findet die ICF, neben der Medizin und Therapie, in vielen Bereichen Anwendung. So ist sie fester Bestandteil im Versicherungswesen, der sozialen Sicherheit, Arbeit, Erziehung/Bildung, Wirtschaft und Sozialpolitik (BfArM, 2021). Darüber hinaus wird sie bspw. bei Evaluationen sowie in der Erhebung von Bevölkerungsdaten eingesetzt. Nicht zuletzt dient sie der Untersuchung von Gesundheitsversorgungssystemen und Formulierung von Richtlinien und Empfehlungen.

Zusammenfassung

Zusammenfassend kann festgehalten werden, dass die ICF (Internationale Klassifikation der Funktionsfähigkeit, Behinderung und Gesundheit) als eine Klassifikation der WHO der fach- und länderübergreifenden Beschreibung des Gesundheitszustandes einer Person dient. Die aktuellste Fassung ist als deutsche Übersetzung aus dem Jahre 2005 erhältlich. Die ICF kann als einheitliche und standardisierte Sprache zur Beschreibung des funktionalen Gesundheitszustandes, der Behinderung, der sozialen Beeinträchtigung und der relevanten Umgebungsfaktoren eines Menschen genutzt werden. Mit der ICF werden die biopsychosozialen Aspekte von Gesundheit und Krankheit in Verbindung mit den entscheidenden Kontextfaktoren systematisch erfasst.

Exkurs: Klassifikationen der WHO

In verschiedenen internationalen Klassifikationen stellt die WHO „einen Rahmen zur Kodierung eines breiten Spektrums von Informationen zur Gesundheit zur Verfügung (bspw. Diagnosen, Funktionsfähigkeit und Behinderung, Gründe für die Inanspruchnahme der Gesundheitsversorgung)“ (BfArM, 2021, S. 4). Die Klassifikationen dienen als standardisierte Sprache, die eine internationale und weltweite Kommunikation über Gesundheit in den verschiedensten Disziplinen und Fachgebieten ermöglicht. Die Klassifikationen bieten globale Standards für die Dokumentation von Gesundheitsdaten (https://www.who.int/standards/classifications). Sie ermöglichen die Beschreibung und einen Vergleich der Gesundheit von unterschiedlichen Bevölkerungen.

Zur Familie der Klassifikationen der WHO gehören die:

- International Statistical Classification of Diseases and Related Health Problems (ICD),
- International Classification of Functioning, Disability and Health (ICF),
- International Classification of Health Interventions (ICHI).

Neben der ICF gehört die ICD-11 zu den wichtigsten Klassifikationen. Sie klassifiziert Gesundheitsprobleme wie Krankheiten, Gesundheitsstörungen, Verletzungen, usw. Gemeinsam ergänzen sich ICD und ICF und so sollen sie im Idealfall in Kombination angewendet werden. So stellt die ICD eine Diagnose und einen Diagnoseschlüssel zur Verfügung, welche ergänzt werden kann über Aussagen zur Funktionsfähigkeit mittels der ICF. Beides in Kombination liefert ein breites Bild über die Gesundheit vom Menschen und/oder Populationen.

Fragen zur Selbstreflexion

- Nennen Sie mögliche Definitionen von Gesundheit und Krankheit. Diskutieren Sie jeweils die Vor- und Nachteile dieser Beschreibungen. Wie können Gesundheit und Krankheit grundsätzlich verstanden werden? Wie würden Sie Ihre Gesundheit und Ihr Gesundheitsverständnis beschreiben?
- Erläutern Sie die zentralen Unterschiede zwischen dem biomedizinischen und dem biopsychosozialen Modell.
- Fassen Sie die zentralen Komponenten des Salutogenese-Modells zusammen. Wie kann erklärt werden, dass dieses für das Grundverständnis der Therapiewissenschaften herangezogen wird?
- Erklären Sie die ICF in einem kurzen Überblick. Beschreiben Sie, was im Detail unter den folgenden Items in einem Befund dargestellt werden sollte: Körperfunktionen und Strukturen, Aktivität und Partizipation, Umweltfaktoren, personenbezogene Faktoren.

Vertiefende Literatur

Alexa Franke führt in ihrem Buch „Modelle von Gesundheit und Krankheit" sehr viele Definitionen und Modelle von Gesundheit und Krankheit auf. Sie verdeutlicht sehr umfangreich und tiefgreifend die Komplexität des Themas. Weiterhin sind die Kapitel „Modelle von Gesundheit und Krankheit" von Heike Ohlbrecht sowie „Das ICF-Modell der funktionalen Gesundheit" von Jerome Bickenbach und Gerold Stucki vertiefend zu empfehlen. Beide Aufsätze finden sich im Lehrbuch Rehabilitationswissenschaften von Meyer et al. (2022).
Einen schnellen Überblick zu den Gesundheits- und Krankheitsmodellen erhält man in den Ausführungen von Brinkmann (2014).
Ein sehr guter und stets aktueller Überblick zu den Kerninhalten von Gesundheit und Krankheit findet sich in den Leitbegriffen der BZgA. Abrufbar unter: https://leitbegriffe.bzga.de/alphabetisches-verzeichnis/

Literatur

Antonovsky, A. & Franke, A. (1997). *Salutogenese: Zur Entmystifizierung der Gesundheit: Forum für Verhaltenstherapie und psychosoziale Praxis* (Bd. 36). DGVT-Verlag.

Bengel, J., Strittmatter, R. & Willmann, H. (2001). *Was erhält Menschen gesund? Antonovskys Modell der Salutogenese – Diskussionsstand und Stellenwert; eine Expertise* (10. Aufl.). Bundeszentrale für gesundheitliche Aufklärung (BZgA).

Bickenbach, J.E., Cieza, A., Selb, M. & Stucki, G. (Hrsg.). (2021). *ICF core sets: Manual for clinical practice* (2nd ed.). Hogrefe.

Bickenbach, J.E. & Stucki, G. (2022). Das ICF-Modell der funktionalen Gesundheit. In T. Meyer, J. Bengel & M.A. Wirtz (Hrsg.), *Lehrbuch Rehabilitationswissenschaften* (S. 42–56). Hogrefe.

Brinkmann, R. (2014). *Angewandte Gesundheitspsychologie*. Pearson.

Bundesinstitut für Arzneimittel und Medizinprodukte (BfArM). (2021). *Internationale Klassifikation der Funktionsfähigkeit, Behinderung und Gesundheit*. BfArM.

Engel, G.L. (1977). The need for a new medical model: A challenge for biomedicine. *Science, 196* (4286), 129–136.

Faltermaier, T. (2017). *Gesundheitspsychologie* (2. Aufl.). Kohlhammer.

Franke, A. (2012). *Modelle von Gesundheit und Krankheit* (3. Aufl.). Huber.

Franke, A. (2017). *Modelle von Gesundheit und Krankheit* (3., überarb. Aufl.). Huber.

Haug, C.V. (1991). *Gesundheitsbildung im Wandel: Die Tradition der europäischen Gesundheitsbildung und der „Health-Promotion"-Ansatz in den USA in ihrer Bedeutung für die gegenwärtige Gesundheitspädagogik*. Klinkhardt.

Holst, J. (2022). *Biomedizinische Perspektive*. https://leitbegriffe.bzga.de/alphabetisches-verzeichnis/biomedizinische-perspektive/

Hurrelmann, K. (2010). *Gesundheitssoziologie: Eine Einführung in sozialwissenschaftliche Theorien von Krankheitsprävention und Gesundheitsförderung* (7. Aufl.). Juventa.

Hurrelmann, K. & Richter, M. (2022). Determinanten der Gesundheit. In Bundeszentrale für gesundheitliche Aufklärung (BZgA) (Hrsg.), *Leitbegriffe der Gesundheitsförderung und Prävention. Glossar zu Konzepten, Strategien und Methoden.* BZgA. https://doi.org/10.17623/BZGA:Q4-i008-2.0

Kolip, P. & Abel, T. (2021). Gesundheitsförderung. In M. Egger, O. Razum & A. Rieder (Hrsg.), *Public Health Kompakt* (4. Aufl., S. 169–174). de Gruyter.

Meyer, T., Bengel, J. & Wirtz, M.A. (Hrsg.). (2022). *Lehrbuch Rehabilitationswissenschaften*. Hogrefe. https://doi.org/10.1024/86067-000

Naidoo, J. & Wills, J. (2019). *Lehrbuch Gesundheitsförderung* (3. Aufl.). Hogrefe. https://doi.org/10.1024/85744-000

Ohlbrecht, H. (2022). Modelle von Gesundheit und Krankheit. In T. Meyer, J. Bengel & M.A. Wirtz (Hrsg.), *Lehrbuch Rehabilitationswissenschaften* (S. 18–27). Hogrefe.

Pschyrembel. (2002). *Krankheit*. de Gruyter.

Reibling, N. (2021). Soziologische Perspektiven auf Gesundheit und Krankheit. In Bundeszentrale für gesundheitliche Aufklärung (BZgA) (Hrsg.), *Leitbegriffe der Gesundheitsförderung und Prävention. Glossar zu Konzepten, Strategien und Methoden*. BZgA.

Seidel, A. & Schneider, S. (2021). *Praxishandbuch ICF-orientiertes Arbeiten: Beratung, Diagnostik und Hilfeplanung in sozialen Berufen*. Juventa.

Weltgesundheitsorganisation (WHO). (2020). *Verfassung der Weltgesundheitsorganisation*. https://fedlex.data.admin.ch/filestore/fedlex.data.admin.ch/eli/cc/1948/1015_1002_976/20200706/de/pdf-a/fedlex-data-admin-ch-eli-cc-1948-1015_1002_976-20200706-de-pdf-a.pdf

Werle, J., Woll, A. & Tittlbach, S. (2006). *Gesundheitsförderung: Körperliche Aktivität und Leistungsfähigkeit im Alter*. Kohlhammer.

3 Evidenzbasiertes Arbeiten und Handeln

Christiane Lücking, Cordula Völkel

Lernziele des Kapitels

- Sie entwickeln ein erweitertes Verständnis für den Begriff der wissenschaftlichen Evidenz.
- Sie definieren den Begriff der Evidenz, differenzieren ihn im Hinblick auf mögliche Evidenzquellen.
- Sie verstehen das grundlegende Verfahren einer evidenzbasierten Praxis und lernen es anzuwenden.
- Sie lernen verschiedene Formen der Evidenzgenerierung kennen.

Zusammenfassung

Der Ruf nach evidenzbasierter Gesundheitsversorgung wird immer drängender und beeinflusst maßgeblich die Qualifizierungsentwicklung und fortschreitenden Akademisierungsbestrebungen der Gesundheitsberufe. Therapeut*innen haben zunehmend den Anspruch, dem Paradigma einer evidenzbasierten Praxis zu folgen und Patient*innen die nach wissenschaftlichen Erkenntnissen bestmögliche Therapie anzubieten. Jedoch zeigt sich häufig in therapeutischen Fachgebieten eine lückenhafte Forschungssituation, die sowohl einer noch unzureichenden wissenschaftstheoretischen Entwicklung und therapeutischer Theoriebildung als auch der Dynamik scheinbar evidenzbasierter Praktiken und diversen therapeutischen Reflexionen geschuldet ist.

Das Anliegen des Kapitels ist es, ein erweitertes Verständnis für den Begriff der wissenschaftlichen Evidenz zu entwickeln. Das erfolgt zunächst durch die Begriffsdefinition und eine Differenzierung im Hinblick auf mögliche Evidenzquellen. Das grundlegende Verfahren der evidenzbasierten Praxis wird anhand einer konkreten Problemstellung aus der therapeutischen Praxis (Fallbeispiel Herr L. mit Morbus Parkinson) erfahrbar gemacht und nachvollziehbar erläutert. Dabei finden die folgenden Verfahrensschritte detaillierte Berücksichtigung:

1. Formulierung einer recherchetauglichen, strukturierten und wissenschaftlich beantwortbaren Fragestellung zu einem klinischen Problem
2. Entwicklung einer umfassenden Informationskompetenz, indem strukturierte und systematische Literaturrecherchen computerunterstützt durchgeführt werden
3. Kritische Überprüfung der Ergebnisse der identifizierten Studien hinsichtlich der Gütekriterien
4. Beurteilung der Übertragbarkeit der Studienergebnisse auf das spezifische Patient*innenproblem und Evaluierung der klinischen, therapeutischen Umsetzung.

3.1 Methoden, Grundlagen und Begriffsbestimmung

„Ich behandle nur, wenn es Evidenzen gibt und mache nur das, was wissenschaftlich nachgewiesen ist!" – eine Aussage, die von ambitionierten Therapeut*innen wahrscheinlich in den ein oder anderen Teams schon einmal in dieser oder ähnlicher Formulierung geäußert wurde (Lücking & Wolf, 2024). Sie bringt eine Reihe nachhaltiger therapeutischer Konsequenzen mit sich, die bedacht sein wollen. Denn nicht alle therapeutischen Behandlungsansätze und -methoden sind wissenschaftlich evaluiert. Hinzu kommt, dass evaluierte Therapieansätze und -methoden in der Regel nur unter Berücksichtigung der untersuchten Einschlusskriterien der Stichprobe auf eine limitierte Grundgesamtheit übertragbar sind. Eine solche Betrachtungsweise schränkt die eigenen therapeutischen Möglichkeiten ein bzw. führt – bei unsachgemäßer Anwendung – in der Konsequenz zur Handlungsunfähigkeit (Lücking & Wolf, 2024).

Die aufgeführten Konsequenzen sind nicht vollständig und lassen sich nach intensiver Betrachtung des Evidenzbegriffes und Reflexion einer im weiten Sinne betrachteten Evidenztheorie ergänzen.

Das Kapitel bietet einen offenen Diskurs zum Umgang mit Evidenzen gleich welcher Herkunft, die für unsere Verpflichtung zur bestmöglichen Behandlung unserer Patient*innen unerlässlich und nicht zuletzt Kernaufgabe einer verantwortungsvollen, wissenschaftlich reflektierenden Praktikerin oder eines Praktikers ist.

3.1.1 Wege der wissenschaftlichen Erkenntnis

Die Paradigmen der konventionellen Methodenlehre empirisch-quantitativer Forschung

> „Jede Wirksamkeitsbeurteilung einer therapeutischen Maßnahme ist eingebunden in die generelle Zielsetzung, eine heilende, lindernde oder vorbeugende Wirkung zu erreichen. [...] wichtig aber ist zu wissen, ob für die jeweilige therapeutische Maßnahme die Aussicht besteht, ein ursächlicher Faktor für eine derartige Gesundung zu sein; andernfalls könnte oder sollte man die Maßnahme unterlassen." (Kiene, 2001, S. 9)

Im Rahmen der evidenzbasierten Praxis ist es notwendig, die Wirksamkeit der therapeutischen Maßnahmen nachweisen zu können bzw. solche zu verwenden, die wissenschaftlich bewiesen sind. Das wird i. d. R. im Bereich der quantitativen Forschung auch genauso umgesetzt und das vor dem Hintergrund eines objektiven Wahrheitsverständnis. Der Goldstandard der objektiven Wirksamkeitsbeurteilung im Bereich der quantitativen Forschung ist die randomisierte Studie. Sie ist deswegen der Goldstandard, weil diesem Studiendesign vier Paradigmen (Kiene, 2001) zugrunde liegen:

1. Paradigma des Experiments – Francis Bacon im 17. Jahrhundert
2. Paradigma der wiederholten Beobachtung – David Hume im 18. Jahrhundert
3. Paradigma der Vergleichskontrolle – John Stewart Mill im 19. Jahrhundert
4. Paradigma der Randomisation – Ronald Fisher im 20. Jahrhundert

Das **Paradigma des Experiments**, bedeutet, dass Rahmenbedingungen geschaffen werden müssen, die dafür sorgen, dass keinerlei sonstige Außeneinflüsse auf diesen Messvorgang einwirken, d. h. wir müssen für sogenannte Laborbedingungen sorgen. Zudem ist es wichtig, dass wir innerhalb des Experiments Messungen vornehmen, die natürlich bestenfalls wiederholt beobachtet werden können (**Paradigma der wiederholten Beobachtung**). Die Wahrheit wird also gewissermaßen nur dann abgebildet, wenn die Messungen auch wiederholt zu denselben Ergebnissen kommen. Das dritte Paradigma ist das **Paradigma der Vergleichskontrolle**. Es könnte ja sein, dass sich unsere Messungen, die wir an der Versuchsgruppe vornehmen, rein zufällig ergeben. Damit es auch hier eine Kontrollmöglichkeit gibt, wird i. d. R. eine zweite Untersuchungsgruppe mit untersucht, die entweder diese Maßnahme nicht erhält oder eine vergleichbare andere Maßnahme erhält (Kontrollgruppe). Schlussendlich werden die betreffenden Wirkungen der entsprechenden Outcomes ermittelt und verglichen, um dann zu sagen, dass z. B. die eine Maßnahme der anderen überlegen ist oder überhaupt wirksam ist. Das letzte Paradigma ist das **Paradigma der Randomisation**. Randomisiert bedeutet, dass die Proband*innen/Studienteilnehmer*innen zufällig zu den entsprechenden Gruppen, also entweder Interventions- oder Kontrollgruppe, zugeordnet sind. Dazu gibt es verschiedene Randomisierungsverfahren. Als Beispiel für eine „echte" Randomisierung sollen hier der traditionelle Münzwurf oder die Bestimmung zufälliger Zahlenreihen per Zufallsgeneratoren im Computer z. B. mit Excel dienen. Für eine „quasi" Randomisierung kann eine Zuordnung gemäß gerader und ungerader Kalendertage oder auch die Zuordnung gemäß des Eintrittsdatums in die Studie herangezogen werden. Der Sinn dahinter ist, dass im Vorfeld nicht bereits gezielt Studienteilnehmer*innen ausgesucht werden, die beispielsweise auf bestimmte Behandlungen besonders gut ansprechen. Die Paradigmen dienen insgesamt dazu, eine objektive Situation zu schaffen, Laborbedingungen herbeizuführen, damit Messergebnisse ohne Einflüsse von außen immer wieder zu denselben Ergebnissen führen.

Die Paradigmen der komplementären Methodenlehre qualitativer Forschung

Ganz anders sieht es dagegen in der komplementären Methodenlehre aus. Hier wird von einer individuellen Wirksamkeitsbeurteilung ausgegangen. Die qualitative Forschung unterliegt damit einem komplett anderen Wahrheitsverständnis, nämlich einem subjektiven Wahrheitsverständnis. Das hat seinen Ursprung im Bereich der Gestaltpsychologie, die für sich erkannt hat, dass das Erkennen von Phänomenen von Gestalten eben nicht empiristisch erklärbar ist. „Wie bringt es denn das Denken zuwege, einer Wirkung die Ursache oder einer Ursache die Wirkung anzusehen?" (Duncker, 1963, S. 56). Das Zitat von Duncker macht zwei Dinge deutlich. Zum einen ist der Mensch in der Lage, einzelne Gestalten anhand ihrer Kriterien wiederzuerkennen und zum anderen ist es letztlich der Kontext, der darüber entscheidet, wie wir diese Gestalt interpretieren und als Phänomen wahrnehmen. Das wird auch als multistabile Wahrnehmung bezeichnet. Diesen Gedanken unterstreicht auch die **Abbildung 3-1**.

Auf den ersten Blick könnte eine Vase auffallen. Bei längerem Hinschauen kommen zwei Kindergesichter zum Vorschein. Das wird individuell von jeder Person unterschiedlich wahrgenommen und ggf. ist dafür ein längeres Anschauen der Abbildung nötig, bis beide Varianten tatsächlich wahrgenommen werden.

Bei der individuellen Wirksamkeitsbeurteilung nach den Vorstellungen der qualitativen Forschung haben wir folgende andere Paradigmen als bei der konventionellen Methodenlehre:

1. Paradigma der Gestalt
2. Paradigma der abbildenden Korrespondenz

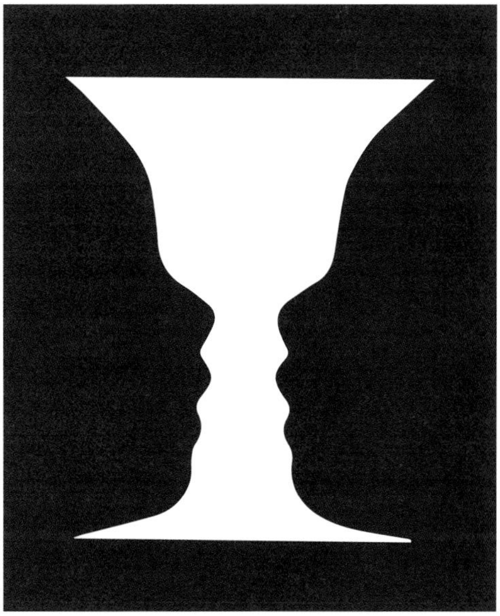

Abbildung 3-1: Kippbild Rubin-Vase (Wirtz, 2019)

3. Paradigma der Kausalgestalt
4. Paradigma der funktionellen Kausalgestalt
5. Paradigma der pathogenetischen und der therapeutischen Kausalgestalt (Kiene, 2001).

Das **Paradigma der Gestalt** steht dafür, dass wir in der Lage sind anhand bestimmter Kriterien Gestalten wiederzuerkennen. Das kann z. B. die Form sein oder die Charakteristik der Gestalt. Das **Paradigma der abbildenden Korrespondenz** ist am besten anhand einer Fotografie zu erläutern. Wird ein Foto beispielsweise mit dem Smartphone aufgenommen, dann ist ein direkter Abgleich des Bildes mit dem Original möglich. Es wird also unmittelbar ein Ursache-Wirkung-Zusammenhang deutlich (**Paradigma der Kausalgestalt**). Das **Paradigma der funktionellen Kausalgestalt** bedeutet, dass aus einem Kontext heraus Ursache und Wirkung direkt ableitbar sein können und das ohne jeglichen Versuch. Z. B. ist abzuleiten, dass, wenn es draußen regnet, dann nachvollziehbarerweise auch die Straße nass wird. Dieser Sachverhalt kann auch als Funktionszusammenhang, beispielsweise mit dem Schlüssel-Schloss-Prinzip, beschrieben werden. Eben wenn ein passender Schlüssel in ein Schloss eingeführt und Drehbewegungen vollführt wurden, führt das im Ergebnis des Prozesses zum Schließen bzw. Öffnen des Schlosses. Auch hier können unmittelbar Ursache und Wirkung abgeleitet werden. Dieses Paradigma lässt sich auf den **pathogenetischen bzw. therapeutischen Kontext** übertragen. Als ein Beispiel für den therapeutischen Kontext lässt sich die Behandlung von Patient*innen anführen, weil wir aus dem unmittelbaren Feedback, entweder von den Patient*innen oder aus unseren Verlaufsbefunden erfahren, ob eine Maßnahme funktioniert hat oder nicht.

Nachdem die unterschiedlichen Möglichkeiten von Wirksamkeitsbeurteilungen erläutert wurden, folgt die Auseinandersetzung mit gängigen Definitionen von Evidenz und zum Umgang mit Evidenzen gleichwelcher Herkunft.

3.1.2 Historischer Überblick und Definitionen zur Verwendung und Differenzierung der Begrifflichkeiten

Das Wort **Evidenz** kommt aus dem Englischen. Evidence kann mit „Beweis“ oder „Beleg“, im juristischen Bereich auch mit „Zeugenaussage“, übersetzt werden. Im deutschsprachigen Raum wird unter Evidenz eine (nahezu) vollständige Gewissheit verstanden, eine unmittelbar einleuchtende Erkenntnis. Der Begriff Evidenz findet schließlich unterschiedliche Verwendung und wird mit einer Vielzahl von Bedeutungen assoziiert, zunehmend auch im Kontext von Evidenzbasierter Medizin (EbM) bzw. der Evidenzbasierten Praxis (EbP). Übereinstimmend wird unter externer Evidenz der wissenschaftliche Beleg, also im medizinisch-therapeutischen Bereich der empirisch erbrachte Nachweis des Nutzens einer diagnostischen oder therapeutischen Handlung verstanden. Externe Evidenz beschreibt demnach die Ergebnisse wissenschaftlicher Forschung, z. B. von Studien, die die Wirkungen klinischer Interventionen untersuchen, von prognostischen Studien oder von Validierungsstudien. Extern ist die Evidenz in Bezug zu einer aktuell vorliegenden klinischen Situation, denn relevante Studien beziehen sich auf vergangene Interventionen, die überwiegend nicht an dem Ort der aktuellen klinischen Aktion durchgeführt wurden (Borgetto et al., 2022). Externe Evidenz berichtet also stets von anderen Fällen zu anderen Zeiten. Von der externen Evidenz wird zunehmend die interne Evidenz differenziert (Borgetto et al., 2017a; Mangold, 2013), die jedoch bislang nicht einheitlich definiert ist. Überwiegend wird unter interner Evidenz das Wissen eines/einer praktisch tätigen Klinikers/Klinikerin verstanden, das sich zum einen aus dem Wissen aus Studium, Aus- und Weiterbildung und zum anderen aus dem Wissen aus Erfahrung im Beruf zusammensetzt. Hinzu kommt das persönliche Können des Einzelnen, seine Urteilskraft sowie die fallbezogenen Informationen aus der jeweiligen Behandlungssituation. Den Ausführungen von Borgetto et al. (2022) weiter folgend werden drei Unterformen der internen Evidenz unterschieden.

Die erste Unterform, die **situative interne Evidenz,** ist dem jeweiligen Einzelfall und der aktuellen klinischen Situation geschuldet und muss von praktisch tätigen Kliniker*innen bzw. vom gesamten Behandlungsteam gemeinsam mit den Patient*innen analysiert werden. Mit Hilfe von Anamnese, Befunderhebung, Diagnostik, Zielvereinbarung und Evaluation wird während des gesamten Interventionsprozesses Evidenz über den Status Präsens, den Verlauf und die Wirkungen von Interventionen generiert. Das gelingt zunehmend anhand wissenschaftsbasierter Systematiken und Datenerhebungsmethoden wie beispielsweise evidenzbasierten Diagnosetools und Assessmentverfahren. Hinzu kommt, dass die Möglichkeiten und Einschränkungen des Settings, in dem die Intervention stattfindet, berücksichtigt werden müssen.

Die zweite Unterform, die **personale interne Evidenz,** umfasst das allgemeine auf den aktuellen Fall anwendbare Erfahrungswissen, das den Kliniker*innen mittels Urteilskraft und klinischer Kompetenz zur Verfügung steht. Es umfasst neben personenabhängigen Ressourcen (Expert*innenwissen) zusätzlich das Wissen, das durch die Arbeit in interdisziplinären Teams durch kollegialen Austausch entsteht. Beispielsweise in der Neurorehabilitation könnte man dies als kollegiale interne Evidenz bezeichnen. Die soziale interne Evidenz wird als dritte Unterform beschrieben. Hierbei werden Erfahrungen, Werte und Wünsche der Patient*innen und ggf. ihrer Nahestehenden berücksichtigt. Zunehmend sind diese Gegenstand wissenschaftlicher Bestrebungen, z. B. im Rahmen der Forschung zu partizipativer Entscheidungsfindung. Die Summe aus internen und externen Evidenzen muss auf den jeweiligen Fall ausgerichtet zu einer schlüssigen, hypothesengeleiteten Behandlung in Konsens gebracht werden. Auf Grundlage der situativen internen Evidenzen sollte der Beteiligung der Patient*innen und ggf. ihrer Nahestehenden (soziale interne Evidenzen), den personalen internen Evidenzen von Kliniker*innen und den externen Evidenzen aus wissenschaftlichen Studien die gleiche Bedeutung in der klinischen Entscheidungsfindung zugeschrieben werden. Diese Evidenzlage ist mit der Studienlage nicht identisch. So ist allein externe Evidenz nicht ausreichend, denn das Wissen aus Studien ist immer nur ein Teil der EbP (Haid & Steiner, 2022). Um aber zu adäquaten klinischen Entscheidungen zu gelangen, ist stets im Einzelfall abzuklären, ob und welche Forschungsergebnisse bei welchen Patient*innen in welchem Maße übertragbar und umsetzbar sind und ob die präferierte Intervention Aussicht auf Erfolg hat. Auch personale interne Evidenz ist allein nicht ausreichend, um eine klinische Situation sowie Chancen und Risiken von Interventionen im Einzelfall angemessen beurteilen zu können. Personale interne Evidenz fußt auf therapeutischer Aus-, Fort- und Weiterbildung und ist durch Erfahrung des Klinkers mit vorangegangenen Fällen aus der klinischen Praxis heraus entstanden. Erfahrungen sind jedoch in Dauer und Qualität limitiert, werden kaum angemessen überprüft und dokumentiert. Hinzu kommt die Frage, ob bei nicht oder weniger erfolgreicher Behandlung oder bei Therapeut*innen-Wechsel entsprechendes Feedback von Patient*innen (Kahneman, 2012) oder Kolleg*innen (kollegiale Beratung und Supervision) an den/die Behandler*in erfolgt. Auch allein aus der situativen internen Evidenz wie beispielsweise therapeutischen Befunden ergeben sich ohne Bezugnahme auf personale, soziale interne Evidenz und auf externe Evidenz keine optimalen klinischen Entscheidungen (Borgetto et al., 2022). Genauso wenig können lediglich die Erfahrungen, Werte und Wünsche von Patient*innen und ihren Nahestehenden (soziale interne Evidenz) ausschlaggebend dafür sein, ein Behandlungsangebot zu offerieren bzw. es zu verwerfen – abgesehen davon, dass Patient*innen grundsätzlich das Recht haben, eine Intervention unabhängig von deren Evidenzgrundlage abzulehnen oder anzunehmen.

Evidenzbasierte Medizin

Das Konzept der Evidenzbasierten Praxis (EbP) ist aus der Evidenzbasierten Medizin (EbM) entstanden. EbM hat sich Mitte des 19. Jahrhunderts in Paris entwickelt und erfuhr in den vergangenen Jahrzehnten weltweit verstärkte Aufmerksamkeit und damit verbundene stetige Weiterentwicklung. Auf Basis von EbM können praktizierte medizinische bzw. therapeutische Konzepte aufgrund von Erfahrung in Konzepte mit objektiver Beweislage umgewandelt werden, wenn die Interventionen die gewünschte Wirkung erzielen bzw. wenn die gewünschte Wirkung ausbleibt, eliminiert bzw. ersetzt werden. Das Konzept umfasst die Evaluation des eigenen Handelns und den Einbezug wissenschaftlicher Forschungsergebnisse, wobei dadurch die Leistungen und damit die Patient*innenversorgung optimiert werden sollen (Seale & Barnard, 1998). Der aus heutiger Sicht als „Urvater" der EbM zu bezeichnende Sir Archibald Leman Cochrane (1909–1988) forderte als Erster Standards für die Durchführung von Wirksamkeitsstudien, die Erstellung von Wirksamkeitsnachweisen für möglichst jede Therapiemethode, das Zugänglichmachen von Ergebnissen in einer sinnvoll aufgebauten Datenbank und die rasche Umsetzung von Forschungserkenntnissen in die klinische Praxis. David Sackett prägte zusammen mit Gordon Guyatt und der Arbeitsgruppe „McMasters Group" den Begriff EbM.

> EbM ist der gewissenhafte, ausdrückliche und vernünftige Gebrauch der gegenwärtig besten externen, wissenschaftlichen Evidenzen für Entscheidungen in der medizinischen Versorgung individueller Patienten. Praxis der EbM bedeutet die Integration individueller Expertise mit der bestmöglichen externen Evidenz aus systematischer Forschung. (Sackett et al., 1999, nach Scherfer & Bossmann, 2011, S. 18)

EbM verfolgt die Zielsetzung, den Einfluss der besten derzeit zur Verfügung stehenden externen Evidenz auf die täglichen Entscheidungen in Bezug auf die Behandlung des/der einzelnen Patienten/Patientin zu erweitern (Mangold, 2013). Dies soll erreicht werden, indem ergänzend zum individuellen klinischen Expertenwissen, Ergebnisse wissenschaftlicher Studien in die klinische Behandlung einbezogen werden.

Als wichtige **Voraussetzungen für EbM** sind die umfassende Durchführung systematischer klinischer Forschung und der Zugang zu wissenschaftlicher Literatur zu nennen. Noch in den 1980er-Jahren waren systematische Literaturrecherchen allerdings sehr kostenintensiv und fielen häufig in den Aufgabenbereich von spezialisierten Bibliothekar*innen. Der Zugang zu wissenschaftlichen Publikationen war zudem auf hauseigene oder öffentlich zugängliche Bibliotheken limitiert, wo noch ausschließlich händisch gesucht werden musste. Dies erwies sich als zeitintensiv und oft nicht umfassend, da nur verfügbare Literatur gefunden werden konnte. Eine umfassende und einfache Möglichkeit für die eigene Literaturrecherche und -beschaffung wurde erst ab den 1990er-Jahren durch das Aufkommen des Internets und elektronischer Datenbanken möglich (Mangold, 2013).

Evidenzbasierte Praxis

Das Konzept der Evidenzbasierten Praxis (EbP) entstammt aus der EbM und hat sich um das Jahr 2000 in den Gesundheitsfachberufen, der Psychologie und in pädagogischen Kontexten entwickelt (Beushausen, 2014). Anlass war die Notwendigkeit, überwiegend auf Intuition basierte Therapien mit Evidenzen zu untermauern und Therapieformen ohne Wirkung zu eliminieren bzw. zu ersetzen (Bernstein Ratner, 2006). Nachfolgend setzte sich in der Sprachtherapie und auch in anderen therapeutischen Disziplinen das Modell E_3bP durch (vgl. **Abbildung 3-2**). Im Modell konstatiert Dollaghan (2007; Beushausen & Groetzbach, 2011) die explizite Integration der besten verfügbaren Evidenz aus der klinischen Expertise (interne Evidenz), den Präferenzen und Werten einer/eines voll informierten Patientin/Patienten (soziale Evidenz) sowie den Ergebnissen aus der Forschung.

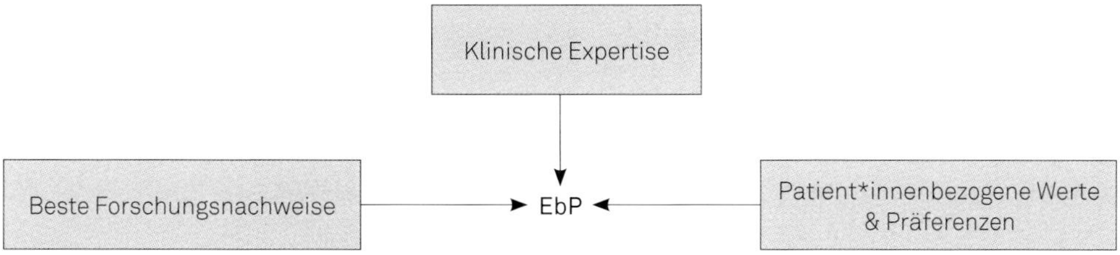

Abbildung 3-2: Evidenzbasierte Praxis in Anlehnung an Bangera (2014)

> Der Gesamteindruck Evidenzbasierter Praxis [...] bedeutet allgemein, dass die in der Wissenschaft und/oder Praxis gesammelte Evidenz als Basis für die Behandlung des Patienten und damit für das Praktizieren dient. Oder anders ausgedrückt: Aus der Evidenz leitet sich die Behandlungsstrategie ab. (Mangold, 2013, S. 3)

EbP bedeutet nicht das Lesen und blinde Vertrauen in Studien, sondern kritisches Hinterfragen jedes Artikels. Das meint die Prüfung der Qualität, Relevanz und Anwendbarkeit, die Berücksichtigung aller Studien zu einer Fragestellung oder, falls vorhanden, die Verwendung einer guten Übersichtsarbeit sowie das Verbinden von Forschung und Praxis. Das heißt, eigene Erfahrungen fließen durchaus mit ein. Ferner umfasst EbP das Verfolgen neuer Erkenntnisse (Wissen ist dynamisch) und das Transportieren von Wissen in die Praxis (Mangold, 2013).

EbP befasst sich nicht nur mit Behandlungsansätzen wie beispielsweise der Bobath- oder Spiegeltherapie, sondern sie berücksichtigt auch weitere **Themenbereiche**, die im Zusammenhang mit der Therapie stehen (Mangold, 2013). Das sind:

- Befunderhebung
- Ätiologie
- Prognosen
- Assessments (Erfassungsinstrumente)
- Prävention
- Hilfsmittel
- Nebenwirkungen
- Güte systematischer Übersichtsartikel, Meta-Analysen und Leitlinien.

Um die Güte der wissenschaftlichen Evidenz zu analysieren, die Wichtigkeit der Ergebnisse für die Praxis zu bewerten und die Anwendbarkeit zu hinterfragen, erfordern die verschiedenen Bereiche unterschiedliche Vorgehensweisen (Mangold, 2013).

3.2 Schritte der Evidenzbasierten Praxis

Evidenzbasierte Praxis (EbP) ist ein Werkzeug zur Identifizierung geeigneter Behandlungsstrategien. Sie bietet selbst aber keine fertigen Behandlungsstrategien an. Die Lösungen muss der/die Nutzer*in vielmehr selbst mithilfe der EbP erarbeiten (Mangold, 2013). Als Handlungskonzept für praktisch tätige Kliniker*innen wird die Umsetzung der EbP in acht Schritten beschrieben (vgl. **Abbildung 3-3**), die chronologisch nacheinander folgen (Mangold, 2013), erweitert und angepasst nach Sackett et al. (1999), Scherfer und Bossmann (2011) und Forrest und Miller (2001).

1. Problemidentifizierung: Der/die Therapeut*in bzw. Patient*in identifiziert das Problem, für welches eine befriedigende Lösung fehlt.
2. Fragestellung: Der/die Therapeut*in formuliert das Problem bzw. den Informationsbedarf in Form einer konkreten Fragestellung.
3. Literaturrecherche: Anhand passender Stichwörter, die sich aus der Fragestellung ergeben, erfolgt die systematische Literaturrecherche (Literatursuche). Möglichst effizient

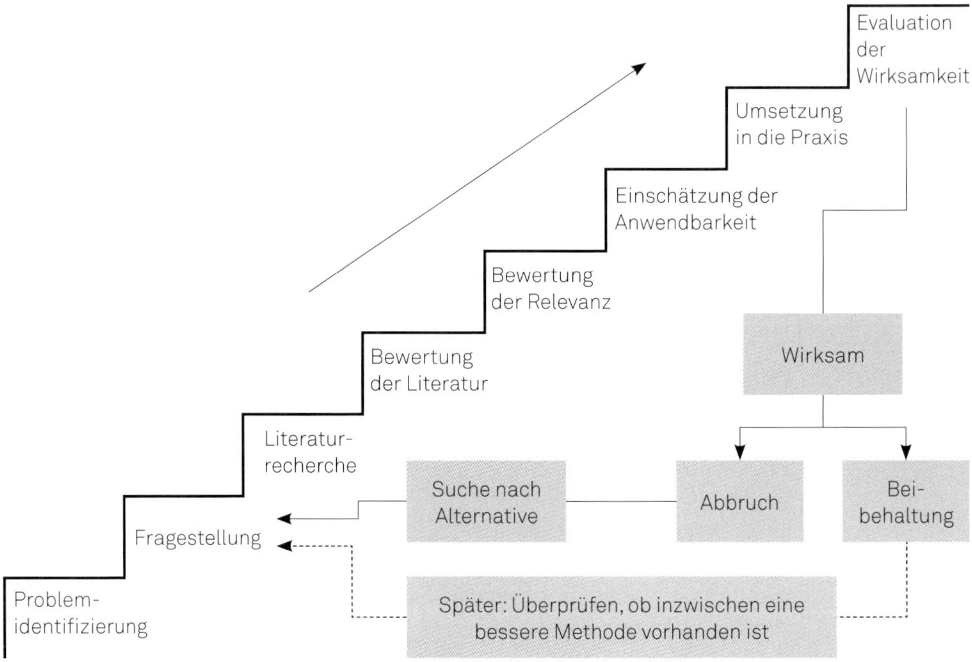

Abbildung 3-3: Schritte der EbP (Lücking, 2022, mit freundlicher Genehmigung der HS Fresenius, in Anlehnung an Mangold, 2013, S. 41)

sucht der/die Therapeut*in mithilfe geeigneter Suchmethoden relevante Studien. So spürt er/sie die beste verfügbare Evidenz aus der wissenschaftlichen Literatur zur Beantwortung der Fragestellung auf.

4. Bewertung der Literatur: Die Validität (auch Glaubwürdigkeit, Gültigkeit) der wissenschaftlichen Literatur wird kritisch bewertet und so werden Studien mit ausreichendem wissenschaftlichem Niveau identifiziert. Dazu werden Leitfragen und Beurteilungshilfen der EbP genutzt, die eine reproduzierbare und möglichst unverzerrte Bewertung erlauben. Die Beurteilung dient der Entscheidung, welche Artikel final berücksichtigt werden, um die Frage adäquat zu beantworten.
5. Beurteilung der therapeutischen Relevanz: Die Informationen und Daten der wissenschaftlichen Literatur werden hinsichtlich der therapeutischen Relevanz (Wichtigkeit, Nützlichkeit) ausgewertet. Auch dafür werden die Leitfragen und Beurteilungskriterien der EbP herangezogen.
6. Einschätzung der therapeutischen bzw. klinischen Anwendbarkeit: Hierbei werden auch die praktischen Erfahrungen des Therapierenden integriert. Zudem werden der/die Wünsche des/der Patient*in berücksichtigt. So entsteht ein Gesamtergebnis, anhand dessen eine angemessene Therapieentscheidung getroffen werden soll.
7. Umsetzung in die Praxis: der/die Therapeut*in wendet die Maßnahme in der therapeutischen Praxis an.
8. Evaluation der Wirksamkeit: Nachdem die therapeutische Maßnahme in zeitlich angemessenem Rahmen angewendet wurde, folgt die Evaluation. Zeigt sich, dass die Maßnahme nicht zum gewünschten Erfolg geführt hat, so bricht der/die Therapeut*in diese ab. Es sollte dann eine alternative Methode gesucht werden. Dies bedeutet, dass man die Fragestellung entsprechend umformuliert und die einzelnen Schritte der EbP mit dieser neuen Fragestellung wiederholt. Kommt man dagegen zum Schluss, dass die

Maßnahme wirkungsvoll ist, wird sie beibehalten. Zudem findet sie auch bei weiteren Patient*innen mit einer ähnlichen Problemstellung Anwendung.

3.2.1 Problemidentifizierung

Ausgangspunkt jedes Lösungsansatzes für ein klinisches Problem ist die hinreichende Analyse des Ist-Zustands einer Patientin/eines Patienten im Kontext der umwelt- und personenbezogenen Faktoren sowie die Erkenntnis des Symptomkomplexes als Ergebnis fehlgeleiteter physiologischer Prozesse. Auf Basis von Vorwissen, therapeutischen Reflexionen sowie geeigneten wissenschaftlichen Erkenntnissen, die im Rahmen strukturierter Recherchen und Auswertungen gewonnen wurden, erfolgen in Abstimmung mit dem/der Patient*in die Ziel- und Maßnahmenplanungen. Die therapeutische Aufgabe besteht weiterhin darin, in der Interaktion mit den Patient*innen ein iterativ modifiziertes Behandlungskonzept anzuwenden und diese auf ihrem Weg zum vereinbarten Behandlungsziel zu begleiten und zu unterstützen. Nachfolgend kommt nun die ICF zur Anwendung und es folgt die Strukturierung des Gesundheitsproblems anhand des ausgewähltem Fallbeispiels von Kapitel 1.

3.2.2 Formulierung der Fragestellung

Mittels Analyse der ICF-bezogenen Kriterien kann nun die therapeutische Leithypothese formuliert werden, die das Gesundheitsproblem des Herrn L. möglichst präzise darstellt. Beispielsweise könnte die Hypothese folgendermaßen lauten:

Hypothese

Der 69-jährige Herr L. ist ein aktiver, stolzer Rentner, für den seine Arbeits- und Leistungsfähigkeit von großer Bedeutung ist. Er leidet an Morbus Parkinson, das schränkt seine Mobilität bei Transfers und Positionswechsel und seine Feinmotorik ein und führt darüber hinaus zu Einschränkungen in der Stimmgebung und Kommunikation. Zudem leidet er seit über zehn Jahren an einem chronischen Schmerzsyndrom der LWS. Seine inadäquate Coping-Strategie im Umgang mit der chronischen Schmerzsymptomatik zeigt sich in der geminderten Compliance zur ärztlich vorgeschriebenen medikamentösen Therapie sowie in einer möglichen Tendenz zu Überforderungsverhalten.

Aus dieser Hypothese lassen sich Therapieziele, Behandlungsstrategien und -maßnahmen ableiten. Angenommen es gäbe noch keine geeignete, evidenzbasierte Behandlungsstrategie für die beschriebenen Symptome des Herrn L. und die bisherigen Therapieansätze seien nicht erfolgreich evaluiert. Fragen, die sich den Professionen Logopädie, Physiotherapie und Ergotherapie daraufhin stellen, könnten folgende sein:

- Physiotherapie: „Wie kann ich ein chronisches LWS-Syndrom erfolgreich behandeln?“
- Logopädie: „Wie kann ich stimmliche Defizite und beginnende kommunikative Einschränkungen erfolgreich behandeln?“
- Ergotherapie: „Wie kann ich der eingeschränkten Feinmotorik und den damit verbundenen ADL-Einschränkungen erfolgreich entgegenwirken“?

Solche alltagssprachlich formulierten Fragen eignen sich kaum als Ausgangspunkt für eine wissenschaftliche Recherche. Es werden eindeutige kriterienbezogene Begrifflichkeiten in der Fragestellung benötigt, um die Fragestellung inhaltlich zu erfassen und effektiv sowie effizient in wissenschaftlichen Datenbanken nach einer vorab festgelegten Suchstrategie recherchieren zu können. Dafür eignet sich eine Fragestellung im PICO-Format. Im Folgenden wird die **Erstellung und Generierung geeigneter PICO-Fragen** beschrieben.

Bevor mit der Suche nach klinisch relevanter Literatur begonnen wird, ist es wichtig, vorab zu überlegen, welche konkrete Frage beantwortet werden soll. Eine konkrete und präzise Fragestellung erleichtert später die Suche nach relevanten Forschungsergebnissen (vgl. Videotutorial PICO, Mediathek des Hogrefe Verlags, Code: B-Y611J7). In unserem Videotutorial in der Mediathek erklären wir, wie klinische Fragen im PICO-Format (Patient – Intervention – Comparison (Vergleich) – Outcome) bezogen auf eine therapeutische Intervention formuliert werden können. Das gleiche gilt ebenso für diagnostische Interventionen, die mittels C (Comparison) verglichen werden können. So könnten beispielsweise verschiedene Assessments, die zur Erhebung des Ausprägungsgrades des Störungsbildes Morbus Parkinson geeignet sind, herangezogen und bezüglich ihrer Validität oder Anwendbarkeit verglichen werden. Ebenso ist ein Vergleich verschiedener Populationen (z. B. Vergleich verschiedener Altersklassen einer Population mit derselben Problematik) möglich. Gerade im Bereich therapeutischer und diagnostischer Interventionsstudien eignet sich das weit verbreitete PICO-Format zur Übersetzung der Fragestellung in entsprechende Suchkomponenten. Dieses Format lässt sich schließlich nach Sensitivität bzw. Spezifität der geplanten Literaturrecherche um Suchkomponenten verringern oder erweitern. Für die Erweiterung kommen hierfür die Buchstaben S für „Setting" (der Ort und situative Kontext einer Studie) und T für „Time" (der Beobachtungszeitraum einer Studie) zur Anwendung. Es folgt nun die Festlegung der Suchkomponenten und damit die Bestimmung geeigneter Stichwörter bzw. Schlagwörter sowie der erforderlichen Suchstrategie.

Neben dem PICO-Schema für verschiedene Fragestellungen im Rahmen von therapeutischen oder diagnostischen Interventionsstudien gibt es weitere Schemata, sogenannte **Mnemonics** (Nordhausen & Hirt, 2020). Die folgende **Tabelle 3-1** zeigt eine Übersicht verschiedener Mnemonics, deren enthaltene Suchkomponenten und Anwendungsgebiete.

Sowohl das PICO-Format als auch die weiteren hier dargestellten Frageformate eignen sich zur Überführung der Fragestellung in ein recherchierbares Format. Es dient dazu, die thematischen Bestandteile der Forschungsfrage als Stichworte oder Schlagworte in die Suchmaske der jeweiligen Fachdatenbank eingeben zu können (Behrens & Langer, 2016). Beispielhaft könnte folgende Fragestellung aus der Physiotherapie von Interesse sein, die als „Vorlage" genutzt werden kann:

„Welche Behandlungskonzepte verbessern Schmerzen und die Compliance bei Patient*innen mit einem chronischen Schmerzsyndrom der Lendenwirbelsäule?"

Übersetzt man diese Fragestellung in ein recherchierbares Format, heißt das:

P: für „Patient*innen mit einem chronischen Schmerzsyndrom der Lendenwirbelsäule",
I für „Behandlungskonzepte",
O für „Schmerzen und Compliance" (vgl. Schritt 2: Festlegung der Suchkomponenten).

Dieses Frageformat impliziert eine sensitive und damit „empfindliche" Literaturrecherche, um möglichst viele Ergebnisse zu passenden, die Schmerzen und Compliance beeinflussenden Behandlungskonzepten zu erhalten. Auf das C, das für einen Vergleich von Konzepten stehen könnte, wurde bewusst verzichtet, da zunächst vorhandene Behandlungskonzepte gefunden werden sollen. Je nachdem, wie offen eine Fragestellung gestaltet wird, besteht demnach die Möglichkeit, einzelne Suchkomponenten auszulassen.

3.2.3 Wissenschaftliche Literaturrecherche

Nun geht es darum, Literatur bzw. Antworten zu finden – Antworten, die wissenschaftlich be-

Tabelle 3-1: Mnemonics (modifizierte Darstellung nach Nordhausen & Hirt, 2020, S. 20)

Schema	Suchkomponenten	Anwendungsgebiet
BeHEMoTh	B=Behaviour of Interest, H=Health Context, E=Exclusions, MoTh=Models or Theories	Identifikation von Theorien
ECLIPSE	E=Expectation, C=Client Group, L=Location, I=Impact, P=Professionals, SE=Service	Gesundheitspolitik, Management
MIP	M=Methodology, I=Issues, P=Participants	Ethische Themen
PICo	P=Population, I=Phenomenon of Interest, Co=Context	Qualitative Studien
PICO	P=Patient, I=Intervention, C=Control, O=Outcome	Therapeutische, diagnostische Interventionsstudien
PICO (S, T)	P=Patient, I=Intervention, C=Control, O=Outcome, S=Setting, T=Time (Zeitraum)	Therapeutische, diagnostische Interventionsstudien
PICOS	P=Patient, I=Intervention, C=Control, O=Outcome, S=Study type	Therapeutische, diagnostische Interventionsstudien
SPICE	S=Setting, P=Perspective, I=Intervention, C=Comparison, E=Evaluation	Klinische Studien
SPIDER	S=Sample, PI=Phenomenon of Interest, D=Design, E=Evaluation, R=Research type	Klinische Studien, Deskriptive Studien, Qualitative Studien

lastbar und tragfähig genug sind, um als Grundlage therapeutischer Entscheidungsprozesse standzuhalten.

Um die Suche nach therapeutisch relevanten Forschungsergebnissen zu erleichtern, ist es ratsam, zunächst angemessen fundierte **Datenbanken** heranzuziehen. **Tabelle 3-2** zeigt eine Auswahl therapeutisch relevanter Datenbanken, sortiert nach Ergo-, Physio,- und Sprachtherapie. Größtenteils verfügen diese Datenbanken über einfache Suchfunktionen, mit deren Hilfe auf Zusammenfassungen von Studienergebnissen kostenfrei zugegriffen werden kann. Eine Einsicht in die dazugehörigen Volltexte kann mit Kosten einhergehen.

Das Prinzip, das der Literaturrecherche in Fachdatenbanken zugrunde liegt, ist durch die Erarbeitung einer themen- und fachdatenbankspezifischen Suchstrategie gekennzeichnet. Dafür schlagen Nordhausen und Hirt (2020) ein Vorgehen in zehn aufeinanderfolgenden Schritten vor:

1. Festlegung des Rechercheprinzips
2. Festlegung der Suchkomponenten
3. Festlegung der zu durchsuchenden Fachdatenbanken
4. Identifikation von synonymen Suchbegriffen
5. Identifikation von Schlagwörtern
6. Entwicklung der Suchstrings
7. Überprüfung des Suchstrings
8. Durchführung der Recherche
9. Dokumentation, Sicherung und Export der Recherche
10. Ergänzende Recherchemöglichkeiten

Schritt 1: Festlegung des Rechercheprinzips
Zu Beginn sollte der geplante Umfang der Recherche festgelegt werden. Es gilt zu entscheiden, ob die Recherche sensitiv oder spezifisch erfolgen soll. Beim sensitiven Rechercheprinzip wird umfassend recherchiert, um möglichst alle für eine Fragestellung relevanten Treffer zu identifizieren. Das heißt, es wird ein breiter

Tabelle 3-2: Auswahl von Datenbanken mit therapeutischen Effektivitätsnachweisen (Datenbank, Internetadresse)

Datenbank	Internetadresse
Relevant für Ergotherapie, Physiotherapie, Logopädie	
Cochrane Collaboration	https://www.cochrane.org
Cochrane Bibliothek	https://www.cochranelibrary.com
Deutsches Cochrane Zentrum	https://www.cochrane.de
Institut für Qualität und Wirtschaftlichkeit im Gesundheitswesen	https://www.iqwig.de
Arbeitsgemeinschaft der Wissenschaftlichen Medizinischen Fachgesellschaften (Leitlinienregister)	https://www.awmf.org
Relevant für Logopädie	
American Speech-Language-Hearing Association	https://www.asha.org
Datenbank evi-logo des Deutschen Bundesverbandes für Logopädie	https://www.forum-logopaedie.de/datenbank
Relevant für Physiotherapie	
Kommunikations- und Informationszentrum für Physiotherapie (ZVK) e.V. (KIZ) des Deutschen Verbandes	https://www.physio-deutschland.de/kiz.html
Physiotherapy Evidence Database (PEDro) vom Institute for Musculoskeletal Health an der University of Sydney und dem Sydney Local Health District	https://pedro.org.au/german/
Relevant für Ergotherapie	
OTSeeker	http://www.otseeker.com
OTDBASE	http://www.otdbase.org

Der Deutsche Verband der Ergotherapie (DVE) verfügt über eine Datenbank für die evidenzbasierte Praxis. Allerdings ist der Zugriff lediglich DVE-Mitgliedern gewährt.

Suchansatz gewählt, der eine Suche in vielen verschiedenen Datenbanken, mit vielen denkbaren Suchbegriffen und/oder keinen bzw. nur wenigen Eingrenzungen umfasst. Im Ergebnis ist eine hohe Zahl an gefundenen Treffern zu erwarten. Das bringt einerseits den Vorteil, dass relevante Treffer weniger übersehen werden, ist aber andererseits mit einem hohen Aufwand bei der Auswahl der relevanten Quellen verbunden. Wird tendenziell vorrangig das Ziel verfolgt, in kurzer Zeit die wichtigsten Treffer für eine Fragestellung zu finden, dann sollte ein spezifisches Rechercheprinzip umgesetzt werden. Das heißt, dass eine tendenziell gezielte Recherche mit einem engem Suchansatz, z.B. in nur einer oder wenigen Datenbanken, mit den wichtigsten Suchbegriffen und/oder starken Eingrenzungen durchgeführt wird. Im Ergebnis führt eine spezifische Recherche zu wenigen Treffern, von denen ein hoher Anteil relevant ist. Das ist weniger aufwändig hinsichtlich der Quellenauswahl, birgt allerdings das Risiko, dass relevante Treffer nicht berücksichtigt werden (Nordhausen & Hirt, 2020).

Da es im Fallbeispiel Herr L. wichtig ist, möglichst alle relevanten Treffer zu erhalten, um ihm die bestmögliche Therapie zu ermöglichen, wird festgelegt, nach dem sensitiven Rechercheprinzip vorzugehen.

Schritt 2: Festlegung der Suchkomponenten

Im nächsten Schritt erfolgt die Festlegung der Suchkomponenten mittels PICO-Format. Auf unseren Fall Herrn L. bezogen, können die Suchkomponenten wie folgt festgelegt werden:

P – Patient*innen mit chronischen unspezifischen Rückenschmerzen
I – spezielle Formen der physiotherapeutischen aktiven Bewegungstherapie
C – standardisierte aktive Therapie
O – subjektive Schmerzempfindung

Schritt 3: Festlegung der zu durchsuchenden Fachdatenbanken

In Schritt 3 erfolgt die Wahl passender Fachdatenbanken. Dafür müssen methodische und pragmatische Faktoren Berücksichtigung finden. Zu den methodischen Faktoren zählen u. a., die inhaltliche Passung der Datenbank zum Thema und die Abdeckung in Bezug auf Forschungsdesigns und bestimmte Publikationstypen. Bei den pragmatischen Faktoren ist besonders die Zugänglichkeit und auch die Vertrautheit mit der jeweiligen Fachdatenbank entscheidend (Nordhausen & Hirt, 2020). Als geeignete Fachdatenbanken zur Recherche im Fallbeispiel Herr L. werden PEDro, PubMed und Embase identifiziert. Da nach dem sensitiven Rechercheprinzip vorgegangen wird, ist es wichtig, mehr als eine Fachdatenbank zu durchsuchen. Aufgrund der oben genannten Faktoren werden PEDro und PubMed als Datenbanken ausgewählt.

Schritt 4: Identifikation von synonymen Suchbegriffen

In diesem Schritt erfolgt die Identifikation von Stichwörtern, d. h. es werden Stichwörter definiert, die für alle Datenbanken verwendet werden können. Wichtig sind hierbei zwei Dinge: Zum einen, dass die Stichwörter in der Sprache der Fachdatenbanken festgelegt werden und zum anderen, dass möglichst alle relevanten Stichwörter identifiziert werden (Nordhausen & Hirt, 2020). Da die zugrundeliegende Sprache der ausgewählten Datenbanken Englisch ist, erfolgt die Definition der synonymen Suchbegriffe im Fall des Herrn L. folgendermaßen:

P – chronic low back pain, unspecific low back pain, lower back pain
I – specific movement therapy, exercise therapy, physical-exercise therapy
C – standardized movement therapy, standard exercise therapy
O – subjective sensation of pain, sensation of pain, subjective experience of pain, experience of pain

Schritt 5: Identifikation von Schlagwörtern

Der fünfte Schritt umfasst die Identifikation von Schlagwörtern. Darunter fallen Begriffe, die für jede Fachdatenbank extra festgelegt werden müssen und die eine sehr gezielte Suche ermöglichen. Die Ableitung geeigneter Schlagwörter erfolgt aus den identifizierten Stichwörtern mithilfe der Schlagwortkataloge der Datenbanken (Nordhausen & Hirt, 2020). Für das Fallbeispiel des Herrn L. wird die Identifikation von Schlagwörtern nachfolgend anhand der Datenbank „PEDro“ aufgeführt:

Therapy – strength training
Problem – pain
Body Part – lumbar spine
Topic – chronic pain
Method – clinical trial

Schritt 6: Entwicklung des Suchstrings
Bei diesem Schritt erfolgt die Verbindung der einzelnen Suchkomponenten mithilfe von Booleschen Operatoren. Die wichtigsten Operatoren sind „AND“, „OR“ und „NOT“ (Nordhausen & Hirt, 2020). Für das Fallbeispiel des Herrn L. werden beispielhaft die wichtigen Komponenten zusammengeführt und zu Suchstrings entwickelt:

Chronic low back pain AND exercise therapy
Chronic low back pain AND specific movement therapy
Chronic low back pain AND experience of pain
Lower back pain AND sensation of pain
Physical-exercise therapy AND experience of pain
Unspecific low back pain AND standard exercise therapy

Schritt 7: Überprüfung des Suchstrings
Vor der Recherche sollten die vorangegangenen Schritte sorgfältig überprüft werden. Sind alle Stich- und Schlagwörter passend gewählt? Sind die einzelnen Begriffe korrekt geschrieben und die Suchbegriffe in passender Weise verknüpft? Diese Überprüfung kann von der/dem Recherchierenden selbst durchgeführt werden oder optimalerweise von einer anderen Person mit unvoreingenommenen Blick auf die Ausarbeitung (Nordhausen & Hirt, 2020).

Schritt 8: Durchführung der Recherche
Im nächsten Schritt werden die für das Fallbeispiel identifizierten Suchstrings in die Datenbanken eingegeben. Damit nur zu verwendende Dokumententypen unter den Treffern sind, wird die Eingrenzung „clinical trial“ genutzt. Besonders die Kombination von „chronic low back pain“ mit „exercise therapy“ liefert eine vielversprechende Anzahl von Treffern, von denen sich einige als für die Forschungsfrage passend erweisen.

Schritt 9: Dokumentation, Sicherung und Export der Recherche
Dieser Schritt hat besondere Wichtigkeit, denn er dient dazu nach der Recherche alles gut zu dokumentieren und auch den Suchstring abzuspeichern. Dabei sollte den Ausführungen von Nordhausen und Hirt (2020) erneut folgend für mindestens eine der verwendeten Datenbanken die Sucheingabe transparent dargelegt werden. Die Tabelle 3-2 zeigt eine Auflistung der Suchstrings für das gewählte Fallbeispiel Herr L., die in die Suchmaschine PEDro eingegeben wurden. Bei allen wurde die Methode auf „clinical trial“ eingegrenzt.

Chronic low back pain AND exercise therapy – 192 Treffer
Chronic low back pain AND exercise therapy mit weiteren Eingrenzungen (“chronic pain” und “strength training”) – 96 Treffer
Chronic low back pain AND specific movement therapy – 13 Treffer
Chronic low back pain AND experience of pain – 24 Treffer
Lower back pain AND sensation of pain – 9 Treffer
Physical-exercise therapy AND experience of pain – 17 Treffer
Unspecific low back pain AND standard exercise therapy – keine Treffer

Die gefundene Literatur wurde entsprechend gesichert. Das ist nicht nur aus Gründen der Nachvollziehbarkeit wichtig, sondern ggf. auch für Folgeuntersuchungen von Relevanz.

Schritt 10. Ergänzende Recherchemöglichkeiten
Ergänzend zu der Recherche in Fachdatenbanken sollten bei Bedarf auch andere Recherchemöglichkeiten in Betracht gezogen werden. So kann z.B. eine Handsuche in Büchern oder Fachzeitschriften durchgeführt werden (Nordhausen & Hirt, 2020). Da die Fachdatenbankrecherche beim gewählten Fallbeispiel bereits aus-

reichend relevante Artikel ergab, wurde auf diesen Schritt verzichtet.

Falls die Recherche in den Datenbanken nicht zielführend ist, dann ist die Nutzung von medizinischen **Suchmaschinen** empfehlenswert, die es deutsch- und englischsprachig gibt. Zu den meistfrequentierten Suchmaschinen gehören z. B. MEDLINE, PUBMED, CINAHL und EMBASE (https://www.embase.com/landing?status=grey), PEDRO (Physiotherapy Evidence Database, PEDro: www.pedro.org.au (Physiotherapie), Psychenet: https://www.psychenet.de/de/ (Ergo), SpeechBite: https://speechbite.com/ (Logopädie, Ergotherapie). Um die gewünschten Informationen sowohl in der nationalen als auch internationalen Literatur zu finden, werden sinnvolle Kombinationen von Schlüsselwörtern (keywords) eingegeben. Teilweise kann die Nutzung der Suchmaschinen ebenfalls mit Kosten verbunden sein.

Eine weitere Literaturquelle stellen **medizinisch-therapeutische Leitlinien** dar. Sie sind definiert als „systematisch entwickelte, wissenschaftlich begründete und praxisorientierte Entscheidungshilfen für die angemessene ärztliche Vorgehensweise bei speziellen gesundheitlichen Problemen" (Ärztliches Zentrum für Qualität in der Medizin (ÄZQ), 2022). Ihre Entwicklung soll dabei nach Möglichkeit mit Einbezug von Patient*innen und anderen Fachberufen erfolgen. Diese Definition zeigt, dass die Entwicklung von Leitlinien in Deutschland vorrangig durch ärztliche Fachgesellschaften geprägt ist. Zwar findet sich zunehmend eine Beteiligung therapeutischer Fachpersonen, diese erfolgt allerdings noch nicht federführend (Kirchner et al., 2020). Die Deutsche Gesellschaft für Physiotherapiewissenschaft (DGPTW, 2016) formuliert in ihrer Satzung ausdrücklich als Ziel die Mitwirkung an der Entwicklung und Erstellung von Leitlinien. Sie versteht sich als unabhängige wissenschaftliche Fachgesellschaft und fungiert als Ansprechpartnerin zu wissenschaftlichen Fragestellungen der Physiotherapie und ist deshalb an verschiedenen Leitlinienvorhaben aktiv beteiligt (Kirchner et al., 2020). Leitlinien sind als Orientierungshilfen im Sinne von Handlungs- und Entscheidungskorridoren zu verstehen. Da es sich hierbei nicht um Richtlinien, also um Regelungen des Handelns und Unterlassens auf Grundlage einer rechtlich legitimierten Institution handelt, kann und soll in begründeten Fällen von den Inhalten der Leitlinien abgewichen werden. Sie sprechen jedoch Empfehlungen für die Behandlung einer bestimmten (logopädischen, physio- oder ergotherapeutischen) Störung aus. Die Vorteile der Nutzung von Leitlinien sind vielschichtig. Sie geben einen systematischen Überblick über die zu einer klinischen Fragestellung vorliegende Literatur (Lelgemann et al., 2005) und sorgen damit für mehr Sicherheit bei der Wahl des (richtigen) diagnostischen und therapeutischen Vorgehens (Groetzbach, 2017). Darüber hinaus halten sie Angaben zur Effektivität von Therapiemethoden und zur Therapiefrequenz bereit und können so als Referenz gegenüber Kostenträgern (z. B. Krankenkassen) und verordnenden Ärzt*innen fungieren (Groetzbach, 2017). Inzwischen gibt es eine Reihe von therapeutisch relevanten Leitlinien der Arbeitsgemeinschaft der Wissenschaftlichen Medizinischen Fachgesellschaften (AWMF). Sie sind in der **Tabelle 3-3** entsprechend der Gesundheitsprofessionen Ergotherapie, Physiotherapie und Sprachtherapie sortiert, haben aber keinen Anspruch auf Vollständigkeit.

Es schließt sich eine Einschätzung einer Leitlinie beispielhaft anhand der nationalen Versorgungsleitlinie „Nicht-spezifischer Kreuzschmerz" mit Hilfe des Deutschen Instrumentes zur methodischen Leitlinien-Bewertung (DELBI) (AWMF & ÄZQ, 2008) an.

Mit der **Leitlinie „Nicht-spezifischer Kreuzschmerz"** (Arbeitsgemeinschaft der Wissenschaftlichen Medizinischen Fachgesellschaften (AWMF), 2017) soll Ärzt*innen und medizinisch Tätigen Handlungsempfehlungen und ein Handlungskorridor zum evidenzbasierten Agieren in der Behandlung von Menschen mit nichtspezifischen Rückenschmerzen aufgezeigt werden. Sie ist für unseren Fall Herr L. deshalb von Interesse. Die folgende Einschätzung der natio-

Tabelle 3-3: Medizinisch-therapeutische Leitlinien

Störung	Entwickelt von:	Stand: AWMF-Register-Nr.; Quelle: www.awmf.org
Relevant für Ergotherapie, Physiotherapie, Logopädie		
Parkinson-Syndrom, idiopathisch	DGN	01/2016 (in Überarbeitung): 030/010
Chorea / Morbus Huntington	DGN	06.2017 (in Überarbeitung): 030-028
Demenzen	DGN	01.2016 (in Überarbeitung): 038-013
Diagnose und Therapie der Multiplen Sklerose, Neuromyelitis Optica Spektrum und MOG-IgG-assoziierte Erkrankungen	DGN	02/2021 (in Überarbeitung): 030/050
Prolongiertes Weaning	DGP	08/2019: 020-015
Besonderheiten des prolongierten Weanings bei Patienten in der neurologisch-neurochirurgischen Frührehabilitation	DGNR	10/2016 (in Überarbeitung): 080-002
Neurologische Rehabilitation bei Koma und schwerer Bewusstseinsstörung im Erwachsenenalter	DGNR	12/2022 (jährliche Überarbeitung): 080-006
Multimodale Rehabilitationskonzepte für das Post-Intensive-Care-Syndrom (PICS)	DGNR	10/2022: 080-007
Relevant für Logopädie		
Neurogene Dysphagie	DGN	02/2020: 030/111
Idiopathische Fazialisparese (Bell's Palsy)	DGN	02/2022: 030/013
Aphasie und Sprechapraxie: Diagnostik und Therapie	DGN	Geplante Fertigstellung: 30.07.2023: 030/090
Neurogene Sprechstörungen (Dysarthrien)	DGN	11/2020 030/103
Diagnostik und Therapie von Störungen der Stimmfunktion	DGPP	01/2023 049-008
Pathogenese, Diagnostik und Behandlung von Redeflussstörungen	DGPP	09/2016: 049/013
Sprachentwicklungsstörungen	DGPP	12/2022: 049/015
Auditive Verarbeitungs- und Wahrnehmungsstörungen	DGPP	09/2019: 049/012
Diagnostik und Behandlung bei der Lese- und/oder Rechtschreibstörung	DGKJP	04.2015 (in Überarbeitung): 028-044
Periphere Hörstörungen im Kindesalter	DGPP	09/2013: 049/010

Tabelle 3-3: *Fortsetzung*

Störung	Entwickelt von:	Stand: AWMF-Register-Nr.; Quelle: www.awmf.org
Relevant für Ergotherapie		
Rehabilitative Therapie bei Armparese nach Schlaganfall	DGNR	04/2020: 080-001
Relevant für Physiotherapie		
Nichtinvasive und invasive Beatmung als Therapie der chronischen respiratorischen Insuffizienz	DGP	06/2017: 020-008
Rehabilitation von sensomotorischen Störungen	DGN	11/2017 (in Überarbeitung): 030-123
Therapie des spastischen Syndroms	DGN	11/2018: 030-078

nalen Versorgungsleitlinie „Nicht-spezifischer Kreuzschmerz" wurde mit Hilfe des DELBI-Verfahrens (AWMF & ÄZQ, 2008) durchgeführt und lässt sich anhand von acht Domänen wie folgt zusammenfassen. Das DELBI-Verfahren steht detailliert (in der Langfassung) unter nachfolgendem Link https://www.leitlinien.de/hintergrund/pdf/delbi-fassung-2005-2006-domaene-8-2008.pdf zur Verfügung: und in der übersichtlichen Kurzfassung unter https://www.leitlinien.de/hintergrund/pdf/delbi-kurzfassung-nicht-zum-bewerten.pdf.

1. Domäne (Geltungsbereich und Zweck): In der vorliegenden Leitlinie wird als Gesamtziel die „Optimierung der Versorgung von Patienten mit nicht-spezifischen Kreuzschmerzen" (AWMF, 2017, S. 10) angegeben und detailliert erläutert. Die medizinische Fragestellung wird differenziert und im Sinne eines biopsychosozialen Modells von Krankheit umfassend betrachtet. Außerdem findet eine eindeutige Klassifikation des in der Leitlinie beschriebenen Krankheitsbildes anhand von Schweregrad und Chronifizierung mit klarer Abgrenzung zu spezifischem Kreuzschmerz statt (AWMF, 2017). Die Domäne 1 der DELBI-Checklist benennt umfassend den Geltungsbereich und Zweck der Leitlinie.

2. Domäne (Beteiligung von Interessengruppen): Die Leitlinie wurde unter Beteiligung relevanter Berufsgruppen und Patient*innenvertreter*innen entwickelt. Der Anwendungsbereich wie auch die Anwenderzielgruppe werden definiert. Die Leitlinie liegt in der zweiten Auflage vor, so dass zur Erstellung dieser Auflage nicht von einer Testung im Rahmen einer Pilotstudie ausgegangen werden kann. Inhaltliche Eckpunkte aus der ersten Auflage wurden bei der Erstellung der zweiten Auflage von den erstellenden Fachgesellschaften konsentiert (AWMF, 2017). Zusammenfassend zeigt die Bewertung der Domäne 2 einen hohen Grad an Beteiligung von Interessengruppen bei der Erstellung dieser Leitlinie.

3. Domäne (Methodologische Exaktheit der Leitlinienentwicklung): Im Rahmen der Erarbeitung der zweiten Auflage wurde „auf Basis einer systematischen Recherche nach aggregierter Evidenz" (AWMF, 2017, S. 12) die vorliegende Leitlinie aktualisiert. Detaillierte Informationen, Suche und Auswahl von Evidenzen sind in einem Leitlinienreport zusammengefasst. Empfehlungsgrade von Methoden werden definiert und eindeutig in tabellarischer Form dargestellt. Empfehlungen werden mit einem Empfehlungsgrad klassifiziert und im anschließenden Textteil erläutert. Die Leitlinie wurde vor ihrer Veröffentlichung externen Expert*innen der deutschen Öffentlichkeit im Internet zur Begutachtung zur Verfügung gestellt. Eine Aktualisierung der Leitlinien bei Änderungen der wissenschaftlichen Erkenntnisse oder spätestens nach fünf Jahren wird angestrebt (AWMF, 2017). Eine Publikation der dritten Auflage der vorliegenden Leitlinie ist geplant.

4. Domäne (Klarheit und Gestaltung): Die vorliegende Domäne überzeugt uneingeschränkt in Klarheit und Gestaltung. So sind die Empfehlungen spezifisch und eindeutig formuliert (s. Empfehlungsgrade in den Erläuterungen zu Domäne 3). Sowohl für Diagnostik, Therapieplanung, Versorgungskoordination, nicht-medikamentöser, medikamentöser oder invasiver Therapie als auch für Prävention und multimodale Behandlungsprogramme werden verschiedene Handlungsoptionen dargestellt. Hierbei sind die Schlüsselempfehlungen durch die grafische Darstellung der Empfehlungsgrade leicht zu identifizieren. Außerdem wird auf Instrumente, die die Anwendung der Leitlinie unterstützen (z B. Work Ability Index, arbeitsbezogenes Verhaltens- und Erlebensmuster) verwiesen (AWMF, 2017) und im Anhang strukturiert aufgeführt.

5. Domäne (Generelle Anwendbarkeit): Mögliche organisatorische Barrieren gegenüber der Anwendung der Empfehlungen werden diskutiert. Beispielhaft sei hier die fehlende Vergütungsstruktur für ein multidisziplinäres Assessment im ambulanten Versorgungssektor erwähnt. Die Empfehlungen für die Diagnostik und Behandlung nicht-spezifischer Kreuzschmerzen wurden evidenzbasiert erstellt. Neben der Qualität der Versorgung der Patient*innen ist eine weitere Zielsetzung der Leitlinie die Effizienzsteigerung und Kostendämpfung im Gesundheitswesen. Die Empfehlungen, die in der Leitlinie ausgesprochen werden, sind evidenzbasiert und berücksichtigen möglicherweise entstehende finanzielle Auswirkungen, indem sie fokussiert sind auf die „Reduktion nicht indizierter therapeutischer Maßnahmen sowie Maßnahmen ohne therapeutische Konsequenz“ (AWMF, 2017, S. 10). Wesentliche Messgrößen, wie beispielsweise die „Graduierung chronischer Schmerzen nach Korff et al.“ (AWMF, 2017, S. 14) werden benannt.

6. Domäne (Redaktionelle Unabhängigkeit): Die Leitlinie ist redaktionell von finanzierenden Organisationen unabhängig. Dies, wie auch eventuelle Interessenkonflikte werden im Leitlinienreport dokumentiert (AWMF, 2017).

7. Domäne (Anwendbarkeit im deutschen Gesundheitssystem): Die vorliegende Leitlinie ist uneingeschränkt im deutschen Gesundheitssystem anwendbar. So liegen Empfehlungen zu präventiven, diagnostischen, therapeutischen und rehabilitativen Maßnahmen in verschiedenen Versorgungsbereichen vor. Es existieren Angaben, welche Maßnahmen unzweckmäßig, überflüssig oder obsolet erscheinen. Anhand der Struktur der Leitlinie kann der medizinische Entscheidungsprozess systematisch nachvollzogen werden und ist schnell erfassbar. Die Leitlinie ist online frei verfügbar und richtet sich gezielt an Ärzt*innen, nicht-ärztliche Fachberufe, betroffene Patient*innen und ihr persönliches Umfeld sowie unter anderem an die Kostenträger im Gesundheitssystem und die deutsche Öffentlichkeit (AWMF, 2017). Außerdem wird im Leitlinienreport die Verbreitung und Implementierung der Leitlinie beschrieben.

8. Domäne (Methodologische Exaktheit der Leitlinienentwicklung bei Verwendung existierender Leitlinien): Bei der Suche nach Quellleitlinien wurden systematische Methoden angewandt. Aufgrund der nicht stattgefundenen Aktualisierung der Quellleitlinien zwischen der ersten und der zweiten Auflage der vorliegenden Leitlinie, wurde auf die Leitlinien-Synopse im Rahmen der zweiten Auflage verzichtet. Stattdessen wurden für die gesamte Leitlinie Evidenzen systematisch recherchiert. Die auf Grundlage der Evidenzen entwickelten Empfehlungen werden transparent dargestellt und begründet. Zusammenfassend ergibt die Bewertung der Leitlinie „Nicht-spezifischer Kreuzschmerz" mit Hilfe des DELBI Verfahrens eine gute Anwendbarkeit dieser Leitlinie für Ärzt*innen und medizinisch tätige Menschen bei der Behandlung und Beratung von Menschen mit nicht-spezifischen Rückenbeschwerden in Deutschland. Die redaktionelle Unabhängigkeit der Leitlinienautor*innen sowie die methodologische Exaktheit in der Entwicklung der Leitlinie können auf Grundlage der Bewertung mittels des DELBI Verfahrens als uneingeschränkt gewährleistet bewertet werden. Vor diesem Hintergrund bietet die vorliegende Leitlinie eine fundierte Hilfestellung im Sinne eines Entscheidungskorridors für medizinisch Tätige und Betroffene (Mangold, 2013).

Bezogen auf das Fallbeispiel von Herrn L. liefert die vorliegende Leitlinie wertvolle Hinweise zur Sicherung der ärztlichen Diagnose des „nicht-spezifischen Kreuzschmerzes". Mit Hilfe der anschaulichen Darstellung der Leitlinie kann Diagnostik und Therapie im Erstkontakt mit Herrn L. systematisch durchgeführt werden. Die in der Leitlinie aufgeführten red flags sind Warnhinweise für spezifische Ursachen des Kreuzschmerzes und bedürfen der umgehenden Abklärung der Symptome. Im vorliegenden Fall sollte gemäß der Leitlinie das Symptom „Kribbelgefühl" in Hinblick auf Radikulopathien oder Neuropathien untersucht werden. Die Empfehlungen der Leitlinie bilden die Möglichkeiten der ärztlichen Empfehlung oder Verordnung ab. Ebenfalls werden physiotherapeutische, vorwiegend apparative Maßnahmen und Maßnahmen aus der physikalischen Therapie in der Leitlinie diskutiert und Statements bzw. Empfehlungen dazu ausgesprochen (AWMF, 2017).

Dies wird der Arbeitsweise von Physiotherapeut*innen im Rahmen eines biopsychosozialen Krankheitsverständnisses nicht gerecht. Denn in der beruflichen Praxis von Physiotherapeut*innen werden Maßnahmen zielgerichtet und befundorientiert ausgewählt, die von Aufklärung über Beratung und Schulung bis hin zu krankengymnastischen Techniken und Trainings ein breiteres Spektrum erfassen, als in der Leitlinie dargestellt wird.

Schlussfolgend zeigt die Leitlinie einen Handlungskorridor auf, der nur in Teilen den Bedürfnissen von Physiotherapeut*innen in der Praxis gerecht wird. Im Detail werden physiotherapeutische Maßnahmen nur ausschnittsweise betrachtet und ihrem Berufsfeld zugeordnet (z. B. Manuelle Therapie, Kinesio-Tape, Rückenschule). Dies mag seine Ursache unter anderem in den Vergütungsmöglichkeiten dieser Maßnahmen als explizite Abrechnungspositionen durch die Krankenversicherungen haben. Evidenzbasierte physiotherapeutische Empfehlungen wären an dieser Stelle wünschenswert, da diese Maßnahmen einerseits keine zusätzlichen Kosten bei der Verordnung von Physiotherapie generieren und andererseits zum schnelleren Behandlungserfolg führen können. Generell scheint die Anwendung von Leitlinien erstrebenswert. Ein grundsätzlicher Perspektivwechsel bei der Erstellung von Leitlinien, weg von der rein ärztlichen Sichtweise hin zu einer interdisziplinären Sichtweise könnte die vorliegende Leitlinie zu einem wertvollen Instrument der praktischen Arbeit von Physiotherapeut*innen machen.

Obwohl die Vorzüge der Nutzung von EbP für die klinische Entscheidungsfindung zwar offenkundig sind, ist es nicht immer möglich oder auch ratsam, Studienergebnisse aus der klinischen Forschung direkt in die therapeutische Praxis zu übertragen. Für gewöhnlich findet klinische Forschung unter Laborbedingungen statt. Störeinflüsse werden so gering wie möglich gehalten. Das hat wenig gemein mit der täglichen therapeutischen Arbeit. Daher kann der Aufwand zur Umsetzung eines Forschungsergebnisses zu hoch sein, um effizient zu arbeiten und ist deshalb nicht umsetzbar. Hinzu kommt, dass es das Ziel der Forschung ist, zu generalisierbaren Ergebnissen zu kommen (hohe interne Validität). Ein/eine einzelner/einzelne Patient*in steht nicht im Forschungsinteresse, ist aber sehr wohl im Therapeut*inneninteresse teilhabeorientiert sich auf den individuellen/die individuelle Patienten/Patientin und ihre/seine aktuelle Situation zu beziehen. Darüber hinaus kann es Diskrepanzen zwischen aktuellen Forschungsergebnissen und den aktuell gültigen gesetzlichen Rahmenbedingungen geben.

Beispiele

Der Einsatz computerbasierter Therapien zusätzlich zur Einzeltherapie, um die Frequenz der Aphasietherapie zu erhöhen – Studien zeigen dafür Effektivitätsnachweise. Die Computertherapie lässt sich jedoch in der stationären neurologischen Rehabilitation nicht zulasten der Deutschen Rentenversicherung abrechnen, da sie in der derzeit gültigen Klassifikation therapeutischer Leistungen (KTL-Katalog) nicht enthalten ist (Deutsche Rentenversicherung, 2015). Sprachtherapeut*innen dürfen aber neben einer Therapie in Präsenz zusätzlich telemedizinische Leistungen anbieten, jedoch darf der Anteil an Videotherapie pro Kalenderjahr pro zugelassene Leistungserbringende maximal 30 Prozent betragen. Leistungen können dann telemedizinisch erbracht werden, wenn Patient*innen dazu in der Lage sind auch über eine Videotherapie aktiv am Therapieprozess teilzunehmen (HM-Katalog: gültig seit 1.9.2022). Teletherapeutische Leistungen meinen jedoch lediglich die Videotherapie. Vorab aufgezeichnete Videofilme oder digitale Gesundheitsanwendungen (DiGA) zählen hier nicht dazu. Ebenso wenig können Eigenübungsaufgaben oder die Supervision von Laientherapien abgerechnet werden, obwohl eine supervidierte Laientherapie durchaus effektiv ist (de Langen-Müller, 2015).

Die methodischen und inhaltlichen Anforderungen an die Erstellung und Wartung klinischer Leitlinien sind hoch. So lässt sich aktuell eine kontinuierliche und systematische Überprüfung und Aktualisierung der Leitlinieninhalte, die alle Schritte ihrer Erstellung umfasst, von den wenigsten Leitliniengruppen umsetzen. Es fehlen schlicht die Ressourcen. Aber gerade Aktualität ist die unabdingbare Voraussetzung, um klinische Leitlinien als wesentliche Quelle aufbereiteter Evidenz und damit als Kernelement eines Informationsmanagements nutzen zu können (Lelgemann et al., 2005).

3.2.4 Kritische Bewertung wissenschaftlicher Studien

Nachdem umfassend die Literatursuche und mögliche Literaturquellen betrachtet wurden, kommen wir nun im Rahmen der evidenzbasierten Praxis an eine wegweisende Schlüsselstelle für die Ableitung eines lösungsorientierten Behandlungskonzepts: die Prüfung der wissenschaftlichen Güte. Dafür stehen nach der Literaturrecherche hoffentlich eine Reihe von Studien, Reviews und weitere aussagekräftige Literatur zur Verfügung. Diese gilt es hinsichtlich ihres „Wertes" respektive ihrer Aussagekraft bei der Beantwortung der Forschungsfrage zu bewerten. Wie ist erkennbar, ob die formulierte Forschungsfrage mithilfe der gefundenen Literatur beantwortet und daraus für das therapeutische Handeln Konsequenzen gezogen werden können? Aufgrund welcher Kriterien lassen sich beispielsweise Studien nach Forschungsansatz, -design und Erfüllung der Gütekriterien bewerten?

Zu diesem Zweck erörtern die nächsten Abschnitte, wie Reviews und Studienberichte einem Evidenzlevel zuzuordnen sind, wie Studien auf Basis geeigneter Kriterien nach Forschungsansatz, Studiendesign und wissenschaftlicher Güte unterschieden werden und wie studiendesignbezogene Critical Appraisal Tools ausgewählt werden und wie schlussendlich eine Bewertung sowie qualitative Unterscheidung von Studien vorgenommen wird. Zunächst erfolgt eine Darstellung klassischer Evidenzhierarchien sowie deren Weiterentwicklung in Form der Forschungspyramide. Mit diesem Werkszeug ist es möglich sowohl eine Ausgangsbewertung einzelner Studien als auch von Reviews vorzunehmen.

Eine bedeutende Rolle für die Priorisierung externer Evidenz aus wissenschaftlichen Studien spielen **Evidenzhierarchien.** Allerdings liegt bis dato keine allgemein akzeptierte Fassung vor (Borgetto et al., 2022). Die Evidenzhierarchie wird oft als Pyramide dargestellt und bezieht sich in der Regel auf Fragestellungen zur Wirksamkeit von Interventionen (siehe **Abbildung 3-4**). Sie zeigt in absteigender Reihenfolge systematische Reviews und Metaanalysen (Ia), randomisierte kontrollierte Studien (randomized controlled trials) (RCTs, Ib, Ic), Kohortenstudien (IIa, IIb), Fall-Kontroll-Studien (IIa, IIIb) und Fallstudien und Berichte (IV). Die einzelnen Evidenzklassen werden nachfolgend beschrieben.

Systematische Review/Metaanalysen (Ia): Diese Evidenzklasse stellt die oberste Klasse, die Klasse Ia, dar. Die Evidenz wurde dabei durch Metaanalysen von mehreren randomisierten, kontrollierten Interventionsstudien generiert. Eine Metaanalyse ist ein statistisches Verfahren, um damit die Ergebnisse verschiedener Interventionsstudien (Studien der Evidenzklasse Ib, die nachfolgend beschrieben wird) mit derselben Fragestellung in einem wissenschaftlichen Forschungsgebiet zu verfolgen, quantitativ zusammenzufassen und zu bewerten. Das Vorgehen beinhaltet, dass der Durchschnitt der Ergebnisse dieser Studien gebildet wird und damit, unter anderem bedingt durch die insgesamt höhere Anzahl der Studienteilnehmer*innen, eine höhere statistische Aussagekraft erzielt wird (TUMAINI-Institut für Präventionsmanagement, 2022).

Randomisiert kontrollierte Studien (RCTs) (Ib, Ic): Zu den Evidenzklassen Ib und Ic werden die randomisiert kontrollierten Studien gerechnet. Dabei muss für die Klasse Ib Evidenz aus mindestens einer randomisierten, kontrollierten Studie generiert werden. Die RCT ist das klassische Verfahren für die sogenannten Interventionsstudien, in denen also eine Intervention (Medikament, Therapieverfahren, Medizin-App etc.) bspw. gegen eine andere Intervention (z. B. den Goldstandard) oder gegen Placebos getestet werden. Ebenso können Pilotstudien testen, ob eine größer angelegte Studie mit diesem Studiendesign erfolgversprechend ist (TUMAINI-Institut für Präventionsmanagement, 2022). Die Designs werden danach unterschieden, ob sie kontrolliert und randomisiert durchgeführt werden. Das Maß der Verblindung kann als zusätzliche Eigenschaft der Designs berücksichtigt werden:

1. Kontrolliert:
   - Es gibt sowohl eine Experimentalgruppe, das ist die Interventionsgruppe als auch eine Kontrollgruppe, die auch Vergleichsgruppe genannt wird.
   - An den Mitgliedern der Experimentalgruppe wird eine Intervention durchgeführt.
   - Mitglieder der Kontrollgruppe bekommen eine Scheintherapie (Placebo), die aktuelle Standardtherapie (Goldstandard) oder können auch ohne Behandlung bleiben.
2. Randomisiert:
   - Die Zuordnung zur Experimental- oder Kontrollgruppe erfolgt per Zufall.
   - Es wird sichergestellt, dass sich beide Gruppen in ihrer Zusammensetzung weitgehend entsprechen.
3. Weitere Eigenschaften:
   - Kontrollierte und randomisierte Studien sind in der Regel doppelt verblindet, d. h. der/die Proband*in selbst und auch der/die Versuchsleiter*in wissen nicht, zu welcher Gruppe der/die Proband*in gehört. Ebenso sind einfache oder gar keine Verblindungen möglich.
   - Diese haben jedoch methodische Schwächen, die in der Studie angegeben sein sollten. (TUMAINI-Institut für Präventionsmanagement, 2022)

Die Klasse Ic beruht auf Evidenz aufgrund von mindestens einer gut angelegten, jedoch nicht

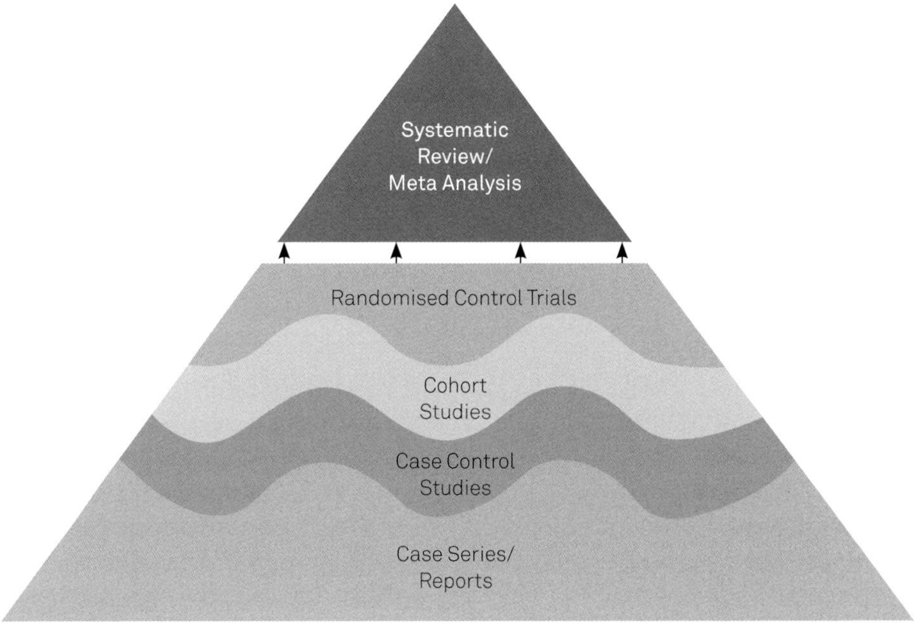

Abbildung 3-4: Evidenzpyramide (Lücking, 2022, mit freundlicher Genehmigung der HS Fresenius in Anlehnung an Murad et al., 2016, S. 126)

randomisierten und kontrollierten Studie. Dabei wird unterschieden nach:

1. Fehlender Kontrollgruppe: Es gibt somit keine Zuordnung, die per Zufall erfolgen könnte.
2. Kontrollierter Studie und Erfüllung weiterer methodischer Kriterien

Kohortenstudien (IIa, IIb): Die Kohortenstudien zählen zu den Evidenzklassen IIa und IIb. Dabei steht IIa für eine Evidenzgenerierung mittels einer Metaanalyse von Kohortenstudien. Entgegen der Metaanalysen von Ia werden hier aber nicht die Ergebnisse von RCTs zusammengefasst, sondern von Kohortenstudien. IIb beschreibt eine Kohortenstudie, eine spezielle Form der Panneluntersuchung, bei der eine mehrfache Erhebung derselben Variablen mit der gleichen Operationalisierung an denselben Untersuchungsobjekten zu verschiedenen Messzeitpunkten stattfindet.

- Alle Personen einer Stichprobe gehören derselben Kohorte an.
- Es werden zwei Formen von Kohortenstudien unterschieden:

1. Intra-Kohortenvergleiche: In Intra-Kohortenvergleichen wird die zeitliche Entwicklung bestimmter Merkmale in einer Kohorte untersucht.
2. Inter-Kohortenvergleiche: vergleichen dagegen Mitglieder verschiedener Kohorten miteinander (TUMAINI-Institut für Präventionsmanagement, 2022)

Kohorte: eine Gruppe von Personen, in deren Lebensläufen ein bestimmtes biographisches Ereignis etwa zum selben Zeitpunkt aufgetreten ist, d.h. je nach definierendem Merkmal unterscheidet man Geburtskohorten, Einschulungskohorten, Scheidungskohorten und weitere.

Fall-Kontroll-Studien (IIIa, IIIb): Fall-Kontroll-Studien gehören zu den Evidenzklassen IIIa und IIIb. Klasse IIIa steht für Metaanalysen von Fall-Kontroll-Studien. Entgegen den Metaanalysen von IIa werden hier aber nicht die Ergebnisse von Kohortenstudien zusammengefasst, sondern von Fall-Kontroll-Studien. Zur Klasse IIIb werden Fall-Kontroll-Studien gerechnet. Es handelt sich hierbei um eine retrospektive, d.h. rückblickende Untersuchung einer Stichprobe, die aus erkrankten Personen (Fallgruppe) besteht. Diese steht im Vergleich mit einer Stichprobe, die aus gesunden Personen (Kontrollgruppe) besteht. Bei beiden Gruppen wird nun ermittelt, ob in der Vergangenheit eine Exposition gegenüber potenziellen Risikofaktoren bestand, d.h. ob die Personen einem bestimmten Risikofaktor ausgesetzt waren. Ein signifikanter Unterschied zwischen beiden Gruppen bedeutet eine Korrelation, d.h. einen Zusammenhang zwischen Risikofaktor und Erkrankung. Durch die rückblickende Erhebung kann aber keineswegs auf eine Ursache oder Wirkungsbeziehung (Kausalität) geschlossen werden, sondern nur auf die Korrelation (TUMAINI-Institut für Präventionsmanagement, 2022).

Fallstudien/Berichte (IV): Fallstudien oder Berichte bilden die unterste Evidenzklasse. Hierbei erfolgt die Evidenzgenerierung mittels nicht analytischer Studien und aufgrund von Berichten der Expert*innen-Ausschüsse oder Expert*innenmeinungen bzw. klinischer Erfahrung anerkannter Autoritäten eines Fachs. Dies betrifft bspw. Expert*innenberichte, die einzelne Expert*innen, aber auch Berichte von Expertenkreisen beinhalten können. Sie können sich ausschließlich auf die Erfahrung Einzelner stützen oder aber in Konsenskonferenzen mehrerer Expert*innen gebildet worden sein. Auch Einzelfallbeschreibungen durch diese Expert*innen sind hier anzuführen (TUMAINI-Institut für Präventionsmanagement, 2022).

Die Wellen in der Evidenzpyramide deuten an, dass die Sicherheit der Evidenz nicht ausschließlich vom Studiendesign abgeleitet werden kann, sondern aufgrund von Unterschieden in der methodischen Studienqualität durchaus stark variieren kann. Die meisten Evidenzhierarchien sind eindimensional, d.h. nach nur einem zentralen Kriterium und daraus abgeleiteten Unterkriterien aufgebaut. Klassischerweise ist das die an der quantitativ-experimentellen Logik orientierte interne Validität, also die Glaubwürdigkeit der Studienergebnisse (Borgetto et al., 2022). Die externe Validität (auch als Übertragbarkeit bezeichnet) wird diesem Kriterium untergeordnet. Das hat zur Folge, dass quantitative Beobachtungsstudien trotz gemeinhin höherer externer Validität experimentellen Studien wegen ihrer häufig höheren internen Validität hinsichtlich ihrer Aussagekraft untergeordnet bzw. in manchen systematischen Reviews gar nicht berücksichtigt werden. Gar keine Berücksichtigung finden zudem qualitative Studien, trotzdem es relevante und aussagekräftige qualitative Studien gibt. Dies hat einen unnötigen Verlust an Information und fehlende Übertragbarkeit der Studienergebnisse in die Praxis zur Folge. Um jedoch die gesamte beste verfügbare externe Evidenz in einem Review zu berücksichtigen, müssen alle relevanten Forschungsansätze und Studientypen berücksichtigt und sowohl nach allgemeinen als auch nach spezifischen Vorgehensweisen zur Sicherung der methodischen Strenge bewertet werden (Borgetto et al., 2022). Wie das genau aussieht, wird nachfolgend ausgeführt.

Borgetto und Kollegen (2017a, 2017b) entwickelten mit der **Forschungspyramide** eine mehrdimensionale Evidenzhierarchie. Dieser liegt die gleichwertige Berücksichtigung von Studientypen zugrunde, die sich an experimenteller bzw. beobachtender Forschungsmethodik einerseits und quantitativer bzw. qualitativer Forschungsmethodik andererseits orientieren (Borgetto et al., 2017b, 2022). Nach diesem Konstruktionsprinzip werden theoretisch vier Forschungsansätze unterschieden:

1. Quantitativ-experimenteller Forschungsansatz
2. Quantitativ-beobachtender Forschungsansatz
3. Qualitativ-beobachtender Forschungsansatz
4. Qualitativ-experimenteller Forschungsansatz

Den Ausführungen von Borgetto et al. (2022) weiter folgend, gelten für jeden dieser Forschungsansätze sowohl allgemeine als auch jeweils spezifische Prinzipien und Vorgehensweisen, um eine möglichst hohe methodische Qualität zu erreichen. Die Einordnung einer Studie in die Forschungspyramide erfolgt über die Bewertung der methodischen Strenge der einzelnen Studien, wobei die höchste Aussagekraft externer Evidenz ein systematischer Pyramiden-Review ist und die niedrigste die Expertenmeinung (vgl. **Abbildung 3-5**).

Analytische Schlussfolgerungen sind erst auf Grundlage einer angemessenen Beschreibung des Untersuchungsgegenstandes möglich. Angemessen heißt, es muss detailliert beschrieben werden, was im Rahmen einer Studie wie und warum als Intervention durchgeführt wurde und in welchem raum-zeitlichen und institutionell-personellen Kontext die Intervention durchgeführt wurde und auch der Lebenskontext der Patient*innen muss berücksichtigt werden (Borgetto et al., 2017a, 2017b).

Nur so ist möglich zu bestimmen, was wie gewirkt hat. Detaillierte Beschreibungen von Interventionen, ihren Kontexten und Folgen sind zudem unerlässlich, wenn die gewonnenen Erkenntnisse in der Praxis angewendet werden können (Whyte & Hart, 2003). Dementsprechend bilden deskriptive Studien die Basis der Forschungspyramide, zusammen mit Studien aus der Grundlagenforschung, die nach den Ausführungen von (Howick et al., 2010) mit dem mechanism-based reasoning in der evidenzbasierten Gesundheitsversorgung an Bedeutung gewinnen. Um Versorgung zu planen, ist diese Reasoningform, die Bestimmung des Mechanismus, der einer Problematik wie z.B. Rückenschmerz ursächlich und patho-neurophysiologisch zugrunde liegt, entscheidend (Catley et al., 2019). Das heißt, dass nur durch die in der Grundlagenforschung gewonnenen Kenntnisse und das Verständnis über verschiedene Mechanismen unterschiedlicher Schmerzformen eine angemessene multimodale Interventionsauswahl möglich ist (Howick et al., 2010).

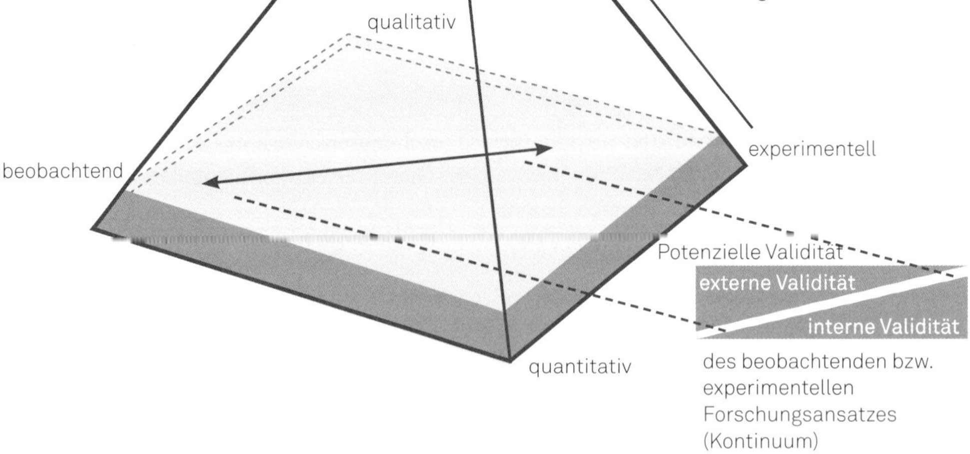

Abbildung 3-5: Forschungspyramide (Lücking, 2022, mit freundlicher Genehmigung der HS Fresenius in Anlehnung an Borgetto et al, 2015, S. 34)

Für die Nutzung von externer Evidenz innerhalb der derzeitigen Bedingungen in der Gesundheitsversorgung und der Rezeption von Ergebnissen einzelner Studien aus wissenschaftlichen Fachzeitschriften, bietet das Modell der Forschungspyramide von Borgetto et al. (2015) eine einfach durchzuführende Ausgangsbewertung. Diese kann auch für die Aussagekraft einer Studie insgesamt orientierend genutzt werden. Für die orientierende Bewertung wird zuerst die Einzelstudie einem der vier vorgenannten Forschungsansätze zugeordnet und in einem zweiten Schritt der Studientyp und damit die vorläufige Evidenzklasse bestimmt. Ist sie quantitativ oder qualitativ? Experimentell oder beobachtend? Um eine Einzelstudie als qualitativ oder quantitativ einordnen zu können, wird zunächst geklärt, welche Daten für die Erfassung von Ursachen und Wirkungen verwendet und wie diese dann ausgewertet werden. Beruht die Einzelstudie auf der statistischen Auswertung numerischer Daten, ist von einer quantitativen Studie auszugehen. Die Grundlage qualitativer Studien stellen demgegenüber nicht-numerische, beispielsweise verbale Daten aus Interviews und deren interpretative Auswertung dar. Die Entscheidung, ob es sich um eine experimentelle oder eine beobachtende Studie handelt, kann unterstützt werden durch die Beantwortung der Frage, in welchem Umfang die Intervention und ihr Kontext durch die Studienbedingungen initiiert bzw. manipuliert wurde (Borgetto et al., 2022). Dabei initiieren oder manipulieren experimentelle Studien die Studienbedingungen und/oder den Untersuchungsgegenstand, insbesondere die zu untersuchenden Ursachen. Beobachtende Studien hingegen versuchen, den Einfluss der Studienbedingungen auf den Untersuchungsgegenstand möglichst gering zu halten. Trotzdem die Kriterien beobachtend/experimentell und qualitativ/quantitativ im Prinzip ein Kontinuum abbilden, ist eine Zuordnung in einen der vier genannten Forschungsansätze mehrheitlich möglich. Jeder einzelne Forschungsansatz steht für eine Seite der Forschungspyramide (vgl. Abbildung 3-5). Dabei haben alle Seiten gemeinsam, dass die oberste Stufe die höchste methodische Qualität hat. Je weiter man sich aber der Basis der Pyramide nähert, desto geringer ist sie. Das heißt aber nicht, dass die unterste Stufe der externen Evidenz der jeweils am wenigsten aussagekräftige Studientyp wäre, sondern diese spiegelt die Meinung von einzelnen Expert*innen wider (Borgetto et al., 2022).

Die vier Forschungsansätze weisen zwar jeweils unterschiedliche Stärken und Schwächen auf, die Zuordnung lässt jedoch deshalb nicht auf eine Bewertung der Evidenzstärke schließen. Um die Einordnung von Studien in die Forschungspyramide zu strukturieren, werden in den vier Forschungsansätzen (quantitativ-experimenteller, quantitativ-beobachtender, qualitativ-beobachtender und qualitativ-experimenteller Forschungsansatz) zunächst die Studientypen nach methodischer Strenge hierarchisiert (Borgetto et al., 2022).

Die Hierarchisierung erfolgt laut Borgetto et al. (2017b), anhand der Kriterien:

1. Systematischer Vergleich
2. Chronologie
3. Fallauswahl

Bei jedem der vier Forschungsansätze werden drei Evidenzklassen (EK) unterschieden, die Einzelstudien mit vergleichbarer Aussagekraft hinsichtlich der untersuchten Kausalaussagen zusammenfassen (Borgetto et al., 2022). Dazu kommen systematische Reviews, die, sofern sie gut umgesetzt wurden, aussagekräftiger als die besten Einzelstudien sind, und Expert*innenmeinungen, die als Form externer Evidenz, die nicht durch Studien gewonnen wird, am wenigsten aussagekräftig sind. Daraus resultiert eine bestimmte Zuordnung von Evidenzklassen und der Aussagekraft, wie sie **Tabelle 3-4** verdeutlicht.

Die Tabelle zeigt die hierarchische Einordnung der Studientypen in die Evidenzklassen I bis V mit ihrer dazu gehörigen Aussagekraft. Mittels der Ausgangsbewertung erfolgt die Festlegung auf eine vorläufige Evidenzklasse. Abhängig von der jeweiligen Durchführungs- und Ergebnisqualität kann sich diese noch ab-

Tabelle 3-4: Evidenzklassen und Aussagekraft (Lücking, 2022, mit freundlicher Genehmigung der HS Fresenius, modifiziert nach Borgetto et al., 2022)

Evidenzklasse (EK)	Studientyp	Aussagekraft
EK I	Systematische Reviews	sehr hoch
EK II	Einzelstudien	hoch
EK III	Einzelstudien	mittel
EK IV	Einzelstudien	gering
EK V	Expertenmeinungen	sehr gering

wandeln (Borgetto et al., 2022). Die mit den Evidenzklassen verbundenen methodologischen Kriterien werden nachfolgend erläutert (vgl. dazu auch die **Abbildung 3-6**).

1. **Systematischer Vergleich**

In allen vier Forschungsansätzen der Pyramide wird zwischen vergleichenden und nicht-vergleichenden Studien differenziert. Eine gute Durchführungsqualität vorausgesetzt, ist die Aussagekraft von vergleichenden im Gegensatz zu nichtvergleichenden, den sogenannten einarmigen Studien, immer höher einzuschätzen.

Vergleichende Studien charakterisieren sich dadurch, dass zusätzlich zu Patient*innen, bei denen eine Intervention erfolgt, Patient*innen in einer Kontrollgruppe untersucht werden, bei denen keine oder eine zeitlich versetzte Intervention erfolgt oder eine Intervention durch ein Placebo simuliert wird. **Nicht-Vergleichende Studien** untersuchen Wirkungen bei Patient*innen, die eine bestimmte Intervention erhalten haben.

Tritt der Idealzustand ein und der Gesundheitszustand ändert sich bei den Patient*innen, die die Behandlung erhalten haben, zum Positiven, und bei den Patient*innen, die als Kontrollgruppe keine erhalten haben, nicht (oder verschlechtert sich sogar), ist die kausale Aussagekraft der Verbesserung in der Interventionsgruppe größer als ohne Vergleichsgruppe. Der beschriebene Idealfall ist allerdings nur in Ausnahmefällen erwartbar. Krankheitsverläufe sind durch Spontanremission, dem Auftreten von Rezidiven oder auch durch Progredienz spontanen Änderungen unterworfen. Diese ziehen meist auch Änderungen des Gesundheitszustands in der Interventions- und der Kontrollgruppe nach sich. Daher ist es üblich, den Grad der Veränderung in beiden Gruppen zu vergleichen (Borgetto et al., 2022).

Exkurs

Von dem Ansatz der kausalen Bestimmung einer therapeutischen Wirkung durch den systematischen Vergleich ist der **Ansatz der Comparative Effectiveness Research (CER)** zu unterscheiden. Dieser Ansatz umfasst die vergleichende Untersuchung alternativer Behandlungsoptionen (Sox et al., 2010), indem mindestens zwei alternative Interventionen im Hinblick auf ihre Über- bzw. Unterlegenheit analysiert werden. Vorausgesetzt wird, dass die grundsätzliche Wirkung zumindest bei einer der beiden Interventionen, die zum Vergleich herangezogen werden sollen, bereits gut belegt ist. Trifft das nicht zu, dann sind CER-Studien ohne Vergleichsgruppen, die keine Intervention oder Placebo erhalten, wie einzelne nicht vergleichende Studien zu behandeln. Empfehlenswert ist der Einsatz von CER, wenn spezifische Modalitäten einer Versorgung bestimmt werden sollen, wie beispielsweise Dosierung, Dauer, Frequenz oder Darreichungsformen, die die größte Erfolgswahrscheinlichkeit haben (Sox et al., 2010).

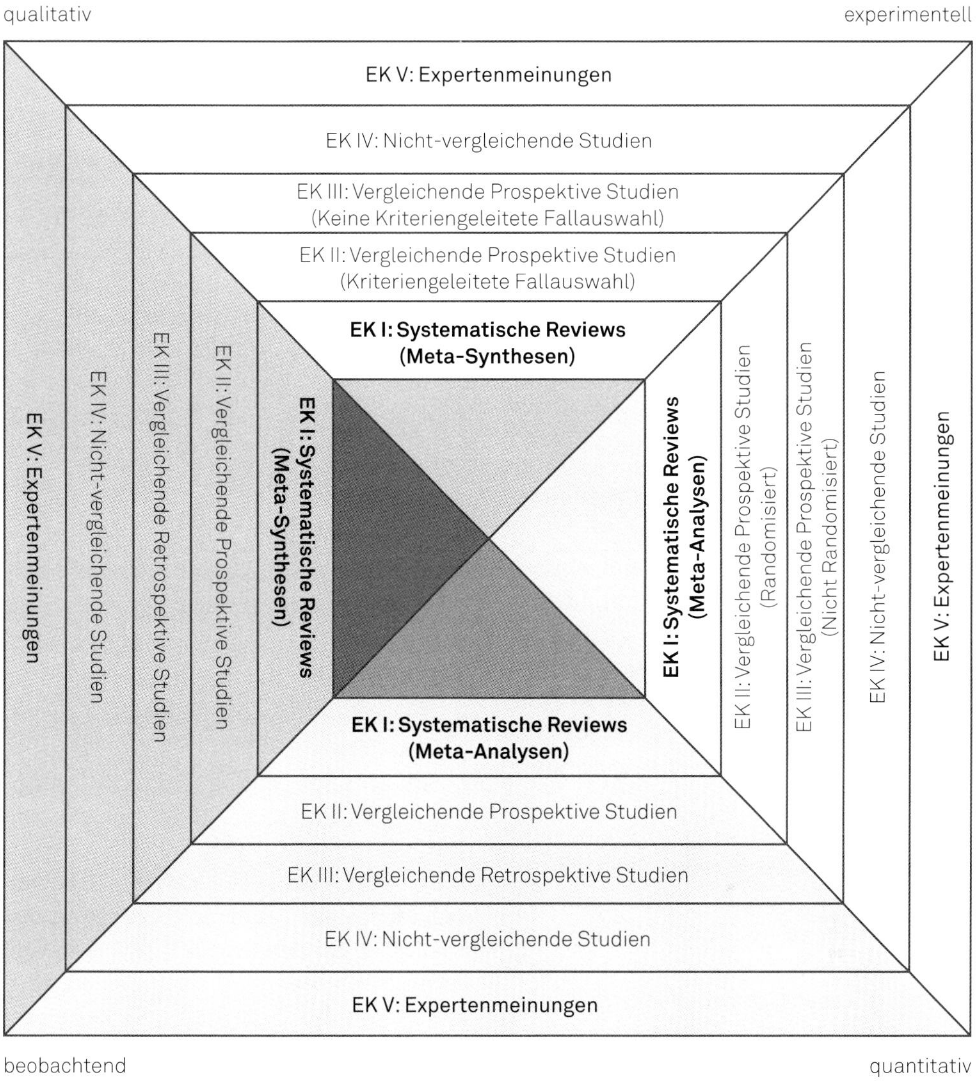

Abbildung 3-6: Evidenzklassen (Lücking, 2022, mit freundlicher Genehmigung der HS Fresenius in Anlehnung an Borgetto et al., 2015, S. 34)

2. **Chronologie**

Das Kriterium der Chronologie ist vor allem für beobachtende Studien von Bedeutung (Borgetto et al., 2022). Einerseits können Studien- und Interventionskontext natürlich nicht rückwirkend standardisiert werden. Andererseits werden in experimentellen Studien Daten üblicherweise studienbegleitend erhoben, es sei denn, finanzielle und praktische Rahmenbedingungen schließen dies explizit aus.

Für das Erkennen eines Zusammenhangs gilt die zeitliche Beziehung zwischen einer potenziellen Ursache und einer zeitlich darauffolgenden potenziellen Wirkung als bestimmend. Möchten Sie den Einfluss einer Intervention auf den Gesundheitszustand einer Person beobachten, müssen Sie den Gesundheitszustand der Person, bei der diese Intervention durchgeführt wird, vor (prospektiv) und nach der Intervention (retrospektiv) bestimmen.

Prospektive Studie (Längsschnittstudie): Wird der Gesundheitszustand in einer Studie zeitlich unabhängig voneinander, also an (mindestens) zwei verschiedenen Datenerhebungszeitpunkten, einmal vor und ein weiteres Mal nach der Intervention bestimmt, so spricht man von einer prospektiven Studie bzw. einer Längsschnittstudie.
Retrospektive Studie (Querschnittstudie): Wird der Gesundheitszustand vor der Intervention zeitgleich mit dem Gesundheitszustand nach der Intervention an einem einzigen Datenerhebungszeitpunkt rückblickend rekonstruiert, so handelt es sich um eine retrospektive Querschnittstudie.

Dabei gestaltet sich die Durchführung prospektiver Studien aufwendiger als die Durchführung retrospektiver Studien. Dafür ist die Qualität der Daten meist besser. Es ist zwar möglich, Gesundheitszustände der Vergangenheit zu späteren Zeitpunkten zu erinnern. Jedoch sind Erinnerungen nicht immer zuverlässig abrufbar, werden ausgeschmückt, ergänzt oder abgekürzt, besonders dann, wenn sie bereits länger zurückliegen und z. B. in einem Interview thematisiert werden sollen. Zudem können bestimmte Daten, wie z. B. die Gedächtnisleistung oder der Wortschatz, nur zum jeweils interessierenden Zeitpunkt gemessen und nicht – oder wenn, dann nur sehr vage – aus Alltags(selbst-)beobachtungen oder Fremdbeobachtungen rekonstruiert werden. Die methodische Strenge und die Geltung von Kausalaussagen nehmen mit der Qualität der Daten zu. Aus diesem Grund sind prospektive Studien als aussagekräftiger einzustufen als retrospektive Studien (Borgetto et al., 2022).

3. **Fallauswahl**

Die Fallauswahl, also die Art wie Vergleichsgruppen methodisch gestaltet werden, ist bei vergleichenden experimentellen Studien leitend. Durch Randomisierung der ausgewählten Fälle für die Intervention- und Kontrollgruppe wird in experimentell vergleichenden Studien von Beginn an ein obligatorisches Kriterium der methodischen Strenge erfüllt. Als kriteriengeleitete Fallauswahl kommt sie auch für experimentell-vergleichende qualitative Studien zum Einsatz (Borgetto et al., 2022). Bei qualitativ-experimentellen Vergleichsgruppen kann ebenfalls eine Randomisierung erfolgen, insbesondere, wenn diese mit quantitativexperimentellen Teilstudien im Mixed Methods Design kombiniert werden können. Es existieren aber auch weitere Verfahren der bewussten Fallauswahl in der qualitativen Forschungsmethodologie, die einen hohen Erkenntnisgewinn in Bezug auf einen Vergleich ermöglichen können. Zu diesen Verfahren zählen z. B.:

- Theoretische Fallauswahl
- Kriterienorientierte Fallauswahl
- Qualitative Stichprobenplanung
- Auswahl extremer, typischer, abweichender und/oder kritischer usw. Fälle
- Heterogene Fallauswahl oder homogene Fallauswahl sowie
- Schneeballsampling (Przyborski & Wohlrab-Sahr, 2014; Schreier, 2010).

Die genannten Verfahren können z. T. miteinander kombiniert werden. In beobachtenden Studien ist die kriteriengeleitete Fallauswahl ebenfalls von Bedeutung, spielt allerdings keine zentrale Rolle. Deshalb bildet sie keine eigene Evidenzklasse.

3.2.4.1 Bewertung der Durchführungsqualität

Um Qualität und etwaigen Transfer der aus einer Studie gezogenen Inferenzen abzusichern, wird die Durchführungsqualität beurteilt. Sie bezieht sich auf die Optimierung der methodischen Strenge eines Studiendesigns (Borgetto et al., 2017b, 2017c). Es existiert eine Vielzahl von Instrumenten, Kriterienübersichten, Konzepten und Checklisten, die zur Bewertung der Durchführungsqualität von Studien herangezogen werden können. Eine Auswahl mit kurzer

Erläuterung zeigt **Tabelle 3-5**. Bei quantitativen Studien wird die Beurteilung der Durchführungsqualität im Rahmen der Erstellung eines Pyramiden-Reviews von klinischen Studien empfohlen (Pfingsten, 2016). Bei qualitativen Studien wird der sehr umfassende und gleichzeitig auf qualitative Evaluationsstudien, d.h. auf analytische qualitative Studien fokussierte Ansatz von Spencer et al. (2003) empfohlen.

Nur wenn alle Kriterien einer optimalen Durchführung einer Studie eingehalten wurden, ist die Evidenzklasse, die in der Ausgangsbewertung bestimmt wurde, gerechtfertigt. Werden jedoch umfassende Mängel festgestellt, so kann eine Abwertung um bis zu drei Evidenzklassen vollzogen werden. Jede Abwertung muss adäquat argumentativ begründet werden, da bis dato noch kein Punktebewertungssystem vorliegt (Borgetto et al., 2022). Die Tabelle zeigt eine Auflistung von Bewertungsinstrumenten/-konzepten zur Durchführungsqualität von Einzelstudien.

In einem nächsten Schritt muss geprüft werden, ob aufgrund einer besonderen Ergebnisqualität eine Aufwertung der Evidenzklassen erfolgen kann. Anhand bestimmter Kriterien muss dafür eine **Bewertung der Qualität der nachgewiesenen Wirksamkeit bzw. Effektivität** vorgenommen werden. Dabei geht es nicht um die Einstufung als klinisch besonders nützliche Ergebnisse, sondern darum, ob sie in besonderem Maße, unabhängig davon, ob sie positiv oder negativ ausfallen, glaubwürdig sind (Borgetto et al., 2022). Das Vorgehen in einem Pyramiden-Review ist am Vorgehen der GRADE Working Group (Guyatt et al., 2011) angelehnt und berücksichtigt drei Gründe für die Auswertung:

1. Es besteht ein großer oder sehr großer Effekt, d.h. es existieren Werte am jeweiligen Skalenende, die einen statistischen Irrtum unwahrscheinlich machen, da der Irrtum schon extrem groß sein müsste, damit sich die Richtung der Wirkung in ihr Gegenteil verkehrt.
2. Es besteht eine nachgewiesene Dosis-Wirkung-Beziehung.
3. Es liegen Störfaktoren, sogenannte Confounder vor, die den Effekt verringert haben könnten. Eine Aufwertung bleibt aus, wenn beispielsweise ein erhöhtes Biasrisiko oder inadäquate Präzision festgestellt wird oder wenn der Effekt zwar groß, aber statistisch nicht signifikant oder unpräzise im Sinne eines breiten Konfidenzintervalls ist.

Bei qualitativen Studien wird das Vorgehen von Kearney (2001) empfohlen, das aus **Tabelle 3-6** ersichtlich ist. Anhand der Kriterien Grad der Komplexität und Grad der Entdeckung ordnet dieses Typen von Ergebnissen qualitativer Wirkungsforschung in eine hierarchische Klassifikation ein.

Die Verbindung von Komplexität und Entdeckungsgrad kann für die Beurteilung der Ergebnisqualität in einem Pyramidenreview aber nicht maßgeblich sein (Borgetto et al., 2022), denn für die Aussagekraft von Ergebnissen ist der Grad der Entdeckung im Gegensatz zur Komplexität nur von geringer Bedeutung. Wichtiger wäre es als Kriterium für die Steigerung der Ergebnisqualität, die Replizierbarkeit von Ergebnissen qualitativer Forschung heranzuziehen, da, den Ausführungen von Kearney (2001) folgend, die Replizierbarkeit als gering bewertet wird. Ergebnisse im Sinne von Typ 1 in Kombination mit den Charakteristika von Typ 4 oder Typ 5 der Typologie können eine Aufwertung einer qualitativen Studie aufgrund der hohen Ergebnisqualität begründen (Borgetto et al., 2022).

Die Ergebnisse von Einzelfallstudien finden sich häufig in **Übersichtsarbeiten** zusammengefasst wieder. Wenn externe Evidenz in der Praxis berücksichtigt werden soll, sind Übersichtsarbeiten mit entsprechender methodischer Systematik und Fragestellung Einzelstudien vorzuziehen (Borgetto et al., 2022). In der Forschungspyramide von Borgetto et al. (2017a, 2017b, 2017c) nehmen sie die höchste zu erreichende Evidenzklasse (EK1) ein, die für eine sehr hohe Aussagekraft steht. Aber Übersichtsarbeiten sind i. d. R. auf einen Forschungsansatz

Tabelle 3-5: Bewertungsinstrumente/-konzepte zur Durchführungsqualität von Einzelstudien (Lücking, 2022, mit freundlicher Genehmigung der HS Fresenius in Anlehnung an Borgetto et al., 2022, S. 14)

Instrumente/Konzepte	Kurze Beschreibung
Übergreifend	
Critical Appraisal Tools (CAT)	Portal mit einer laufend aktualisierten und verlinkten Übersicht über Instrumente zur kritischen Bewertung von Studien (https://guides.library.unisa.edu.au/SystematicReviews/CriticalAppraisal)
Critical Appraisal Skills Programme (CASP)	Portal mit Checklisten zur Beurteilung von externer Evidenz, z.B. zur Bewertung von systematischen Reviews, randomisiert kontrollierten Studien, Kohortenstudien, qualitativen Studien etc. https://casp-uk.net/casp-tools-checklists/
QATSDD (Quality Assessment Tool for Studies of Diverse Designs)	Bewertungsinstrument, das auf 16 Kriterien zur Qualitätsbewertung basiert, die dann aber unterschiedlich für quantitative, qualitative und Mixed-Methods-Studien operationalisiert bzw. eingesetzt werden (Sirriyeh et al., 2012)
Quantitative Studien	
Integriertes Synthese- und Bewertungssystem für quantitative Studien in Pyramiden-Reviews	Bewertungskriterien zur integrierten Bewertung der internen und externen Validität von quantitativ-experimentellen und quantitativ-beobachtenden Studien (Pfingsten, 2016)
Vergleich von Bewertungsinstrumenten für die Studienqualität (DIMDI)	Kommentierter Überblick aus der Perspektive der HTA-Berichterstattung des (ehemaligen) DIMDI zur Studienqualität (Dreier et al., 2010)
Scottish Intercollegiate Guidelines Network (SIGN) – Critical appraisal notes and checklists	Portal mit Checklisten zur Beurteilung von quantitativer externer Evidenz, z.B. randomisierte kontrollierte Studien, Kohortenstudien https://www.sign.ac.uk/what-we-do/methodology/checklists/
PEDro-Skala	Instrument zum Screening von Studien im Hinblick auf die interne (und teilweise externe) Validität (insbesondere quantitativ-experimentelle Studien) https://pedro.org.au/german/resources/pedro-scale/
CONSORT 2010 (Consolidated Standards of Reporting Trials)	Empfehlungen zur Qualitätsverbesserung von Reports randomisierter Studien im Parallel-Design, bietet indirekt wichtige Kriterien zur Qualitätsbewertung von RCTs
Cochrane Risk of Bias Tool	Tool zur Bewertung des Verzerrungsrisikos von Randomisierten Kontrollierten Studien (RCTs) https://methods.cochrane.org/risk-bias-2
STROBE-Statement	Bewertungskriterien zur Beurteilung der Qualität insbesondere von quantitativbeobachtenden Studien https://www.strobe-statement.org/?id%C2%BCstrobepublications
Qualitative Studien	
Quality in Qualitative Evaluation: A framework for assessing research evidence	Bewertungsfragen und Qualitätsindikatoren für qualitative Studien (Spencer et al., 2003, in engl. Sprache). https://www.gov.uk/government/publications/government-social-research-framework-for-assessing-research-evidence

Tabelle 3-5: *Fortsetzung*

Instrumente/Konzepte	Kurze Beschreibung
Vier Kriterien der Glaubwürdigkeit	Operationalisierung von vier Gütekriterien der Glaubwürdigkeit qualitativer Forschung und Analogiebildung zu entsprechenden Kriterien der quantitativen Forschung (Lincoln & Guba, 2007, Kurzfassung: Döring & Bortz, 2016)
Critical Review Form – Qualitative Studies (Version 2.0)	Überarbeitete Version von 2007 zur kritischen Bewertung qualitativer Studien (auf Deutsch liegt derzeit nur die Version von 1998 vor) https://canchild.ca/system/tenon/assets/attachments/000/000/357/original/qualformG.pdf

Tabelle 3-6: Hierarchie von Ergebnistypen qualitativer Wirkungsforschung (Lücking, 2022, mit freundlicher Genehmigung der HS Fresenius in Anlehnung an Kearney, 2001; Erläuterung zit. nach Hansen, 2014 und Borgetto et al., 2022)

Typ	Bezeichnung	Erläuterung
Typ 1	„Findings restricted by a priori frameworks"	Beinhaltet Ergebnisse qualitativer Studien, die durch vorab entwickelte, konzeptionelle Bezugsrahmen bestimmt werden.
Typ 2	„Descriptive categories"	Bezeichnet einen niedrigen Grad an Komplexität, der durch eine beschreibende Darstellung von Kategorien erreicht wird.
Typ 3	„Shared pathway or meaning"	Es werden die Zusammenhänge der bisher nebeneinander aufgelisteten Kategorien untersucht. Die Analyse der Beziehungen und Verbindungen ermöglicht es, Neues zu entdecken, und erhöht den Grad der Komplexität und Entdeckung.
Typ 4	„Depiction of experimental variation"	Untersucht, wie Erfahrungen oder Verläufe abhängig von einer individuellen Person und ihrem Kontext variieren.
Typ 5	„Dense explanatory description"	Stellt die höchste Stufe der Komplexität qualitativer Ergebnisse dar und gibt eine dichte erklärende Beschreibung ausgewählter Phänomene. Auf dieser Stufe werden in detaillierter und facettenreicher Weise komplexe Einflüsse erkennbar, die das Fühlen, Denken und Handeln der Teilnehmer einer Studie, z. B. im Hinblick auf die Wirkungen einer Intervention, beeinflussen

festgelegt, entweder auf quantitative oder auf qualitative Studien. Werden doch unterschiedliche Forschungsansätze zusammengefasst, ohne deren Aussagekraft methodenspezifisch zu differenzieren, sollten die referierten Studien als Einzelstudien behandelt werden (Borgetto et al., 2022). Das passiert beispielsweise, wenn neben RCTs auch Kohortenstudien (quantitativ-beobachtende, vergleichende Studien) berücksichtigt werden und bei der abschließenden Bewertung die interne über die externe Validität gestellt wird. Ebenso wie bei Einzelstudien soll auch bei Übersichtsarbeiten eine Bewertung der Durchführungsqualität vollzogen werden. In **Tabelle 3-7** werden beispielhaft geeignete Instrumente aufgeführt. Bei einer niedrigen Durchführungsqualität kann eine Abstufung bei den Evidenzklassen und damit bezüglich der Aussagekraft erfolgen (Borgetto et al., 2022).

Pyramiden-Reviews möchten einen qualitätssichernden Überblick über die Studienergebnisse aus den vier Forschungsansätzen geben. Folgende Schritte schlagen Borgetto et al. (2022) zur Erstellung vor: Ausgehend von einer klinisch relevanten Fragestellung erfolgt eine systematische Literaturrecherche und Zusammenschau der gefundenen Einzelstudien und Übersichtsarbeiten. Danach erfolgen, wie bereits beschrieben, Ausgangsbewertung des Studientyps, Bewertung der Durchführungsqualität und Bewertung der Ergebnisqualität. Es ist möglich, dass jede einzelne Studie eine hohe Aussagekraft erreicht, dass aber die Wirksamkeit und die Effektivität der Intervention für die klinische Praxis nicht ausreichend eingeschätzt werden können. Deshalb wird nach abgeschlossener Einzelbewertung der Studien für jeden der vier Forschungsansätze getrennt ein systematischer Review der Studien durchgeführt und die Kausalzusammenhänge zwischen Intervention und Gesundheit untersucht (Borgetto et al., 2022). Liegen schon aktuelle, umfassende und auf einen Forschungsansatz fokussierte systematische Reviews vor, kann dieser Schritt dadurch ersetzt werden. Im Bereich quantitativer und qualitativer Forschungsansätze liegen unterschiedliche Ausarbeitungen für angemessene Vorgehensweisen für die Erstellung von systematischen Reviews vor. **Quantitative Reviews** können sich mit Hilfe des aktuellen Handbuchs der Cochrane Collaboration auf einen breiten Konsens stützen (Higgins et al., 2021). Für den Bereich der **qualitativen Reviews** liegen noch sehr heterogene Ansätze vor. Es sei an dieser Stelle auf den gut operationalisierten Ansatz zur Meta-Aggregation als Zugang zu einer qualitativen Analyse von Lockwood et al. (2020) verwiesen. Der höchste Grad an externer Evidenz wird erreicht, wenn aus allen vier Forschungsansätzen Studien bzw. systematische Reviews mit hoher Aussagekraft vorliegen, die die Wirksamkeit und die Effektivität von adäquat beschriebenen Interventionen bzw. durch entsprechende deskriptive Studien nachvollziehbare Interventionen bestätigen. Die Studien bzw. systematischen Reviews entsprechen dabei dem jeweils aktuell höchsten Standard der Methodologie der jeweiligen Forschungsansätze – sowohl im Hinblick auf die Angemessenheit der Studientypen bzw. -designs als auch im Hinblick auf die Durchführungsqualität (Munafo & Smith, 2018). Ohne Probleme trifft dies zu, wenn alle Studienergebnisse auf ihre jeweils eigene Weise für die Wirksamkeit bzw. Effektivität einer Intervention sprechen (Borgetto et al., 2022).

Bei heterogenen bzw. kontroversen Ergebnissen gibt es zwei Möglichkeiten: Entweder

Tabelle 3-7: Bewertungsinstrumente/-konzepte zur Durchführungsqualität von Reviews (Lücking, 2022, mit freundlicher Genehmigung der HS Fresenius in Anlehnung an Borgetto et al., 2022, S. 14)

Instrumente/Konzepte	Kurze Beschreibung
AMSTAR 2 (Assessment of Multiple SysTemAtic Reviews)	Bewährte Checkliste zur Bewertung der Qualität von quantitativen Reviews
ROBIS (Risk Of Bias In Systematic reviews)	Neueres lt. Cochrane Deutschland noch nicht (ausreichend) validiertes Instrument zur Bewertung des Verzerrungsrisikos von quantitativen Reviews
CERQual (Confidence in the Evidence from Reviews of Qualitative research)	Ansatz zur Beurteilung der Vertrauenswürdigkeit sowie zur Erstellung von Evidenzsynthesen aus qualitativen Studien

schwächen sich die Ergebnisse gegenseitig in ihrer Aussagekraft ab. Dabei können quantitative Forschungsergebnisse, auch die von randomisierten kontrollierten Studien, durch Ergebnisse qualitativer Studien in Frage gestellt werden. Oder die Forschungsergebnisse der unterschiedlichen Forschungsansätze lassen eine Erklärung der Widersprüche in den Ergebnissen zu und ermöglichen so weiterführende, differenziertere Forschung (Borgetto et al., 2022).

Zusammenfassung Forschungspyramide

Das methodische Vorgehen, wie es die Forschungspyramide vorschlägt, berücksichtigt umfassend externe Evidenz aus unterschiedlichen Forschungsansätzen, die dennoch methodologisch streng beurteilt wird. Handlungsweisende Schlussfolgerungen, die direkt in der klinischen Praxis umgesetzt werden können, sind aber auch auf der Grundlage eines Pyramiden-Reviews nicht möglich, da dafür zusätzlich interne und auch soziale Evidenz zusammengeführt werden müssten. Auf den Einzelfall maßgeschneiderte und mit Patient*innen und ggf. Nahestehenden gemeinsam zu treffende Entscheidungen lassen sich wohl nie direkt aus Studienergebnissen ableiten. Zumindest dann nicht, wenn die Interaktion zwischen praktisch tätigen Kliniker*innen und ggf. auch dem interprofessionellen Behandlungsteam und Patient*innen Teil der Intervention ist, die auf einer Reflexion von externer und situativer, personaler und sozialer interner Evidenz beruht (vgl. Borgetto et al., 2017a). Die in einem Pyramiden-Review zusammengefasste externe Evidenz kann hierbei nur eine Hilfestellung bieten, indem sie die Behandler*innen über die aktuellen wissenschaftlichen Erkenntnisse informiert (Tomlin & Dougherty, 2014). Professionelle Gesundheitsversorgung in einem modernen Gesundheitssystem besteht in ihrer Grundform unabdingbar aus der Überbrückung der bestehenden Kluft zwischen wissenschaftlichen Erkenntnissen, dem individuellen Behandlungsfall und seinem Kontext (Borgetto, 2009, Borgetto et al., 2017a, 2017b, 2017c).

3.2.4.2 Exemplarische Bewertung einer Studie mittels Critical Appraisal Tool (CAT)

Bezogen auf den Fall Herr L. wurde exemplarisch die Studie von Yao und Kollegen „Effects of Wuqinxi in the Patients with Chronic Low Back Pain: A Randomized Controlled Trial" ausgewählt (Yao et al., 2020) und mittels der PEdro-Skala, einem häufig genutzten CAT-Tool bewertet.

Wu Qin Xi, auch Wǔqínxì („die Kunst der fünf Tiere" oder „das Spiel der fünf Tiere"), ist ein vom chinesischen Arzt Hua Tuo im zweiten Jahrhundert (Östliche Han-Dynastie) entwickeltes gymnastisches Bewegungssystem. Es zählt zu den alten Formen des Qigong und wurde von Fachleuten der Sportuniversität Peking (CHQA) geprüft und standardisiert (Chinesische Gesellschaft für Gesundheit und Qigong, 2010).
Die **PEDro-Skala** beinhaltet elf Bewertungskriterien, von denen acht die interne Validität, zwei die statistischen Informationen und eines die externe Validität der jeweiligen Studie betreffen. Letzteres dient der Vollständigkeit, wird allerdings nicht berücksichtigt, um die PEDro-Punktezahl auszurechnen. Grundsätzlich kann pro Kriterium ein Punkt vergeben werden, wenn dieses eindeutig erfüllt ist (o.A., https://pedro.org.au/wp-content/uploads/PEDro_scale.pdf).

In der Studie wurde der Effekt von Wu Qin Xi, einer bekannten Technik aus der chinesischen Bewegungstherapie, hinsichtlich der Schmerzempfindung, der Muskelkraft und der Lebensqualität bei Patient*innen mit chronischen Rückenschmerzen überprüft. Verglichen mit einer Standard-Bewegungstherapie konnten mit Wuqinxi signifikant bessere Ergebnisse erzielt werden. Für die Erläuterung der Ein- und Ausschlusskriterien wird ein Punkt vergeben (Kriterium 1). Ebenfalls wird deutlich, dass die Gruppenzuteilung der Teilnehmer*innen sowohl randomisiert (Kriterium 2) als auch verborgen (Kriterium 3) vorgenommen wurde. Die Einteilung erfolgte durch ein Computer-Programm und wurde von einer Person, die nicht in die Auswahl mit einbezogen war in Umschlägen an die Therapeut*innen übergeben. Sowohl die Kontroll- als auch die Interventionsgruppe waren zu Beginn der Intervention ähnlich (Kriterium 4). Als Kritikpunkt ist anzuführen, dass es in der Studie keine vollständige Verblindung aller Beteiligten gegeben hat (Kriterium 5). Weder die Proband*innen noch die Therapeut*-innen (Kriterium 6) waren verblindet, lediglich die Untersucher*innen (Kriterium 7). Diese Limitation wird offengelegt. Dahingegen kann für das nächste Kriterium wieder ein Punkt vergeben werden, denn mehr als 85% der Teilnehmer*innen haben zu Beginn der Studie diese mit entsprechenden Messwerten beendet (Kriterium 8). Dies wird am Anfang des Ergebnisteils der Studie klar erläutert. Eine Intention-to-treat Analyse wurde nicht durchgeführt (Kriterium 9). Dafür wurden statistische Gruppenvergleiche für mehr als ein zentrales Outcome angestellt und auch Punkt- und Streumaße sind dort zu finden (Kriterium 10). Das Kriterium bzgl. der Ein- und Ausschlusskriterien (Kriterium 11), das die externe Validität betrifft, wird nicht in die Berechnung der PEDro-Punktezahl mit einbezogen. Von den übrigen zehn Kriterien wurden sieben erfüllt und drei nicht erfüllt. Insgesamt ergibt sich eine Bewertung von 7 von 10 Punkten für die ausgewählte Studie.

Die Studie kann dem Evidenzlevel Ib zugeordnet werden, da es sich um eine randomisiert kontrollierte Studie mit Angabe von Konfidenzintervallen handelt. Dies entspricht dem Empfehlungsgrad A (Saragossi, o. J.). Inwiefern ergibt sich ein Nutzen der bewerteten Studie für die eingangs aufgestellte PICO-Frage und den klinischen Fall des Herrn L.? Die Studie erscheint geeignet, die zu Beginn aufgestellte Fragestellung zu bearbeiten. Alle vier Elemente der PICO-Frage werden in der Studie berücksichtigt. Auch für den Fall Herr L. ist die Studie von Nutzen, da diese spezielle Bewegungstherapie in die Behandlungen eingebaut werden kann mit der Einschränkung, dass der/die behandelnde Physiotherapeut*in die Technik beherrscht und diese entsprechend anleiten kann. Aus naheliegenden Gründen kann nicht davon ausgegangen werden, dass jede/jeder Therapeut*in mit Wu Qin Xi vertraut ist. Durch Kooperation mit entsprechend geschulten Physiotherapeut* innen, wäre die Therapie ggf. dennoch möglich.

3.3 Relativierung der EbP für die Sicherheit des praktischen Handelns

Professionelles therapeutisches Handeln basiert nicht nur ausschließlich auf Studienergebnissen, sondern strebt die Bilanzierung und Verknüpfung aller drei Bereiche der Evidenzbasierung (vgl. Abbildung 3-2) an (Haid & Steiner, 2022). Bilanzierung beschreibt die Recherche, die Therapierende einzelfallorientiert ausführen und resümieren, was welcher Bereich für die Intervention mit dem/der individuellen Patient*in beisteuern kann. Alle drei Bereiche der Evidenzbasierung werden im Sinne des E_3bP-Modells von Dollaghan (2007), prinzipiell als gleichberechtigt beschrieben (Borgelt, 2015). Für viele Fälle in der therapeutischen Praxis trifft dies jedoch nicht zu. So liegen aktuell für nur wenige Störungsbilder und für wenige Behandlungsmethoden gesicherte externe Evidenzen vor. Vereinzelt gibt es Evidenzen für einige Störungsbilder oder Problemlagen, jedoch oft nur in verallgemeinernder Form. In Bezug auf einzelne Interventionen ist die Evidenzlage z. T. noch sehr lückenhaft (z. B. bei F. O. T. T. – Facio-oraler-Trakt-Therapie). Der Mangel an externer Evidenz hat zur Folge, dass sich Therapeut*innen auf interne Evidenzen verlassen müssen und ein qualitätssicherndes Vorgehen, das am Einzelfall ausgerichtet ist, favorisieren. Das Berücksichtigen von Präzedenzfällen im Sinne einer Orientierung für den neuen Einzelfall und die Sichtweisen, Wünsche und Problemlösestrategien der Patient*innen und ihrer Nahestehenden sind dann für die Qualität interner Evidenz ausschlaggebend. Sie können durch Intervision (kollegiale Fallberatung) und Supervision (professionelle Beratung von Einzelpersonen oder Teams) bestätigt werden (Haid & Steiner, 2022). Damit flexibles, variables und am individuellen Betroffenen ausgerichtetes therapeutisches Agieren möglich ist, müssen die Therapeut*innen stets die einzelnen Evidenzbereiche miteinander abgleichen (Borgelt, 2015).

Für den Abgleich ist die klinische Expertise maßgeblich (Beushausen & Groetzbach, 2011). Den Ausführungen von Haid und Steiner (2022) weiter folgend, ist demnach die interne Evidenz i.d.R. der externen Evidenz überlegen. Aber auch der sozialen Evidenz sprechen die Autoren mehr Gewicht zu als der externen Evidenz. Die Partizipation der Patient*innen und ggf. deren Nähe zu Prozessen wie der Problemdefinition, Zielbestimmung, Entscheidungsfindung und Evaluation, ist nicht nur eine Forderung der ICF, sondern hat auch eine hohe Vorhersagekraft für den Therapieerfolg (Borgelt, 2015). Im Zeitalter der Digitalisierung sehen sich Therapeut*innen zunehmend mit Patient*innen konfrontiert, die sich bereits vor Therapieantritt über Interventionen und mögliche therapeutische Optionen selbstständig informiert haben. Im Falle einer Abweichung der Vorstellungen der Patient*innen von der externen Evidenz ist es Aufgabe der Therapeut*innen, einzelfallorientiert und auf Basis der internen Evidenz diese Diskrepanz zu identifizieren, entsprechend beratend das Vorgehen zu beurteilen und zielführend zu agieren (Kempe, 2013). Zunehmend Evidenzen zu generieren ist sinnvoll, eine Notwendigkeit und steht ganz im Sinne einer sich profilierenden und professionalisierenden Therapie als Fach- und Wissenschaftsdisziplin. Gleichzeitig ist aber die Gewichtung der externen Evidenz als Teil des Evidenz-Modells für die praktische Arbeit in Verantwortung für den individuellen Fall in Relation zu setzen. Die postulierte Gleichwertigkeit der einzelnen Evidenzbereiche (Borgelt, 2015) ist von Bedeutung und aufrechtzuerhalten. Fehlt aber ein Bereich, wenn beispielsweise keine Studien oder diese nur lückenhaft vorhanden sind, wird die interne Evidenz im Abgleich zu den Vorstellungen der Patient*innen als soziale Evidenz die klinische Entscheidungsfindung maßgeblich leiten. Sicherheit auch bei diffuser oder fehlender Studienlage schaffen folgende Konstanten, die zudem als Indikatoren für Professionalität in der Praxis angesehen werden können (Haid & Steiner, 2022):

- *Konstante 1*: Die Fallbearbeitung folgt bis auf Ausnahmen festgelegten Schritten (Fallkaskade)
- *Konstante 2*: Präzise Vorstellungen zu Struktur-, Prozess- und Ergebnisqualität konkretisieren die Aktionen auf jeder Stufe der Fallkaskade und schaffen so Verbindlichkeit im Spielraum.
- *Konstante 3*: Die Kontextberücksichtigung als angewandte Praxis der ICF gibt auf jeder Stufe der Fallkaskade Orientierung.

Qualitätsbestrebungen, die beispielsweise durch Prozesse wie Reflexion, Intervision, Supervision und Weiterbildung ermöglicht werden, haben einen Konsens von Fertigkeiten, Kompetenzen und Haltungen im Umgang mit den Patient*innen zur Folge. Der Konsens bezieht sich dabei auf den individuellen Fall, der als Regel- oder auch als besonderer Fall zu betrachten ist. Qualität gilt hierbei als der Versuch, allgemeine Empfehlungen mit individuellem Spielraum zu gestalten (Haid & Steiner, 2022). Die wesentliche Grundlage bildet hierbei die bereits erwähnte ICF. Die Sicherung der Qualität im Sinne eines professionellen Selbstverständnisses und einer nachhaltigen Qualitätsentwicklung ist fester

Bestandteil des therapeutischen Agierens. Qualität ist dabei nicht ausschließlich durch objektiv beschreibbare Parameter zu erfassen, sondern definiert sich ergänzend durch das Beziehungsgefüge zwischen Therapeut*in und Patient*in sowie durch deren jeweilige Zufriedenheit (Giel et al., 2018). Orientierungspunkte in Hinblick auf Qualität, Sicherheit und Verlässlichkeit geben die nachfolgenden Ausführungen von Haid et al. (2021) sowie Haid und Steiner (2022), die in der **Abbildung 3-7** visualisiert werden.

3.3.1 Kaskadenmodell der Fallbearbeitung

Zu Beginn wird für die Einarbeitung in den Fall Zeit investiert. Das heißt, alle relevanten Informationen werden gesichtet, priorisiert und für Besprechungen aufbereitet. Das schließt die Recherche der aktuellen Studienlage, vorliegende Fall-Berichte und die Indikationsklärung ein. Daran schließt sich der Erstkontakt an, bei dem die Definition des Problems und Auftragsklärung mithilfe des Lebenskontexts aus der Retroperspektive und aus aktueller Sicht Bedeutung beigemessen wird. In der Diagnostik erfolgt die Konkretisierung der Problemdefinition durch Beobachten, Befragen und Testen. Die Diagnose endet mit einer fachlich anerkannten Benennung, ggf. mit differenzialdiagnostischen Abklärungen und einer Einschätzung des Schweregrades. Einer mit den Beteiligten (Patient*in und ggf. Nahestehende) gemeinsam erstellten Ressourcenliste wird die problem- bzw. defizitorientierte Perspektive gegenübergestellt. Aufbauend auf einer aussagekräftigen Diagnostik erfolgt gemeinsam mit den Betroffenen, deren Umfeld und ggf. interprofessionellen Kolleg*innen die Festlegung der Therapieziele erstmals im übergeordneten Sinn. Die Präferenzen der Patient*innen werden dabei mit den therapeutischen Optionen abgeglichen. Die Zielbestimmung wird schriftlich festgehalten. Anschließend erfolgt der Entscheid über die passende Methode (Therapieplan) mittels Abgleich von externer, interner und sozialer Evidenz. Mit Therapiebeginn wird der erstellte Therapie-

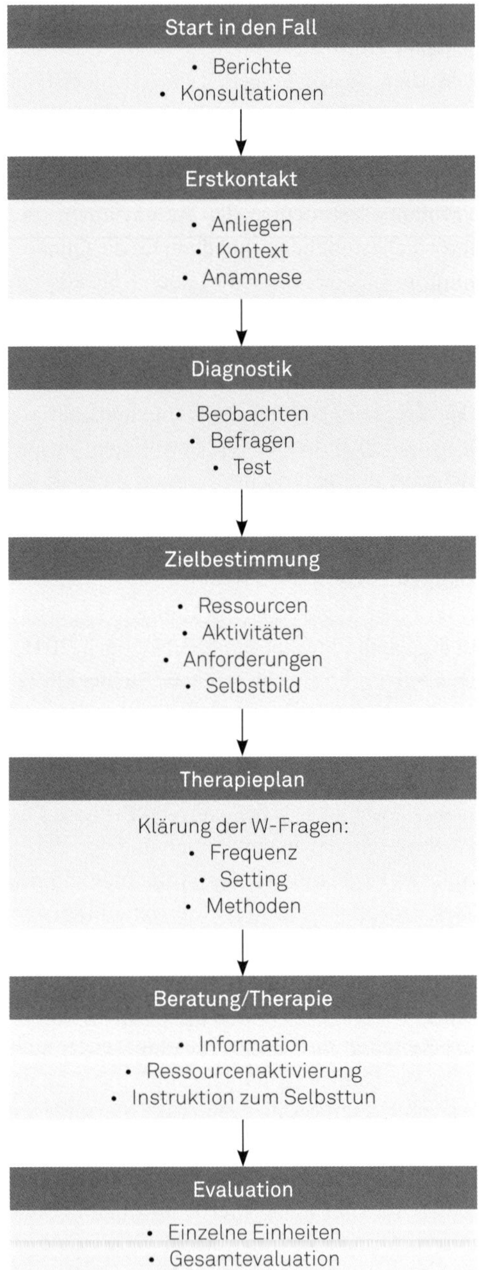

Abbildung 3-7: Kaskadenmodell der Fallbearbeitung (Lücking, 2022, mit freundlicher Genehmigung der HS Fresenius in Anlehnung an Haid et al., 2021, S. 14–30)

plan mit fachlich beobachtenden, handelnden, permanent reflektierenden und auch situativen Kompetenzen umgesetzt. Die gesetzten SMART-Ziele werden konsequent thematisiert und umgesetzt (vgl. SMART-Regel, **Abbildung 3-8**). In der abschließenden Evaluation, auf die ggf. eine Modifikation folgt, werden SMART-Ziele und die tatsächlich stattgefundenen Aktionen und zu erfassende (Zwischen-) Berichte klar aufeinander bezogen und die individuelle Passung von Ziel, Mittel und Methoden sowie Therapieeffekte auf den Alltag des Betroffenen überprüft. Der Verlaufsdiagnostik kommt dabei eine entscheidende Bedeutung zu. Maßgeblich ist aber die Entwicklung einer alltagsrelevanten Selbstwirksamkeit und einer Handlungsvielfalt bei den Patient*innen, verbunden mit einem Ausbau ihrer Teilhabe. Notwendige Anpassungen werden gemeinsam erarbeitet. Im Rahmen der Partnerschaftlichkeit im Therapieprozess ist Transparenz dabei zwingend notwendig. Ein wichtiger Baustein ist zudem die Aktivierung von Ressourcen, die zum eigenen Tun anregen. Zum professionellen therapeutischen Handeln gehört zwingend eine Evaluation, die zum einen über Selbstreflexion umgesetzt wird, zum anderen aber auch im kommunikativen Austausch erfolgt, dahingehend, ob Mittel sowie Methoden angemessen sind und das Richtige mit den Verantwortlichen im gegebenen Rahmen getan wurde und ob dabei tatsächlich das vereinbarte Ziel erreicht wurde.

3.3.2 Vergleich zwischen EbM und EbP

Gibt es Gemeinsamkeiten und Unterschiede zwischen den beiden Konzepten? Die zugrundeliegenden Ideen, die Zielsetzungen und Methodik unterscheiden sich nicht. Sie lassen sich also auf den therapeutischen Bereich übertragen. Hinsichtlich des Inhalts, der Verbreitung der Konzepte und der Möglichkeit der Anwendung gibt es jedoch einige Unterschiede. Das betrifft einerseits die Art der Fragestellungen, denn es bestehen inhaltliche Unterschiede zwischen der EbM und der EbP, denn Ergotherapeut*innen, Physiotherapeut*innen und Logopäd*innen haben entsprechende therapeutische, Ärzt*innen hingegen medizinische Fragestellungen zu klären. Andererseits gibt es (noch) Unterschiede in der Kenntnis der Methode, da sich im Vergleich zur Medizin vermutlich weniger Therapeut*innen der Existenz des evidenzbasierten Ansatzes überhaupt bewusst sind. Mit zunehmender Akademisierung in Deutschland und auch mit dem Eingang der Methode in Ausbildungscurricula sollte dies jedoch zeitnah der Vergangenheit angehören. Eine weitere Unterscheidung ist in der Anzahl wissenschaftlicher Publikationen auszumachen. Im therapeutischen Bereich gibt es viel weniger Studien als in der Medizin. Wie Maher et al. (2008) zeigten, steigt erfreulicherweise auch im therapeutischen Bereich die Zahl berufsrelevanter Artikel exponentiell an. Waren es im Bereich der Physiotherapie im Jahr 1960 lediglich 15 randomisiert kontrollierte Studien, gab es 1970 schon 86. Im Jahr 1980 betrug die Anzahl der Studien 441 und die Menge stieg bis September 2007 auf fast 11500 Studien an. Zudem gibt es Unterschiede, was die Möglichkeiten angeht, um Veröffentlichungen auf hoher Evidenzstufe zu identifizieren. Das Konzept EbP schreibt explizit vor, die derzeit beste verfügbare Evidenz zu berücksichtigen. Verschiedene Bereiche, wie die Medizin oder auch die Pflege verfügen bereits über einschlägige evidenzbasierte Zeitschriften, die nur wissenschaftliche Beiträge mit der besten Evidenz veröffentlichen. Diese Art der Zeitschriften fehlt bislang noch in der Physio- oder Ergotherapie. Es gibt zwar erfreulicherweise auch hier bereits seit einiger Zeit Science Journals, jedoch veröffentlichen diese nicht ausschließlich Beiträge mit der besten verfügbaren Evidenz. Es gibt aber Datenbanken, wie PEDro und OT seeker, die die Literatur bezüglich ihrer wissenschaftlichen Qualität bewerten, was dabei hilft, zu entscheiden, was wichtig ist.

S	**Spezifisch** Werden Ziele spezifisch, eindeutig, konkret und präzise formuliert, haben sie mehr Verbindlichkeit und lassen sich leichter in konkretes Handeln überführen. Das ist motivationsförderlich und macht die Zielerreichung wahrscheinlicher.
M	**Messbar** Die Zielerreichung muss überprüfbar sein. Deshalb sollte definiert werden, was der „Beweis" dafür ist, dass das gesteckte Ziel auch tatsächlich erreicht wurde.
A	**Akzeptiert** Nur ein Ziel, das der Betroffene auch selber erreichen kann und will, wird ihn motivieren, sein Bestes zu geben. Ziele, die nur extern vorgegeben werden und die von der/dem Patient*in selbst gar nicht akzeptiert und internalisiert werden, verhindern die wichtige intrinsische Motivation.
R	**Realistisch** Das angestrebte Ziel muss auch wirklich erreichbar sein. Andernfalls können Blockaden folgen.
T	**Terminiert** Jedes Ziel soll vom Zeitraum klar definiert sein. Wann beginnt die Aktivität zur Zielerreichung und bis wann genau muss das Ziel erreicht sein?

Abbildung 3-8: SMART-Regel (Lücking, 2022, mit freundlicher Genehmigung der HS Fresenius in Anlehnung an Drucker, 1977).

3.3.3 Barrieren und Förderfaktoren für evidenzgeleitetes Arbeiten

Die Intention von EbP besteht darin, die Effizienz und Wirksamkeit von Behandlungsmaßnahmen in der Berufspraxis zu begünstigen. Die klinische Entscheidungsfindung in Diagnosestellung und Therapieplanung wird im Interesse der Patient*innen gefördert, indem Therapeut*innen informiert und gemäß neuesten Erkenntnissen entscheiden (Page et al., 2010). Die Vorteile und Effekte einer erfolgreichen Implementierung von EbP wurden von Ioannidis (2016) ausführlich beschrieben. Es gibt deutliche Hinweise, dass die Umsetzung von EbP zu einer besseren und kosteneffektiveren Versorgung führt (Fortney et al., 2014). Deshalb ist die Implementierung, Umsetzung und Verbreitung von EbP ein zentrales Ziel in der Gesundheitsversorgung (Ioannidis, 2016). Die Studienlage zeigt zudem, dass sich getroffene evidenzbasierte Entscheidungen bei Nachfragen besser erklären und begründen lassen (Borgetto et al., 2007; Page, 2007; Schreiber & Stern, 2005). Die Anwendung wissenschaftlicher Evidenz erfordert von Therapeut*innen folgende Einstellungen und Kompetenzen (Baker, 2006; Bennett & Bennet, 2000; Jette et al., 2003; Scherfer & Bossmann, 2011; Thieme, 2010):

- Die Überzeugung, dass evidenzbasiertes Arbeiten grundsätzlich sinnvoll ist und neben der klinischen Erfahrung auch wissenschaftliche Erkenntnisse für die optimale Betreuung von Patient*innen wichtig sind.

- Die Kompetenz, eine klinische Fragestellung als Grundlage für die Literatursuche formulieren zu können.
- Kenntnisse über Wege zur Literatursuche, geeignete Datenbanken und Fertigkeiten mit deren Umgang.
- Grundlegende Kenntnisse über Studiendesigns und Statistik, um gefundene Studien kritisch beurteilen zu können.

Eine wachsende Anzahl an Publikationen bestätigt, dass die Mehrheit der Therapeut*innen eine positive Einstellung gegenüber der EbP hat (Braun et al., 2022; Duncan & Murray, 2012; Humphris et al., 2000; Nilsagard & Lohse, 2010). Obwohl die Implementierung von EbP seit mehr als 20 Jahren gefordert, angestrebt und gefördert wird (Dawes et al., 2005), gestaltet sich die Umsetzung in vielen Bereichen der Gesundheitsversorgung noch nicht ganz einfach (Prasad & Ioannidis, 2014).

Beispielhaft zeigen Condon et al. (2016) und Bahns et al. (2021), dass auch in der Physiotherapie der Transfer von wissenschaftlichen Erkenntnissen in die klinische Praxis nur verzögert oder unvollständig gelingt. Das hat zur Folge, dass Patient*innen auch physiotherapeutische Maßnahmen und Interventionen erhalten, die nicht sicher und/oder nicht effektiv sind (Prasad & Ioannidis, 2014). In der Literatur werden intrinsische (personenbezogene und demografische) und extrinsische (strukturell-organisatorische) Faktoren beschrieben, die die Implementierung von EbP in der physiotherapeutischen Versorgung fördern und hemmen können (Braun et al., 2022; Condon et al., 2016; Jette et al., 2003; Nilsagard & Lohse, 2010; Salbach et al., 2007; Page et al., 2010). Sie werden nachfolgend beschrieben.

Als starken **negativen Einfluss und Barriere** für die Umsetzung von EbP stellten Jette et al. (2003) Mangel an Zeit in der klinischen Versorgung sowie für die Auseinandersetzung mit wissenschaftlicher Literatur fest. Zudem bestätigen Braun et al. (2022) den fehlenden Zugang zu wissenschaftlicher Literatur am Arbeitsplatz als einen wichtigen modifizierbaren strukturell-**organisatorischen Barrierefaktor** ebenso wie fehlende oder zu wenig Unterstützung von Seiten des Arbeitgebers bei der Einführung und nachhaltigen Umsetzung von EbP (Page et al., 2010). Als **personenbezogenen Barrierefaktor** bestätigen Page et al. (2010), dass Therapeut*innen aus der Praxis das Erlernen der Kompetenzen für die Beurteilung von Forschungsliteratur als sehr große Herausforderung empfinden, insbesondere was die Statistik und die Studiendesigns betrifft. Aber auch Forschungsberichte an sich können für die Umsetzung von Studienergebnissen in die Praxis hinderlich sein (Forsyth et al., 2005; Kielhofner et al., 2006; Schreiber & Stern, 2005), z. B. wenn die Implikationen einer Studie für die Praxis nicht eindeutig sind oder die Ergebnisse keine klinische Relevanz haben.

Zu den intrinsischen Förderfaktoren gehört beispielsweise wie bereits ausgeführt eine positive Einstellung von Therapeut*innen gegenüber der EbP. Kontrovers hingegen werden die demografischen Faktoren Alter und die Berufserfahrung diskutiert (Jette et al., 2003; Salbach et al., 2007). Jette et al. (2003) berichten, dass jüngere Therapeut*innen (20 bis 29 Jahre) eine deutlich positivere Einstellung zur EbP und umfassendere wissenschaftliche Kompetenzen aufweisen als ältere Kolleg*innen (> 50 Jahre). Salbach et al. (2007) hingegen konnten einen negativen Einfluss des Alters auf die EbP nicht bestätigen. Die Unterstützung durch Vorgesetzte wird von Duncan und Murray (2012) als Förderfaktor im Bereich des Organisationsaufbaus beschrieben.

Für die Umsetzung einer evidenz-basierten Sprachtherapie konstatiert Beushausen (2014) ebenfalls den Abbau von Zugangsbarrieren. Sie empfiehlt dafür verschiedene Strategien aus den Bereichen Fortbildung, Arbeitsbedingungen und Zugangsmöglichkeiten zu aktueller Forschung. Im Detail führt sie die folgenden Strategien als hilfreich aus:

- Konzeption und flächendeckendes Angebot von Fortbildungen zu EbP

- Gründung von Arbeitsgruppen zu EbP
- Benennung einer/eines EbP-Beauftragten in den pädagogisch-therapeutischen oder klinischen Einrichtungen
- Förderung struktureller Vorgaben am Arbeitsplatz
- Aufbau von eigenen sprachtherapeutischen Fachdatenbanken sowie die Gründung von Fachzeitschriften zu sprachtherapeutischen Forschungsergebnissen und EbP in der Sprachtherapie
- Systematisches Aufbereiten von Forschungsergebnissen in frei zugänglichen, deutschsprachigen Reviews (Beushausen, 2014).

3.4 Evidenzgenerierung

Aufgrund der kontinuierlich steigenden Zahl an wissenschaftlichen Publikationen ist es mittlerweile notwendig, die vorhandene Evidenz zu einem Themengebiet systematisch aufzubereiten, um ein vollständiges und ausgewogenes Verständnis der Forschungslandschaft, z. B. im Hinblick auf medizinisch-therapeutische Interventionen und Forschungslücken, zu erlangen. Ebenfalls ist eine systematisch durchgeführte Aufarbeitung der aktuellen Studienlage zu einer Indikation für Entscheidungsträger*innen im Gesundheitssystem von großer Bedeutung. Schon in der Vergangenheit beschäftigten sich Pionierarbeiten mit der systematischen Aufarbeitung von Evidenz in der Gesundheitsversorgung (z. B. Mulrow, 1987). Seit dieser Zeit haben sich verschiedene Formen der Evidenzgenerierung ausdifferenziert. Die verbreitetsten sind Narrative Reviews, Systematische Übersichtsarbeiten und Evidence Mapping (Schmucker et al., 2013).

Narrative Reviews bieten meist einen breiten Überblick zu bestimmten Themen und haben häufig einen edukativen Charakter. Sie unterliegen der Einschränkung, dass die Auswahl der berücksichtigten Literatur subjektiv und unsystematisch erfolgt. Das kann Verzerrungen bei den Schlussfolgerungen zur Folge haben.

Narrative Reviews haben keine vorher festgelegte Forschungsfrage oder Suchstrategie, sondern nur ein Thema von Interesse. Sie sind nicht systematisch und folgen keinem bestimmten Protokoll. Es gibt keine Standards oder Protokolle, die die Überprüfung leiten. Obwohl die Gutachter*innen etwas über das Problem erfahren, gelangen sie nicht zu einem umfassenden Verständnis.

Systematische Reviews: Diese Form der Evidenzaufbereitung ist methodisch bedingt weniger fehleranfällig. Sie hat den Anspruch, zu einer klar formulierten PICO-Frage alle verfügbaren Primärstudien durch systematische Literatursuche zu identifizieren und unter Anwendung vorab definierter Ein- und Ausschlusskriterien auszuwählen (Schmucker et al., 2013). Im nächsten Schritt erfolgt eine systematische Extrahierung relevanter Informationen aus eingeschlossenen Publikationen und die Bewertung der methodischen Qualität der Studien. Die Ergebnisse werden deskriptiv oder mit statistischen Methoden quantitativ (mittels Meta-Analyse) zusammengefasst. Systematische Reviews untersuchen meist eine explizite Fragestellung, ähnlich der Fragestellung von Primärstudien, unter Einbeziehung eines Studientyps (meist RCTs). Sie unterliegen methodischen Einschränkungen, denn wichtige Sicherheitsdaten können aufgrund der Vorselektion des Studientyps verloren gehen. Zudem stellt der Umfang und damit der Leseaufwand für ein systematischen Review eine zusätzliche Herausforderung dar. Entscheidungsträger*innen und Interessenvertreter*innen im Gesundheitssystem favorisieren deshalb eher weniger aufwendige Evidenzaufbereitungen, die Forschungsergebnisse für eine Indikation abbilden (Schmucker et al., 2013).

Ein neuer Ansatz der systematischen Evidenzaufbereitung, die momentan vor allem international zum Einsatz kommt, ist das **Evidence Mapping.** Es ist hilfreich, um vorhandene und fehlende Evidenz für medizinische-therapeutische Fragestellungen in ihrer Quantität und unter Darstellung von (Studien-)Charakteristika systematisch abzubilden. Das erfolgt häufig in Form einer Tabelle oder webbasierten Datenbank, mit deren Hilfe man sich über aktuellen Forschungsstand im Hinblick auf Studienanzahl, Studiencharakteristika, Patientencharakteristika und Studienergebnisse zu therapeutischen, präventiven, diagnostischen oder gesundheitsökonomischen Fragestellungen systematisch informieren kann. Wird die eingeschlossene Literatur nicht nur tabellarisch dargestellt, sondern die Ergebnisse auch deskriptiv narrativ zusammengefasst, wird das als **Scoping Review** bezeichnet. Evidence Mapping erlaubt die Einschätzung darüber, wo gesichertes Wissen fehlt. Dieser Aspekt ist vor allem mit Blick auf Interventionen oder diagnostische Verfahren wichtig, die ohne ausreichende Evidenzbasis eingesetzt werden. Denn nur, wenn Wissenslücken bekannt sind, können Prioritäten gesetzt und es kann gezielt in diesen Bereichen geforscht werden. Wie die Methode Evidence Mapping durchgeführt wird, erklärt unser Videotutorial (Mediathek des Hogrefe Verlags, Code: B-Y611J7). Es stellt auch die verschiedenen Arten von Evidenzgenerierung (narratives, systematisches und Scoping Review) gegenüber und verdeutlicht die Unterschiede. Die einzelnen Schritte sind folgend zusammengefasst (Schmucker et al., 2013).

Schritt 1: Priorisierung und Definition der Fragestellung(en)

Zu Beginn wird die zu untersuchende Frage unter Berücksichtigung von Kriterien wie Prävalenz, Inzidenz, Morbidität, Mortalität, Lebensqualität und Kosten mithilfe eines interdisziplinären Teams von Fachärzt*innen, Wissenschaftler*innen, Methodiker*innen und Interessenvertreter*innen (Patient*innen) festgelegt. Danach erfolgt die Formulierung einer suchtauglichen Frage im PICO-Schema und eine Anpassung an die Anforderungen des Evidence Mappings. Dafür ist die Frage hilfreich, welche Patient*innen und welche Intervention(en) berücksichtigt werden. Dahingegen sind Fragen, die eine Vergleichsbehandlung betreffen, nicht relevant, da das Ziel nicht darin besteht, zwei Interventionen hinsichtlich ihrer Wirksamkeit miteinander zu vergleichen, sondern, (alle) bestehenden Behandlungsformen für ein Krankheitsbild abzubilden. Auch die Frage nach dem Endpunkt entfällt, da ein aktueller Überblick über alle Studien gegeben werden soll, die eine a priori definierte Indikation und/oder Intervention evaluieren. Zudem wird das Studiendesign nicht berücksichtigt, da eine Eingrenzung auf ein a priori definiertes Studiendesign nicht sinnvoll erscheint.

Schritt 2: Systematische Literatursuche

Im zweiten Schritt wird die Suchstrategie entwickelt, die nach dem im ersten Schritt modifizierten PICO-Schema durchgeführt wird. Empfehlenswert ist eine Literatursuche in verschiedenen thematisch relevanten Datenbanken, wie z. B. in Medline, Clinical Trials, Embase, PsycINFO, Psyndex, Social Sci Search, Cinahl oder Web of Science. Nach laufenden Studien kann in Studienregistern gesucht werden, beispielsweise im International Clinical Trials Registry, einer Plattform der WHO, im Register for Clinical Trials, The UK National Research Register, im Deutschen Register Klinische Studien oder im Register for Controlled Trials. Nach systematischen Zusammenfassungen kann z. B. in folgenden Datenbanken gesucht werden: Cochrane Library, Medline, Clinical Evidence, TRIP Database, ACP Journal Club, Guidelines International Network (G-I-N). Neben der Suche in elektronischen Datenbanken kann eine ergänzende Suche in Literaturverzeichnissen relevanter systematischer Übersichtsarbeiten und Studien (Zitationssuche rückwärts) oder die „Citation Search" (Zitationssuche vorwärts) sich von Vorteil erweisen.

Schritt 3: Studienauswahl

In diesem Schritt werden die Studien ausgewählt. Das erfolgt zunächst durch das Sichten von Titel und Abstract, um zu entscheiden, welche Studien hiervon angesichts der in Schritt 1 genannten Fragestellung als sicher relevant eingeordnet werden können. In Zweifelsfällen wird die Entscheidung durch Konsens herbeigeführt. Im anschließenden Volltextscreening wird anhand des Volltextes die Relevanz geprüft. Das geschieht idealerweise durch zwei bewertende Personen, die unabhängig voneinander agieren.

Schritt 4: Datenextraktion

Die Extraktion der gewonnenen Daten erfolgt mithilfe „standardisierter" Dokumentationsbögen in Tabellenform und wird idealerweise von zwei Gutachter*innen, die unabhängig voneinander agieren, vorgenommen. Vorab ist zu entscheiden, mittels welcher Studiendaten die jeweilige Fragestellung am effizientesten beantwortet werden kann. Die Schwerpunktlegung liegt dabei auf bibliografischen Angaben, Angaben zu Studien- und Patient*innencharakteristika sowie Angaben zur Intervention und zu den Ergebnissen, das sind beispielsweise Daten zu primären und sekundären Endpunkten und in Abhängigkeit von der klinischen Fragestellung Daten zu unerwünschten Wirkungen.

Schritt 5: Qualitätsbewertung der identifizierten Literatur

In diesem Schritt ist eine Qualitätsbewertung der gefundenen Literatur vorgesehen. Das gilt allerdings nicht für Evidence Maps, da diese keine Bewertung der Qualität enthalten und sich ausschließlich auf eine tabellarische Abbildung der vorhandenen Literatur beschränken. Bei der Erstellung von Scoping Reviews ist eine Qualitätsbewertung möglich. Die erscheint jedoch nur sinnvoll, wenn sich die deskriptive Zusammenfassung auf systematische Übersichtsarbeiten bezieht. Für eine Qualitätsbewertung von systematischen Übersichtsarbeiten steht das AMSTAR-Instrument zur Verfügung (https://amstar.ca/Amstar_Checklist.php). Das ist eine Checkliste, die es erlaubt, elf methodische Qualitätskriterien einer systematischen Übersichtsarbeit zu bewerten, wie z. B. doppelte Datenextraktion, Umfang der Literatursuche, Einschluss von nicht publizierten Studien oder Beschreibung der Studiencharakteristika.

Schritt 6: Ergebnisdarstellung

Der letzte Schritt umfasst die Präsentation der Ergebnisse. Diese erfolgt bei der Evidence Map wie bereits erwähnt als systematische Übersicht z. B. in Form einer Tabelle oder auch einer (webbasierten) Datenbank. Bei der Ergebnisdarstellung ist darauf zu achten, dass die Tabelle einen nach Studientyp getrennten Vergleich der verschiedenen Interventionen, diagnostischen Verfahren oder Krankheitspopulationen erlaubt. Bei Scoping Reviews werden die extrahierten Daten nicht nur in Tabellenform systematisch dargestellt, sondern es erfolgt ergänzend auch eine deskriptive narrative Beschreibung der Ergebnisse. Nachfolgend wird beispielhaft eine Prozessbeschreibung anhand einer fallbezogenem Evidence Map schrittweise erläutert, um eine physiotherapeutisch-klinische Fragestellung zu beantworten.

3.5 Evidence Mapping: Beispiel

Anhand der Schilderung des Falles von Herrn X. (**Abbildung 3-9**) soll der folgenden konkreten Fragestellung nachgegangen werden:

„Welchen Einfluss hat laufbandgestütztes Lokomotionstraining auf das Wiedererlangen der Gehfähigkeit bei Menschen mit inkompletter Querschnittlähmung?"

Hierzu wird exemplarisch der Prozess der Erstellung einer Evidence Map zu dieser Fragestellung beschrieben, die so ermittelten externen Evidenzen auf den vorliegenden Fall angewendet und die Forschungsfrage anhand der gefundenen Evidenzen beantwortet.

Fallbeispiel Herr X.

Bei Herrn X. liegt als Gesundheitsproblem eine inkomplette Querschnittlähmung (QSL) unterhalb des Halsmarksegmentes C6 vor, die er sich in Folge eines Sturzes von einem Gerüst während der Erwerbstätigkeit neben seiner Altersrente zugezogen hat. Dieses „Gesundheitsproblem" ist der Ausgangspunkt für die Anwendung der ICF (vgl. Abb. XY) und wird in Form des ärztlichen Diagnoseschlüssels der internationalen statistischen Klassifikation von Krankheiten und verwandter Gesundheitsprobleme (ICD-10) als „S 14.01 Kontusion und Ödem des zervikalen Rückenmarkes" benannt (Bundesamt für Arzneimittel- und Medizinprodukte (BfArM), 2019). Nach der Akutversorgung im heimatnahen Krankenhaus wurde Herr X. in ein auf Rückenmarksverletzungen spezialisiertes Fachzentrum verlegt, in dem seit vier Wochen die stationäre rehabilitative Behandlung durchgeführt wird. Hier zeigte er eine inkomplette QSL der Arm-, Bein- und Rumpfmuskulatur mit partiellem Verlust der Sensibilität unterhalb des Halsmarksegmentes C6 sowie eine Blasen- und Mastdarmlähmung, die gemäß ICF den „Körperfunktionen und -strukturen" zuzuordnen ist. Entsprechend der American Spinal Injury Association Impairment Scale (AIS) wird die bei Herrn X. diagnostizierte QSL als AIS Typ C eingestuft, d. h. es liegt eine inkomplette QSL mit geringen Kraftgraden unterhalb des Schädigungsniveaus vor (Aito & D´Andrea, 2015). Bezogen auf die ICF-Kategorie „Aktivität" ist Herr X. aktuell in der Lage sich in barrierefreier Umgebung ohne Fremdhilfe mit dem Elektrorollstuhl fortzubewegen. Er ist selbstständig bei Körperpflege, Selbstversorgung und Transfers mit geeigneten Hilfsmitteln und einer geeigneten barrierefreien Umgebung, muss hierfür jedoch einen höheren Zeitaufwand als vor der QSL einplanen. Gehen gelingt ihm im physiotherapeutischen Setting am hohen Gehwagen für circa zehn Meter. Im Hinblick auf die „Teilhabe" am gesellschaftlichen Leben war Herr X. bis zum Zeitpunkt des Unfalls gut in die Strukturen und Aktivitäten seines Heimatdorfes eingebunden, wobei er sich in den vergangenen Jahren aufgrund der Pflege seiner Eltern zeitlich nicht intensiv am dörflichen Leben beteiligen konnte.

Aus der Anamnese lassen sich im Sinne der ICF die „Kontextfaktoren" ableiten, zu denen neben den „Umweltfaktoren", die „personbezogenen Faktoren" zählen. Herr X. ist ein 67-jähriger Witwer, der bis zu seinem Unfall neben seiner Altersrente noch in seinem ursprünglichen Beruf als Zimmermann geringfügig beschäftigt war. Er schätzt aktuell seine Lähmungssituation angemessen in Bezug auf das Wiedererlangen der Gehfähigkeit ein und ist hoch motiviert, körperlich wieder so fit wie möglich zu werden und verfolgt das Ziel, einige Schritte in der Häuslichkeit gehen zu können. Diese personbezogenen Faktoren können als Förderfaktoren gewertet werden. Eine Barriere in diesem Kontext ist hingegen der deutlich erhöhte Zeit- und Kraftaufwand, der mit der Selbstversorgung und so auch der Autonomie im Alltag verbunden ist. Zu den fördernden Umweltfaktoren zählen die unterstützend wirkenden Töchter von Herrn X., die in seiner Nähe leben und sehr stark engagiert sind, ihren Vater wieder in das heimatliche Umfeld zu integrieren. Allerdings wird Herr X. nicht ohne größere Umbauten in sein eigenes, nicht barrierefreies Haus zurückkehren können. Auch sind wenig finanzielle Mittel in der Familie vorhanden, diese Umbauten zu finanzieren oder an anderer Stelle auf dem bestehenden Grundstück ein Haus neu zu bauen. Diese Umweltfaktoren können als Barrieren in der Planung der zukünftigen Unterbringung von Herrn X. gewertet werden.

Zur Erstellung von Evidence Maps wird das PICOS-Schema auf ein PI(S)-Schema reduziert. Dadurch fokussiert sich die Recherchefrage auf eine Patientengruppe mit definiertem Krankheitsspektrum, an der eine definierte, eventuell sehr weit gefasste Inter-

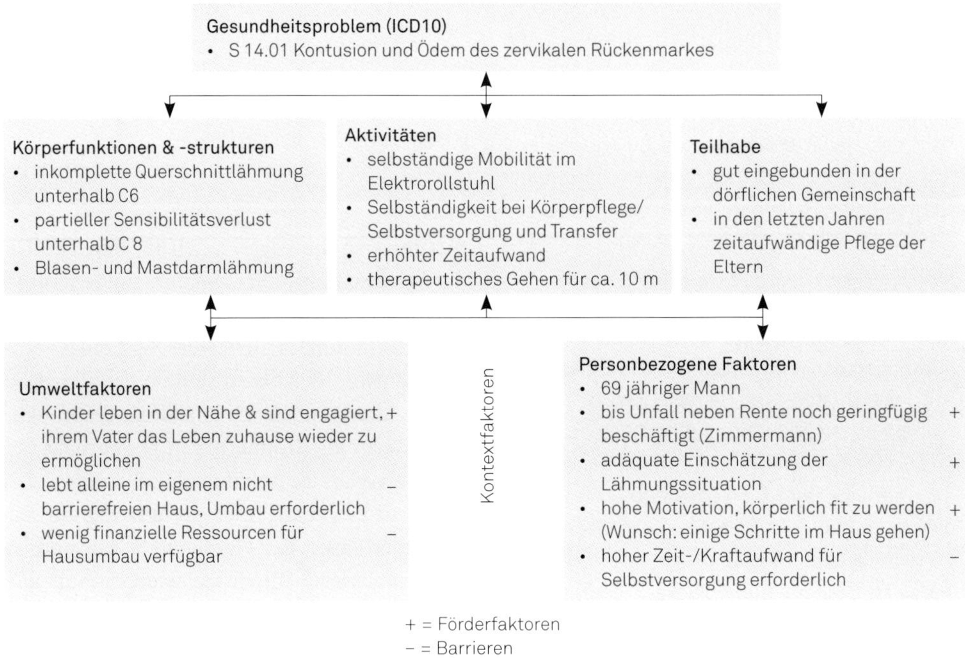

Abbildung 3-9: ICF-Fallstrukturierung des Beispiels von Herrn X. (eigene Darstellung in Anlehnung an Berling et al., 2015, S. 22).

vention oder ein therapeutischer Ansatz untersucht wird. Evidence Mapping soll keine Wirksamkeitsnachweise für die ausgewählten Interventionen ermitteln, sondern möglichst alle relevanten Studien zur ausgewählten Intervention identifizieren. Demzufolge entfällt die Verwendung des Suchbegriffes für die Vergleichsbehandlung („C“) in der Recherchefrage, da dieser auf Wirksamkeitsvergleiche von Interventionen abzielt. Auch ist das (Studien-) Ergebnis („O“) kein Bestandteil des Rechercheschemas für Evidence Maps, damit im besten Fall alle verfügbaren, untersuchten Interventionen zur definierten Patient*innengruppe recherchiert werden und ein Überblick über alle vorhandenen Evidenzen zum Thema entsteht. Die Eingrenzung der Recherche auf bestimmte Studiendesigns („S“) ist ebenfalls bei der Erstellung einer Evidence Map nicht zielführend, da so ggf. nicht alle relevanten Studien zur Fragestellung ermittelt würden (Schmucker et al., 2013). Somit wird eine Anpassung des PICO-Rechercheschemas zur Erstellung von Evidence Maps erforderlich und das PICO-Schema auf ein PI-Schema verkürzt. Aus der Fragestellung „Welchen Einfluss hat laufbandgestütztes Lokomotionstraining auf das Wiedererlangen der Gehfähigkeit bei Menschen mit inkompletter Querschnittlähmung?“ lassen sich demnach die folgenden PI-Suchkomponenten entwickeln:

P: Menschen mit Querschnittlähmung
I: Laufbandgestütztes Lokomotionstraining

Exemplarisch beschränkt sich die hier vorgestellte Recherche auf die Datenbank MEDLINE über die Suchoberfläche Pubmed und leitet hieraus die zu entwickelnde Evidence Map ab. Die **Tabelle 3-8** zeigt die zur Literaturrecherche in Pubmed genutzten englischsprachigen Suchbegriffe, deren Synonyme, die entsprechenden fachdatenbankspezifischen

Tabelle 3-8: Schematische Darstellung der in MEDLINE verwendeten Suchstrategie anhand der PI Elemente, Suchbegriffe, Synonyme, Boolschen Operatoren und Schlagwörter

PI-Element	Suchbegriff/Synonym & Boolscher Operator	Schlagwort (MeSH)
P: Menschen mit Querschnittlähmung	„spinal cord injury*"	„Spinal Cord Injuries"
I: laufbandgestütztes Lokomotionstraining	treadmill AND locomotion OR gait OR „gait training"	Locomotion Gait

Schlagwörter (Medical Subject Headings, MeSH) und Boolschen Operatoren (Nordhausen & Hirt, 2020).

Die **Literaturrecherche** fand am 28.01.2023 statt, wurde auf die letzten zehn Jahre und auf menschenbezogene Studien eingegrenzt und führte zu 180 Ergebnissen. Die Datei in der **PowerPoint Suchhistorie** (Mediathek des Hogrefe Verlags, Code: B-Y611J7) dokumentiert die Historie dieser Literaturrecherche in der Datenbank MEDLINE mit Hilfe der Suchmaschine Pubmed.

Das Ziel verfolgend, einen umfassenden Überblick über einen definiertes Forschungsthema zu geben, wurde über die Literaturrecherche in Fachdatenbanken hinaus in den Literaturverzeichnissen relevanter systematischer Übersichtsarbeiten und Studien im Sinne einer „**Zitationssuche** rückwärts", und auch einer „Zitationssuche vorwärts" nach weiteren Publikationen gesucht (Schmucker et al., 2013). Bei der Umsetzung dieser Empfehlung konnten weitere zehn Publikationen durch die „Zitationssuche vorwärts" und vier durch die „Zitationssuche rückwärts" identifiziert werden. Die so ermittelten 194 Publikationen wurden auf Mehrfachnennung überprüft und nach Entfernen der Dopplungen einzelner Suchergebnisse standen 190 Publikationen zum Thema zur Verfügung.

Die recherchierten 190 Publikationen wurden in zwei Schritten der **Studienauswahl** unter inhaltlichen Gesichtspunkten gescreent. Schritt eins selektierte hierbei Publikationen anhand ihres Titels und Abstrakts auf ihre Relevanz für die Beantwortung der untersuchten Fragestellung (Schmucker et al., 2013). Mit diesem Schritt wurden 29 der ursprünglichen 190 Studien als relevant ermittelt. Der zweite Schritt der inhaltlichen Studienauswahl beinhaltete ein Volltextscreening der verbleibenden 29 Studien, auf die potenzielle Eignung zur Beantwortung vorliegenden Forschungsfrage. Beim Volltextscreening führten neben geringer Relevanz der inhaltlichen Aspekte zur Beantwortung der Fragestellung, auch Forschungsdesigns mit geringem Evidenzgehalt (z.B. Einzelfallstudien) zum Ausschluss aus dem Prozess des Evidence Mappings. Nach erfolgtem Volltextscreening konnten elf Studien ermittelt werden, die für die Beantwortung der Forschungsfrage und somit für die Entwicklung der Evidence Map relevant waren. Der Prozess der Studienauswahl für die geplante Evidence Map ist zusammenfassend als Flussdiagramm in **Abbildung 3-10** dargestellt.

Damit aus den ausgewählten elf Publikationen eine systematische Zusammenstellung von Evidenzen im Sinne einer Evidence Map entwickelt werden kann, ist es notwendig, vor der tabellarischen Aufbereitung der Daten zu definieren, welche Studiendaten von Relevanz zur Beantwortung der zu Beginn gestellten Fragestellung sind. Auf diese Weise kann die **Datenextraktion** aus den Studien systematisch erfolgen und anhand vorab festgelegter Angaben dokumentiert werden. Im Idealfall wird diese Datenextraktion durch zwei unabhängige Gutachter durchgeführt (Schmucker et al., 2013), was in diesem Beispiel aus Zeitgründen nicht umgesetzt wurde.

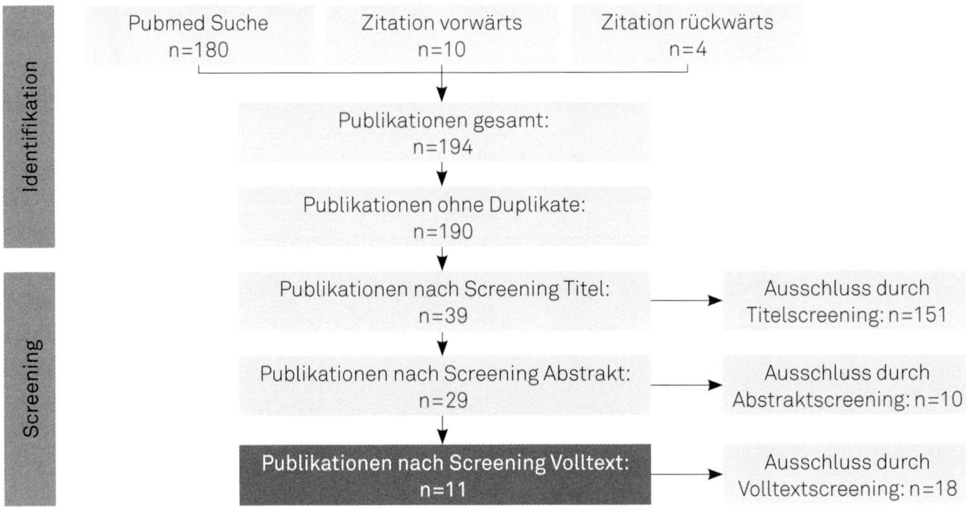

Abbildung 3-10: PubMed Suchhistorie (eigene Darstellung)

Datenextraktion

- Bibliografische Angaben zur Publikation, wie Autor*innen und Publikationsjahr
- Studiencharakteristika, wie Studiendesign und Anzahl der eingeschlossenen Patient*innen
- Patient*innencharakteristika wie Erkrankungsstadium (akut/chronisch), neurologisches Lähmungsniveau und AIS-Klassifizierung
- Angaben zur Intervention, wie Dauer und Dosierung
- Angaben zu Ergebnissen der Untersuchungen (Schmucker et al., 2013).

Bei dem gewählten Format der Evidence Map ist eine Bewertung der wissenschaftlichen Qualität der recherchierten Publikationen nicht vorgesehen. Die **PowerPoint Suchhistorie** (Mediathek des Hogrefe Verlags, Code: B-Y611J7) zeigt die Ergebnisse und fasst die aus den Studien extrahierten Daten als Evidence Map zusammen.

Was bedeutet nun die Anwendung der Evidence Map für Herrn X? Die in der Evidence Map zusammengestellten Studien vergleichen mehrheitlich verschiedene Interventionen zur Ganganbahnung bei Menschen mit inkompletter Querschnittlähmung auf ihre Wirksamkeit. Häufig werden das Gehtraining (Lokomotionstraining) am Boden, auf dem Laufband, mit oder ohne Körpergewichtsentlastung, mit Einsatz von Roboter-Systemen oder auch kombiniert mit Elektrostimulation untersucht (Kressler et al., 2013; Ma et al., 2017; Yang et al., 2022). Neben der Feststellung, dass sich die verglichenen Gangparameter bei allen untersuchten Interventionen verbesserten (Morawietz & Moffat, 2013), konnte in einigen Studien belegt werden, dass konventionelles Gehtraining am Boden gleich oder besser auf die untersuchten Gangvariablen wirkt als die Interventionen mit Einsatz von technischen Hilfsmitteln wie Laufbänder, Robotik oder Elektrotherapie (Escribano-Ardura et al., 2020; Mehrholz et al., 2017; Piira et al., 2019). Laufbandgestütztes Lokomotionstraining wurde in unterschiedlichen Varianten untersucht, wobei in allen Studien eine der untersuchten Interventionen Laufbandtraining unter Abnahme des Körpergewichtes war. Die Ergebnisse zum Effekt des laufbandgestützten Lokomotionstrainings unter Körpergewichtsabnahme bei Menschen mit inkompletter QSL wird von verschiedenen Studienautor*innen unterschiedlich, z.T. kontrovers, bewertet. So konnte körpergewichtsentlastendes Gehtraining mit Hilfe des Laufbandes die Gangparameter bei Menschen mit inkompletter QSL verbessern, jedoch waren die Verbesserungen der untersuchten Parameter nicht größer als jene bei herkömmlicher physiotherapeutischer Behandlung ohne Laufband (Escribano-Ardura et al., 2020). Außerdem wurde der Effekt von körpergewichtsentlastendem Laufbandtraining auf die allgemeine kardiale und pulmonale Gesundheit bei Menschen mit inkompletter QSL von Alajam et al. (2019) mit einer geringen bis moderaten Evidenz als günstig bewertet. Demgegenüber konnten Piira et al. (2019) bei Menschen mit inkompletter QSL keine Verbesserungen in der gesundheitsbezogenen Lebensqualität oder bei physischen Parametern durch intensives körpergewichtsentlastendes Laufbandtraining feststellen. Im Vergleich unterschiedlicher laufbandgestützter Interventionen lieferte körpergewichtsunterstütztes Laufbandtraining die geringsten physischen Verbesserungen, verglichen mit roboterassistiertem Gangtraining auf dem Laufband und körperentlastenden Gehtraining am Boden (Young et al., 2009).

Bezogen auf den klinischen Fall von Herrn X. weisen diese Ergebnisse darauf hin, dass derzeit keine zuverlässigen Evidenzen dafür vorliegen, dass physiotherapeutisches Lokomotionstraining mit Hilfe des Laufbandes zu besseren Ergebnissen führt als Lokomotionstraining ohne Laufband. Hingegen geben zwei Systematic Reviews Hinweise darauf, dass im akuten Stadium einer QSL, Menschen wie Herr X. von robotergestütztem Lokomotionstraining (mit einem Exoskelett am Boden) profitieren könnten, da es sich günstig auf die Verbesserung der Gehgeschwindigkeit und Distanz auswirken könnte (Morawietz & Moffat, 2013; Patathong et al., 2023). Die Wahl der Interventionen in der physiotherapeutischen Behandlung von Herrn X. wurde in partizipativer Entscheidungsfindung von behandelnden Physiotherapeut*innen und Herrn X. getroffen. So profitierte Herr X. in der Folge von einer Behandlungsserie von 16 Einheiten roboter-assistiertem laufbandgestütztem Lokomotionstraining über acht Wochen zusätzlich zu der physiotherapeutischen Behandlung. Zum Zeitpunkt der Entlassung aus der stationären Rehabilitation hatte Herr X. nach einer mehrere Wochen andauernden Phase intensivem körperlichen Trainings sein persönliches Rehabilitationsziel erreicht. Er war in der Lage, selbstständig aus dem Rollstuhl aufzustehen und Strecken im Bereich von zehn bis zwanzig Metern am Rollator im Innenbereich auf ebenem Untergrund zu gehen. Er kehrte nicht in sein ursprüngliches Haus zurück, sondern konnte in eine für ihn barrierefrei umgebaute Unterkunft in unmittelbarer Nähe seiner Familie einziehen.

Die **Beantwortung der Fragestellung:** „Welchen Einfluss hat laufbandgestütztes Lokomotionstraining auf das Wiedererlangen der Gehfähigkeit bei Menschen mit inkompletter Querschnittlähmung?“ anhand von wissenschaftlichen Evidenzen, stellt sich aktuell aufgrund des derzeit nur begrenzt vorhandenem Grundlagenwissens über Faktoren, die eine Regeneration von geschädigtem Rückenmarksgewebe begünstigen können (Anjum et al., 2020), als unübersichtlich und z.T. kontrovers dar. Zwar wurden bei Entwicklung der vorliegenden Evidence Map überwiegend Randomized Controlled Trials oder Systematic Reviews als Studiendesigns ausgewählt, die in Bezug auf ihre Evidenz grundsätzlich höher einzuschätzen sind als beispielsweise Fallstudien zu diesem Thema (Saragossi, o.J.), dennoch ist die Stichprobengröße jeder einzelnen Studie der Evidence Map zu klein, um eine therapeutische Wirksamkeit von Interventionen nachweisen zu können, da zum Nachweis mittlerer Effektgrößen zu einer Interventionsgruppengröße von 50 Patient*innen geraten wird (Mangold, 2013). Keine der recherchierten Publikationen erreichte diese empfohlene Stichprobengröße. Außerdem wurden in keiner der recherchierten Studien signifikante Verbesserungen im Outcome von untersuchten Interventionen gegenüber konventioneller Behandlung oder den Vergleichsinterventionen festgestellt. Somit können an dieser Stelle Hinweise auf den existierenden Forschungsbedarf im Bereich der therapeutischen und Grundlagenforschung im Kontext der Behandlung von Menschen mit QSL identifiziert werden.

Zur **Schlussfolgerung**: Die Evidenzlage, zusammengefasst in der Evidence Map, gibt einen Überblick über die vorhandene Datenlage zu der physiotherapeutisch-klinischen Fragestellung „Welchen Einfluss hat laufbandgestütztes Lokomotionstraining auf das Wiedererlangen der Gehfähigkeit bei Menschen mit inkompletter Querschnittlähmung?". In den hier aufgeführten Studien konnte für keine der untersuchten laufbandgestützten Interventionen zum Lokomotionstraining eine überlegene Wirksamkeit zur Verbesserung von gangrelevanten Parametern bei Menschen mit QSL ermittelt werden. Außerdem können laufbandgestütztes Lokomotionstraining wie auch klassische Physiotherapie vor dem Hintergrund der Evidenzbasierung als gleichwertig betrachtet werden. In der physiotherapeutischen Behandlung von Menschen mit inkompletter QSL ist es aus Sicht der Autor*innen jedoch von großer Relevanz, erwachsene Menschen beim Wiedererlernen des Gehens so abzusichern, dass Sturzereignisse in der Therapie vermieden werden können. Um Menschen bei den ersten Schritten nach erworbener QSL vor Stürzen zu sichern und ihr Vertrauen in den eigenen Körper zu stärken, kann deshalb der Einsatz von laufbandbasiertem Lokomotionstraining ein angemessenes Mittel sein, das Gehen in einem (sturz-)sicheren Setting wieder zu initiieren. Bezogen auf den klinischen Fall von Herrn X., sollte oberste Priorität beim Wiedererwerb der Gehfähigkeit die Sturzprophylaxe haben, so dass der gesicherte Rahmen von körpergewichtsentlastendem Lokomotionstraining auf dem Laufband eine praxisnahe und ressourcengerechte Möglichkeit der Therapie für Patient und Behandler*innen darstellt.

Fragen zur Selbstreflexion

- Beschreiben Sie die Idee und Zielsetzung der EbM mit Ihren eigenen Worten. Erläutern Sie dabei die drei Säulen der EbM im Detail.
- Erläutern Sie das Konzept der evidenz-basierten Praxis (EbP) in eigenen Worten.
- EbP ist nicht unumstritten. Legen Sie Gründe dafür dar.
- Inwiefern ist EbP Ihrer Meinung nach in der therapeutischen Praxis anwendbar? Gehen Sie auf Chancen und Zugangsbarrieren ein.
- Welche Lösungsstrategien halten Sie für einen gelingenden Transfer an Ihrem Arbeitsplatz für sinnvoll?
- Erläutern Sie den Aufbau der Forschungspyramide von Borgetto et al. (2022).
- Welche Vorteile hat eine mehrdimensionale gegenüber einer eindimensionalen Evidenzhierarchie?
- Welche Formen der Evidenzaufbereitung stehen zur Verfügung und wie sind sie voneinander zu differenzieren?
- Was sind Vor- und Nachteile der einzelnen Formen der Evidenzaufbereitung?
- Was sind die einzelnen Schritte beim Evidence Mapping?

Vertiefende Literatur

Fernandez, A., Sturmberg, J., Lukersmith, S., Madden, R., Torkfar, G., Colagiuri, R. & Salvador-Carulla, L. (2015). Evidence-based medicine: is it a bridge too far? *Health Research Policy and Systems, 13*, 66.

Miake-Lye, I.M., Hempel, S., Shanman, R. & Shekelle, P.G. (2016). What is an evidence map? A systematic review of published evidence maps and their definitions, methods, and products. *Systematic Reviews, 5*, 28.

Tood, D., Booth, A. & Smith, B. (2021). Critical appraisal. *International Review of Sport and Exercise Psychology, 15*(1), 52–72.

Literatur

Aito, S. & D´Andrea, M. (2015). Clinical Assessment in Spinal Cord Injury. In H.S. Chhabra (Ed.), *ISCoS Textbook on Comprehensive management of Spinal Cord Injuries* (pp. 68–99). Wolters Kluwer.

Alajam, R., Alqahtani, A.S. & Liu, W. (2019). Effect of Body Weight-Supported Treadmill Training on Cardiovascular and Pulmonary Function in People With Spinal Cord Injury: A Systematic Review. *Topics in Spinal Cord Injury Rehabilitation, 25*(4), 355–369. https://doi.org/10.1310/sci2504-355

Anjum, A., Yazid, M.D., Fauzi Daud, M., Idris, J., Ng, A.M.H., Selvi Naicker, A., Ismail, O.H.R., Athi Kumar, R.K. & Lokanathan, Y. (2020). Spinal Cord Injury: Pathophysiology, Multimolecular Interactions, and Underlying Recovery Mechanisms. *International Journal of Molecular Sciences, 21*(20), 7533. https://doi.org/10.3390/ijms21207533

Arbeitsgemeinschaft der Wissenschaftlichen Medizinischen Fachgesellschaften (AWMF). (2017). *Nationale VersorgungsLeitlinie Nicht-spezifischer Kreuzschmerz – Langfassung (AWMF-Register-Nr.: nvl-007).* https://register.awmf.org/assets/guidelines/nvl-007l_S3_Kreuzschmerz_2017-03-abgelaufen.pdf

Arbeitsgemeinschaft der Wissenschaftlichen Medizinischen Fachgesellschaften (AWMF) & Ärztliches Zentrum für Qualität in der Medizin (ÄZQ). (2008). *Deutsches Instrument zur methodischen Leitlinien-Bewertung (DELBI) (Fassung 2005/2006 + Domäne 8, 52).* AWMF & ÄZQ.

Ärztliches Zentrum für Qualität in der Medizin (ÄZQ). (2022). *Leitliniengrundlagen.* https://www.leitlinien.de/hintergrund/leitliniengrundlagen

Bahns, C., Happe, L., Thiel, C. & Kopkow, C. (2021). Physical therapy for patients with low back pain in germany: a survey of current practice. *BMC Musculoskeletal Disordorders, 22,* 563. https://doi.org/10.1186/s12891-021-04422-2

Baker, N.A. (2006). Analyzing evidence for practice. In G. Kielhofner (Ed.), *Research in occupational therapy: methods of inquiry for enhancing practice* (pp. 663–684). F.A. Davis.

Bangera, S. (2014). *Evidence Based Practice in Speech and Language Therapy: A Scientific Approach to Clinical Practice.* https://www.integratedtreatmentservices.co.uk/blog/evidence-based-practice-sai-bangera/evidence-based-practice-speech-language-therapy-scientific-approach-clinical-practice/

Behrens, J. & Langer, G. (2016). *Evidence based Nursing and Caring. Methoden und Ethik der Pflegepraxis und Versorgungsforschung* (4. Aufl.). Hogrefe.

Bennett, S. & Bennett, J.W. (2000). The process of evidence-based practice in occupational therapy: informing clinical decisions. *Australian Occupational Therapy, 47*(4), 171–180. https://doi.org/10.1046/j.1440-1630.2000.00237.x

Berling, J., Breuninger, K., Cibis, W., Goesmann, C., Grotkamp, S., Nebe, A., Niedeggen, A., Schian, H.-M., Schian, M., Seger, W. & Wallrabenstein, H. (2015). *ICF-Praxisleitfaden 1 – Trägerübergreifende Informationen und Anregungen für die praktische Nutzung der Internationalen Klassifikation der Funktionsfähigkeit, Behinderung und Gesundheit (ICF) beim Zugang zur Rehabilitation* (2. Aufl.). Bundesarbeitsgemeinschaft für Rehabilitation.

Bernstein Ratner, N. (2006). Evidence-based practice: an examination of its ramification for the practice of speech-language pathology. *Language, Speech and Hearing Services in Schools, 37*(4), 257–267. https://doi.org/10.1044/0161-1461(2006/029)

Beushausen, U. (2014). Chancen und Risiken einer evidenzbasierten Sprachtherapie. *Logos, 22*(2), 96–104.

Beushausen, U. & Groetzbach, H. (2011). *Evidenzbasierte Sprachtherapie – Grundlagen und Praxis.* Elsevier.

Borgelt, T. (2015). Wenn es keine Evidenzen gibt: Szenarien der evidenzbasierten Praxis im logopädischen Berufsalltag. *Forum Logopädie, 29*(1), 24–29.

Borgetto, B., Born, S., Bünemann-Geißler, D., Düchting, M., Kahrs, A.-M., Kasper, N., Menzel, N., Netzband, A., Reichel, K., Reßler, W., Schmidt, M., Seiferth, W., Thieme, H. & Winkelmann, B. (2007). Die Forschungspyramide – Diskussionsbeitrag zur evidenz-basierten Praxis in der Physiotherapie. *Physioscience, 3*(1), 27–34.

Borgetto, B. (2009). Evidenzbasierte Praxis. In B. Borgetto & A. Siegel (Hrsg.), *Gesellschaftliche Rahmenbedingungen der Ergotherapie, Logopädie und Physiotherapie* (S. 176–208). Huber

Borgetto, B., Max, S., Tomlin, G.S., Gantschnig, B.E., Schiller, S. & Pfingsten, A. (2017a). Die Forschungspyramide – Teil 1: Theoretische und konzeptionelle Grundlagen. *Ergoscience, 12*(2), 46–55.

Borgetto, B., Max, S., Tomlin, G.S., Gantschnig, B.E., Schiller, S. & Pfingsten, A. (2017b). Die Forschungspyramide – Teil 2: Methodologische Grundlagen. *Ergoscience, 12*(2), 90–101.

Borgetto, B., Tomlin, G.S., Gantschnig, B.E. & Pfingsten, A. (2017c). Die Forschungspyramide – Teil 3:

Grundlagen der Anwendung für die kritische Evidenzbewertung. *Ergoscience, 12*(2), 134–143.

Borgetto, B., Tomlin, G.S., Max, S., Brinkmann, M., Spitzer, L. & Pfingsten, A. (2022). Evidenz in der Gesundheitsversorgung: Theorie, Methoden und praktische Umsetzung. In R. Haring (Hrsg.), *Gesundheitswissenschaften, Springer Reference Pflege – Therapie – Gesundheit* (S. 1–18). Springer. https://doi.org/10.1007/978-3-662-65219-0_58

Borgetto, B., Tomlin, G.S., Trickes, C., Max, S. & Pfingsten, A. (2015). Die Forschungspyramide – Evidenz für die ergotherapeutische Praxis – ein Update. *Ergoscience, 10*(1), 30–34.

Braun, T., Ehrenbrusthoff, K., Bahns, C., Happe, L. & Kopkow, C. (2022). Adhärenz und Einflussfaktoren evidenzbasierter Praxis in der physiotherapeutischen Versorgung in Deutschland – eine Querschnittstudie. *Zeitschrift für Evidenz, Fortbildung und Qualität im Gesundheitswesen, 168*, 8–20. https://doi.org/10.1016/j.zefq.2021.10.004

Bundesinstitut für Arzneimittel und Medizinprodukte (BfArM). (2019). *ICD-10-WHO Version 2019.* https://www.dimdi.de/static/de/klassifikationen/icd/icd-10-who/kode-suche/htmlamtl2019/

Catley, M.J., Moseley, L. & Jones, M.A. (2019). Understanding pain in order to treat patients in pain. In M.A. Jones & D. Rivett (Eds.), *Clinical reasoning in musculoskeletal practice* (pp. 32–46). Elsevier. https://doi.org/10.1016/B978-0-7020-5976-6.00007-3

Chinesische Gesellschaft für Gesundheit und Qigong. (2010). *Wu Qin Xi*. Verlag für fremdsprachige Literatur.

Condon, C., McGrane, N., Mockler, D. & Stokes, E. (2016). Ability of physiotherapists to undertake evidence-based practice steps: a scoping review. *Physiotherapy, 102*(1), 10–19. https://doi.org/10.1016/j.physio.2015.06.003

Dawes, M., Summerskill, W., Glasziou, P., Cartabellotta, A., Martin, J., Hopayian, K., Porzsolt, F., Burls, A. & Osborne, J. (2005). Sicily statement on evidence-based practice. *BMC Medical Education, 5*, 1. https://doi.org/10.1186/1472-6920-5-1

de Langen-Müller, U. (2015). Angehörigenarbeit bei Aphasie: Brauchen oder können Laien Therapie? Formen und Wirksamkeit der indirekten Aphasietherapie. *Sprache – Stimme – Gehör, 39*, 123–128. https://doi.org/10.1055/s-0035-1559671

Deutsche Gesellschaft für Physiotherapiewissenschaft e.V. (DGPTW). (2016). *Physioleitlinien.* http://dgptw.org/images/downloads/2018_11_16_dgptw_satzung.pdf

Deutsche Rentenversicherung. (2015). *Klassifikation therapeutischer Leistungen in der medizinischen Rehabilitation*. Berlin.

Dollaghan, C.A. (2007). *The handbook for evidence-based practice in communication disorders.* P.H. Brookes.

Döring, N. & Bortz, J. (2016). *Forschungsmethoden und Evaluation in den Sozial- und Humanwissenschaften*. Springer. https://doi.org/10.1007/978-3-642-41089-5

Dreier, M., Borutta, B., Stahmeyer, J., Krauth, C. & Walter, U. (2010). *Vergleich von Bewertungsinstrumenten für die Studienqualität von Primär- und Sekundärstudien zur Verwendung für HTA-Berichte im deutschsprachigen Raum.* https://portal.dimdi.de/de/hta/hta_berichte/hta260_bericht_de.pdf

Drucker, P.F. (1977). *People and performance: the best of peter drucker on management*. Harper's College Press.

Duncan, E.A. & Murray, J. (2012). The barriers and facilitators to routine outcome measurement by allied health professionals in practice: a systematic review. *BMC Health Services Research, 12*, 96. https://doi.org/10.1186/1472-6963-12-96

Duncker, K. (1963). *Zur Psychologie des produktiven Denkens*. Springer.

Escribano-Ardura, S., Cuesta-Gómez, A., Fernández-González, P., Carratalá-Tejada, M. & Molina-Rueda, F. (2020). Treadmill training with partial body weight support in subjects with incomplete spinal cord injury: A systematic review. *Revista de neurologia, 71*(3), 85–92.

Forrest, J.L. & Miller, S.A. (2001). Integrating evidence-based decision making into allied health curricula. *Journal of Allied Health, 30*(4), 215–222.

Forsyth, K., Summerfield-Mann, L. & Kielhofner, G. (2005). Scholarship of practice: making occupation-focused, theory-driven, evidence-based practice a reality. *British Journal of Occupational Therapy, 68*, 260–268. https://doi.org/10.1177/030802260506800604

Fortney, J.C., Pyne, J.M. & Burgess, J.M., Jr. (2014). Population-level cost-effectiveness of implementing evidence-based practices into routine care. *BMC Health Services Research, 49*(6), 1832–1851.

Giel, B., Keller, B., Wahl, M. & Steiner, J. (2018). Qualität als Orientierung für therapeutische Entscheidungen. In J. Steiner (Hrsg.), *Ressourcenori-*

entierte Logopädie. Perspektiven für ein starkes Netzwerk in der Therapie (S. 35–54). Hogrefe.

Groetzbach, H. (2017). *Intensität in der Sprachtherapie.* Schulz-Kirchner.

Guyatt, G.H., Oxman, A.D., Sultan, S., Glasziou, P., Akl, E.A., Alonso-Coello, P., Atkins, D., Kunz, R., Brozek, J., Montori, V., Jaeschke, R., Rind, D., Dahm, P., Meerpohl, J., Vist, G., Berliner, E., Norris, S., Falck-Ytter, Y., Murad, M.H. & Schünemann, H.J. (2011). Grade guidelines: 9. rating up the quality of evidence. *Journal of Clinical Epidemiology, 64*(12), 1311–1316.

Haid, A., Schräpler, U. & Steiner, J. (2021). Vom Fachwissen zur Fallkompetenz in der Logopädie. Zur Bedeutung der Kasuistik in der therapeutischen Praxis. In U. Schräpler & J. Steiner (Hrsg.), *Systematische Fallarbeit in der Logopädie: Grundlagen und Beispiele* (S. 15–31). Kohlhammer. https://doi.org/10.17433/978-3-17-036902-3

Haid, A. & Steiner, J. (2022). Professionelles logopädisches Handeln: Ist nicht nur auf Evidenzstudien angewiesen. *Forum Logopädie, 36*(1), 6–11.

Hansen, H. (2014). Qualitative Studien zur Wirkung therapeutischer Interventionen – methodische Zugänge und Perspektiven am Beispiel Schlaganfallrehabilitation. *International Journal of Health Profession, 1*(1), 20–33. https://doi.org/10.2478/ijhp-2014-0005

Higgins, J.P., Thomas, J., Chandler, J., Cumpston, M., Li, T., Page, M.J. & Welch, V.A. (2021). *Cochrane handbook for systematic reviews of interventions.* John Wiley & Sons. https://training.cochrane.org/handbook

Howick, J., Glasziou, P. & Aronson, J.K. (2010). Evidence-based mechanistic reasoning. *Journal of the Royal Society of Medicine, 103*(11), 433–441. https://doi.org/10.1258/jrsm.2010.100146

Humphris, D., Littlejohns, P., Victor, C., O'Halloran, P. & Peacock, J. (2000). Implementing evidence-based practice: factors that influence the use of research evidence by occupational therapists. *British Journal of Occupational Therapy, 63*(11), 516–522. https://doi.org/10.1177/030802260006301102

Ioannidis, J.P.A. (2016). Evidence-based medicine has been hijacked: a report to David Sackett. *Journal of Clinical Epidemiology, 73*, 82–86. https://doi.org/10.1016/j.jclinepi.2016.02.012

Jette, K., Bacon, D.U., Batty, C., Carlson, M., Ferland, A., Hemingway, R.D., Hill, C.H., Ogilvie, L. & Volk, D. (2003). Evidence-based practice: beliefs, attitudes, knowledge, and behaviors of physical therapists. *Physical Therapy, 83*(9), 786–805. https://doi.org/10.1093/ptj/83.9.786

Kahneman, D. (2012). *Thinking, fast and slow.* Penguin.

Kearney, M.H. (2001). Levels and applications of qualitative research evidence. *Research in Nursing & Health, 24*(2), 145–153. https://doi.org/10.1002/nur.1017

Kempe, P.S. (2013). EBP- eine Anleitung zum Therapieerfolg? Kritische Auseinandersetzung anhand eines Fallbeispiels. *SAL-Bulletin, 148*, 5–16.

Kielhofner, G., Castle, L., Dbouloz, C.-J., Egan, M., Forsyth, K., Melton, J., Parkinson, S., Summerfield-Mann, L., Taylor, R.R. & Willis, S. (2006). Participatory research for the development and evaluation of occupational therapy: researcher-practitioner collaboration. In G. Kielhofner (Ed.), *Research in occupational therapy: methods of inquiry for enhancing practice* (pp. 643–655). F.A. Davis.

Kiene, H. (2001). *Komplementäre Methodenlehre der klinischen Forschung: Cognitionbased Medicine.* Springer.

Kirchner, Ä., Diermayr, G., Becker, M., Rösner, K., Kopkow, C. & Saal, S. (2020). Anpassung internationaler Leitlinien in der Physiotherapie – ein Methodenpapier der Deutschen Gesellschaft für Physiotherapiewissenschaft e.V. (DGPTW). *Physioscience, 16*, 132–137. https://doi.org/10.1055/a-1158-7313

Kressler, J., Nash, M.S., Burns, P.A. & Field-Fote, E.C. (2013). Metabolic responses to 4 different body weight-supported locomotor training approaches in persons with incomplete spinal cord injury. *Archives of Physical Medicine and Rehabilitation, 94*(8), 1436–1442. https://doi.org/10.1016/j.apmr.2013.02.018

Lelgemann, M., Lang, B., Kunz, R. & Antes, G. (2005). Was haben Ärzte und Patienten davon?. *Bundesgesundheitsblatt Gesundheitsforschung Gesundheitsschutz, 48*(2), 215–220. https://doi.org/10.1007/s00103-004-0982-5

Lincoln, Y.S. & Guba, E.G. (2007). *Naturalistic inquiry.* Sage. https://doi.org/10.1002/9781405165518.wbeosn006

Lockwood, C., Porritt, K., Munn, Z., Rittenmeyer, L., Salmond, S., Bjerrum, M., Loveday, H., Carrier, J. & Stannard, D. (2020). Systematic reviews of qualitative evidence. In E. Aromataris & Z. Munn (Eds.), *Jbi manual for evidence synthesis* (Chap. 2). Johanna Bricks Institute.

Lücking, C. (2022). *Wo ist die Evidenz? Auf der Suche nach Qualität in der Physiotherapie* (Fernstudienmaterial). Hochschule Fresenius online plus GmbH.

Lücking, C. & Wolf, T. (2024). *Evidenzbasierte Praxis* (Fernstudienmaterial). Hochschule Fresenius online plus GmbH.

Ma, D.-N., Zhang, X.-Q., Ying, J., Chen, Z.-J. & Li, L.-X. (2017). Efficacy and safety of 9 nonoperative regimens for the treatment of spinal cord injury: A network meta-analysis. *Medicine, 96*(47), e8679. https://doi.org/10.1097/MD.0000000000008679

Maher, C.G., Moseley, A.M., Sherrington, C., Elkins, M.R. & Herbert, R.D. (2008). A description of the trials, reviews, and practice guidelines indexed in the pedro database. *Physical Therapy, 88*(9), 1068–107. https://doi.org/10.2522/ptj.20080002

Mangold, S. (2013). *Evidenzbasiertes Arbeiten in der Physio- und Ergotherapie: Reflektiert – systematisch – wissenschaftlich fundiert*. Springer. https://doi.org/10.1007/978-3-642-40636-2

Mehrholz, J., Harvey, L.A., Thomas, S. & Elsner, B. (2017). Is body-weight-supported treadmill training or robotic-assisted gait training superior to overground gait training and other forms of physiotherapy in people with spinal cord injury? A systematic review. *Spinal Cord, 55*(8), 722–729. https://doi.org/10.1038/sc.2017.31

Morawietz, C. & Moffat, F. (2013). Effects of locomotor training after incomplete spinal cord injury: A systematic review. *Archives of Physical Medicine and Rehabilitation, 94*(11), 2297–2308 https://doi.org/10.1016/j.apmr.2013.06.023

Mulrow, C.D. (1987). The medical review article: state of the science. *Annals of Internal Medicine, 106*(3), 485–488. https://doi.org/10.7326/0003-4819-106-3-485

Munafo, M.R. & Smith, G.D. (2018). Repeating experiments is not enough. *Nature, 553*, 399–401.

Murad, M.H., Asi, N. & Alahdab, F. (2016). New evidence pyramid. *BMJ Evidence-Based Medicine, 21*(4), 125–127. https://doi.org/10.1136/ebmed-2016-110401

Nilsagård, Y. & Lohse, G. (2010). Evidence based physiotherapy: a survey of knowledge, behaviour, attitudes and prerequisites. *Advances in Physiotherapy, 12*, 179–186. https://doi.org/10.3109/14038196.2010.503812

Nordhausen, T. & Hirt, J. (2020). *RefHunter: Manual zur Literaturrecherche in Fachdatenbanken* (Version 5.0). Martin-Luther-Universität Halle-Wittenberg & OST. https://refhunter.eu/files/2020/11/Manual_Version_5.0.pdf

Page, J. (2007). Von der erfahrungsbasierten zur evidenzbasierten Praxis: Ein kompletter Kulturwandel? *Ergotherapie, 12*, 6–10.

Page, J., Raithel, J., Luomajoki, H., Schämann, A. & Kool, J. (2010). Evidence-based-practice: Einstellungen, Kompetenzen und Barrieren bei Ergo- und Physiotherapeuten. *Physioscience, 176*(4), 161–167. https://doi.org/10.1055/s-0029-1245823

Patathong, T., Klaewkasikum, K., Woratanarat, P., Rattanasiri, S., Anothaisintawee, T., Woratanarat, T. & Thakkinstian, A. (2023). The efficacy of gait rehabilitations for the treatment of incomplete spinal cord injury: A systematic review and network meta-analysis. *Journal of Orthopaedic Surgery and Research, 18*(1), 60. https://doi.org/10.1186/s13018-022-03459-w

Pfingsten, A. (2016). *Physiotherapie bei rheumatoider Arthritis* (Unveröffentlichte Dissertation, Martin-Luther-Universität Halle-Wittenberg). https://digital.bibliothek.uni-halle.de/ulbhalhs/urn/urn:nbn:de:gbv:3:4-16803

Piira, A., Lannem, A.M., Sørensen, M., Glott, T., Knutsen, R., Jørgensen, L., Gjesdal, K., Hjeltnes, N. & Knutsen, S.F. (2019). Robot-assisted locomotor training did not improve walking function in patients with chronic incomplete spinal cord injury: A randomized clinical trial. *Journal of Rehabilitation Medicine, 51*(5), 385–389. https://doi.org/10.2340/16501977-2547

Prasad, V. & Ioannidis, J.P. (2014). Evidence-based de-implementation for contradicted, unproven, and aspiring healthcare practices. *Implementation Science, 9*, 1. https://doi.org/10.1186/1748-5908-9-1

Przyborski, A. & Wohlrab-Sahr, M. (2014). Forschungsdesigns für die qualitative Sozialforschung. In N. Baur & J. Blasius (Hrsg.), *Handbuch Methoden der empirischen Sozialforschung* (S. 117–133). VS Verlag für Sozialwissenschaften. https://doi.org/10.1007/978-3-531-18939-0_6

Sackett, D.L., Scott Richardson, W., Rosenberg, W. & Haynes, R.B. (1999). *Evidenzbasierte Medizin – EBM Umsetzung und Vermittlung*. Zuckschwerdt.

Salbach, N.M., Jaglal, S.B., Korner-Bitensky, N., Rappolt, S. & Davis, D. (2007). Practitioner and organizational barriers to evidence-based practice of physical therapists for people with stroke. *Physical Therapy, 87*(10), 1284–303. https://doi.org/10.2522/ptj.20070040

Saragossi, J. (o.J.). *Research & Subject Guides: Evidence-Based Medicine: Levels of Evidence.*

https://guides.library.stonybrook.edu/evidence-based-medicine/levels_of_evidence

Scherfer, E. & Bossmann, T. (2011). *Forschung verstehen. Ein Grundkurs in evidenzbasierter Praxis.* Pflaum.

Schmucker, C., Motschall, E., Antes, G. & Meerpohl, J.J. (2013). Methoden des Evidence Mappings: Eine systematische Übersichtsarbeit. *Bundesgesundheitsblatt, 56,* 1390–1397. https://doi.org/10.1007/s00103-013-1818-y

Schreiber, J. & Stern, P. (2005). A review of the literature on evidence-based practice in physical therapy. *The Internet Journal of Allied Health Sciences and Practice (IJAHSP), 3*(4), 161–167.

Schreier, M. (2010). Fallauswahl. In G. Mey & K. Mruck (Hrsg.), *Handbuch qualitative Forschung in der Psychologie* (S. 238–251). VS Verlag für Sozialwissenschaften. https://doi.org/10.1007/978-3-531-92052-8_16

Seale, J. & Barnard, S. (1998). *Therapy research – processes and practicalities.* Butterworth Heinemann.

Sirriyeh, R., Lawton, R., Gardner, P. & Armitage, G. (2012). Reviewing studies with diverse designs. The development and evaluation of a new tool. *Journal of Evaluation in Clinical Practice, 18*(4), 746–752 https://doi.org/10.1111/j.1365-2753.2011.01662.x

Sox, H.C., Helfand, M., Grimshaw, J., Dickersin, K., Tovey, D., Knottnerus, J.A. & Tugwell, P. (2010). Comparative effectiveness research: challenges for medical journals. *Journal of Clinical Epidemiology, 63*(8), 862–864. https://doi.org/10.1016/j.jclinepi.2010.03.001

Spencer, L., Ritchie, J., Lewis, J. & Dillon, L. (2003). *Quality in qualitive evaluation: a framework for assessing research evidence: Research Report.* UK Government Social Research Profession & Cabinet Office. https://core.ac.uk/download/pdf/74376246.pdf

Thieme, H. (2010). Wissenschaft als Partner in der Praxis. *Physiopraxis, 8*(1), 30–33. https://doi.org/10.1055/s-0029-1246313

Tomlin, G.S. & Dougherty, D. (2014). Decision-making and sources of evidence in occupational therapy and other health professions. Evidence-informed practice. *International Journal of Health Professions, 1*(1),13–19. https://doi.org/10.2478/ijhp-2014-0001

TUMAINI-Institut für Präventionsmanagement. (2022). *Wissenschaftliche Studien: Evidenzgrade und deren Anwendung.* https://ehealthwerk.de/studien/

Whyte, J. & Hart, T. (2003). It's more than a black box, it's a russian doll: defining rehabilitation treatments. *American Journal of Physical Medicine & Rehabilitation, 82*(8), 639–652. https://doi.org/10.1097/01.PHM.0000078200.61840.2D

Wirtz, M. (2019). Rubin-Vase. In M.A. Wirtz (Hrsg.). *Dorsch Lexikon der Psychologie.* Hogrefe. https://dorsch.hogrefe.com/stichwort/rubin-vase

Yang, F.-A., Chen, S.-C., Chiu, J.-F., Shih, Y.-C., Liou, T.-H., Escorpizo, R. & Chen, H.-C. (2022). Body weight-supported gait training for patients with spinal cord injury: A network meta-analysis of randomised controlled trials. *Scientific Reports, 12*(1), 19262. https://doi.org/10.1038/s41598-022-23873-8

Yao, C., Li, Z., Zhang, S., Wu, Z., Zhu, Q. & Fang, L. (2020). Effects of Wuqinxi in the Patients with Chronic Low Back Pain: A Randomized Controlled Trial. *Evidence Based Complementary Alternative Medicine, 2020,* 1428246. https://doi.org/10.1155/2020/1428246

Young, D.L., Wallmann, H.W., Poole, I. & Threlkeld, A.J. (2009). Body weight supported treadmill training at very low treatment frequency for a young adult with incomplete cervical spinal cord injury. *NeuroRehabilitation, 25*(4), 261–270. https://doi.org/10.3233/NRE-2009-0524

4
Ethik in der Ergotherapie, Physiotherapie, Logopädie: Praxisbezüge

Petra Kühnast

Lernziele

- Sie lernen verschiedene Definitionen des Begriffs „Ethik" und differenzieren unterschiedlicher Formen der Ethik.
- Sie übertragen ethische Prinzipien auf Fallbeispiele und erschließen ihre Bedeutung bei eigenen Praxisbeispielen.
- Sie denken kritisch über therapeutisches Handeln nach und stellen alternative Handlungsmöglichkeiten sowie ihre Begründungen heraus.
- Sie wenden Analyseinstrumente und Modelle zur Reflexion und ethischen Entscheidungsfindung sicher an.
- Sie reflektieren ethisch und begründen eigenes Praxis- und Wissenschaftshandeln.

Zusammenfassung

Dem Bereich Ethik wird in den Gesundheitsfachberufen eine bedeutende Rolle zugeschrieben. Absolvent*innen und Praktiker*innen der Therapieberufe sind gefordert, nicht nur fachspezifische, sondern auch normative Handlungskompetenzen zu erwerben. Der Beitrag hält Fachwissen und praktische Übungen bereit, die den normativen Kompetenzerwerb in den Therapieberufen unterstützen und begleiten. Anhand kurzer Theorieeinführungen werden relevante berufliche und wissenschaftspraktische Aspekte der Ethik in den Therapieberufen erklärt. Ihnen folgen jeweils charakteristische Fallbeispiele aus der Berufspraxis und aus der Wissenschaftspraxis. Sie regen zur Diskussion und Reflexion an und tragen durch weiterführende Fragen zum normativen Kompetenzerwerb bei.

In den Gesundheitsfachberufen wird dem Bereich Ethik eine bedeutende Rolle zuerkannt. Sichtbar wird dies an der zunehmenden Zahl von Ethikkommissionen, die an Hochschulen und in Institutionen wie Verbänden der Therapieberufe etabliert werden. Auch in den Ausbildungs- und Studiengängen der Berufsgruppen Ergotherapie und Physiotherapie sowie Logopädie wird sich mit dem Thema Ethik in beruflichen und wissenschaftlichen Kontexten zunehmend auseinandergesetzt. Aus den Entwicklungen folgt, dass verstärkt Publikationen veröffentlicht werden. Neben akademischen Qualifizierungsarbeiten erscheinen Fachartikel, Kodizes, Bücher und Podcasts, die sich mit Ethik in der jeweiligen Disziplin auseinandersetzen. Auch dieser Buchbeitrag befasst sich mit Ethik – im Speziellen **Ethik in den Gesundheitsfachberufen** der Ergotherapie und Physiotherapie sowie der Logopädie. Mit dem Beitrag wird das Ziel verfolgt, die zentrale Rolle ethischer Auseinandersetzungen in der beruflichen und wissenschaftlichen Praxis der Gesundheitsfachberufe zu verdeutlichen. Gezeigt werden soll, dass eine qualitativ hochwertige Patient*innenversorgung nicht nur auf funktioneller Ebene zu erzielen ist. Im gleichen Maß sind Auseinandersetzungen mit ethischen Anliegen erforderlich. Ethische Aspekte müssen im professionellen Therapieprozess reflektiert und als unverzichtbare therapeutische Intervention verstanden und berücksichtigt werden. Therapeut*innen sollen ihr therapeutisches Handeln fachlich begründen und ethisch rechtfertigen können. Therapeut*innen verfügen bereits über moralische Einstellungen – der Beitrag soll für ethische Themen in den Therapieberufen sensibilisieren und dabei unterstützen, im ethisch konkreten Fall Handlungen nachzuvollziehen und begründen zu können. Der Buchbeitrag möchte ermutigen, sich mit ethischen Fragen und Konflikten auseinanderzusetzen. Eigene Fragen zu stellen und wertebasierte Aussagen zu treffen ist ausdrücklich erwünscht. Der Text und die Interpretationen der Fallbeispiele erheben nicht den Anspruch auf Vollständigkeit und vermitteln keine Standardmeinung, denn diese gibt es in der Auseinandersetzung mit ethischen Fragestellungen nicht. Er dient als praxisbezogener Zugang und basiert auf bestehendem Ethikwissen aus den Bereichen der Medizin, Pflege und Therapie sowie der Philosophie.

Eine einheitliche Definition zu der Frage **Was ist Ethik?** gibt es im wissenschaftlichen Raum nicht. Eindeutig ist, Ethik ist ein Zweig der Philosophie, der Mutter aller Wissenschaften. Der Begriff Ethik (griechisch: *ethos*) bedeutet, bezogen auf kollektive Gepflogenheiten, die in einem Gemeinwesen herrschende Sitte, Gewohnheit oder Brauch. Bezogen auf individuelle Handlungen und Einstellungen bedeutet Ethik Charakter, Denkweise oder Sinnesart. Nahezu Gleiches gilt für den Begriff Moral (lateinisch: *mores*). Bezogen auf Individuen bedeutet Moral Charakter, Gesinnung oder Wesen. Die Begriffe Ethik und Moral werden im alltäglichen Sprachgebrauch oft synonym verwendet. In der Philosophie hingegen unterscheiden Autor*innen der Philosophie diese Begriffe (Ach et al., 2016).

Unter dem Begriff **Moral** summieren Autor*innen der Philosophie grundlegende Normen, Werte, Prinzipien, die in einer bestimmten Gemeinschaft verbreitet sind bzw. Haltungen und Dispositionen, die sich aus Handlungen und Einstellungen von Individuen schließen lassen (Schmidt, 1991). Moral beschäftigt sich mit menschlichem Handeln gegenüber anderen Menschen aber auch Tieren und der Natur (Fuchs, 2010). Beispielsweise unterliegt dem menschlichen Handeln „Quälen von Menschen oder Tieren“ ein moralisches Werteurteil, welches laut Grundgesetz (GG) § 1 Abs. 1 und Art. 20a eine klare unmissverständliche Aussage erfordert: „Du sollst keine Menschen oder Tiere quälen!“ Begründung: „Sie empfinden Schmerzen und erfahren Leid.“ Der moralische Blick richtet sich außerdem auf Pflichten, die Menschen gegenüber anderen und gegenüber sich selbst haben. Ein weiterer Gegenstand von Autor*innen der Philosophie ist die moralische Perspektive, was der Mensch denkt und fühlt.

Wertegebundene Begriffe sind bspw. Freiheit, Gerechtigkeit, Gleichheit, Toleranz, Solidarität, Demokratie, Nachhaltigkeit, Verantwortung, Würde, Frieden, Familie, Menschenrechte, Unabhängigkeit, Selbstbestimmung, Liebe, Mitgefühl, Unversehrtheit, etc. Sie können je nach individueller Perspektive und kulturellem Hintergrund unterschiedlich interpretiert werden.

Reflexion

Wie interpretieren Sie die genannten wertegebundenen Begriffe? Welche wertegebundenen Begriffe sind für Sie von zentraler Bedeutung?

Der **Begriff Ethik** leitet sich aus dem griechischen *ethos* „gewöhnlicher Wohnort, Gewohnheit, Brauch“ ab (Ach et al, 2016; Andersen, 2000). Autor*innen der Philosophie verstehen heute unter Ethik die Beschäftigung mit den Phänomenen der Moral und mit dem menschlichen Handeln auf einer theoretisch und methodisch reflektierten Ebene. Als wissenschaftliche Disziplin besteht Ethik aus Sätzen der

Moral, die zur Beurteilung von Handlungen dienen (Friesen & Berr, 2004). Das heißt, beurteilt wird, wie etwas gemacht und nicht, was gemacht wird. Unterschieden werden deskriptive Ethik, normative Ethik und Metaethik.

Deskriptive Ethik: Autor*innen der deskriptiven Ethik gehen beschreibend vor. Sie urteilen nicht über bestimmte Handlungen, sondern registrieren diese lediglich. Wertfrei verdeutlichen sie Moralvorstellungen von Gesellschaften, Gruppen und Individuen (Ach et al., 2016).

Beispiele deskriptiver Ethik

In Deutschland einigten sich Staatsvertreter*innen während der Corona-Pandemie darauf, die Maskenpflicht einzuführen und durchzusetzen. Ziel der gesetzlichen Einschränkung war, das Risiko einer Ansteckung mit dem Virus zu reduzieren und die Verbreitung einzudämmen.

Komplexer werdende Anforderungen in der Gesundheitsversorgung erfordern in den Gesundheitsfachberufen primärqualifizierende Studiengänge in der Physio- und Ergotherapie sowie Logopädie, so der Hochschulverbund Gesundheitsfachberufe e.V. (HVG) und der Verbund für Ausbildung und Studium in den Therapieberufen (VAST) (Hochschulverbund Gesundheitsfachberufe e.V (HVG) & Verbund für Ausbildung und Studium in den Therapieberufen (VAST), 2018).

Normative Ethik: Über die beschreibende Ethik hinaus gehen Autor*innen, wenn sie normativ vorgehen. In der normativen Ethik beziehen sie Stellung zu wertebasierten Aussagen, die sich aus Themen oder Themenkomplexen ergeben und versuchen, gegebene Moralvorstellungen zu begründen oder zu widerlegen (Ach et al., 2016).

Beispiel normativer Ethik

Das Allgemeine Gleichbehandlungsgesetz (AGG) schützt Menschen mit einer Behinderung, die auf Grund ihrer Behinderung, ob körperlich oder psychisch, nicht in der Lage sind, eine Schutzmaske zu tragen. Sie haben dies durch ein ärztliches Attest zu belegen. In Fällen, in denen Personen aufgrund ihrer persönlichen Überzeugung das Tragen einer Schutzmaske ablehnen, besteht gemäß dem AGG kein Schutz vor Diskriminierung, da sie die Maskenpflicht grundsätzlich als eine unangemessene Belastung betrachten (Antidiskriminierungsstelle des Bundes, 2021).

„Zunehmende Herausforderungen können für eine zukunftsfähige Versorgung der Patientinnen und Patienten nur bedeuten, dass ein verantwortungsbewusstes Gesundheitssystem auch den Ausbildungsgrad der Berufsgruppen anpasst. Daher begrüßt das Bündnis [HVG, Anm.d.A.] die Empfehlung zu einer künftigen vollakademischen Ausbildung in der Logopädie. Eine ‚Teilakademisierung', also die gesetzliche Festschreibung des Nebeneinanders von hochschulischen und berufsfachschulischen Abschlüssen in der Ergotherapie und der Physiotherapie, spaltet ganze Berufsgruppen und ist aus Sicht des Bündnisses mittelfristig schädlich für eine flächendeckend hochwertige Versorgung. Die betroffenen Akteure sind bereit, an der Weiterentwicklung ihrer Berufe aktiv mitzuwirken." (Hochschulverbund Gesundheitsfachberufe (HVG) e.V., 2020).

Metaethik: Metaethik wiederum ist die theoretische Beschäftigung mit moralischen Wörtern, Urteilen und Aussagen. In der Metaethik werden deren Bedeutungen diskutiert (Schmidt, 1991).

Was bedeuten die Wörter gut und schlecht; richtig und falsch; können, sollen und wollen, etc.?

Ebenso setzen sich Autor*innen der Metaethik mit moralischen Urteilen auseinander und fragen bspw.:

Was bedeutet die Akademisierung der Therapieberufe heute und in der Zukunft für Berufsangehörige, für Auszubildende und

Studierende, für Partizipierende der Gesundheitsversorgung und für die interprofessionelle Zusammenarbeit mit anderen Gesundheitsberufen?

Letztlich finden Autor*innen Begründungen für normative Aussagen, bspw.:

Wie soll in den Therapieberufen der Begriff Partizipation verstanden werden? Was ist professionelles Handeln aus der ethischen Perspektive?

4.1 Ethik in den Therapieberufen

Grundsätzlich wird menschliches Handeln in der Kindheit und als junge Heranwachsende in der Schule geprägt. Hervorgebracht und beeinflusst werden sie vor allem in der täglichen Auseinandersetzung mit uns selbst und mit anderen. In diesen Auseinandersetzungen finden wir Antworten auf Fragen, welche Umgangsform wir pflegen, wie unsere Haltung gegenüber anderen ist bzw. nach welchen moralischen Wertvorstellungen wir handeln. Im elterlichen und schulischen Kontext sozialisieren wir uns in bestehende Alltagsmoral hinein. Im Kontext einer Ausbildung, eines Studiums und im Berufsleben erwarten uns berufsspezifische Erfahrungen und u.U. ungewohnte Situationen, die von unseren alltäglichen Erfahrungen abweichen. Das bedeutet, dass Auszubildende der Therapieberufe so sozialisiert werden müssen, dass sie in ihrem beruflichen Rahmen ggf. neue Beurteilungen und neues Handeln erlernen, um bei ethischen Anforderungen professionell handlungsfähig zu sein. Für Lernende der Therapieberufe heißt das, dass sie umfassende berufliche Handlungskompetenzen erlangen müssen, die normative Kompetenzen einschließen. Normative Kompetenzen hat Becker (2019) für die Physiotherapie formuliert. Aus beruflichen Rollen und Aufgaben zukünftiger Physiotherapeut*innen arbeitete sie 64 relevante Schlüsselkompetenzen heraus. Vier davon enthalten Werteorientierung, die Fähigkeit, ethisch zu handeln:

> Die/der Physiotherapeut*in verfügt über persönliche sowie berufliche ethisch-moralische Prinzipien (Grundhaltungen, Werte, Normen etc.) und lebt diese, besitzt einen hohen Anspruch an sich selbst sowie an seine therapeutische Arbeit und lebt dies (z.B. Verpflichtung, Integrität, Altruismus, Respekt), achtet auf sich selbst, handelt verantwortungs-, pflichtbewusst, ehrlich, zuverlässig, konsequent, zeigt Anteilnahme gegenüber anderen, strömt Zuversicht aus, ist unvoreingenommen bzgl. anderer Hintergründe (z.B. sozial, ethisch, religiös) von Patienten, Kollegen, Organisationen etc. (Becker, 2019, S. 171)

Anders als im Alltag kommen in der beruflichen Praxis der Ergotherapie, Physiotherapie und Logopädie Therapeut*innen anderen und fremden Menschen sehr nahe. Aus der Perspektive der Pflege wird von einer „moralisch ungewöhnlichen Situation: Nahbeziehung ohne den Vorlauf des gemeinsamen Lebens, wobei eine der Personen von Krankheit betroffen ist“ gesprochen (Heubel, 2005). Diese Perspektive entsteht, wenn auch weniger intim, im therapeutischen Prozess. Die therapeutische Nähe entsteht bei körperlicher Nähe in Verbindung mit Berührungen sowie auf emotionaler und kommunikativer Ebene beim Eintritt in die Lebenswelt der Patient*innen. Therapeutische Nahbeziehungen können mitunter (ver-)störend, mitunter unschön aber immer auch gestaltbar sein. Bedeutsam ist der Umgang auf genannten Ebenen. Deshalb stellt der Anspruch nach professionellem Handeln an die Therapeut*innen klare Anforderungen: wer in einem Therapieberuf arbeitet, muss bereit sein, sich therapeutischen Nahbeziehungen zu stellen. Sie/er muss im beruflichen Kontext bestehende Vorstellungen über Interaktion und Kommunikation seiner Alltagsmoral prüfen, ggf. revidieren, anpassen und erweitern oder möglicherweise vervollständigen.

4.1.1 Ethik in der therapeutischen Berufspraxis

Mitarbeitende der Therapieberufe haben grundsätzlich eine hohe moralische Verantwortung in der Gesundheitsversorgung. Sie arbeiten mit Menschen, die mit besonderen therapeutischen Bedürfnissen zu ihnen kommen. Ihre moralische Verantwortung muss konkret benannt werden, um sie in der täglichen Praxis zu prüfen und kritisch zu reflektieren. Eine Auseinandersetzung mit Ethik und Moralvorstellungen in der therapeutischen Praxis und Forschung erfolgt in Therapieberufen bisher kaum oder nur unzureichend. Ethische Themen haben jedoch im therapeutischen Prozess und in der Forschung herausragende Bedeutung. Die Perspektive richtet sich nicht nur auf das Handeln gegenüber Patient*innen. Stellen Sie sich vor, Sie lassen ethische Prinzipien wie Autonomie und Selbstbestimmung im therapeutischen Prozess einfach weg. Im Mittelpunkt der Therapie stünden nicht Patient*innen, sondern Therapeut*innen. Damit würden Sie therapeutisch relevante Interventionsmöglichkeiten negieren und deutlich die Chancen reduzieren, den Behandlungserfolg für die Patient*innen zu sichern (mehr dazu in Abschnitt 4.1.2). Die ethische Perspektive in der therapeutischen Berufspraxis richtet sich zudem auf Angehörige, auf Teammitglieder, auf andere Berufsgruppen und letztlich auf Therapeut*innen selbst. Fragen, wie:

- Inwieweit werden Angehörige in den therapeutischen Prozess eingebunden?
- Wie lässt sich im Team Kollegialität und Solidarität leben und nachhaltig gestalten?
- Wie lassen knappe Ressourcen der Therapeut*innen interdisziplinäre Zusammenarbeit zu?
- Welche strukturellen Maßnahmen unterstützen und motivieren Therapeut*innen im Gesundheitswesen zu arbeiten?
- Wie gehen Therapeut*innen mit beruflichen Konflikten um?

Diese Fragen sind normativ und bedürfen gehaltvoller und begründeter Antworten für eine nachhaltige, qualitativ hochwertige Gesundheitsversorgung durch die Therapieberufe.

Beispiel für eine ethische Herausforderung in der therapeutischen Berufspraxis

Sie werden als Ergotherapeut*in in eine Einrichtung mit Menschen mit Behinderung gerufen. Hier sollen Sie für eine Gruppe von dort lebenden Erwachsenen mit verschiedenen Behinderungen ein Beschäftigungsangebot entwerfen und regelmäßig vor Ort anbieten. Sie bereiten sich intensiv auf die Arbeit mit den Menschen vor, indem Sie die Bewohner*innen und die Mitarbeiter*innen über ihre Vorstellungen nach einer angemessenen Beschäftigung befragen, was ihnen Freude bereitet bzw. welche Therapieziele erreicht werden sollen. Sie führen Ihre Ergotherapie mit der Gruppe wie besprochen und geplant durch. Ein junger Mann reagiert nach der Gruppentherapie jedoch sehr aufgeregt. Er ist sehr laut und rennt in den Räumen herum, was sonst nicht seine Art ist und weder die anderen Bewohner*innen noch die Mitarbeiter*innen von ihm kennen.

4.1.2 Ethik in der therapeutischen Wissenschaftspraxis

Nahezu jeder bestehende Wissenschaftsbereich kann aus der Philosophie fundamentale Inhalte und Erkenntnisse schöpfen. In den Therapieberufen der Ergotherapie und Physiotherapie sowie Logopädie ist die Philosophie bereits als Bezugswissenschaft etabliert (Borgetto, 2012; Götsch, 2020; Willimczik et al., 2009). Aus ihr werden wissenschaftstheoretische Erkenntnisse gewonnen, welche die wissenschaftlichen Standards auf der Suche nach eigenen fachspezifischen Erkenntnissen schaffen. Wissenschaftler*innen nutzen wissenschaftsphilosophisches Wissen, um systematisch und nachvollziehbar Erkenntnisse zu eigenen Forschungsanliegen zu gewinnen und den fachspezifischen Wissensvorrat an wissenschaftlichen Aussagen zu vergrößern. Im Fokus disziplinbezogener Therapieforschung stehen derzeit Evidenz und Wirksamkeit therapeutischer Interventionen bei verschiedenen Individuen. In der wissenschaftlichen Forschung sind ethische Überlegungen und Vorkehrungen Voraussetzung für die Durchführung von Forschungsprojekten.

Als Forschungsethik wird der wissenschaftliche Prozess bezeichnet, wenn wertebezogene Phänomene von den Forschenden reflektiert werden. Kern der Forschungsethik ist der Schutz der Teilnehmenden der Forschung vor Risiken und Schäden und vor Ausbeutung und Missbrauch. Prinzipiell gilt: Menschen sind verletzlich, vulnerabel. Menschen, die auf Grund von Erkrankungen medizinische, pflegerische oder therapeutische Interventionen erhalten sind besonders vulnerabel. Forschende haben die Aufgabe, Risiken in Forschungsvorhaben auf ein Minimum zu reduzieren bzw. auszuschalten, welche die Vulnerabilität durch ein Forschungsvorhaben vergrößern (mehr dazu im Abschnitt 4.3).

Beispiel für eine ethische Herausforderung in der therapeutischen Wissenschaftspraxis:

Sie arbeiten in einem Wissenschaftsteam, welches aktuell an einer Studie zur Non-Compliance (mangelnde Kooperationsbereitschaft aus Sicht der Therapieberufe) von schwer chronisch erkrankten Patient*innen arbeitet. Die Forschungsleitung legt Ihnen einen Leitfaden zum Interview vor und überträgt Ihnen die Aufgabe die Interviews mit chronisch Erkrankten durchzuführen. Leider versäumt sie, mit Ihnen ein Vulnerabilitätsprofil zu erstellen, welches erfasst, wie und in welchen Forschungsmomenten die Interviewpartner*innen anfällig für die Folgen der Befragung sind. Unklar ist Ihnen damit, nach welchen Kriterien Sie Patient*innen für die Interviews rekrutieren sollen und welche Vorkehrungen getroffen werden müssen, um den Schutz der Interviewten sicherzustellen. Sie fragen sich, welche Handlungskapazitäten im Fall eines kritischen Ereignisses zur Verfügung stünden, wenn Fragen übermäßig Stress auslösen, für die keine Bewältigungs- und Anpassungsstrategien zur Verfügung stehen.

4.1.3 Berufsethos als Ausdruck professionellen Handelns

Die Zusammenfassung von ethischen Normen und moralischen Grundsätzen beruflichen Handelns lassen sich unter dem Titel **Berufsethos** zusammenfassen. Ein Berufsethos ist Ausdruck der Wertehaltung einer Berufsgruppe. Es bezieht Verhaltens- und Wertvorstellungen auf berufliches Handeln und enthält eine Sammlung von Prinzipien, Regeln und Standards, die das Verhalten der Berufsangehörigen leiten sollen. Ein Berufsethos ist als direkte Handlungsaufforderung oder auch implizite Regelbefolgung zu verstehen. Grundsätzlich dient das Berufsethos als **normative Orientierung** für Berufsangehörige. Formuliert in einem Leitfaden für Angehörige von Therapieberufen weist es ethisches Verhalten und berufliche Verantwortungen aus, welche von den Berufsangehörigen der Berufsgruppe erwartet werden. Ein Berufsethos, welches öffentlich sichtbar und zugänglich ist, zeigt, dass es der Berufsgruppe um den *Schutz* der Interessen und das *Wohl* der Empfänger*innen der Dienstleistung geht. Das Berufsethos soll verdeutlichen, dass Berufsangehörige in ihrem Aufgabenbereich verantwortungsbewusst handeln, dass sie bereit sind, die beste Qualität ihrer Dienstleistungen anzubieten und ihnen die Sicherheit und das Wohlergehen der Menschen, mit denen sie interagieren, gewährleisten wollen. Ein Berufsethos trägt außerdem zur Vertrauensbildung gegenüber Patient*innen, Kund*innen, Kolleg*innen, interdisziplinären Partner*innen und in der Gesellschaft insgesamt bei. Es zeigt, dass die Berufsangehörigen bereit sind, ethische Standards einzuhalten und sich für die Einhaltung moralischer Grundsätze einzusetzen. Zugleich kann ein Berufsethos dazu beitragen, hohe Standards im Beruf zu entwickeln und aufrechtzuerhalten. Es fördert professionelles Handeln, indem es Erwartungen für Berufsangehörige definiert und ein Bewusstsein für ethische Aspekte ihrer Arbeit schafft. Letztlich bietet ein Berufsethos einen Rahmen für die Bewältigung von ethischen Konflikten und Dilemmata, mit denen Berufsangehörige und Patient*innen konfrontiert sein können. Ein Berufsethos hilft dabei, Berufsangehörige und Patient*innen bei ethischen Anliegen in ihrer Entscheidungsfindung zu unterstützen und den bestmöglichen Weg zu finden, der mit den ethischen Grundsätzen des Berufs vereinbar ist.

Berufsangehörigen der Ergotherapie, der Physiotherapie und der Logopädie ist es bisher nicht möglich, auf etablierte, berufsbezogene Normen, die in einem (oder jeweils eigenen) Berufsethos zusammengefasst sind, zurückzugreifen. Die Entwicklung eines jeweils eigenen Berufsethos, welches für alle Berufsmitglieder bindend ist, muss im Zuge der Professionalisierung erfolgen. Die Disziplinen Ergotherapie, Physiotherapie und Logopädie stehen jedoch erst am Beginn eines Professionalisierungsprozesses (Pundt & Kälble, 2015; Richter, 2016). Die Autor*innen legen in einer Reihe von Aufsätzen dar, welche Qualifikations- und Kompetenzentwicklungen in den verschiedenen Gesundheitsberufen entwickelt werden müssen (Bollinger & Gerlach, 2015; Borgetto, 2015; Dreier et al., 2015; Evans & Bräutigam, 2015; Igl, 2015; Stößel & Körner, 2015). Hierzu gehören auch Beschreibungen, professioneller, einschließlich normativer Kompetenzen (Becker, 2019; Höppner et al., 2021; Lehmann et al., 2015). In den Mittelpunkt professionellen Handelns muss die unmittelbare Arbeit mit dem Subjekt stehen. Oevermann (2002) spricht von individuellem **Fallverstehen**. Professionell ist jemand, wenn sie/er ein Arbeitsbündnis mit Klient*innen schafft, in dem strukturiertes Wissenschaftswissen auf den individuellen Einzelfall angewandt wird.

> „Professionalität meint damit die Kompetenz, die *fallbezogene Brücke zu schlagen* zwischen dem jeweils zur Verfügung stehenden disziplinären Wissen und den je besonderen lebensgeschichtlich geprägten Selbstentwürfen von Klienten." (Bollinger & Gerlach, 2008, S. 151).

In Bezug auf ein berufsethisches Handeln in den Therapieberufen heißt das, dass professionelle Anforderungen im Handlungsfeld der Ergotherapie und Physiotherapie und der Logopädie theoriegeleitet erfasst oder aus der Praxis abgeleitet werden müssen, um systematisch ausgebildet zu werden.

Theoriegeleitete Merkmale professionellen Handelns aus einer ethisch moralischen Perspektive erarbeitete Ringel (2021) in seiner Dissertation für die Physiotherapie. Im Ergebnis seiner Arbeit stellt Ringel auf Basis der Strukturtheorie Merkmale eines Idealtyps professionellen Handelns heraus. Zu den Merkmalen professionellen Handelns aus einer ethisch moralischen Perspektive in der Physiotherapie gehören die Beziehung zwischen Therapeut*in und Patient*in, die in einem Arbeitsbündnis den therapeutischen Prozess gestalten. Die spezifischen Ziele der/des Patient*in werden in diesem kooperativ erarbeitet. Die Praxis der/des Therapeut*in erfolgt wissenschaftlich reflektiert (evidence based practice). Im therapeutischen Prozess ist die Verantwortung die/der Patient*in durch die/den Therapeut*in zu verstärken (empowerment), Ziel muss es sein, dass sie/er durch die Rückgewinnung ihrer/seiner Bewegungsfähigkeit am Leben teilhaben kann.

Auch Scheel (2013) widmet sich in ihrer Dissertation ethisch-moralischen Aspekten der Physiotherapie. Sie richtet ihre wissenschaftliche Perspektive auf das Menschenbild bestehender Modelle und Praxiskonzepte der Physiotherapie[1]. Auf Basis einer hermeneutischen Forschungsmethodik entwickelt sie aus den Menschenbildern ein kollektives Menschenbild der Physiotherapie. Neben dem „Homo Movens“ erarbeitet Scheel eine ko-existenzielle Ethik der Physiotherapie. Sie enthält die Prinzipien Freiheit, Verantwortung, Mündigkeit und Mäßigung. Scheel (2013) überführt diese ethischen Prinzipien in einen praktischen „Ethikkodex“ und stellt den Berufsangehörigen konkrete Formulierungen mit normativem Charakter zur Diskussion.

In der Ergotherapie widmet sich Hack (2004) dem Verhältnis von Ergotherapie und Ethik. Die Autorin fasst in ihrem Werk deutschsprachige Texte über Ethik in der Ergotherapie zusammen und reflektiert ethische Normen und moralische Grundsätze auf bestehende Rahmenbedingungen für Ausbildung und Berufsausführungen sowie dem wissenschaftlichen Arbeiten. Hacks berufsethischer Kodex umfasst die Satzung und Ethik des Deutscher Verband der Ergotherapie (DVE) von 1994. In der Weiterentwicklung gab der DVE (2020) eine Handlungshilfe zur ethischen Situationseinschätzung im beruflichen Alltag heraus.

Ethisches Handeln in der Berufs- und Wissenschaftspraxis

Gegenstand folgender Ausführungen sind konkrete Einzelfälle oder typische Fälle verschiedener Praxisbereiche, die auf moralische Grundsätze und Prinzipien der allgemeinen Ethik sowie auf empirische Kenntnisse der praktischen Philosophie bezogen werden. Sie bieten im Rahmen der kurzen Fallbeschreibung ethisches Handeln in der Praxis an und begründen dies. Die Fälle sind jedoch diskussionsoffen für weitere ethische Grundsätze. Zu den moralischen Grundsätzen und obersten Prinzipien gehören Menschenrechte und Menschenwürde. Die Menschenrechte sagen aus, worauf ein Mensch als Mensch ein Anrecht hat. Die Menschenwürde verbietet Handlungen, die den Menschen körperlich, seelisch und/oder geistig versehren. Die Substanz der Menschenrechte ist im Grundgesetz (GG, Bundesamt der Justiz, o. J.) durch Grundrechte ausgeführt. Zu den Menschenrechten im GG zählen das Recht auf freie Entfaltung der Persönlichkeit (GG, Art. 2), das Recht auf Leben und körperliche Unversehrtheit (GG, Art. 2), das Recht auf gleichberechtigte Behandlung (GG, Art. 3), das Recht auf freie Meinungsäußerung (GG, Art. 5) sowie das Recht auf Unverletzlichkeit der Wohnung (GG, Art. 13).

Die praktischen Fallbeispiele stellen wertebasierte Herausforderungen dar. Ziel ist es, die Fälle auf Basis moralischer Grundsätze und ethischer Prinzipien zu reflektieren, zu begründen bzw. zu widerlegen. Die Auseinandersetzung mit den praktischen Fallbeispielen soll wertebasierte Aussagen generieren, die über den Einzelfall hinausgehen und Begründungen für grundsätzliches professionell-therapeutisches Handeln liefern. Die Fallbeispiele bieten außerdem Hilfestellungen zur eigenen Urteilsfindung und regen zum Nachdenken und zur Diskussion darüber an. Die aufgeführten Fallbeispiele wurden von Studierenden der Ergo-, Physio- und Sporttherapie in Seminaren zur Berufs- und Forschungsethik generiert. Die Analysen der Fallbeispiele schließen eigene Perspektiven von Menschen mit Behinderung, mit Fluchterfahrung, mit Rassismuserfahrung und/oder von Menschen mit diskriminierenden Erfahrungen aufgrund ihres Geschlechts nicht explizit ein. Ihre Perspektiven wurden im Rahmen der Seminare jedoch weitestgehend und so gut wie möglich mitgedacht.

1 Scheel (2013) wählt für ihre Arbeit vier Modelle und Praxiskonzepte der Physiotherapie aus: `The NOT-So-Impossible Dream` Modell von Helen J. Hislop, `The movement continuum theory of physical therapy` von Cherly Cott, `Das neue Denkmodell` von Antje Hüter-Becker, `Das Modell der menschlichen Bewegung in der Physiotherapie` von Annette Probst.

4.1.4 Irritationen als Ausgangspunkt ethischer Reflexion

Ausgangspunkt ethischer Auseinandersetzungen können Irritationen sein (Amelung, 1992). In der therapeutischen Praxis können uns irritierende Momente nicht nur stutzig machen oder aufwühlen, sie können uns auch innehalten lassen. Irritationen vermitteln wichtige Botschaften. Sie zeigen unsere Bedürfnisse und Wünsche auf und deuten unsere Bewertungen und Reaktionen auf die verschiedenen Reize aus unserer Innen- und Außenwelt an. Irritationen können verunsichern, ins Staunen versetzen oder zu emotionalen Impulsen wie bspw. Wut und Ärger führen. In der Auseinandersetzung mit der beruflichen Praxis helfen sie uns, ethische Fragestellungen und ethische Dilemmata zu identifizieren. Ein kurzer Moment der Irritation (Amelung, 1992) oder etwas Störendes (Wallimann-Helmer & Keller, 2018) reichen, um sich über eine aktuelle Situation Gedanken zu machen. Die folgenden zwei Fallbeispiele analysieren einen irritierenden Auslöser. Das dritte Fallbeispiel ist als Übung konzipiert, eigener Irritation nachzugehen.

Fallbeispiel 1: Irritationsanalyse

Eine Auszubildende berichtet Ihnen aufgeregt, dass ein Lehrer der Schule ständig rassistische Äußerungen gegenüber Mitschüler*innen mit Migrationshintergrund macht und dass er sie bei der Verteilung von Unterrichtsmaterial übergeht.

Irritiert Sie das Beispiel? Sind Sie emotional involviert? Oder sind Sie gleichgültig gegenüber den Inhalten des Fallbeispiels? Das Beispiel zeigt ein Verhalten auf, das wohl die meisten Menschen für ungewöhnlich, vielleicht sogar nicht für möglich halten, da sie dieses Verhalten aus ihrem privaten Umfeld nicht kennen und schon gar nicht akzeptieren können. In der Praxis ereignen sich jedoch solche Fälle. Sie zeigen rassistische Denk- und Handlungsweisen und sind Zeichen eines ausgrenzenden und mitunter verachtenden Menschenbildes.

Ob wir irritiert sind oder nicht – unsere Moralvorstellung über solche und ähnliche Ereignisse entscheidet, ob wir an Situationen wie dieser etwas verändern wollen und aktiv werden oder ob wir dieser gleichgültig zusehen. Sind Sie irritiert, werden Sie zustimmen, dass es nicht richtig ist, wie der Lehrer mit den Schüler*innen umgeht. Die Situation wird für die Schüler*innen sowohl mit als auch ohne Migrationshintergrund eine Zumutung sein. Der offene Rassismus in der Fallgeschichte sollte Anlass sein, ins entschlossene Handeln zu kommen. Beispielsweise kann die Schule informiert werden. Die Schulleitung kann mit der Lehrkraft und/oder den Schüler*innen ins Gespräch kommen. Sie kann die Lehrkraft ggf. mit einer Abmahnung sanktionieren und/oder sie kann weitere kreative Möglichkeiten ausschöpfen, um die Lehr-/Lernsituation der Schüler*innen zu verbessern.

Mögliche weiterführende Fragen

- Wie rassismussensibel ist Ihre Bildungseinrichtung? Gibt es Menschen, die sich gegen Rassismus engagieren?
- Wie werden diese Ungleichstrukturen in der Bildungseinrichtung thematisiert?
- Wie gelingt Rassismuskritik in der Bildungseinrichtung?
- Werden Lehrkräfte, Auszubildende, Studierende in Rassismuskritik ausreichend geschult?
- Was tut die Bildungseinrichtung gegen Ungleichstrukturen wie Rassismus, Klassismus, Sexismus und Heteronormativität in der Bildungseinrichtung?

Fallbeispiel 2: Irritationsanalyse

Bitte nehmen Sie sich einen Moment Zeit für die Abbildung (4-1).

Sind Sie irritiert? Wundert Sie etwas? Das Bild zeigt einen Patienten, der in seinem Rollstuhl mit einem Netzgurt gehalten wird. Nicht nur, dass der Netzgurt, welcher ausschließlich für den Lifttransfer zu nutzen ist, nach dem Trans-

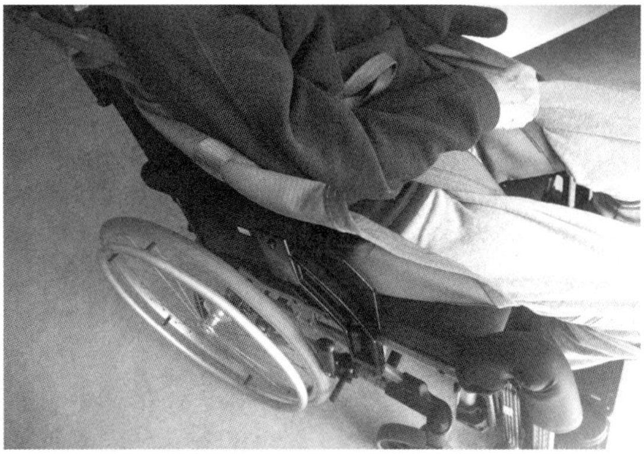

Abbildung 4-1: Patient im Rollstuhl

fer nicht aus dem Rollstuhl entfernt wurde, der Netzgurt ist hinten am Rollstuhl befestigt. Dadurch erhöht sich der Zug des Gurtes und hebt die Oberschenkel, dass die Beine nicht auf der Sitzfläche des Rollstuhles abgelegt werden konnten und ihr Gewicht vom Gurt gehalten wurde. Die Halterung ließ keine Mikrobewegungen des Patienten zu. Was Sie nicht sehen können, ist, dass der Patient etwa drei Stunden in dieser Position verharren musste. Positionierungen dieser Art verletzen fundamentale Freiheitsrechte von Patient*innen. In diesem Fall gefährdeten sie die Unversehrtheit des Patienten und stellten eine gesundheitliche Gefährdung für ihn dar. Das Risiko für Einschnürungen und Wunden an der Rückseite der Oberschenkel und am Becken war hoch. Die Situation war für den Patienten sehr anstrengend und schmerzverursachend. Aus der anfänglichen Irritation wuchs die Bedeutung dringenden Handelns. Die zuständige Fachperson wurde auf die Situation des Patienten angesprochen. Sie erklärte, dass die Positionierung dazu diene, den Patienten im Rollstuhl vor dem Herunterrutschen zu bewahren. Mit dieser Aussage könnten sich bei Ihnen neue Irritationen einstellen, denn ein Gurt, der Nutzer*innen am Herunterrutschen vom Rollstuhl hindert, befindet sich am Rollstuhl.

Mögliche weiterführende Fragen:

- Kann in diesem Fall von einer Fixierung gesprochen werden?
- Wenn ja, wer muss über die Fixierung informiert werden?
- Wer muss bei unerlaubter Fixierung Verantwortung tragen?

Das folgende Fallbeispiel 3 ist als Übung konzipiert. Die Übung soll den Einfluss von Irritationen und Störendem in Verbindung mit ethischen Überlegungen verdeutlichen. Ausgehend vom Fallbeispiel können eigene Wahrnehmungen ergründet werden. Die folgenden Fragen dienen dazu, sich Schritt für Schritt von den eigenen Wahrnehmungen zu distanzieren und sich verstärkt bewusst mit den eigenen Gedanken auseinanderzusetzen. Die gedankliche Auseinandersetzung kann Ihnen erste mögliche Handlungsschritte für einen potenziell-möglichen Verlauf der Situation aufzeigen.

Fallbeispiel 3: Irritationsanalyse

Sie arbeiten in einem interprofessionellen Team. Die Tür zum gemeinsamen Büro und Aufenthaltsraum steht offen. Kurz bevor Sie in den Raum eintreten wollen, vernehmen Sie ein Gespräch, in dem Ihr Name fällt. Abrupt bleiben Sie stehen und hören noch vor dem Raum, wie ein Kollege mit einer Ärztin und einem Arzt abschätzig über Sie redet.

Bitte beantworten Sie folgende Fragen:

- Was ist das auslösende Ereignis für meine Irritation?
- Was habe ich darüber gedacht?
- Was nehme ich in meinem Körper wahr? Wie ist mein Gesichtsausdruck? Wie meine Gesten? Wie meine Körperhaltung?
- Um welches Gefühl handelt es sich?
- Was würde ich am liebsten tun? Welchem Handlungsimpuls möchte ich folgen?
- Was war mein Bedürfnis in dieser Situation? Was brauche ich in dieser Situation?
- Wie verhalte ich mich in dieser Situation?
- Welche Konsequenzen würden sich aus meinem Verhalten für mich ergeben? Welche

Konsequenzen für andere? Welche Konsequenzen sind kurz- und langfristig?

Wahrnehmungen wie Irritationen oder auch Störendes regen dazu an, der Situation nachzuspüren und sie genauer in den Blick zu nehmen. Manche Irritationen lassen sich entweder schnell auflösen, weil an der Situation keine therapeutisch relevanten ethischen Aspekte tangiert werden. Es kann sich jedoch bei genauerem Hinsehen offenbaren, dass in der Situation etwas nicht stimmt. Hier kann die gedankliche Auseinandersetzung mit den im Absatz genannten Fragen eine Möglichkeit sein, mit der Situation umzugehen.

4.1.5 Vier ethische Theorien

Ob Kurt Levin (1890–1947), Albert Einstein (1879–1855), Karl Popper (1902–1994) oder neuere Denker*innen – jede/jeder würde zustimmen, dass eine gute Praxis immer eine gute Theorie braucht. Zugleich befruchtet Praxis ihre Theorieentwicklung. Bereits Sokrates (399 v. Chr.) beschäftigte die Frage, was gutes Handeln aus der richtigen Einsicht ist. Philosophische Einsichten bezog er auf die Lebenspraxis der Menschen (Andersen, 2000). Im Laufe der Jahrhunderte entwickelten Philosoph*innen nach Sokrates zunehmend fundiertere Hypothesen und Theorien über menschliches Handeln. Die vier bedeutendsten ethischen Theorien, die menschliches Handeln analysieren und zu begründen versuchen, sind:

- **Utilitarismus** oder auch Konsequentialismus u. a. von John Stuart Mill (1806–1873), der sich auf die Konsequenzen menschlichen Handelns als Maßstab für deren Bewertung bezieht.
- **Deontologische Ethik** oder auch Pflichtethik von Immanuel Kant (1724–1804), die den Fokus auf die Einhaltung moralischer Pflichten und Prinzipien legt.
- **Kontraktualismus** von Thomas Hobbes (1588–1679), der sich auf die Bedeutung von Fairness, Gleichberechtigung und die Einhaltung von gesellschaftlich vereinbarten Regeln konzentriert.
- **Tugendethik** von Aristoteles (384 v. Chr.–322 v. Chr.), die die Bedeutung von Tugenden, wie Güte, Gerechtigkeit, Tapferkeit, etc. hervorhebt.

Die beispielhaft genannten Theorien, bieten ein theoretisches Fundament unserer Moralvorstellungen und unseres heutigen Zusammenlebens. Aus ihnen lassen sich menschliches Handeln begründen und ableiten. Wir alle haben eine individuelle Vorstellung davon, was gutes Leben ist; wir leben in einer Gesellschaft, die sich auf vielen Ebenen bemüht gerecht zu sein (bspw. leben wir in einem sehr ausdifferenzierten Sozialsystem); die meisten Menschen sehen es als ihre Pflicht an, anderen Menschen zu helfen; oft genug wägen wir Entscheidungen nach ihren Konsequenzen ab; etc. Doch nach welcher Theorie handeln wir eigentlich in den Disziplinen der Ergotherapie, Physiotherapie und Logopädie? Wenn Sie beginnen, genannte Theorien auf Ihren Praxisalltag zu beziehen, wird es kompliziert. Theoretisches Wissen der Philosophie ist in der Praxis oft nicht handhabbar (Femers, 2004). Dieser Umstand zeigt sich auch im praktischen Handeln im Gesundheitswesen. Stellen Sie sich vor, in einer interdisziplinären Teamsitzung tauschen Sie sich über einen Patientenfall und dem weiteren Vorgehen aus.

Jede/jeder der Teilnehmenden argumentiert aus einer anderen Theorie-Richtung – Sie würden nicht schnell oder evtl. sogar gar nicht zu einem Ergebnis kommen. Die **Abbildung 4-2** zeigt Theorien der Ethik Utilitarismus/Konsequentialismus und Deontologie/Kantismus und ihr Grundsatz, die das Fallbeispiel „Herr N." fokussieren. Die Grundsätze verdeutlichen, wer bzw. was im Mittelpunkt der Theorie steht. Beispielhaft werden die beiden Theorien auf ein Fallbeispiel aus der palliativen Versorgung von Herrn N. bezogen. Da es sich um Theorien handelt, werden gebotene Handlungen entsprechend der theoretischen Grundsätze abgeleitet und Begründungen beigefügt.

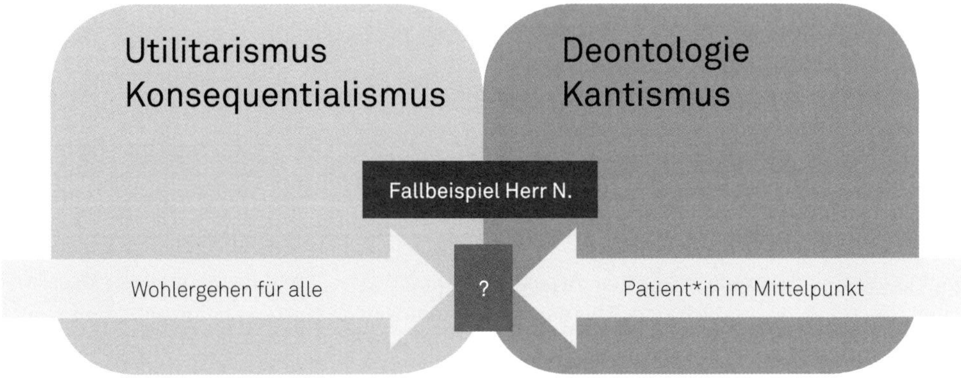

Abbildung 4-2: Theorien der Ethik und ihr Grundsatz

> **Fallbeispiel aus der palliativen Versorgung**
>
> Herr N. (74, verheiratet, zwei erwachsene Töchter) wird seit zwei Jahren palliativ ärztlich und therapeutisch im häuslichen Umfeld versorgt. Er hat eine schwere COPD und ein Prostata-Karzinom, das in die Wirbelsäule metastasiert. Herr N. war starker Raucher und hat sich nie für seinem Körper interessiert. Umso mehr hadert er in der aktuell schweren Krankheitsphase mit seinem gesundheitlichen Zustand. Er ist unzufrieden, war erst wieder zwei Wochen wegen einer Lungenentzündung im Krankenhaus. Er ist dauernd erschöpft, hat, sobald er in Bewegung kommt, bspw. hat er bei Positionierung Atemprobleme. Stehen kann er nur noch kurz, dann werden die Beine wackelig. Der Gang zur Toilette, ca. sechs Meter, fällt ihm schwer.

Zwei Physiotherapeutinnen teilen sich die zweimalige Betreuung in der Woche. Eine ärztliche Verordnung über Atemtherapie (AT) und Krankengymnastik (KG) im Haus liegt vor. Die Physiotherapeutinnen haben vor Beginn der Therapie mit Herrn N. mit der Ärztin gesprochen. Zusammen mit Herrn N. haben sie Ziele für ihn formuliert.

Herr N.s Ziele sind: 1. Toilettengang weiterhin allein bewältigen, um die Selbstständigkeit zu erhalten und 2. jeden Tag das Sekret abhusten zu können, um eine nächste Lungenentzündung zu vermeiden. Die behandelnde Ärztin möchte, dass die Physiotherapie mit aller Vorsicht passiv zu erfolgen habe.

Kommentar: Die Physiotherapeutinnen wissen und kommunizieren, dass das Ziel, zur Toilette zu gehen, kontinuierliches aktives Üben, unter Berücksichtigung des aktuellen Gesundheitszustandes von Herrn N. bedarf und das Abhusten ein möglichst aktives Zwerchfell benötigt. Selbstverständlich verfügen die Physiotherapeutinnen über umfangreiche Handlungskompetenzen (fachlich, methodisch und sozial) zur Behandlung von COPD.

Was ist das Problem, der Konflikt oder das Dilemma?

Problematisch sind die unterschiedlichen Ziele, die der Patient und die Ärztin verfolgen. Sie stehen im Widerspruch zueinander. Die Ziele des Patienten (Toilettengang und tägliches Abhusten) lassen sich ohne aktives Üben nicht erreichen. Aktives Üben ist der Ärztin jedoch für Herrn N. zu viel, er soll nur passiv behandelt werden. Zudem verordnet die Ärztin AT und KG und übergibt einen Behandlungsauftrag an die Physiotherapie.

Welche ethischen Fragen wirft der Fall auf?

- Zu welchen Handlungen sind die Physiotherapeutinnen verpflichtet, die nicht miteinander kompatibel sind?

- Wem gegenüber bestehen die konkreten Pflichten der Physiotherapeutinnen? Wem schulden sie was genau?
- Welche ihrer Pflichten ist dringender oder gewichtiger? Welche Handlung ergibt sich daraus?
- Sind die Ziele des Patienten realistisch? Müssen sie angepasst werden?
- Warum verordnet die Ärztin AT und KG, wenn nur passiv geübt werden soll? Ist Physiotherapie bei der Zielvorstellung der Ärztin angebracht?
- Was können die Physiotherapeutinnen mit welcher Begründung tun?

4.1.5.1 Fallbetrachtung aus der utilitaristischen/konsequentialistischen Ethik

Grundsatz: Moralisch richtig ist die Handlung, deren Folgen nützlich sind für das Wohlergehen aller Betroffenen! Für den Utilitarismus bestimmt sich die moralische Qualität einer Handlung von den Folgen her. Maßstab für die Beurteilung der Folgen ist ihr Nutzen. Der Nutzen wird im Hinblick auf das Wohlergehen, Glücks- oder Lustempfinden der Menschen beurteilt. Ausschlaggebend für die Beurteilung ist nicht das Wohlergehen des Handelnden selbst, sondern das aller Betroffenen.

Folgen, größtmöglicher Nutzen und Wohlergehen aller Beteiligten mit Physiotherapie

- Herr N.: Er bleibt mit den physiotherapeutischen Interventionen und seiner Mitarbeit selbstständig und hustet jeden Tag ab.
- Ärztin: Herr N.s Zustand verschlechtert sich nicht. Die Physiotherapeutinnen sorgen dafür, indem sie Herrn N. passiv behandeln. Sie sieht, dass es Herrn N. gut geht und sie ärztlich nicht gefordert wird.
- Physiotherapeutinnen: der Gesundheitszustand von Herrn N. verschlechtert sich nicht. Er erhält seine Fähigkeiten zur Toilette zu gehen und kann täglich abhusten.

Gebotene Handlung

Die beiden Physiotherapeutinnen stellen den Nutzen ihrer therapeutischen Möglichkeiten gegenüber den besonderen Risiken für Herrn N. gegenüber. Dabei stellen sie fest, dass es einen ethischen Konflikt zu bewältigen gibt. Die Folgen und der Nutzen für Herrn N. und für die Ärztin sind nicht miteinander vereinbar. Herr N. wird nicht damit zufrieden sein, nur passiv behandelt zu werden und nicht an seinen Zielen zu arbeiten. Die Ärztin wird nicht damit zufrieden sein, Herrn N. aktiv üben zu sehen. Es muss eine Lösung gefunden werden, die allen nützt und niemandem Schaden zufügt. Die Physiotherapeutinnen müssen mit beiden ins Gespräch gehen. An Herrn N. kommunizieren sie die Möglichkeiten der aktiven und passiven Therapie und erläutern zugewandt und offen die Risiken. Mit Herrn N. lassen sich so ggf. die Ziele anpassen, bspw. zur Toilette gehen mit Hilfsmitteln oder einer Begleitperson. Um abzuhusten, stimmen sie ihre therapeutischen Maßnahmen so ab, dass Herr N. sich kaum belastet, er aber dennoch abhusten kann. Das heißt, sie führen bspw. Positionierungen, heiße Rolle, Hands-on-Techniken für Haut und Bindegewebe, Schüttelungen, Klopfungen etc. durch. Die Vorstellungen der Ärztin, Herrn N. nur passiv zu therapieren, muss geklärt werden. Die Physiotherapeutinnen machen gegenüber der Ärztin ihre Handlungsmöglichkeiten transparent und lassen sich über die spezifischen Risiken von Herrn N. aufklären.

Begründung

Die Physiotherapeutinnen nehmen den Wunsch nach Selbstbestimmung und Kontrolle des Herrn N. ernst, weil sie um seine Würde und um den Nutzen für ihn wissen. Sie nehmen die Hinweise der Ärztin ernst, weil Sie um die ärztliche Fürsorgepflicht und das Risiko, dass sich sein Zustand mit überfordernden Therapiemaßnahmen verschlechtern kann, wissen. Die beiden Physiotherapeutinnen wissen jedoch, dass sie beiden, dem Patienten und der Ärztin, nicht vollumfänglich gerecht werden können. Sie stecken zwar im

Dilemma, finden aber auf Basis der Theorie, in dem die Konsequenzen für alle Beteiligten im Zentrum des Handelns stehen, eine therapeutische Strategie. Sie wissen, solange nichts passiert und es Herrn N. mit den abgestimmten therapeutischen Maßnahmen gut geht, können sie an seinen Zielen arbeiten. Verschlechtert sich sein Zustand, müssen sie die Ziele mit ihm anpassen. Die Vorstellung der Ärztin nach passiver Therapie ist bedarf der Klärung.

Schwächen der Theorie

Der Wert der Handlungen der beiden Physiotherapeutinnen wird immer an den Konsequenzen gemessen werden. Auch wenn die Physiotherapeutinnen mit den besten Absichten aktiv an den Zielen von Herrn N. arbeiten, würde der inhärente Wert der Handlungen, wenn sich sein Zustand verschlechtert, nicht berücksichtigt. Was ist, wenn sich der Nutzen für die Beteiligten derart unterscheidet, dass sich keine Handlung, die für alle von Nutzen ist, daraus ableiten lässt? Selbst wenn die therapeutischen Handlungen Herrn N. und der Ärztin nutzt, wie fühlen sich die handelnden Therapeutinnen dabei? Können Folgen (physio-)therapeutischen Handelns wirklich präzise abgeschätzt werden?

4.1.5.2 Fallbetrachtung aus der deontologischen Ethik bzw. dem Kantismus

Grundsatz: Moralisch richtig sind Handlungen, die die folgenden Handlungsmaximen Universalisierungsformel, Zweckformel und Würdeformel auf die Würde des Menschen beziehen.

Universalisierungsformel

> [H]andle nur nach derjenigen Maxime, durch die du zugleich wollen kannst, dass sie ein allgemeines Gesetz werde. (Kant, 1786, S. 44).

Berufliche Handlungsmaximen oder Prinzipien entwickeln sich im Laufe des Berufslebens. Die Sozialisation eigener Wertevorstellungen im Beruf werden bspw. durch Berufserfahrung, Wissen über das biopsychosoziale Modell, die International Classification of Functioning, Disability and Health (ICF), durch Beschäftigung mit dem Ethikkodes des World Confederation for Physical Therapy (WCPT) oder auch durch Berufsordnungen geprägt. Sie enthalten fachliche und/oder moralische Standards therapeutischen Handelns. Im § 1 Abs. 4 der Berufsordnung des Deutschen Verbands für Physiotherapie e.V. (ZVK, n.d.) heißt es: Entsprechend der ärztlichen Diagnose untersucht der Physiotherapeut die individuelle Ausprägung der funktionellen Auffälligkeiten und interpretiert ihre Wertigkeit. Auf dieser Grundlage plant der Physiotherapeut den Behandlungsverlauf in Absprache mit den kranken oder behinderten Menschen und/oder den Angehörigen oder anderen Bezugspersonen. Im § 1 Abs. 8 (ZVK, o.J.) heißt es weiter: Der Physiotherapeut verpflichtet sich, seinen Beruf gewissenhaft auszuüben und dem Vertrauen zu entsprechen, das ihm im Zusammenhang mit seiner Tätigkeit entgegengebracht wird.

Beziehen wir die Universalisierungsformel auf das therapeutische Handeln im Fallbeispiel, kann gefragt werden: Würden die Therapeutinnen in jedem anderen Fall auch so handeln, wie sie im Fall Herrn N. handeln?

Zweckformel

> Handle so, dass du die Menschheit, sowohl in deiner Person als in der Person eines jeden andern, jederzeit zugleich als Zweck, niemals bloß als Mittel brauchest. (Kant, 1786, S. 54).

Die Physiotherapeutinnen dürfen Herrn N. niemals bloß als Mittel sehen, bspw. als Mittel durch ihn ihren Lebensunterhalt zu verdienen oder als Mittel sich durch ihn an der Arbeit als Physiotherapeutin zu erfreuen. Zudem darf Herr N. nicht gezwungen werden, sich physiotherapeutisch behandeln zu lassen. Herr N. zu behandeln dient dem Zweck, ihm durch die therapeutische Handlungskompetenz der beiden Physiotherapeutinnen, das Erreichen seiner Ziele (Lebensqualität, Teilhabe, Bewegung, etc.) zu ermöglichen.

Würdeformel
Menschliche Würde beruht darauf, so Kant, dass Menschen die Fähigkeit zu vernünftigem und moralischem Handeln besitzen (Kant, 1786). Für das Fallbeispiel heißt das, Herr N.s Selbstbestimmung und Kontrolle über seine eigenen Handlungen und Ziele stehen in der Therapie im Zentrum des Handelns.

Gebotene Handlung
Die Physiotherapeutinnen handeln so, dass sie die Wünsche von Herrn N. ins Zentrum ihrer Therapie rücken. Seine Ziele sind der selbstständige Toilettengang und das tägliche Abhusten. Ihre therapeutischen Maßnahmen sind eher aktiver Art, d.h. mobilisierende Übungen wie Aufstehen und Laufen, um zur Toilette zu gehen, Atemtherapie mit vertiefter Ein-/Ausatmung. Zwerchfelltraining, etc. Klar ist jedoch auch, dass sie Herrn N. genau beobachten, um mögliche Überforderungen zu vermeiden. Sie beziehen die Ärztin in den Behandlungsverlauf ein, indem sie sich regelmäßig über den Gesundheitszustand von Herrn N. austauschen.

Begründung
Es ist ein Kennzeichen der Krankheiten von Herrn N. und seiner körperlichen Behinderungen, dass sie ihn zunehmend schwächen und seinen Handlungsspielraum ggf. immer weiter einschränken. Umso wichtiger ist es, die Würde und damit die Wünsche des Patienten ins Zentrum zu rücken. Es wäre kränkend, wenn die Physiotherapeutinnen, statt Herrn N. in der Selbstbestimmung zu unterstützen, ihn auch noch in seinem sehr eingegrenzten Lebensbereich mit geringer sozialer Teilhabe bevormunden und nicht mit ihm an seinen Zielen arbeiten (Stoecker, 2010). Dennoch berücksichtigen die beiden Physiotherapeutinnen ihre gesetzliche Sorgfaltspflicht gegenüber Herrn N. Sie halten das Risiko, durch überfordernde therapeutische Maßnahmen zur Verschlechterung beizutragen, möglichst gering und tauschen sie darüber fachlich mit der Ärztin aus.

Schwächen der Theorie
Wie gehen die Ärztin und die Therapeutinnen mit den Konsequenzen (ggf. einer Verschlechterung) um, wenn ausschließlich die Wünsche des Herrn N. ins therapeutische Zentrum gerückt werden? Was verstehen Herr N., die Ärztin und die Therapeutinnen jeweils unter Würde? Was ist, wenn sich ihr Verständnis von Würde unterscheidet? Wann werden Physiotherapeut*innen Mittel zum Zweck, wenn es sich im Therapieprozess ausschließlich um die Ziele der Patient*innen handelt?

4.1.6 Prinzipien mittlerer Reichweite

Erfahrene Ethiker*innen mögen mit Hilfe der Theorien Utilitarismus/Konsequentialismus und Deontologie/Kantismus eindeutige Lösungen mit starken Argumenten für ethische Fälle in der Medizin und der Therapie entwickeln. Diese in die reale Praxis zu übertragen ist eine große Herausforderung. Für Praktiker*innen im Gesundheitswesen sind die Anforderungen an ethische Entscheidungen auf Basis von ethischen Theorien enorm groß. Die Praxis erfordert Entscheidungen – meist sehr schnelle Entscheidungen. Aus diesem Grund haben sich die beiden Medizinethiker Beauchamp und Childress zusammengetan und *Prinzipien mittlerer Reichweite* entwickelt, die sich (1) auf metaethische und ethische Theorien zurückführen und begründen lassen und (2) auf anerkannten moralischen Vorstellungen beruhen. Sie benannten vier favorisierte Prinzipien, die nicht hierarchisch sind, sondern sich in der Anwendung am konkreten Fall wechselseitig beschränken. Die Prinzipien mittlerer Reichweite sind:

- Prinzip der Selbstbestimmung und des Respekts vor der Autonomie (autonomy)
- Nichtschadens-Prinzip (nonmaleficence)
- Prinzip der positiven Fürsorgepflicht (beneficence)
- Prinzip der Gerechtigkeit (justice) (Beauchamp & Childress, 2013).

Im folgenden Absatz werden die vier Prinzipien anhand von Praxisbeispielen vorgestellt und erläutert.

Autonomie und **Selbstbestimmung** sind grundlegende Prinzipien deutscher Rechtsprechung. Sie basieren auf dem Recht des Einzelnen, seine Persönlichkeit frei zu entfalten und frei über sein Leben bestimmen zu können (GG, Bundesamt für Justiz, o.J.a). Autonomie und Selbstbestimmung sind selbstverständlich auch im Kontext der Gesundheitsversorgung zu respektieren und zu schützen.

Ein wichtiger Aspekt, autonom und selbstbestimmt über das eigene Leben bestimmen zu können, sind Informationen, die Entscheidungen wissensbasiert ermöglichen. Patient*innen haben ein Recht auf Informationen, die ihre Therapie betreffen. Therapierelevante Informationen ermöglichen Patient*innen, bei Therapieentscheidungen informiert zuzustimmen. In der ärztlichen Aufklärung bedeutet das, dass Patient*innen umfassende Informationen über ihre Diagnose, Behandlungsoptionen, potenzielle Risiken und potenziellen Nutzen erhalten sollten, um fundierte Entscheidungen treffen zu können (Katzenmeier, 2013). Diese Informationen sollten verständlich und zugänglich präsentiert werden, damit die Patient*innen selbst entscheiden können, welche Behandlungen sie wünschen oder ablehnen. Zweifellos gilt das Recht auf Autonomie und Selbstbestimmung für alle Menschen, einschließlich derjenigen, die aufgrund körperlicher, geistiger und/oder psychischer Behinderungen autonome und selbstbestimmte Entscheidungen nur mit besonderer Unterstützung oder auch gar nicht treffen können, weil sie dazu nicht fähig oder bereit sind oder deren Entscheidung mitunter nicht sinnhaft erscheinen mag.

Um autonome und selbstbestimmte Entscheidungen im therapeutischen Prozess zu fördern, ist es wichtig anzuerkennen, dass die/der Patient*in Expert*in ihrer/seiner eigenen Ziele ist. Die/der Therapeut*in hingegen ist die/der Expert*in, wenn es darum geht, diese Ziele zu vermitteln, angemessene Behandlungsoptionen vorzuschlagen und methodisch zu begleiten. Ihr/sein Job ist es, Informationen über therapierelevante Aspekte bereitzustellen, damit die/der Patient*in in Entscheidungsprozesse einbezogen wird, Vor- und Nachteile abwägen kann, Fragen klärt, Unsicherheiten auflöst, um anschließend zu therapeutischen Interventionen informiert zustimmen oder diese ablehnen zu können. Voraussetzung für eine gut aufeinander abgestimmte Entscheidung, wie das gemeinsame Ziel erreicht werden soll, ist eine gute Beziehung. Die/der Patient*in muss „sich-ins-Verhältnis-bringen" (Maio, 2014) mit ihrer/seiner Erkrankung. Die/der Therapeut*in kann hierfür Voraussetzungen schaffen. Im Zentrum des Therapieprozesses steht deshalb das partnerschaftliche Miteinander zwischen Patient*innen und therapeutischem Fachpersonal. Die Beziehung basiert auf würdevollem Umgang miteinander, der gegenseitigen Respekt und gegenseitige Anerkennung einschließt. Folgende zwei Fallbeispiele vertiefen das Prinzip.

Fallbeispiel 1: Autonomie und Selbstbestimmung

Eine Patientin kommt erstmalig mit ihren Beschwerden im Nacken in eine Praxis für Physiotherapie. Der Physiotherapeut erhebt einen physiotherapeutischen Befund bei der Patientin. Während der Befunderhebung stellt er der Patientin verschiedene Fragen zu ihrem körperlichen Zustand und macht sich Notizen. Nachdem er mit dem Befund fertig ist, beginnt er mit der Behandlung. Er hat sich ein paar Übungen überlegt und leitet die Patientin bei deren Umsetzung an. Die Patientin lässt sich verunsichert auf das therapeutische Programm ein. Nach 20 Minuten beendet der Therapeut die Behandlung. Auf dem Weg nach Hause fragt sich die Patientin, warum sie eigentlich diese komischen Übungen gemacht hat. Haben die etwas mit ihren Beschwerden zu tun? Sie überlegt, ob sie überhaupt nochmal in die Praxis geht.

Der/dem aufmerksamen Leser*in wird im Fallbeispiel nicht entgangen sein, dass der Therapeut versäumte, über Möglichkeiten therapeutischer Interventionen zu kommunizieren. Zwar ist die Patientin für den Therapieprozess offen, jedoch auch verunsichert. Sie lässt sich kurzzeitig auf ihre Umgebungssituation ein und zeigt damit, dass sie über gute Coping-Strategien verfügt. Zugleich zeigt ihre Verunsicherung, dass die neue Situation einen Moment des Kontrollverlustes auslöst. Die Patientin ist verunsichert, weil sie keine Möglichkeit hat, den Therapieprozess mitzugestalten und zu kontrollieren. Am Ende der ersten Behandlung fehlt der Patientin das Verständnis für die Übungen sowie Hintergrundwissen über die Entscheidung des Therapeuten. Der Physiotherapeut versäumt es schlicht, mit der Patientin ein kurzes Gespräch über Zielvorstellungen und therapeutische Möglichkeiten zu führen. Das hat zur Konsequenz, dass die Patientin nach der Behandlung keine Vorstellung entwickeln konnte, wozu und wie sie das Übungsprogramm durchführen sollte. Vielleicht kommt sie nicht einmal mehr zu ihrem nächsten Termin.

Das Fallbeispiel soll bewusst machen, dass mit der ersten Behandlung der Therapieprozess für Patient*innen und Therapeut*innen beginnt. Für beide besteht eine neue Situation. Dieser Umstand muss anerkannt und für einen zielgerichteten Behandlungsverlauf berücksichtigt werden. Patient*innen, die erstmalig zu einer Ergotherapie, Physiotherapie oder Logopädie kommen, sind Umgebung, Personen und ihre Handlungsabläufe unbekannt. Der Umgang mit Unbekanntem kann bei Patient*innen Verunsicherungen auslösen. Fehlt zugleich die Kommunikation über Handlungsabläufe und Überlegungen der Therapeut*innen, haben die Patient*innen keine Chance, ihren Behandlungsverlauf mitzuentscheiden. Die Therapeut*innen müssen deshalb relevante Aspekte der Behandlung transparent machen. Die Kommunikation muss sich an den kognitiven Fähigkeiten der Patient*innen orientieren. Während der Kommunikation müssen die Ziele und Interessen der Patient*innen im Vordergrund stehen, damit sie frei von Beeinflussung oder gar Zwang mitentscheiden können.

Mögliche weiterführende Fragen

- Welchen Einfluss auf die Diskussionsinhalte hätte der Fakt, dass der Physiotherapeut ein eher introvertierter Mensch ist?
- Wie lässt sich Introversion mit therapierelevanter Kommunikation vereinbaren?
- Gibt es einen Schwellenwert zur emotionalen Bereitschaft von Therapeut*innen im erfolgreichen Therapieprozess?

Fallbeispiel 2: Autonomie und Selbstbestimmung

Frau M. (32 Jahre), mit geburtlicher Schädigung des ZNS, die geistige und körperliche Behinderungen zur Folge hatte, wird im Verlauf der Ergotherapie gesprächiger und experimentierfreudiger im Umgang mit Materialien. Sie zeigt Freude an der Therapie und kann sich auf die Therapeutin humorvoll einlassen. Die Therapieziele wurden zu Beginn der Behandlung mit Frau M., ihrer sie begleitenden Mutter und der Ergotherapeutin herausgearbeitet – Selbstwahrnehmung, Kommunikation und ihre Autonomiefähigkeit sollen gefördert werden. Nach acht Monaten beendet die Mutter von Frau M. die Therapie. Sie will, wie sie sagt: „ihre kleine junge Dame behalten".

Die Vorstellung der Mutter über ihre Tochter mit Behinderungen – *ihre kleine junge Dame* – schränkt das Recht auf Autonomie und Selbstbestimmung der Tochter erheblich ein. Frau M. wird möglicherweise nicht vollumfänglich in der Lage sein, sich gegen die Vereinnahmung ihrer Mutter und dem folgenden Therapieabbruch zu wehren. Die Ergotherapeutin hat in dieser Situation wenig Handlungsspielraum. Frau M., so scheint es der Ergotherapeutin, hat entsprechend ihrer kognitiven, körperlichen und psychischen Fähigkeiten, ihr Ziel erreicht und den richtigen Umgang gefunden.

Frau M. macht Fortschritte in der Therapie. Sie ist auf dem Weg, die vereinbarten Therapieziele zu erreichen. Die Mutter hingegen nimmt diese entweder nicht wahr oder ist mit den Entwicklungsschritten ihrer Tochter überfordert. Normalerweise sind in ergotherapeutischen Prozessen regelmäßige Elterngespräche üblich. Hierin werden Zielsetzungen, Fortschritte und Förderbedarfe der u. U. „unmündigen" Patient*innen gemeinsam abgeglichen; evtl. gab es bei den Protagonisten des Fallbeispiels unterschiedliche Vorstellungen über die Entwicklungsschritte. Die Therapie hat bei Frau M. Potenziale entfaltet, auf die die Mutter mit Rückzug reagiert. Die Therapeutin könnte mit Vorsicht die wachsende Autonomie und Selbstbestimmung von Frau M. unterstützen und dies gegenüber der Mutter kommunizieren. Sie sollte jedoch damit rechnen, dass sie damit bei der Mutter mit ihrer anscheinend tief verankerten Vorstellung über die Beziehung zu ihrer Tochter nicht auf Zustimmung stößt.

Mögliche weiterführende Fragen

- Welche weiteren wertebasierten Aspekte berührten den Fall?
- Würde das Ergebnis der Diskussion und Reflexion ein anderes sein, wenn die Protagonistin Frau M. 17 Jahre alt wäre?
- Gibt es eine Pflicht zur Selbstbestimmung?

Grundsätzlich gilt, dass medizinische Fachkräfte Patient*innen keinen Schaden zufügen dürfen. Das **Prinzip Nichtschaden** fordert medizinische Fachkräfte dazu auf, bestimmte Handlungen zu unterlassen, um Schaden gar nicht erst entstehen zu lassen. Jedoch steht das Prinzip Nichtschaden vor allem in der Medizin oft im Widerspruch zum Prinzip der Fürsorge, welches im folgenden Absatz erklärt wird. Die Ärztin/der Art muss abwägen, ob bspw. dies oder jenes Medikament, die Chemotherapien und der operative oder der diagnostische Eingriff bei Patient*innen mehr schaden als nützen. Diese zum Teil sehr intensiven Behandlungsverfahren gibt es in den Therapieberufen Ergotherapie, Physiotherapie und Logopädie nicht. Ergotherapie, Physiotherapie und Logopädie gelten als komplementäre Behandlungsstrategien zur Medizin ohne derartige Eingriffe. Dennoch gibt es Momente, in denen Therapeut*innen neben körperlichen, bspw. durch Überanstrengung, auch seelische Schäden, z. B. Schäden am Selbstwertgefühl, verursachen oder Werte und Rechtsansprüche von Patient*innen verletzen können. Die folgenden Fallbeispiele sollen dies verdeutlichen.

Fallbeispiel 1: Nichtschaden

Herr E. kommt mit starken Rückenbeschwerden seit einigen Wochen in die physiotherapeutische Praxis. Die Physiotherapeutin erhebt vor jeder Behandlung einen kurzen aktuellen Befund. Ihr fallen keine neuen klinischen Symptome auf. Herr E. äußert auch keine neuen Beschwerden, nur weiterhin bestehende Schmerzen, die ausgehend von der LWS in den Oberschenkel ziehen. Die Physiotherapeutin beschließt, mit Herrn E. die Behandlung wie zuvor im Schmerzbereich mit manuellen Techniken durchzuführen. Nach der Behandlung steht der Patient Herr E. mit noch stärkeren Schmerzen als zuvor auf. In der anschließenden bildgebenden Untersuchung beim Arzt stellt sich ein Bandscheibenvorfall in Höhe L3/4 heraus.

Im Fallbeispiel erleidet der Patient nach einer physiotherapeutischen Intervention starke körperliche Schmerzen, die sich später als Folge eines Bandscheibenvorfalls diagnostizieren lassen. Der zeitliche Zusammenhang zwischen starken Schmerzen, physiotherapeutischer Intervention und Bandscheibenvorfall lassen die physiotherapeutische Intervention als Auslöser einer körperlichen Schädigung vermuten. Wir können anhand der verkürzten Falldarstellung keine Urteile fällen, weil wir weder die Qualität der physiotherapeutischen Befunderhebung und Behandlung bewerten können noch das

Schmerzmuster und die Vorgeschichte des Patienten kennen.

Exkurs

Es gibt tragische Fälle, bei denen Patient*innen durch physiotherapeutische Interventionen verletzt werden oder die sogar zum Tod führen, wie beispielsweise bei einem drei Monate alten Mädchen nach einer Vojtabehandlung im Jahre 2009 (Holla et al., 2010). Eine differenzierte Beurteilung über die Ursachen von Verletzungen und Tod erfordert eine sorgfältige möglichst interdisziplinäre Spurensuche.

Das Prinzip Nichtschaden im Fallbeispiel mit Herrn E. wirft Fragen auf, die für das Handeln oder auch Nicht-Handeln von Therapeut*innen in spezifischen Fällen sensibilisieren sollen:

- Gibt es wissenschaftliche Beweise für die Effektivität therapeutischer Techniken?
- Gibt es wissenschaftliche Beweise für die Sicherheit therapeutischer Techniken?
- Welche Risiken gehen mit therapeutischen Techniken einher?
- Welche Risiken gehen mit der Unterlassung von therapeutischen Techniken einher?
- Welche Nebenwirkungen verursachen therapeutische Techniken?
- Welche Nebenwirkungen verursacht das Unterlassen von therapeutischen Techniken?
- Wie groß ist der Nutzen für die/den Patient*in gegenüber dem Risiko einer therapeutischen Intervention?

Um das Prinzip des Nichtschadens umfassend zu berücksichtigen, müssen sich Therapeut*innen diese Fragen vor ihrer therapeutischen Intervention stellen. Sie zu reflektieren, kann Patient*innen und Angehörigen und nicht zuletzt den Therapeut*innen selbst viel Leid ersparen.

Mögliche weiterführende Fragen

- Gibt es Wissenschaftsdogmatismus?
- Welche Rolle spielt die Anerkennung von begrenztem Wissen in der Therapie?
- Ist Gewissenhaftigkeit in der Befunderhebung eine Maximalforderung?

Fallbeispiel 2: Nichtschaden

Die junge Mutter Frau R. und ihr vierjähriges Kind kommen in die Praxis eines Logopäden. Frau R. wurde mit ihrem Kind vom Kinderarzt überwiesen. Dieser stellte fest, dass das Kind eine verzögerte Sprachentwicklung hat. Frau R. vereinbart nur einen Termin mit ihrem Kind in der Praxis. Nach der ersten Behandlung zeigt sie sich zufrieden mit dem sprachlichen Entwicklungsstand ihres Kindes. Sie möchte nicht mehr zur Logopädie kommen, sondern lieber auf dem Spielplatz Zeit mit ihrem Kind verbringen, „... statt zur Logopädie zu gehen, die das Kind sowieso nicht braucht!"

Die Mutter erkennt die sprachliche Entwicklungsverzögerung ihres Kindes nicht an. Sie will deshalb mit der Therapie keine Zeit für ihr Kind vergeuden. Grundsätzlich hat die Mutter die Verantwortung für ihr Kind. Sie kann diese jedoch nur im Sinne ihres Kindes tragen, wenn durch Fachkräfte über sprachliche Entwicklungen bei Kindern informiert wird. Die/der Logopäd*in hat sorgfältig gegenüber der Mutter zu kommunizieren, welche sprachlichen Verzögerungen bei ihrem Kind relevant sind und welche ggf. negative Folgen für die kindliche Entwicklung haben. Ein präziser therapeutischer Befund, in den die Mutter Einsicht bekommt und der mit Blick auf die therapeutischen Möglichkeiten kommuniziert wird, machen den Entwicklungsstand und mögliche Entwicklungsschritte transparent. Ziel sollte es sein, Folgeschäden, die aufgrund von Nicht-Handeln entstehen können, für das Kind zu vermeiden. Auch der behandelnde Kinderarzt kann zum Schutz des Kindes informiert werden, wenn sich die Mutter den Ausführungen der/des Logopäden trotz nachweislichem Behandlungsbedarf des Kindes ihrer Verantwortung entzieht.

Mögliche weiterführende Fragen

- Stellen Sie sich vor, das vierjährige Kind ist mit Ihrem Kind zusammen im Kindergarten. Sie kennen die Familie deshalb. Wie würde das Ihre Bewertung des Falles beeinflussen?
- Entdecken Sie bei sich Unterschiede im Mitgefühl gegenüber Patient*innen?
- Können Sie gleichberechtigte Therapieangebote überhaupt sicherstellen?

Das **Prinzip der Fürsorge** steht für die Pflicht, das Wohlergehen von Patient*innen zu fördern. Medizinische Fachkräfte sollten alles tun, um das Wohlergehen von Patient*innen zu fördern, die Gesundheit wiederherzustellen sowie Schmerzen und Leid zu vermeiden oder zu mindern. Menschen, die einen Gesundheitsberuf gewählt haben, entscheiden sich oft aus dem Gefühl der Fürsorge für andere Menschen. Sie wollen anderen Menschen helfen, sich um ihr Wohlergehen kümmern und Leid möglichst von ihnen fernhalten. Dennoch stellt sich die Frage, was Wohlergehen bzw. gute Fürsorge sind? Patient*innen, Fachkräfte und Angehörige haben hier durchaus unterschiedliche Vorstellungen. Folgende Fallbeispiele verdeutlichen Konflikte, die durch unterschiedliches Verständnis über Wohlergehen und Fürsorge entstehen. Zugleich wird deutlich, dass Fürsorge im Widerstreit steht mit der Förderung von Autonomie und Selbstbestimmung.

Fallbeispiel 1: Fürsorge

In einer Familie mit religiösem Hintergrund wird die pflegebedürftige Mutter (76 Jahre) nach einem Schlaganfall mit Halbseitenlähmung und Schluckstörungen von ihren Kindern (46 und 48 Jahre) liebevoll versorgt. Die Fürsorge umfasst, dass der Mutter nahezu jede Alltagsaktivität von den Kindern abgenommen wird. Aufgrund der Schluckstörungen und der starken Mobilitätseinschränkungen wird Logopädie im Haus verordnet. Die Logopädin erarbeitet mit der Patientin die Ziele: Förderung des aspirationsfreien und bedarfdeckenden Schluckens sowie die Förderung des selbstständigen Essens. An diesen Zielen arbeiten die Patientin und die Logopädin seit einem Monat zwei Mal pro Woche. Die Patientin macht Fortschritte in der Therapie. Die Schluckfunktion konnte nach kurzer Zeit wieder hergestellt werden, das selbstständige Essen hingegen stagniert. Wie in jeder Behandlung motiviert die Logopädin ihre Patientin und ihre Kinder, jede Mahlzeit möglichst zum Üben zu nutzen, um die Selbstständigkeit beim Essen zu fördern. Die Kinder erkennen die Ziele zwar an, hingegen sehen sie das Reichen des Essens als ausgesprochen fürsorgliche Umgangsweise. Dies zeige dem Gott ihrer Religion, dass sich die Familie vollumfänglich um ihre Familienangehörigen kümmert.

Neben der individuellen Bedeutung gibt es auch kulturell geprägte Interpretationsunterschiede, was Fürsorge ist. Die Interpretation kann zudem religiös geprägt sein und sich nicht mit der sonst im deutschen Gesundheitssystem üblichen Interpretation decken. Während hier zum jetzigen Zeitpunkt gesundheitliche Fürsorge als Förderung der Selbstständigkeit verstanden, trainiert und sogar erwartet wird, kann in Familien mit religiösem Hintergrund Fürsorge als religiöse Pflicht gegenüber Familienangehörigen verstanden werden. Wenn Familienangehörigen nicht geholfen wird, bedeutet dies oft Schande und trifft auf Ablehnung in der Verwandtschaft, der religiösen Gemeinschaft und ggf. vor Gott. Familienangehörige interpretieren Fürsorge so, dass von Betroffenen Erschwernisse anzunehmen sind. Sie können sich mit fürsorglichen Handlungen an Kranken und Schwachen als fürsorgender Mensch zeigen. Unter Umständen kommt es so den helfenden Menschen sogar entgegen, jemandem helfen zu können. Die Logopädin ist im Fallbeispiel im Dilemma. Sie vertritt Fürsorge als ein Konzept, in dem die Förderung der Selbstständigkeit im Zentrum der Therapie steht, zugleich muss sie die religiösen Vorstellungen über Fürsorge gegenüber Familienangehörigen berücksichtigen. Da die Patientin im häuslichen Umfeld ihrer Familie versorgt wird, hat sie nur die Möglichkeit, die Bedeutung der Selbstständigkeit der Mutter beim Essen und ihrer Mobilität innerhalb der Wohnung gegenüber der Familie zu vertreten sowie Vor- und Nachteile transparent zu machen.

Mögliche weiterführende Fragen

- Welche weiteren wertebasierten Aspekte berührten den Fall?
- Spielt in der Diskussion eine Rolle, ob die Familie einen christlichen, muslimischen, buddhistischen oder orthodoxen Hintergrund oder gar eine religiöse Organisation, wie bspw. Zeugen Jehova hat? Würde die Festlegung auf eine der Religionen ein anderes Beurteilungsergebnis hervorbringen?
- Gibt es Inkonsequenzen und Unvereinbarkeiten in der Therapie?

Fallbeispiel 2: Fürsorge

U. (8 Jahre) kommt mit einer Verordnung der Diagnosegruppe *PS1 Störungen des Sozialverhaltens* zur Ergotherapie. Die Kinderärztin hat mentale Funktionseinschränkungen festgestellt, die Einfluss auf sein Verhalten und seine Selbstwahrnehmung haben. Zur Therapie begleitet wird U. von seiner Schwester Sh. (12 Jahre). Die Eltern gehen in der Zeit der Therapie ihrer Arbeit nach. Sie haben keine Zeit, U. zur Ergotherapie zu bringen oder auch abzuholen. Deshalb haben sie Sh., der großen Schwester, die Verantwortung über U.s Therapie übertragen.

Zur Beurteilung des Fallbeispiels muss der Blick auf die Besonderheiten von Kindern (unter 18-Jährige) gerichtet werden. Kinder müssen als eigenständige Persönlichkeiten gesehen und verstanden werden, die besondere Bedürfnisse und Rechte haben. Die Vereinten Nationen verabschiedeten 1989 die UN-Kinderrechtskonvention. Die Konvention beinhaltet 54 Prinzipien, in denen der Schutz und die besondere Fürsorge des Kindes betont werden (Vereinte Nationen, 1989). Drei Prinzipien sollen zur Reflexion des Fallbeispiels herangezogen werden:

- Achtung der Kinderrechte; Diskriminierungsverbot
- Wohl des Kindes
- Berücksichtigung des Kindeswillens.

Im vorliegenden Fallbeispiel haben wir zwei Kinder, die aufgrund unterschiedlicher Absichten in eine therapeutische Praxis kommen. U. aufgrund einer ärztlichen Diagnose zur Behandlung, Sh. aufgrund elterlicher Verantwortungsübertragung als Begleitung. Das Problem ist, dass Sh. selbst noch ein Kind ist und Verantwortung im Therapieprozess für ihren Bruder übertragen bekommt. Zur Verantwortungsübernahme durch die Eltern oder andere Personen gehören: Mitwirkung an der therapeutischen Anamnese, an therapeutischen Zielformulierungen, an familiärer Hilfestellung und ggf. Einüben von Regeln oder Verhalten, die sich positiv auf das Verhalten von U. auswirken. Die Anforderungen an der Mitwirkung im Therapieprozess sind selbst für Erwachsene häufig eine hohe Belastung – erst recht für eine 12-Jährige. Positiv hervorzuheben ist, dass U.s Verhalten die Eltern dazu bewogen hat, ärztlichen Rat einzuholen. Ebenso ist positiv hervorzuheben, dass sich die Eltern mit der Ärztin/dem Arzt auf eine Therapiestrategie verständigt haben. Sie zeigen Interesse, an der Situation für U. etwas zu verändern. Wenn sie in den Entscheidungsprozess eingebunden wurden, haben bestenfalls U. selbst der Therapie und seine Schwester Sh. der Begleitung zur Therapie zugestimmt. Dennoch bleibt ein Spannungsfeld, das viele Fragen aufwirft. Zum einen, wie kann das Recht auf Therapie für U. gewährleistet werden? Darf er von der Therapie ausgeschlossen werden, weil die elterliche Vertretung durch die minderjährige Schwester erfolgt? Zum anderen, wie kann Sh. von der Verantwortung für den Therapieprozess entlastet werden? In der Konvention rücken UN- und UNICEF-Vertreter*innen **das Wohl des**

Kindes in den Mittelpunkt. Zum Wohl der Kinder im Fallbeispiel kann therapeutische Fürsorge beitragen. Fürsorge meint hier das Abwägen von Möglichkeiten, die sowohl die Therapie von U. einschließt als auch Sh. nicht überfordern. Die/der Therapeut*in muss ihre/seine Handlungsabsichten vor dem Hintergrund der Prinzipien reflektieren, ausloten und zum Wohl der Kinder abwägen. Hierin sollten auch Willensaussagen der Kinder einfließen. Der Kindeswille soll auf Basis des Alters und des Entwicklungsstandes bzw. der Reife angemessen berücksichtigt werden. Die/der Therapeut*in steckt hierbei unter Umständen dennoch im ethischen Dilemma. Auf der einen Seite kann sie/er mit U. eine eher unspezifische Therapie beginnen, die auf wenigen und/oder unzureichenden diagnostischen Informationen basiert und folglich weniger zielgerichtet und nachhaltig für U. ist. Zum anderen kann sie/er darauf bestehen, die Eltern mit in den Therapieprozess einzubeziehen, um die Therapieerfolge für U. zu sichern und zugleich Sh. zu entlasten. Dann würde aber ggf. keine Therapie stattfinden, denn die Eltern arbeiten. In die Entscheidung einfließen sollten zwei Punkte:

1. In die Entscheidung dürfen ausschließlich therapeutisch relevante Faktoren einfließen, um Diskriminierungen zu unterlassen.
2. Der Weg der Entscheidung muss transparent gemacht werden, um ihn nachvollziehen zu können.

Ggf. hilft hier ein Telefonat mit den Eltern. Klar ist aber auch, dass sich im weiteren Verlauf der Therapie Konflikte zwischen den Prinzipien der Kinderrechtskonvention auftun werden, die sich nie ganz auflösen lassen.

Mögliche weiterführende Fragen

- Welche weiteren Fragen wirft der Fall bei Ihnen auf?
- Welche weiteren wertebasierten Aspekte berührten den Fall?
- Wie werden Diskussion und Reflexion beeinflusst, wenn die Chefin der Praxis grundsätzlich Behandlungen von Kindern, die ohne Begleitung ihrer Eltern zur Therapie kommen, ablehnt?
- Unter welchen Bedingungen haben Therapeut*innen Handlungsspielräume zum Wohle der Kinder?

Das **Prinzip der Gerechtigkeit** steht für die Verpflichtung einer fairen Verteilung von Nutzen und Lasten im Gesundheitswesen (Rauprich, 2005). Unbestritten ist, dass finanzielle Mittel und Gesundheitsgüter, aber auch personelle Ressourcen im Gesundheitswesen und auf anderen gesellschaftlichen Ebenen gerecht verteilt werden müssen. Es bedarf jedoch weiterer Interpretation und Konkretisierung, um dem Begriff Gerechtigkeit zu entsprechen. Die Philosophie unterscheidet verschiedene Modelle: das Gleichheitsmodell-Egalitarismus, das Freiheitsmodell-Liberalismus, das Effizienzmodell und das Fairnessmodell. Das Gleichheitsmodell-Egalitarismus besagt, dass die gleiche Behandlung von Gleichem gerecht ist. Gemäß nach dem Freiheitsmodell-Liberalismus ist gerecht, wenn ein Individuum die maximale Wahlfreiheit hat. Mit dem Effizienzmodell rücken ökonomische Aspekte in den Mittelpunkt der Entscheidung (Balogh, 2019). Gerecht ist, wenn ein gut investierter Aufwand einen angemessenen Nutzen hervorbringt. Im Fairnessmodell wird die Bedürftigkeit des Individuums in den Mittelpunkt gerückt. Der sehr kurze Einblick in die unterschiedlichen Modelle zeigt, wie schwierig Beurteilungen von realen Fällen sind. Folgende Beispiele und weiterführende Fragen dienen deshalb zur Anregung in Diskussionen, eigene berufliche Werte sicht- und erlebbar zu machen.

Fallbeispiel 1: Gerechtigkeit

Die Ergotherapeutin R. und der Ergotherapeut W. arbeiten in einem Altenpflegeheim mit 60 Bewohner*innen. Sie sind die einzigen therapeutischen Fachkräfte im Haus, die die Menschen im höheren Alter bei Alltagsaktivitäten unterstützen und mit ihnen Therapien zum Erhalt ihrer körperlichen und geistigen Fähigkeiten durchführen. Die Herausforderung ihrer Arbeit besteht darin, immer wieder neu zu entscheiden, für wen sie ihre Ressourcen einsetzen. Sie fragen sich: Wen behandeln wir? Bettlägerige Personen oder mobile Personen? Mobile Personen und Personen, denen wir Entwicklungschance prognostizieren bzw. zurechnen? Wen behandeln wir zuerst? Wieviel Zeit nehmen wir uns für die Personen? Wen können wir ggf. in einer Gruppe behandeln?

Wenn es im Gesundheitswesen gerecht zugeht, erhält jeder Mensch gleichermaßen sein Recht auf Versorgung. Aus Praxiserfahrungen hingehen wissen wir, dass dies ein Ideal ist, was es anzustreben gilt, jedoch Kompromisse erfordert. R. und W. überlegen, wie sie das größtmögliche Maß an Gerechtigkeit erreichen. Sie entwickeln Kriterien, nach denen sie Bewohner*innen therapeutisch beurteilen. Das kann bspw. ein aktueller Sturz oder eine Nachsorge einer Operation, eine akute Verschlechterung eines Leidens oder die Fortsetzung einer derzeit sehr positiv wirkenden Therapie bei einer Patientin mit Depression sein. R. und W. diskutieren weitere Kriterien, die sich im regelmäßigen Austausch und den sich permanent ändernden Bedingungen im Heim und bei den Bewohner*innen ergeben. Anhand ihrer aktuellen Kriterien analysieren sie, wie sie ihre zeitlichen und personellen Ressourcen innerhalb der Altenpflegeeinrichtung gerecht verteilen. Bei ihrer Analyse wägen sie zwischen eher gleichen und eher ungleichen Bewohner*innen ab. Bewohner*innen, die zum Teil sehr ähnliche Voraussetzungen mitbringen und zwischen denen es kaum relevante Unterschiede gibt, therapieren sie mit einer einheitlichen Behandlungszeit. Bei Bewohner*innen, die komplexe Voraussetzungen und große Unterschiede zu der vorher genannten Gruppe mitbringen, investieren sie etwas mehr Zeit, um der Komplexität des jeweiligen Falles gerecht zu werden. In ihre Analyse fließen außerdem Überlegungen über die Bereitschaft und Eigeninitiative der Bewohner*innen ein. Allerdings kommt es bei diesem Diskussionspunkt zwischen R. und W. regelmäßig zu Abwägungsschwierigkeiten. Während W. an Therapie weniger interessierte Bewohner*innen motiviert und durchaus Aktivität einfordert, bevorzugt R. die Strategie, ihre Zeit lieber denjenigen zugutekommen zu lassen, die aktiv und nach besten Kräften an ihrer Therapie mitwirken. Letztlich priorisieren R. und W. die Bewohner*innen. Sie berücksichtigen, wie dringend ein/eine Bewohner*in derzeit Unterstützung braucht und gehen zeitnah zu ihnen zur Therapie. Um regelmäßige Zeitabstände und Behandlungszeiten der Therapie im Überblick zu behalten, führen R. und W. einen Wochen- und Tagesplan aller Bewohner*innen.

Mögliche weiterführende Fragen

- Welche weiteren wertebasierten Aspekte berühren den Fall?
- Welche Fragen lassen sich aus der Perspektive von Angehörigen stellen?
- Würden sich Entscheidungen ändern, wenn R. und W. zwischen einem Kindergarten und einer Alteneinrichtung pendeln müssten?
- Dürfen eigene Präferenzen von R. und W. in die Entscheidung einfließen?

Fallbeispiel 2: Gerechtigkeit

Die neue junge Kollegin V. hat an der Alice Salomon Hochschule in Berlin studiert. Dort hat sie viel über die Bedeutung der Berufsverbände gehört und gelernt. Sie selbst ist sehr an berufspolitischen Verbesserungen ihres Berufes interessiert, hatte aber bisher keine Zeit sich in einem Berufsverband zu engagieren. Nun fängt sie in einer Praxis ihre berufliche Tätigkeit an und sieht noch viel deutlicher als zuvor die Brennpunkte in der beruflichen Praxis. Ihr fallen bspw. die fehlende interdisziplinäre Zusammenarbeit, der hohe Dokumentationsaufwand im Vergleich zur Vergütung und die enge Taktung der Patient*innen auf. Diese berufspolitischen Anliegen will sie verändern. Sie spricht mit ihrer Chefin, ob sie die Praxis die Gebühren für ihre Mitgliedschaft im Berufsverband übernehmen könnte. Die Chefin lehnt dies mit der Begründung ab, dass jede/jeder Mitarbeiter*in selbst für ihre/seine berufspolitischen Ambitionen verantwortlich sei.

Die junge Kollegin V. möchte die Verantwortung für eine starke berufspolitische Vertretung des Therapieberufes nicht allein tragen. Sie möchte, dass die Praxis die Mitgliedsbeiträge übernimmt. Wie in anderen Fallbeispielen gibt es auch hier keine allgemeingültige Position. Grundsätzlich muss die Praxis keine Mitgliedsgebühren für ihre Angestellten übernehmen, auch wenn sie von den Verbesserungen für den Beruf profitiert. Die Frage nach der Gerechtigkeit stellt sich für jede/jeden individuell und soll auch im Beitrag nicht entschieden werden. Deutlich soll jedoch werden, dass berufspolitische Vertretungen der Therapieberufe gegenüber etablierten Interessenvertretungen, wie den Gesundheitskassen und der Ärzteschaft, kaum Durchsetzungskraft haben.

Mögliche weiterführende Fragen

- Welche weiteren wertebasierten Aspekte berührt der Fall?
- Wie würde die Chefin wohl antworten, wenn sie eine große Praxis mit ca. 30 Mitarbeiter*innen hätte, die im Verbund nach der Übernahme der Mitgliedsbeiträge fragten?
- Gibt es eine Antwort auf die Frage: Was ist demokratischer, die freie Entscheidung, sich in einem Berufsverband zu organisieren, in dem nur ca. 1/3 der Berufsangehörigen berufspolitische Entscheidungen finanziell und ggf. personell fördern, oder die Pflichtmitgliedschaft in einer Berufskammer, in der alle Berufsangehörigen Mitglied sind und diese finanziell und ggf. personell unterstützen?

Bisherige Fallbeispiele beschäftigen sich mit vier in der Medizin etablierten ethischen Prinzipien mittlerer Reichweite: dem Prinzip der Selbstbestimmung und dem Respekt vor Autonomie, dem Prinzip des Nichtschadens, dem Prinzip der Fürsorge und dem Prinzip der Gerechtigkeit. Die vorgestellten Prinzipien sind aus der Medizin durch die Medizinethiker Beauchamp und Childress (2013) entstanden. Sie finden ebenso ihre Anwendung in anderen Gesundheitsberufen wie der Psychologie und der Pflege. Darüber hinaus gibt es andere Prinzipien, die zur ethischen Reflexion herangezogen werden können, bspw. das Prinzip der gleichen Interessenabwägung. Auseinandersetzungen mit Fragen zur Ethik in der Ergotherapie, der Physiotherapie und der Logopädie speisen sich vor allem aus dem Wissensfundus genannter Professionen. Bisher fehlen Forschungsprojekte, die nach einer eigenen disziplinspezifischen Ethik fragen. Wollen genannte Berufsgruppen professionelle Partner in der Gesundheitsversorgung sein, ist zu klären, welche eigenen disziplinspezifischen Werte sich aus dem beruflichen Handeln von Ergotherapeut*innen, Physiotherapeut*innen, Logopäd*innen ergeben. Die Disziplinen können auf Wissen der Bezugswissenschaften, wie bspw. der Philosophie (Willimczik et al., 2009b), der Medizin (Bollert et al., 2009c; Grohnfeldt, 2018), der Psychologie und der Pädagogik (Bollert et al., 2009b; Grohnfeldt, 2018), der Sozialwissenschaften (Borgetto, 2012) und der Soziologie und Gesundheitswissenschaften/Public Health (Bollert et al., 2009a) zurückgreifen.

4.2 Modelle der Ethik

Im Folgenden werden Modelle vorgestellt, die eine Struktur vorgeben, ethische Fälle zu analysieren. Begonnen wird mit einem Modell zur Reflexion. Das Modell zur ethischen Reflexion regt Auseinandersetzungen mit moralischen Anteilen in ethischen Fällen an. Im Zentrum stehen Austausch und Diskussion um Werteorientierung, Analyse von Wertvorstellungen, Gewichtung von Wertvorstellungen und Argumente.

Die Modelle zur Entscheidungs- und Handlungsempfehlung unterstützen zutreffende Entscheidungen bzw. Handlungen im ethischen Fall. Alle ausgeführten Modelle geben eine Struktur vor, die eine geordnete Herangehensweise bei der Fallanalyse ermöglichen. Wie in der therapeutischen Befunderhebung, hat das strukturierte Vorgehen in ethischen Fallsituationen Vorzüge – der Fall wird möglichst vollständig erfasst, und er wird klar und nachvollziehbar analysiert. Eine strukturierte Herangehensweise erhöht die Chance, möglichst alle relevanten Aspekte in die Analyse des Falles einzubeziehen. Der Fall wird in seine verschiedenen Anteile und Aspekte ausdifferenziert und auf Auswirkungen auf diese untersucht. Mögliche Problematiken werden so aufgedeckt und in die Analyse einbezogen. Durch den Einbezug aller Aspekte erhöht sich die Wahrscheinlichkeit, den Fall möglichst ganzheitlich zu analysieren. Ganzheitlich meint nicht nur, den Fall umfassend zu betrachten. Ganzheitlich meint auch, eine Handlungs- und Lösungsorientierung zu finden, die Aspekte der umfassenden Betrachtung berücksichtigt. Eigene Emotionen und Irritation sind zwar Ausgangpunkt ethischer Auseinandersetzung (siehe Abschnitt 4.1.4), jedoch kein Maßstab zur Bewertung und Entscheidung über ethische Fallsituationen. Es gilt, sich vom Fall emotional so weit zu lösen und das Denken ins Zentrum der menschlichen Wahrnehmung und Beobachtung zu rücken. Die strukturierte Herangehensweise ermöglicht, eigene Gedanken zu ordnen. Ziel ist es, den eigenen Denkprozess Schritt für Schritt zu organisieren, um den Fall möglichst ganzheitlich zu analysieren. Die Ergebnisse der Analyse lassen sich nach einem strukturierten Vorgehen anderer Personen nachvollziehbar kommunizieren und argumentativ vertreten. Für Therapeut*innen sind strukturierte Instrumente zur ethischen Fallanalyse hilfreich. Sie bieten einen klaren und systematischen Ansatz, ethische Probleme zu betrachten und zu diskutieren sowie moralisch vertretbare Lösungen zu finden. Die Modelle werden anhand von Fallbeispielen vorgestellt.

4.2.1 Modell zur ethischen Reflexion

Das Modell von Rabe (2005) hebt die Bedeutung strukturierter Reflexion ethischer Fälle in Lehr-/Lernkontexten heraus. Die Autorin hält die Herangehensweise mit einem Modell für sinnvoll:

> …, weil es die wichtigsten Punkte, die zu einer reflexionsorientierten Falldiskussion nötig sind, in einer sinnvollen Reihenfolge benennt. Die Lernmöglichkeiten werden dadurch erhöht, weil neben der Fallanalyse auch ethische Gesichtspunkte explizit thematisiert werden. Das Modell kann eine Hilfestellung sowohl für die Moderatorin als auch für die Gruppe darstellen. Es hilft dabei, eine Diskussion vor dem Abgleiten in Beliebigkeit und vor einseitiger Betonung eines Detailaspektes zu bewahren. (Rabe, 2005, S. 137)

Mithilfe des Reflexionsmodells sollen Lernende offen sein für mögliche Fragen oder Themen, ohne eine Frageliste vorgesetzt zu bekommen. Die Analyse mit dem Reflexionsmodell regt nach eigener Erfahrung das selbstständige Erfassen wesentlicher ethischer Aspekte an. Anwender*innen sind aufgefordert, eigenständige Formulierungen und Begründungen sowie Argumente hervorzubringen. Das Modell ist in drei Schritte eingeteilt: 1. Situationsanalyse, 2. Ethische Reflexion und 3. Ergebnisse (Rabe, 2005):

1. Situationsanalyse

- Persönliche Reaktionen
- Sicht der Anderen: Perspektive aller am Fall beteiligten Personen
- Alternative Handlungsmöglichkeiten und ihre Folgen für die Betroffenen

2. Ethische Reflexion

- Benennung des ethischen Problems
- Formulierung der normativen Orientierungen und übergeordneten Prinzipien, die für diese Situation von Bedeutung sind

- Verantwortungsebenen
  - persönlich
  - institutionell
  - gesellschaftspolitisch

3. Ergebnisse

- Ethisch begründete Beurteilung
- Konsens/Dissens
- Nötige praktische Konsequenzen und ihre Durchsetzung

In der **ersten Phase** wird die Situation analysiert: Die persönliche Reaktion greift die Irritationen und die ethische Fallsituation auf. Gefühlen und spontanen Reaktionen wird Raum gegeben. Die Möglichkeit darüber zu sprechen, hilft einen Bezug zum Fall herzustellen und ggf. Störungen zu vermeiden. Das Benennen von Gefühlen und ersten Reaktionen zeigt zugleich erste analytische Ideen zur Fallsituation. Fortsetzung findet die Situationsanalyse mit der wohl bedeutendsten moralischen Fähigkeit von Mitarbeiter*innen im Gesundheitswesen: der Perspektivübernahme der jeweils beteiligten Personen. Perspektivübernahme meint, die Umstände der jeweils beteiligten Personen nachzuvollziehen und darüber nachzudenken, was die Personen denken und fühlen könnten. Die Suche nach Handlungsalternativen soll verdeutlichen, dass es nicht nur eine Möglichkeit gibt mit der Situation umzugehen. Oft sind kreative Lösungen gefragt, die neue Wege öffnen.

In der **zweiten Phase** werden ethische Aspekte reflektiert: In dieser Phase soll das ethische Problem diskutiert und möglichst konkret benannt werden. Möglich ist, dass das konkrete Problem nicht benannt werden kann, weil die Fallsituation so facettenreich ist, dass in der Diskussion keine Einigung entsteht. Anschließend sollen diejenigen Grundsätze und ethischen Probleme benannt und diskutiert werden, die im Fallbeispiel tangiert oder verletzt werden. In dieser Phase zeigt sich oft, dass geltende Normen und Prinzipien mit der realen Praxis im Widerspruch stehen. Gelebte Normen geraten in die Kritik. Die abschließende Reflexion der Verantwortung erfolgt auf allen Ebenen. Sie bildet die Grundlage der finalen Beurteilung des Fallbeispiels.

In der **dritten Phase** werden Ergebnisse gewonnen: Es werden die Ergebnisse aus der ersten und zweiten Phase zusammengefasst. Was war das ethische Problem? Welche grundlegenden Prinzipien wurden verletzt bzw. bieten Orientierung in der Bewertung? Was war Konsens, was war Dissens in der Diskussion? Welche Argumente und Begründungen stützen Konsens und Dissens? In der Reflexion der Ergebnisse werden Faktoren deutlich, die zur Fallsituation geführt haben. Sie sind wiederum Ausgangspunkt für konkrete Vorschläge zur Verbesserung der beruflichen Praxis (Rabe, 2005).

Fallbeispiel zum Modell zur ethischen Reflexion: Ambulante Therapie

Ein junger Mann, Herr J. (27 Jahre), mit Multipler Sklerose (MS) klagt, dass sich seine Mobilität zunehmend verschlechtert. Er ist nach der Physiotherapie erschöpft und glaubt, dass sich die Übungen nachteilig auf seine Kraft in den Beinen auswirken. Herr J. ist einmal nach der Therapie beim Toilettengang gestürzt. Deshalb möchte er mit seinem Physiotherapeuten nicht mehr aktiv üben, sondern nur noch passiv, d.h. mit Massagetechniken, behandelt werden. Der Physiotherapeut tut sich schwer, dem Wunsch des jungen Patienten zu entsprechen. Er sieht sich ständig neuen Zweifeln und Anforderungen durch Patient*innen ausgesetzt, auf die er adäquat und flexibel reagieren soll. Zwar hebt er gegenüber seinem Patienten die Bedeutung aktiver Übungstherapie beim Krankheitsbild MS hervor, zugleich spürt er, dass sich sein Energiehaushalt während der langen Erklärungen und Diskussionen um Sinn und Unsinn seiner Therapie dem Ende zuneigt.

Auswertung des Fallbeispiels am Modell für die ethische Reflexion von Rabe (2005)

1. Situationsanalyse

Persönliche Reaktionen

- Die Ohnmacht von Patient und Physiotherapeut in der Situation ist spürbar.

Die Sicht der Anderen: Perspektive aller am Fall beteiligten Personen

- Die Perspektive von Herrn J.
  - Er möchte nicht mehr stürzen.
  - Er hat Angst vor dem Fallen.
  - Er hat Angst vor dem Verlust seiner Körperfunktionen.
  - Er möchte diese Angst nicht mehr erleben.
  - Er sucht nach Möglichkeiten, sich seiner Angst nicht auszusetzen. Er empfindet die Krankheit als schwere Last.
  - Er weiß sehr viel über sein Krankheitsbild. Mit seiner behandelnden Ärztin ist er im regelmäßigen Austausch. Bei ihm liegt derzeit kein hochaktiver Verlauf seiner Erkrankung vor. Auch liegt derzeit kein klinisch eindeutig objektivierbarer Schub bei ihm vor. Seine mit der Ärztin gemeinsam vereinbarten Ziele sind mit einer Immuntherapie der Wirksamkeitskategorie 1 klinische Krankheitsaktivitäten zu verhindern bzw. zu reduzieren und die Lebensqualität zu erhalten.
  - Er erinnert sich auch daran, dass der Physiotherapeut gesagt hat, dass zur Behandlung der Müdigkeit körperliches Training (Ausdauertraining in Kombination mit Krafttraining) notwendig ist, ebenso kühlende Maßnahmen.
  - Er möchte aber nicht immer so erschöpft sein nach der Therapie. Er hat keine Lust mehr aktiv zu üben, weil er glaubt, dass ihm Aktivität nichts bringt.
  - Er möchte lieber passiv sein, weil er ständig müde ist. Wenn er während der Therapie nichts tun muss, fühlt er sich gut. Er kann etwas mit sich geschehen lassen. Er muss dann die Last der Krankheit einen Moment nicht allein tragen, er kann sich ausruhen. Wenn er therapeutisch berührt wird, spürt er seinen Körper auf andere – sehr wohltuende – Art und Weise.
  - Er glaubt, dass es ihm während der Therapie gut gehen soll. Wenn es ihm gut geht, ist er glücklich.
- Die Perspektive des Physiotherapeuten
  - Er tut, was er gelernt hat. Er motiviert den jungen Mann, aktiv zu bleiben und bietet Aktivitäten an. Er glaubt, ihm auch Raum für Pausen zu geben. Er führt weiche Hands-on-Techniken bei ihm durch und kühlende Maßnahmen. Zudem übt er mit Herrn J. Beckenbodentraining, um der drohenden Inkontinenz entgegenzuwirken. Das ist körperlich nicht so anstrengend. Er ist überzeugt, dass er seine therapeutischen Mittel ausschöpft.
  - Er ärgert sich, dass er anscheinend nicht genug für den jungen Mann tun kann. Er kann den Wunsch des Patienten verstehen, aber er weiß auch, dass allein passive Techniken auf Dauer nicht reichen.
  - Er kennt das Krankheitsbild MS recht gut. Er weiß, dass Entzündungen vorliegen, die schubförmig oder sogar progedient (?) ihre vielfältige Wirkung auf den Menschen entfalten. Er kennt die Leitlinien für Diagnostik und Therapie in der Neurologie (Deutsche Gesellschaft für Neurologie (DGN), 2023). Immer wieder geht er mit Herrn J. ins Gespräch über Behandlungsmöglichkeiten.
  - Er ist sehr erschöpft von den permanenten Rechtfertigungen. Er hat keine Lust mehr auf Überzeugungsarbeiten bei Herrn J. Er ist ausgebrannt von der hohen Flexibilität, die Herr J. von ihm einfordert.

Alternative Handlungsmöglichkeiten und ihre Folgen für die Betroffenen

Handlungsmöglichkeit 1: Der Physiotherapeut könnte sich von einer/einem Kolleg*in ablösen lassen. Herr J. würde dann von einer/einem anderen Therapeut*in behandelt werden. Damit würde er der Belastung, die er durch Herrn J.s Wünsche empfindet, entgehen. Herr J. könnte mit einer/einem anderen Therapeut*in weiterarbeiten, bei der/dem evtl. auf seine Wünsche eingegangen würde. Eine mögliche Folge wäre, dass sich der Gesundheitszustand des Herrn J. verschlechtert oder sich die/der ablösende Kolleg*in nach einiger Zeit in ebensolcher Krise wiederfindet wie der Physiotherapeut.

Handlungsmöglichkeit 2: Der Physiotherapeut könnte sich auf die Wünsche des Patienten einlassen und keine Aktivitäten mehr durchführen. Der Patient wäre dann zufrieden. Er selbst kann die Verantwortung an Herrn J. abgeben. Er hat Herrn J. über Vor- und Nachteile seines Wunsches aufgeklärt. Herr J. entscheidet damit selbst, was für ihn gut ist. Er selbst hätte seine Aufklärungspflicht erfüllt. Der Physiotherapeut muss sich jedoch mit seinem inneren Konflikt auseinandersetzen, der ihn derzeit sehr viel Kraft kostet. Außerdem ist damit zu rechnen, dass Herr J. zunehmend immobiler wird. Auch damit müsste der Physiotherapeut zurechtkommen. Weitere Handlungsoptionen sind möglich.

2. Ethische Reflexion

Benennung des ethischen Problems

Im Fallbeispiel handelt es sich um Nichtachtung von (Selbst-)Fürsorge. Der junge Herr J. trägt eine hohe Krankheitslast, die ihn mit realen Ängsten konfrontiert. Diesen will er entgehen, indem er die Verantwortung der Therapie an den Physiotherapeuten abgibt. Der Physiotherapeut ist damit überfordert. Er kann und will diese Verantwortung nicht tragen. Er reagiert mit körperlicher, geistiger und emotionaler Erschöpfung, die an einen Burnout erinnert.

Formulierung der normativen Orientierungen und übergeordneten Prinzipien, die für diese Situation von Bedeutung sind

Das Prinzip der Fürsorge wird als übergeordnetes Prinzip als besonders bedeutsam gewertet. Zugleich sind das Prinzip der Selbstbestimmung und Autonomie, das Prinzip des Nichtschadens und das Prinzip der gleichen Interessenabwägung für dieses Fallbeispiel von Bedeutung.

Persönliche Verantwortungsebene

Der **Physiotherapeut** scheint persönlich ausgebrannt und müde. Der Therapeut braucht Unterstützung, um zu erkennen, dass es bei der Arbeit mit Patient*innen nicht ums Aus- und Durchhalten geht und dass er (wohl bereits seit einiger Zeit) an die Grenzen seiner therapeutischen Möglichkeiten stößt. Gegen ausgebrannt und müde sein helfen Selbstfürsorge. Selbstfürsorge ist als Basis für die Sorge um andere zu verstehen. Sie ist für Angehörige der Therapieberufe kein Selbstzweck. Sie ist notwendig, um eine gesunde und natürliche Haltung zu den Belastungen bei der Versorgung von Menschen mit Erkrankungen zu entwickeln. Gesund und natürlich meint, auf mentale, körperliche und emotionale Signale zu hören, darauf Acht zu geben und sie bei Bedarf mit geeigneten Maßnahmen der Selbstfürsorge zu unterstützen.

Jede/jeder Therapeut*in trägt Mitverantwortung bei der Sorge um sich selbst. Zugleich muss sich jede/jeder Therapeut*in bewusst machen, dass sie/er bei der Arbeit mit Patient*innen auf allen Signalebenen enorm gefordert ist. Die hohen Anforderungen sind nicht wegzudiskutieren, sondern anzuerkennen und als besondere Leistung zu würdigen. In der realen Alltagspraxis lassen sich die Anforderungen zum Teil als Durchhalteaufforderung lesen und verstehen. Klar ist jedoch, dass kein/keine Therapeut*in Patient*innen professionell begleiten kann, wenn sie/er keine Selbstfürsorge durchführt und/oder dafür Gelegenheit bekommt (siehe institutionelle und gesellschaftspolitische Ebene).

Herr J. hat aufgrund seiner hohen Krankheitslast Ängste entwickelt. Ihm fehlen geeignete Strategien damit umzugehen. Evtl. sind ihm seine Ängste nicht unmittelbar bewusst und er kennt keine Techniken zur Krankheitsbewältigung. Die Folge ist, dass er seine Ängste auf den Physiotherapeuten und seine Behandlungsstrategie zu übertragen versucht. Eine professionelle Therapie beinhaltet die Fürsorge um die/den Patient*in. Für Herrn J. hieße das, dass sein Therapeut mit ihm über die Möglichkeit einer Psychotherapie spricht. Im Gespräch sollte klar werden, dass der Physiotherapeut keine Ängste behandeln und keine Strategien zur Krankheitsbewältigung mit ihm einüben kann. Dafür gibt es die Profession Psychotherapie.

Die **behandelnde Ärztin** hat Herrn J.s Ängsten bisher noch keine Bedeutung beigemessen hat. Laut Leitlinien für Diagnostik und Therapie in der Neurologie (DGN, 2023) gehören zur multimodalen Therapie psychologische Therapie und Techniken zur Krankheitsbewältigung. Eine professionelle ärztliche Begleitung sollte dies in ihren Behandlungen berücksichtigen und ggf. Patient*innen gezielt auf Probleme ansprechen.

Institutionelle Verantwortungsebene

Arbeitgeber*innen haben beim Thema Selbstfürsorge ihrer Mitarbeiter*innen eine besondere Verantwortung. Es gibt eine Reihe von nachhaltigen Konzepten, die die Mitarbeiter*innen in ihrer Entwicklung um professionelle Selbstfürsorge unterstützen und kaum zeitintensiv in Praxen implementiert werden können. Dies kann eine Teamsitzung über die Belastungen mit Patient*innen beinhalten, welche Entlastungsstrategien thematisiert. Das kann aber auch durch **Kollegiale Beratung** oder **Supervision** erfolgen, die explizit herausfordernde Situationen bearbeiten.

Auch die **Hochschule** trägt als Bildungsinstitution Verantwortung. Ihre Aufgabe ist es, Tätigkeitsbereiche ihrer zukünftigen Therapeut*innen zu benennen und sie gezielt darauf vorzubereiten. Die Ausbildung darf sich dabei nicht allein auf funktionelle Aspekte der Therapie beschränken. Neben der Fähigkeit fachlich-funktionell zu handeln, brauchen Absolvent*innen der Therapiedisziplinen Kompetenzen, ethische Dimensionen zu erfassen, eine moralische Haltung dazu zu finden und diese ethisch zu begründen.

Die Entwicklung, Publikation und Verwendung von Leitlinien ist eine interdisziplinäre Aufgabe. Ihre Entwicklung und Publikation liegt in den Händen von **Arbeitsgemeinschaften**, wie bspw. der Arbeitsgemeinschaft der Wissenschaftlichen Medizinischen Fachgesellschaften (AWMF). Mit der Verabschiedung der „Qualitätsmanagement-Richtlinie für die vertragsärztliche Versorgung“ hat der Gemeinsame Bundesausschuss (G-BA) Leitlinien als ein „vorrangiges Grundelement eines einrichtungsinternen Qualitätsmanagements“ festgelegt (Gemeinsamer Bundesausschuss (G-BA), 2015). Auch die Therapiewissenschaften der Physiotherapie, Ergotherapie und Logopädie fördern die Entwicklung von Leitlinien (Deutscher Verband der Ergotherapie (DVE), n.d.; Deutsche Gesellschaft für Physiotherapiewissenschaft (DGPTW), 2022; Deutscher Bundesverband für Logopädie e.V., n.d.). Ihre Verwendung und Nutzung liegt in der Verantwortung des medizinischen Fachpersonals.

Gesellschaftspolitische Verantwortungsebene

Die gesellschaftspolitische Verantwortungsebene liegt in der Gestaltung der Rahmenbedingungen der Ausbildung und der Arbeitsbereiche der Therapieberufe. Die Rahmenbedingungen der Ausbildung legt der Bund mit den Gesetzen über die Ausbildung der Berufe und deren Ausbildungs- und Prüfungsordnung fest. Das Gesetz über den Beruf der Ergotherapeutin und des Ergotherapeuten (ErgThG) ist von 1976, das Gesetz über den Beruf des Logopäden ist von 1980, das Gesetz über die Berufe in der Physiotherapie (MPhG) ist von 1994. Alle gelten als veraltet, weil die Ausbildungsmodalitäten nicht mehr den komplexer werdenden Anforderungen der Praxis gerecht werden. Die jeweiligen Verbände kämpfen seit Jahren um eine Reform der Berufsgesetze. Sie setzen sich für eine Akademisierung der Therapieberufe ein, zum Teil als Voll- oder Teilakademisierung. Bisher werden die Studiengänge der Therapieberufe als Modellstudiengänge angeboten. Ihre Überführung in Regelstudiengänge steht noch aus. Der Bericht *Zur*

Akademisierung in der Physiotherapie, Logopädie und Ergotherapie führt Positionen berufspolitischer Akteure detailliert auf (Wissenschaftliche Dienste des Deutschen Bundestags, 2022).

3. Ergebnisse

Ethisch begründete Beurteilung

Im Fokus des Fallbeispiels steht das Prinzip der Fürsorge. Der Physiotherapeut ist körperlich, kognitiv und emotional ausgebrannt und aktuell nicht in der Lage, so für sich zu sorgen, dass er fürsorglich gegenüber seinem Patienten Herrn J. sein kann.

Konsens/Dissens

Konsens kann im Fallbeispiel darin bestehen, dass es im beruflichen Kontext herausfordernde Patient*innen gibt, bei denen Therapeut*innen an ihre Grenzen stoßen. Konsens kann außerdem die Anerkennung der jeweiligen Belastungen sein. Der Physiotherapeut stößt an seine Grenzen im Umgang mit Herrn J. Herr J. ist durch die Erkrankung äußerst belastet. Beide erkennen ihre jeweilige Situation nicht, und ihnen fehlen angemessene Strategien, mit ihren Belastungen umzugehen.

Dissens kann darin bestehen, wie und welche Verantwortung die Protagonisten tragen. Zur Beurteilung der Verantwortung kann es eine Reihe von Meinungen geben. Sie können zwischen Pragmatismus und Relativismus schwanken. Die/der aufmerksame Leser*in wird sich auch in diesem Spektrum verorten können.

Nötige praktische Konsequenzen und ihre Durchsetzung

Eine Konsequenz könnte sein, sich in Seminaren thematisch mit Selbstfürsorge zu beschäftigen. Lehr-/Lerninhalte könnten sein:

- Definition von Selbstfürsorge
- Bedeutung und Stellenwert der Selbstfürsorge für therapeutische Berufe
- Theorie der Selbstfürsorge/Achtsamkeit
- Störungen der Selbstfürsorge, Selbstschädigungen
- Selbsterkundung, Selbstmanagement und Selbstfürsorge
- Selbstfürsorgekonzepte
- Strategien der Selbstfürsorge.

Zur Durchsetzung von Konzepten zur Selbstfürsorge kann ein eigener Strategieplan erstellt werden. In einem festgelegten Projektzeitraum kann seine Umsetzung erfolgen und anschließend reflektiert und ggf. optimiert werden.

4.2.2 Modell zur ethischen Entscheidungsfindung

Modelle zur Entscheidungsfindung, Handlungs- und Lösungsorientierung sollen, wie der Titel sagt, Orientierung bieten, strukturiert Praxisfälle mit ethischen Aspekten zu bearbeiten und notwendige Entscheidungen zu treffen sowie Lösungen und Handlungen abzuleiten. Sowohl in der Medizin als auch in der Pflege und Therapie haben Fachexpert*innen unterschiedliche Modelle entwickelt. Im Folgenden wird das Modell zur ethischen Entscheidungsfindung von Schiller (2018) aus der Sprachtherapie dargestellt. In diesem zeigt sie den Zusammenhang von ethischem Reasoning und diversitätssensiblem Handeln auf. Im Modell werden Fragen aufgeworfen, die Diversitätsmerkmale, wie Alter, Geschlecht, Ethnie/kulturelle Herkunft und Identität, Behinderung, sexuelle Orientierung und Religion/Weltanschauung berücksichtigen. Diversitätsmerkmale beeinflussen die jeweilige Person. Ihre individuelle Wahrnehmung spielt in unterschiedlichen Kontexten eine mehr oder weniger bedeutende Rolle. In therapeutischen Kontexten müssen sie mitgedacht werden. Ziel ist es, Diversitätsmerkmalen professionell zu begegnen.

Das **Modell zur ethischen Entscheidungsfindung** (Schiller, 2018) umfasst acht Schritte, die systematisch über- und untergeordnet Fragen aufwerfen. Schritt 1 bis 5 fördert, in ähnlicher Weise wie das bereits vorgestellte Modell zur ethischen Reflexion, erste Überlegungen. Im Schritt 6 soll über Handlungsoptionen nachgedacht werden. Schritt 7 verlangt eine Handlungsentscheidung. Schließlich wird mit Schritt 8 die gewählte Handlung evaluiert. Das Besondere an dem Modell ist, dass in der Analyse Reevaluationen gefordert sind. Reevaluationen ermöglichen, vorausgegangene Analysepunkte und andere Schwerpunkte, die sich aus dem Diskussionsprozess und Überlegungen ergeben, erneut zu prüfen und zu bewerten. Das Modell ist durch seine vorgegebenen Fragestellungen selbsterklärend und einfach anzuwenden und wird im Folgenden vorgestellt.

Schritt 1: Worum geht es?

- Wie wurde ich auf das Problem aufmerksam?
- Wie kann das Problem zum aktuellen Kenntnisstand (vorläufig) benannt werden als Ausgangspunkt für alle weiteren Schritte?
- Welche relevanten Informationen müssen in Erfahrung gebracht werden?
- Wer ist wie in die Situation involviert?
- Was sind die Perspektiven der Beteiligten? (z. B.: Welche Aussagen machen sie zu ihren Werten? Was sind ihre Rechte und Pflichten?)
- Wie bin ich selbst involviert und ggf. beeinflusst?
- Wie nimmt die/der Patient*in (ihre/seine) Gesundheit wahr, welche Vorstellung hat sie/er von Lebensqualität?
- Spielen nicht hinterfragte Praktiken, Routinen oder Rollenvorstellungen der beteiligten Berufsgruppen oder der Einrichtung eine Rolle?

Schritt 2: Wurde das Problem im ersten Schritt korrekt erkannt und benannt? (Reevaluation von Schritt 1)

- Welche Pflichten, Regeln, Richtlinien der Einrichtung und/oder des Berufsverbandes (z. B. Ethikkodex, Berufsordnung) oder gesetzliche Vorschriften sind zu befolgen?
- Handelt es sich tatsächlich um ein ethisches Problem? Wodurch entsteht es?
- Welche(s) ethische(n) Prinzip(ien) wird bzw. werden von dem Problem berührt?
- Wo besteht ein Konflikt (z. B. zwischen ethischen Prinzipien)?

Schritt 3: Reicht das eigene Wissen zur angemessenen Evaluation aus? (Reevaluation von Schritt 2)

- Wurden alle Perspektiven angemessen berücksichtigt?
- Ergibt sich durch Schritt 3 die Erfordernis zum Einholen weiterer Informationen?

Schritt 4: Wer sollte zusätzlich konsultiert werden?

- Wer kann zur genaueren Klärung beitragen? (z. B. Einbezug von Sprach- und Kulturvermittler*innen, Übersetzer*innen etc.)
- Wer kann Rat bieten? (z. B. Austausch mit Kolleg*innen hinsichtlich des Umgangs mit den politischen, psychosozialen oder sonstigen professionellen Dimensionen des Problems)
- Welche Berufsgruppe ist ggf. besser qualifiziert für den Umgang mit dem spezifischen Problem (z. B. Ärzt*innen, Psycholog*innen, Lehrer*innen, Erzieher*innen, Sozialarbeiter*innen/-pädagog*innen)?

Schritt 5: Welche Handlungsoptionen gibt es?

- Was sind die zu erwartenden Folgen (Nutzen, Nachteile) jeder Handlungsoption?
- Neben dem Bezug auf die ethischen Prinzipien können spezifische ethische Theorien oder Ansätze helfen, Handlungsoptionen systematisch zu erfassen und zu bewerten?
- Ein ressourcenorientierter Blick und die Fähigkeit zum Finden kreativer Lösungsansätze (Out-of-the-Box Thinking) kann die Handlungsmöglichkeiten erweitern.
- Ist für die Umsetzung einer Handlungsoption moralische Courage erforderlich, d. h. sind durch eine Handlungsoption negative Konsequenzen für die Therapeutin/den Therapeuten selbst zu erwarten? Besteht die Bereitschaft, diese anzunehmen?

Schritt 6: Sich für eine vertretbare Handlungsoption entscheiden und diese umsetzen.

- Wer kann sich wie in den ethischen Entscheidungsfindungsprozess einbringen?
- Kann bzw. sollte ein Kompromiss gefunden werden?
- Wie ist meine eigene Rolle im Entscheidungsprozess? (z. B. Rolle der/des Therapeut*in als Unterstützer*in der/des Patient*in im gemeinschaftlichen Entscheidungsprozess)
- In welcher Form kann am besten die Entscheidung getroffen werden? In welchem Maße möchte(n) die/der Patient*in (und ihre/seine Angehörigen) in die Entscheidungsfindung involviert werden? Welchen Einfluss hat die ungleiche Machtverteilung zwischen Patient*in und Praktiker*innen auf die Entscheidungsfindung?

Schritt 7: War die Entscheidung richtig?

- Wie kann ich den Prozess und das Ergebnis evaluieren und die Angemessenheit der Entscheidung reflektieren?
- Die Evaluation findet unmittelbar im Anschluss und/oder zu einem späteren Zeitpunkt statt, idealerweise auch im Rahmen einer Teambesprechung.

Folgendes Fallbeispiel zum Modell zur ethischen Entscheidungsfindung ist als Übungsbeispiel im Videotutorial in der Mediathek des Hogrefe Verlags (Code: B-Y611J7) zu hören.

Eine Logopädin therapiert seit drei Jahren eine Patientin, die an einer Amyotrophen Lateralsklerose (ALS) erkrankt ist. Mittlerweile ist die Erkrankung so weit fortgeschritten, dass die Patientin in der Therapie kaum mitarbeiten kann. Sie ist schnell erschöpft und kann die Therapieinhalte nicht mehr umsetzen. Dennoch freut sie sich jedes Mal sehr auf die Therapeutin und empfindet die Therapie als ein Highlight in ihrem Alltag. Muss die Logopädin abwägen, ob sie die Therapie abbrechen sollte oder nicht?

Fragen zur Reflexion der Beiträge im Podcast

- Was ist das Problem? Benennen Sie es kurz![2]
- Welche Perspektiven erkennen Sie in der Argumentation der Sprecherinnen im Podcast zum Problem der Logopädin und der Patientin?[3]
- Welche weiteren Aspekte berühren den Fall, der im Podcast nicht thematisiert wird?
- Diskutieren Sie Rechte und Pflichten von Ergotherapeut*innen, Physiotherapeut*innen und Logopäd*innen sowie Rechte und Pflichten von Patient*innen. Informieren Sie sich zuvor über die Inhalte der Berufsordnungen der Verbände der Ergotherapie, Physiotherapie und Logopädie.

4.3 Forschungsethische Standards

Ethischen Fragestellungen begegnen Wissenschaftler*innen der Therapieberufe, und damit Bachelor- und Masterabsolvent*innen, auch in der Forschung. Deshalb sollen im folgenden Absatz relevante forschungsethische Standards präsentiert und an einem Forschungsantrag beispielhaft dargestellt werden.

Forschungsethische Standards beziehen sich auf Prozesse des wissenschaftlichen Arbeitens. Zwingend erforderlich wurden sie, nachdem Verbrechen gegen die Menschlichkeit, die zur Zeit des Nationalsozialismus begangen wurden, sichtbar wurden. Sie machten die Notwendigkeit internationaler Rechte für Menschen zum Schutz vor Versuchen und Experimenten deutlich. Im

2 Es muss eine Therapieentscheidung getroffen werden.
3 Eine der Therapeutinnen argumentiert aus der Perspektive der Patientin und ihrem Recht auf weitgehende Unterstützung durch Therapeut*innen (Prinzip der Autonomie und Selbstbestimmung oder auch Fürsorge). Die andere Therapeutin argumentiert mit ökonomischen Grenzen (Prinzip der Gerechtigkeit). Jede/jeder Therapeut*in stellt potenziell personelle und finanzielle Ressourcen für Patient*innen bereit, die zielgerichtet erbracht und für die Patient*innen qualitativ messbar gemacht werden müssen.

Zuge des Nürnberger Ärzteprozesses gegen Verantwortliche des Deutschen Reiches wurde 1947 der Nürnberger Kodex formuliert. Der Nürnberger Kodex ist eine Richtlinie, die zehn Punkte zur Vorbereitung und Durchführung medizinischer, psychologischer und anderer Experimente am Menschen festlegt. Auf der Suche nach Erkenntnissen müssen sich Forschende die freiwillige Zustimmung der Versuchspersonen einholen (§ 1). Forschungen müssen so angelegt sein, dass sie zum Wohl der Menschen beitragen (§ 2, 4 bis 7). Im Zuge ihrer Überarbeitung verabschiedete der Weltärztebund 1964 die Deklaration von Helsinki (World Medical Association, WMA). Im Dokument formuliert der Weltärztebund ethische Grundsätze für medizinische Forschung am Menschen, einschließlich der Forschung an identifizierbaren menschlichen Materialien und Daten (Weltärztebund, 1964). Die Deklaration erhebt den Anspruch auf ihre weltweite Gültigkeit. Zwar richtet sie sich in erster Linie an Ärzt*innen, der WMA (Präambel 1, 2) regt jedoch „andere an der medizinischen Forschung am Menschen Beteiligte an, diese Grundsätze zu übernehmen." Im Kern betont die Deklaration, dass das oberste Gebot ärztlichen und therapeutischen Handelns die Gesundheit ist und Ärzt*innen und Therapeut*innen ausschließlich im Interesse der Patient*innen handeln sollen. Der Fokus liegt darauf, die Gesundheit, das Wohlergehen und die Rechte der Patient*innen zu fördern und zu schützen, wobei medizinischer und therapeutischer Fortschritt auf sorgfältig gestalteten Forschungsvorhaben basiert. Medizinische und therapeutische Forschungen sollen zum Ziel haben, prophylaktische, diagnostische und therapeutische Verfahren weiterzuentwickeln sowie Krankheiten besser zu verstehen. Forschungsvorhaben unterliegen ethischen Standards, die die Würde und Rechte der Menschen respektieren und ihre Gesundheit schützen. Das Wohlergehen der Versuchspersonen hat Vorrang vor den Interessen der Wissenschaft und der Gesellschaft. Die Deklaration betont ebenso, durch Forschung Umweltschäden zu vermeiden und die Notwendigkeit, unterrepräsentierte Gruppen in Forschungsvorhaben zu integrieren. Die Deklaration befürwortet angemessene Entschädigung und Behandlung für Versuchspersonen. Risiken und Belastungen müssen im Forschungsprozess gegenüber dem wissenschaftlichen Nutzen abgewogen werden. Für vulnerable Gruppen und Einzelpersonen müssen besondere Schutzmaßnahmen gelten (Weltärztebund, 1964).

Um forschungsethische Standards umzusetzen, bedarf es der Sensibilität der Forschenden und ihrer Rolle im gesamten Forschungsprozess. Sensibilisierung für forschungsethische Aspekte erfahren und lernen Studierende an Hochschulen bzw. Universitäten im Besonderen im Rahmen von Bachelor- und Masterarbeiten. Hier führen Studierende Forschungsarbeiten durch, die u.U. Personen einschließen. Forschungen an und mit Personen sind mit ihrer Vulnerabilität in Einklang zu bringen. Forschende müssen sich darüber im Klaren sein, dass ihre Forschungstätigkeiten Effekte erzielen, die ohne die Forschung bei teilnehmenden Personen nicht auftreten würden. Forschende haben deshalb Sorge zu tragen, forschungsethische Prinzipien in ihrem Forschungsprojekt zu berücksichtigen und zu reflektieren. Unterstützung bei der Durchführung ihres Forschungsvorhabens, welches ethische Aspekte berücksichtigt, finden Forscher*innen bei Ethikkommissionen. International sind Ethikkommissionen der Medizin und Therapie an Universitäten und Institutionen der Gesundheitsversorgung etabliert. Beratungen als Voraussetzung für biomedizinische Forschungen durch Ethikkommissionen legen die Deklaration von Helsinki (§ 23) und Berufsordnungen der Ärzte eindeutig fest (Ärztekammer Berlin, 2021). Selbst ein Abstract ohne Ethikvotum einzureichen führt bei internationalen Kongressen, wie der Konferenz der World Confederation for Physical Therapy (WCPT), zum Ausschluss der Studie (Reichel & Heise, 2016). Der Bedarf an nationalen Ethikkommissionen für die Therapiewissenschaften wuchs nicht erst mit der verstärkten Forschungsteilnahme von Ergotherapeut*innen, Physiotherapeut*innen und Logopäd*innen auf Weltkongressen. Dazu trug vielmehr die Einführung der Modellstudiengänge der Ergotherapie, Physiotherapie und Logopädie im Jahre 2009 bei. Neben Hochschulen boten seitdem auch Verbände der Therapieberufe Beratungen bei Ethikkommissionen an. 2012 wurde die Ethikkommission für Forschungsanträge der Physiotherapie auf Initiative der Physio-Akademie gGmbH von Physio Deutschland ins Leben gerufen. 2014 wurde eine Ethikkommission des Deutschen Bundesverbandes für akademische Sprachtherapie und Logopädie (dbs) gegründet.

4.3.1 Zentrale forschungsethische Anforderungen in der Ergotherapie, Physiotherapie und Logopädie

Im Folgenden werden forschungsethische Anforderungen für die Therapiewissenschaften Ergotherapie, Physiotherapie und Logopädie vorgestellt. Anhand eines Forschungsantrages, welcher einer Ethikkommission zur Prüfung vorgelegt wurde, können genannte forschungsethische Anforderungen selbst geprüft und fehlende herausgearbeitet werden. Zu den forschungsethischen Anforderungen gehören:

- a) Bestehendes Fachwissen anerkennen
- b) Informierte Einwilligung
- c) Freiwilligkeit der Teilnahme
- d) Vertraulichkeit von Daten
- e) Vermeidung von Schäden.

a) Bestehendes Fachwissen anerkennen

Wissen aus der Forschungsgemeinschaft ist grundsätzlich anzuerkennen. Forscher*innen müssen Kenntnisse aus wissenschaftlicher Literatur oder anderen relevanten Informationsquellen beziehen. Sie müssen in der Lage sein, ihr Forschungsvorhaben in bestehendes Wissen einzubetten oder daran anzuknüpfen. Sich mit bestehendem Wissen auseinanderzusetzen kann bedeuten, dass während der Recherche eigene Fragestellungen beantwortet und Forschungen darüber kritisch hinterfragt werden müssen. Ggf. sind Forschungsfrage und Forschungsmethode zu modifizieren. Das Forschungsvorhaben soll außerdem nicht die Motivation zur Experimentierfreude bedienen. Proband*innen dürfen nicht unnötig einer Forschungssituation ausgesetzt werden, nur weil die/der Forscher*in eine kreative Idee hat. Es sollen auch keine Daten produziert werden, die am Ende des Forschungsprojekte keine Verwendung finden.

b) Informierte Einwilligung

Transparenz über das Forschungsvorhaben ist Voraussetzung dafür, dass Proband*innen entscheiden, ob sie/er an der Forschung teilnehmen möchte. Werden Forschungen durchgeführt, muss jede/jeder Forscher*in Informationen über das Forschungsvorhaben und den Datenschutz deutlich machen. Forscher*innen müssen in ihrer Anfrage und Bitte um Teilnahme an einem Forschungsvorhaben forschungsrelevante Inhalte transparent machen. Dazu gehören Informationen über die Institution, an der die Forschung stattfindet (evtl. über Geldgeber); über die/den Forscher*in; warum die Forschung durchgeführt wird und was herausgefunden werden soll. Forscher*innen müssen zudem transparent machen, unter welchen Umständen die Proband*-innen an der Forschungsarbeit mitwirken. Dazu gehören Angaben, wieviel Zeit Proband*innen für die Forschung voraussichtlich aufwenden, ob sie an einen bestimmten Ort kommen müssen, oder ob sie bestimmte Voraussetzungen erfüllen müssen.

Prinzipiell muss die Einwilligung schriftlich eingeholt werden. Die Unterschrift der Proband*innen ist rechtlich notwendig. Unterschreiben muss:

- eine erwachsene Person, wenn sie einwilligungsfähig ist,
- ein/eine gesetzliche/gesetzlicher Vertreter*in einer erwachsenen Person, die nicht einwilligungsfähig ist (vormundschaftsgerichtlich bestimmte/bestimmter Betreuer*in) unterschreiben,
- eine minderjährige Person, die einwilligungsfähig ist und möglichst alle gesetzlichen Vertreter*innen,

- eine minderjährige Person, die nicht einwilligungsfähig ist und möglichst alle gesetzlichen Vertreter*innen (Zentrale Kommission bei der Bundesärztekammer, 1997).

Bei minderjährigen Personen sollte neben der schriftlichen Elterninformation und -aufklärung auch eine alters- und kindgerechte schriftliche Aufklärung für das Kind erstellt werden.

Eine schriftliche Studien- und Teilnehmerinformation zur informierten Einwilligung, die von Forscher*innen der Therapiewissenschaften an potenzielle Studienteilnehmende zur Unterschrift vorgelegt werden können, kann in allgemein verständlicher Sprache folgendes beinhalten:

- Titel, Problemstellung und Ziele des geplanten Forschungsvorhabens und dessen Grenzen
- Überblick über den derzeitigen Stand der Forschung
- Darstellung des Studiendesigns und Ablauf des Forschungsvorhabens
- Darstellung der Nutzen-Risiko-Abwägung
- Informationen zu Art und Ausmaß der Anonymisierung (Klinkhammer, 2003).

c) Freiwilligkeit der Teilnahme

Wie die informierte Zustimmung ist die Freiwilligkeit der Teilnahme ein forschungsethischer Grundwert. Bestenfalls ist ein/eine Proband*in mündig, versteht worum es im Forschungsprojekt geht, kann abschätzen, was auf sie/ihn zukommt und freiwillig zustimmen oder die Teilnahme am Forschungsprojekt, ohne Nachteile für sich zu erwarten, ablehnen. Doch im Gesundheitswesen treffen Ergotherapeut*innen, Physiotherapeut*innen und Logopäd*innen auf Menschen, die sehr heterogen und grundsätzlich vulnerabel – verletzlich oder gar verletzt – sind. Besonders vulnerabel sind Menschen, die aufgrund ihres Alters oder ihrer eingeschränkten geistigen Fähigkeiten weder angemessen informiert werden können, noch freiwillig über ihre Teilnahme entscheiden können (Schnell & Heinritz, 2006). Bei der Einschätzung, wie vulnerabel eine Person ist, spielt die Frage nach einer besonderen Gefährdung und Belastung der Proband*innen im Forschungsprozess eine besondere Rolle. Zu vulnerablen Gruppen gehören ebenso Personen mit niedrigem sozioökonomischem Status, Schwangere und Stillende sowie Migrant*innen (Miethe, 2010). Besondere Gefährdungen und Belastungen können entstehen, wenn die Proband*innen wesentliche Informationen über das Forschungsvorhaben nicht verstehen oder abschätzen können. Die Fähigkeit, sich für oder gegen eine Teilnahme zu entscheiden – die Nichteinwilligungsfähigkeit – ist jedoch:

> ... weder eine allgemeine noch eine dauerhafte persönliche Eigenschaft. Sie kann vielmehr nur in Bezug auf einen konkreten Sachverhalt festgestellt werden. Nicht-einwilligungsfähig ist, wer etwa infolge von Minderjährigkeit oder Krankheit jeweils im konkreten Einzelfall außerstande ist, alle für die Einwilligung maßgeblichen Umstände zu erfassen, diese sodann zu verarbeiten und zu bewerten und darauf aufbauend eine Entscheidung zu treffen (Zentrale Kommission bei der Bundesärztekammer, 1997, S. 1012).

Deshalb sollte jede/jeder potenzielle Proband*in ausreichend Zeit bekommen, sich für oder gegen eine Teilnahme zu entscheiden. Für unmündige Proband*innen kann die Teilnahme an einer Studie durch angehörige Betreuungspersonen, also Eltern oder gesetzliche Vertreter*innen, entschieden werden. In den Entscheidungsprozess angehöriger Betreuungspersonen sollen Entscheidungen der Proband*innen so weit wie möglich eingebunden werden. Klar sollte sein, dass eine Zustimmung zur Teilnahme nicht durch Gewalt, Zwang, Betrug oder Täuschung herbeigeführt werden darf.

d) Vertraulichkeit von Daten

Datenschutz bezieht sich auf Daten, die zulassen, eine Person zu identifizieren oder identifizierbar zu machen. Die Anonymität von Personen ist zu wahren! Forschungsdaten mit Personenbezug sind:

- Name von Proband*innen
- E-Mail-Adresse
- Anschrift oder Telefonnummer
- Genetische oder biometrische Daten
- Gesundheitsdaten
- Matrikelnummer von Studierenden
- Usernamen auf Onlineplattformen oder andere Online-Kennungen oder ähnliches.

Mehr oder weniger aufwendig lassen sich Kombinationen von Forschungsdaten auf Personen zurückführen. Deshalb hat die/der Forscher*in sicherzustellen, dass Daten derart anonymisiert werden, dass keine Rückschlüsse auf Personen getroffen werden können. Daten werden bspw. anonymisiert durch:

- Entfernen direkter Identifikation, wie Name, Adresse
- Reduktion der Informationsgenauigkeit einer Variablen durch Ersetzen des Geburtsdatums, durch das Alter der Person
- Verallgemeinerungen personenbeziehbarer Details in einem Text
- Verwendung von Pseudonymen.

Wenn es um die Auswertung und Behandlung von Daten geht, muss die/der Forscher*in abschätzen, ob potenzielle Folgen bei der Anwendung der Forschungsdaten und/oder Forschungsergebnisse zu erwarten sind. Die ist besonders im Hinblick auf Veröffentlichung der Forschungsergebnisse relevant. Neben der Erklärung zur informierten Zustimmung muss die/der Forscher*in eine Erklärung über die Einhaltung des Datenschutzes in schriftlicher Form vorlegen (datenschutzrechtliche Einwilligung). Grundsätzlich gilt der Grundsatz der Erforderlichkeit sowie das Prinzip der Datenvermeidung und -sparsamkeit (Bundesamt für Justiz, o. J.).

e) Vermeidung von Schäden

Im Zentrum der forschungsethischen Anforderung *Vermeidung von Schäden* steht die Vulnerabilität. Allen vulnerablen Gruppen und auch Einzelpersonen muss besonderer Schutz gewährt werden (Weltärztebund, 1964). Die/der Forscher*in muss sicherstellen, dass Proband*innen keine ethisch relevanten unerwünschten Folgen durch die Studienteilnahme oder Nicht-Teilnahme erfahren. Forschungskonzepte müssen die Vulnerabilität der potenziellen Proband*innen reflektieren und an der Vulnerabilität ausrichten. Falls teilnehmende Proband*innen durch die oder bei der Datenerhebung Belastungen erfahren, müssen Strategien des Umgangs damit vorliegen. Forschung, dürfen nur an Proband*innen stattfinden, wenn die Bedeutung des Forschungszieles die Risken und Belastungen für die Proband*innen überwiegt. Die/der Forscher*in muss sorgfältig Risiken und Belastungen im Vergleich zum voraussichtlichen Nutzen abschätzen. Maßnahmen, die Risiken und Belastungen minimieren, sind umzusetzen. Die/der Proband*in muss die Studie jederzeit verlassen können. Ggf. muss die Studie abgebrochen werden. Proband*innen oder ggf. Angehörige haben ein Recht darauf, zu den über sie erhobenen Daten Zugang zu bekommen, wenn durch die Offenlegung der Daten Schädigungen an ihnen ausgeschlossen werden können (Zentrale Kommission bei der Bundesärztekammer, 1997).

4.3.2 Forschungsantrag

An dieser Stelle wird ein beispielhafter Antrag auf Beratung durch die Ethikkommission zur Durchführung eines medizinisch-wissenschaftlichen Vorhabens vorgestellt. Der Antrag stammt mit freundlicher Genehmigung von Ulrike Ott (n. d.), einer Ergotherapeutin und Dozentin. Der Antrag (**Tabelle 4-1**) beinhaltet die genannten forschungsethischen Standards. Er soll an dieser Stelle die Komplexität von Forschungsanträgen aufzeigen und zugleich Absolvent*innen der Studiengänge der Ergotherapie, Physiotherapie und Logopädie mögliche Inhalte und Formulierungen vorstellen.

Tabelle 4-1: Antrag auf Beratung durch die Ethikkommission von Ott (n.d.).

1. Titel der Studie
Vorstudie zu Effekten einer ergotherapeutischen Intervention zur Erlangung von Alltagskompetenzen bei Menschen mit Alzheimerdemenz
2. Ethikkommission-Antragsnummer
(wird von der EK vergeben)
3. Entscheidungen anderer Ethikkommissionen in derselben Sache
Keine Angabe
4. Gegenstand der Studie und ihre Ziele (Hypothesen, getrennt in Haupt- und Sekundärhypothesen)
Gegenstand der Studie ist die Befragung von vier Klientinnen (ausschließlich ♀) im Frühstadium der Alzheimerdemenz. Die Klientinnen nehmen an einer ergotherapeutischen Kochgruppe teil und kochen die dort erlernten Gerichte zu Hause nach. Mit Hilfe eines Protokollbogens geben sie Auskunft, wie sie Lerninhalte umsetzen konnten. Ziele 1. Ziel ist es zu überprüfen, ob ein Transfer von Aktivitäten innerhalb der Therapie ins häusliche Umfeld gelingt. 2. Der ergotherapeutischen Einrichtung der XX sollen erste Hinweise für eine eventuelle Modifikation der Kochgruppe gegeben werden. Haupthypothesen H0: Klientinnen mit Alzheimerdemenz können nach 6-wöchigem Kochtraining dort gelernte Inhalte im häuslichen Umfeld nicht umsetzen. H1: Klientinnen mit Alzheimerdemenz können nach 6-wöchigem Kochtraining gelernte Inhalte des Kochtrainings im häuslichen Umfeld nutzbringend umsetzen. Sekundärhypothesen H0: Klientinnen mit Alzheimerdemenz zeigen nach 6-wöchigem Kochtraining keine Veränderung beim Kochen im häuslichen Umfeld, im Hinblick auf den selbstständigen Beginn. H1: Klientinnen mit Alzheimerdemenz können nach 6-wöchigem Kochtraining mit dem Kochen im häuslichen Umfeld selbstständig beginnen. H0: Klientinnen mit Alzheimerdemenz zeigen nach 6-wöchigem Kochtraining keine Veränderung beim Kochen im häuslichen Umfeld, im Hinblick auf die selbstständige Organisation ihrer Hilfsmittel innerhalb ihrer Küche. H1: Klientinnen mit Alzheimerdemenz können nach 6-wöchigem Kochtraining beim Kochen im häuslichen Umfeld alle nötigen Hilfsmittel innerhalb der Küche selbstständig besorgen. H0: Klientinnen mit Alzheimerdemenz zeigen nach 6-wöchigem Kochtraining keine Veränderung beim Kochen im häuslichen Umfeld, im Hinblick auf die Verwendung der durch das Kochtraining bekannten Rezepte. H1: Klientinnen mit Alzheimerdemenz können nach sechswöchigem Kochtraining Rezepte, die dort verwendet wurden, beim Kochen im häuslichen Umfeld einsetzen. H0: Klientinnen mit Alzheimerdemenz zeigen nach 6-wöchigem Kochtraining keine Veränderung beim Kochen im häuslichen Umfeld, im Hinblick auf die Einhaltung der Reihenfolge der Arbeitsschritte. H1: Klientinnen mit Alzheimerdemenz können nach sechswöchigem Kochtraining beim Kochen im häuslichen Umfeld die notwendige Reihenfolge der Arbeitsschritte einhalten. H0: Klientinnen mit Alzheimerdemenz zeigen nach 6-wöchigem Kochtraining keine Veränderung beim Kochen im häuslichen Umfeld, im Hinblick auf die Fertigstellung bis zum Endprodukt. H1: Klientinnen mit Alzheimerdemenz können nach sechswöchigem Kochtraining dort gelernte Gerichte beim Kochen im häuslichen Umfeld bis zum Endprodukt fertigstellen. H0: Klientinnen mit Alzheimerdemenz zeigen nach sechswöchigem Kochtraining keine Veränderung beim Kochen im häuslichen Umfeld, im Hinblick auf ihre Einschätzung von Gefahrenquellen. H1: Klientinnen mit Alzheimerdemenz können nach sechswöchigem Kochtraining Gefahrenquellen beim Kochen einschätzen.

Tabelle 4-1: *Fortsetzung*

5. Erläuterung der Bedeutung der Studie
In Deutschland leben heute etwa eine Million Menschen mit der Diagnose Demenz. Demographische Entwicklungsprognosen gehen davon aus, dass im Jahre 2030 die Zahl der Betroffenen auf über zwei Millionen ansteigen wird. Diese Entwicklung stellt sowohl für die Demenzerkrankten und Angehörigen als auch auf gesellschaftlicher und politischer Ebene eine große Herausforderung dar. Neben den genannten Problemen stellt sich das Krankheitsbild Demenz, mit der häufigsten Form der Alzheimer-Demenz im direkten Umgang mit Betroffenen äußerst vielschichtig dar. Während über lange Zeit der Therapienihilismus in Bezug auf Alzheimerdemenz vorherrschend war, rücken zunehmend neue Konzepte der Förderung ins Blickfeld. Eine umfassende Sichtung der Studien zu ergotherapeutischen Behandlungsansätzen bei Menschen mit Demenz hat ergeben, dass der Bereich Alltagsaktivitäten wenig Berücksichtigung findet, während zu anderen Behandlungsverfahren, wie Biographiearbeit, Snoezelen, etc. viele Studien existieren. Alltagsaktivitäten nehmen im Frühstadium der Demenz einen wichtigen Stellenwert ein, da die Betroffenen noch zuhause leben. Aktivitäten des täglichen Lebens sind neben den Betätigungsbereichen „Produktivität" und „Freizeit" zentraler Bestandteil der Ergotherapie. Die ergotherapeutische Institutsambulanz der XX implementiert zurzeit ein Kochtrainingskonzept, das hinsichtlich seiner Umsetzung in den Alltag der Klientinnen aus Klientinnensicht analysiert werden soll. Klientinnenzentrierung gewinnt sowohl in der Ergotherapie als auch im gesamten Gesundheitswesen zunehmend an Bedeutung. Denn vor allem im Anfangsstadium der Alzheimerdemenz sind Klient*innen in der Lage, über den Nutzen der Therapie für sie selbst Aussagen zu treffen.
6. Welche der folgenden Bestimmungen finden Anwendung: • **Medizinproduktegesetz gemäß § 20 MPG (Gerät besitzt nicht die Konformitätserklärung oder diese liegt vor und es wird eine andere Indikation geprüft oder es werden zusätzlich invasive oder andere belastende Untersuchungen durchgeführt) oder gemäß § 23 MPG** • **Strahlenschutzverordnung § 23** • **Röntgenverordnung § 28 a** • **Gentechnikgesetz** • **Datenschutzgesetze**
Das Datenschutzgesetz findet Anwendung. Daten der Klientinnen werden so verändert, dass keine Rückschlüsse auf beteiligte Person gezogen werden können.
7. Ggf.: Bezeichnung und Charakterisierung der Prüfprodukte (z.B. Geräte bei MPG-Studien; bitte Anlagen beifügen)
Anlage: Konzept des Kochtrainings der XX
8. Wesentliche Ergebnisse der vorklinischen Tests oder Gründe für die Nichtdurchführung derselben
Keine Angabe
9. Wesentlicher Inhalt und Ergebnisse der vorangegangenen Studien/Anwendungen der in der Studie zu prüfenden Produkte
Keine Angabe
10. Beschreibung der vorgesehenen Maßnahmen/Untersuchungsmethoden und eventuelle Abweichungen von den in der med. Praxis üblichen Maßnahmen/Untersuchungen (Was ist „Routine"? Was wird davon abweichend in der Studie gemacht?)
Die zu untersuchende Gruppe umfasst vier (weibliche) Klientinnen im Frühstadium der Alzheimerdemenz. Nach der Erstdiagnose des Arztes werden sie in die Ergotherapie der Institutsambulanz überwiesen. In der Ergotherapie nehmen die Klientinnen über einen Zeitraum von sechs Wochen zweimal wöchentlich an der Kochgruppe teil. Während des Trainings kochen die Klientinnen einmal wöchentlich ein Gericht aus der Therapie zuhause nach.

Tabelle 4-1: *Fortsetzung*

Bei der Untersuchung handelt es sich um eine experimentelle Vorstudie mit Prä-/Posttestdesign. Vor Beginn und nach dem Abschluss der Therapiephase wird zusätzlich zu dem üblichen ergotherapeutischen Befund ein spezifisches Assessment durchgeführt. Dabei werden kognitive Prozesse bei der Handlungsdurchführung eines Kochvorgangs bewertet. Grundlage hierfür ist das in den USA standardisierte Kitchen-Task- Assessment (KTA) (Baum et al., 1993, *American Journal of Occupational Therapy*, 431–436). Ergänzend werden in einem halbstrukturierten Interview Motivation, Wichtigkeit und bisheriges Kochverhalten erfragt. Theoretische Grundlage hierfür bieten das Canadian Model of Occupational Performance (CMOP) und das daraus entstandene Messinstrument Canadian Occupational Performance Measure (COPM) (Law et al. (1991), *Canadian Occupational Performance Measure Manual*. CAOT, Toronto). Das Messinstrument wurde modifiziert und betrifft nur den ADL (Activities of Daily Living) Bereich Kochen. Zusätzlich finden pro Klientin sechs weitere Erhebungen anhand eines Protokollbogens statt. Anhand dieses Protokollbogens sollen die Klientinnen selbst ihre Kochaktivität zuhause bewerten. Wichtige Aspekte des Fragebogens sind Zufriedenheit bzgl. der Ausführung (Skala), Qualität und Probleme der Ausführung. Es findet eine persönliche, detaillierte Einweisung in den Protokollbogen statt, evtl. mit Angehörigen. Nach drei Wochen erfolgt eine Zwischenkontrolle, um beim Eintragen sich ergebene Probleme zu besprechen und in Zukunft zu vermeiden.
11. Bewertung und Abwägung der vorhersehbaren Risiken und Nachteile der Studienteilnahme gegenüber dem erwarteten Nutzen für die Studienteilnehmer*innen und zukünftig erkrankte Personen (Nutzen-Risiko-Abwägung)
Das Studiendesign entspricht ergotherapeutischem Behandlungsstandard. Daher wird der Nutzen für Klientinnen und für die Ergotherapie hoch eingeschätzt. Risiken werden sehr gering eingeschätzt, da die Intervention der Studie der normalen ergotherapeutischen Intervention entspricht.
a) Voraussehbarer therapeutischer Nutzen für die Studienteilnehmer*innen (individueller Nutzen für den einzelnen Patienten)
Das Protokollieren der Kochaktivität zuhause hilft den Klientinnen, ihre Aktivität zu strukturieren und zu reflektieren und hat infolgedessen therapeutischen Nutzen. Angehörige erhalten Informationen über Ressourcen und Probleme in der Handlungsdurchführung der Betroffenen und sind so in der Lage gezielter zu intervenieren.
b) Voraussehbarer medizinischer Nutzen für zukünftig erkrankte Personen (Gruppennutzen)
Es entsteht ein Nutzen für die ergotherapeutische Einrichtung, um ihr Konzept anzupassen. Es werden für die Ergotherapie erste Erkenntnisse bezüglich der Alltagsaktivitäten aus Klientinnensicht gewonnen.
c) Risiken und Belastungen für die Studienteilnehmer*innen (alle im Einzelnen auflisten)
Ein Risiko könnte die Überforderung der Klient*innen vor allem beim regelmäßigen Ausfüllen der Protokollbögen sein.
12. Maßnahmen zur Risikobeherrschung
Durch eventuelle Anpassung des Protokollbogens, Angehörigeneinbezug und Beratung seitens der Therapeut*innen und Untersucher*innen kann dieses Risiko minimiert werden.
13. Abbruchkriterien
Sind alle Klientinnen trotz Begleitung und Beratung nicht in der Lage, die Protokollbögen auszufüllen oder an der Therapie teilzunehmen, wird die Studie abgebrochen. Es handelt sich um ein normales ambulantes Therapieangebot. Infolgedessen sind die in der Therapie gängigen Abbruchkriterien, wie z. B. Krankheit, möglich. Jeder Klientin steht es zu jedem Zeitpunkt der Studie frei, diese abzubrechen.

Tabelle 4-1: *Fortsetzung*

14. Anzahl, Alter und Geschlecht der betroffenen Personen
Vier Klientinnen; Alter noch offen, ähnliches Stadium der Demenz: Mini-Mental-Status-Test (MMST): 26–20
15. Statistische Planung und Angabe sowie biometrische Begründung der Fallzahl und Unterschrift des/der Statistiker*in
Diese Arbeit ist die Abschlussarbeit des Bachelorstudiengangs Physio-/Ergotherapie der [...] und wird in einem Zeitraum von 12 Wochen erstellt. Sie umfasst nur sehr eng umgrenzte Studienvorhaben und wird infolgedessen nur eingeschränkt von einem Statistiker begleitet.
16. a) Darlegung und ggf. Erläuterung der Ein- und Ausschlusskriterien
Einschlusskriterien Diagnose der Alzheimer-Demenz Mini-Mental-Status-Test (MMST): 26–20 Weiblich Leichte Schwierigkeiten bei der Zubereitung einer Mahlzeit (Handlungsplanung) Kochaktivitäten werden von Klientinnen im Erstgespräch als wichtig eingestuft Motivation an der Kochgruppe teilzunehmen Interesse an der Studie teilzunehmen Einwilligung der Klientinnen Ausschlusskriterien Schwere körperliche Gebrechen (z.B. Schlaganfall) Schwere psychiatrische Erkrankungen (z.B. Schwere Depression)
b) Teilnehmer*inneninformation (wer diese mündlich erteilt und Angabe, wieviel Zeit zwischen Aufklärung und Einwilligung verbleibt, ansonsten Verweis auf deren Inhalt als Anlage möglich)
Klientinnen werden bei der Aufnahme in die Ergotherapie über Studie informiert. Falls sie teilnehmen wollen, werden sie mündlich und schriftlich aufgeklärt. Zeitraum zwischen Information und Einwilligung: eine Woche
c) Einwilligungserklärung (Verweis auf deren Inhalt als Anlage möglich)
Einwilligungserklärung liegt noch nicht vor, da Klientinnen, die an der Studie teilnehmen, noch nicht feststehen
d) Ggf. Information und Einwilligung der/des gesetzlichen Vertreterin/Vertreters (ggf. auch Beschreibung des Verfahrens zur Einrichtung einer gerichtlichen Betreuung)
Keine Angabe
17. Maßnahmen zur Gewinnung von Studienteilnehmer*innen
Klientinnen der Ergotherapie, die den Einschlusskriterien entsprechen
18. Ggf.: Grund für die Einbeziehung und Darlegung des therapeutischen Nutzens für Personen, die minderjährig und/oder nicht einwilligungsfähig sind
Keine Angabe
19. Beziehung zwischen Studienteilnehmer*innen und Studienärztin/-arzt (Ist sie/er zugleich die/der behandelnde Ärztin/Arzt?)
Keine Angabe

Tabelle 4-1: *Fortsetzung*

20. Ggf. Erklärung zur Einbeziehung möglicherweise vom Sponsor oder Studienarzt abhängiger Personen
Keine Angabe
21. Maßnahmen, die eine Feststellung zulassen, ob Studienteilnehmer*innen an mehreren Studien zugleich oder vor Ablauf einer in der vorangegangenen Studie festgelegten Frist teilnehmen
Keine Angabe
22. Ggf.: Honorierung bzw. Kostenerstattung der Studienteilnehmer*innen
Keine Angabe
23. Ggf.: Plan für die Weiterbehandlung und medizinische Betreuung der betroffenen Personen nach dem Ende der Studie
Normale ergotherapeutische Weiterbehandlung
24. Ggf.: Versicherung der Studienteilnehmer*innen (Versicherungsbestätigung und Versicherungsbedingungen, Versicherer, Versicherungsumfang, Versicherungsdauer)
Da es sich um ein normales therapeutisches Setting handelt, greift die Versicherung der zuständigen Therapeut*innen (Untersucherinnen führen keine Therapie durch!)
25. Ggf.: Dokumentationsverfahren (Verweis auf CRF-Bögen möglich)
Keine Angabe
26. Ggf.: Beschreibung, wie der Gesundheitszustand gesunder betroffener Personen dokumentiert werden soll
Keine Angabe
27. Ggf.: Methoden, unerwünschte Ereignisse festzustellen, zu dokumentieren und mitzuteilen.
Keine Angabe
28. Vorgehen zum Schutz der Geheimhaltung der gespeicherten Daten, Dokumente und ggf. Proben, Darlegung der Verschlüsselung der Daten von Studienteilnehmer*innen (bitte nicht Initialen und Geburtsdatum als Codierungsschema verwenden!)
Ziffer + Altersangabe (z. B. Klientin 1, 58)
29. Erklärung zur Einhaltung des Datenschutzes
Keine Angabe
30. Namen und Anschriften der Einrichtungen, die als Studienzentrum oder Studienlabor in die Studie eingebunden sind, sowie der/die Studienleiter*in und die Studienärzt*innen
Keine Angabe
31. Angaben zur Eignung der Prüfstelle, insbesondere zur Angemessenheit der dort vorhandenen Mittel und Einrichtungen sowie des zur Durchführung der klinischen Prüfung zur Verfügung stehenden Personals und zu Erfahrungen in der Durchführung ähnlicher Studien
Die Studie findet in der Ergotherapie der XX statt. Studien in der Ergotherapie befinden sich in Deutschland noch in den Anfängen, so dass bisher noch keine vergleichbaren Erfahrungen vorliegen. Es wird kein zusätzliches Personal benötigt.

Tabelle 4-1: *Fortsetzung*

32. Vereinbarung über den Zugang der/des Prüfer*in/Hauptprüfer*in/Leiter*in der klinischen Prüfung, zu den Daten und den Grundsätzen über die Publikation
Keine Angabe
33. Angaben zur Finanzierung der Studie (wir weisen auf § 263 StGB hin)
Keine Angabe
a) Finanzierungsquelle (Name und Sitz)
Keine Angabe
b) Höhe der kalkulierten Kosten pro Teilnehmer*in und insgesamt
Keine Angabe
c) Höhe der Kostenerstattung pro Teilnehmer*in und insgesamt
Keine Angabe

Fragen zur Selbstreflexion

Weiterführende Fragen zum Forschungsantrag

- Welche forschungsethischen Anforderungen erfüllt der Antrag? Arbeiten Sie konkrete Punkte heraus, die genannte forschungsethische Anforderungen erfüllen.
- Gibt es forschungsethische Anforderungen, die der Antrag nicht erfüllt?
- Ist das Forschungsvorhaben sinnvoll oder kommt es der Antragstellerin entgegen, weil sie gerne kocht?
- Wer muss die Einwilligung zur Teilnahme an der Studie geben? Die Proband*innen selbst, die unter einer beginnenden Alzheimer Erkrankung leiden? Oder die Angehörigen?
- Wie vertretbar sind Aussagen, die über Forschungsergebnisse von vier teilnehmenden Probanden getroffen werden?

Weiterführende Fragen zu forschungsethischen Standards

- Sollten Schreiben zur Einverständniserklärung und Schreiben zur datenschutzrechtlichen Einwilligung juristisch geprüft werden?
- Welches ethische Problem stellt sich, wenn nur weibliche oder nur männliche Personen an einer Studie teilnehmen? Welche Vor- und Nachteile kann es haben, nur weibliche oder nur männliche Personen zur Forschung zuzulassen?
- Sollten Proband*innen für ihre Teilnahme an Forschungen immer entschädigt werden? Oder sollten sie, weil die Teilnahme freiwillig ist, darauf verzichten?
- Wo hat die Anonymisierung von Daten Grenzen? Wie gehen Forschende bspw. damit um, wenn zu einem/einer Proband*in Fragen auftreten, deren Beantwortung wissenschaftlich relevante Aussagen betreffen?

Vertiefende Literatur

Arn, C. & Weidmann-Hügle, T. (2009). *Ethikwissen für Fachpersonen*. Schwabe AG.

Friesen, H. & Berr, K. (2004). *Angewandte Ethik im Spannungsfeld von Begründung und Anwendung*. Peter Lang.

Hack, B.M. (2004). *Ethik in der Ergotherapie*. Springer.

Neitzke, G. (2013). Ethik in Logopädie, Phoniatrie und Pädaudiologie. *Sprache – Stimme – Gehör, 37*, 130.

Riedel, A. & Lehmeyer, S. (Hrsg.). (2022). *Ethik im Gesundheitswesen*. Springer.

Schnell, W. & Heinritz, C. (2006). *Forschungsethik. Ein Grundlagen- und Arbeitsbuch für die Gesundheits- und Pflegewissenschaft*. Huber.

Schulz, K. (2011). *Ethik in der Sprachtherapie*. Schulz Kirchner.

Wallimann-Helmer, I. & Keller, M. (2018). *Ethik für medizinische Berufe. Reflexionshilfe zur Analyse ethischer Konfliktsituationen*. Versus.

Wiesemann, C. & Simon, A. (2013). *Patientenautonomie: Theoretische Grundlagen – Praktische Anwendung*. Mentis GmbH.

Literatur

Ach, J.S., Bayertz, K., Quate, M. & Siep, L. (Hrsg.). (2016). *Grundkurs Ethik: Grundlagen*. Mentis GmbH.

Amelung, E. (Hrsg.). (1992). *Ethisches Denken in der Medizin*. Springer. https://doi.org/10.1007/978-3-642-84309-9

Andersen, S. (2000). *Einführung in die Ethik*. de Gruyter. https://doi.org/10.1515/9783110812947

Antidiskriminierungsstelle des Bundes. (2021). *Mund-Nasen-Schutz: Rechtslage zu Diskriminierungen wegen einer Behinderung. Informationen für Menschen mit Behinderung*. https://www.antidiskriminierungsstelle.de/DE/wir-beraten-sie/materialien-fuer-ratsuchende/Corona/Mund_Nasenschutz/mund_nasen_schutz.html

Ärztekammer Berlin. (2021). *Berufsordnung*. https://www.aekb.de/fileadmin/migration/pdf/Berufsordnung.pdf

Balogh, R. (2019). *Grundlagen der ethischen Fallberatung: Auf welche normativen Ethiktheorien stützen sich die Mitglieder eines klinischen Ethikkommites?* Regensburg. https://epub.uni-regensburg.de/41337/1/_all.pdf

Beauchamp, T. & Childress, J. (2013). *Principles of biomedical ethics*. Oxford University Press.

Becker, A. (2019). *PHYSIO 2030: Der Kompetenz-Kompass für die Ausbildung in der Physiotherapie*. Pflaum.

Bollert, G., Borgetto, B., Geuter, G., Höppner, H., Hurrelmann, K. & Probst, A. (2009a). Bezugswissenschaften der Physiotherapie: Soziologie und Gesundheitswissenschaften/Public Health. *Physioscience, 5*, 174–183. https://doi.org/10.1055/s-0028-1109890

Bollert, G., Dick, M., Geuter, G., Klemme, B., Schmidt, W. & Walkenhorst, U. (2009b). Bezugswissenschaften der Physiotherapie: Pädagogik und Psychologie. *Physioscience, 5*, 124–132. https://doi.org/10.1055/s-0028-1109656

Bollert, G., Erhardt, T., Geuter, G., Hucklenbroich, P., Willimczik, K. & Zalpour, C. (2009c). Bezugswissenschaften der Physiotherapie: Medizin und Sportwissenschaft. *Physioscience, 5*, 76–85. https://doi.org/10.1055/s-0028-1109430

Bollinger, H. & Gerlach, A. (2008). Professionalität als Kompetenz und Element der Qualitätssicherung in den Gesundheitsberufen. In S. Matzick (Hrsg.), *Qualifizierung in den Gesundheitsberufen. Herausforderungen und Perspektiven für die wissenschaftliche* (S. 146–151). Juventa.

Bollinger, H. & Gerlach, A. (2015). Profession und Professionalisierung im Gesundheitswesen Deutschlands – zur Reifikation soziologischer Kategorien. In J. Pundt & K. Kälble (Hrsg.), *Gesundheitsberufe und gesundheitsberufliche Bildungskonzepte* (S. 83–106). Apollon.

Borgetto, B. (2012). Gesundheitswissenschaftliche Grundlagen der Logopädie. *Forum Logopädie, 26* (5), 6–11.

Borgetto, B. (2015). Zwischenbilanz und aktuelle Entwicklungen in der Akademisierung der Therapieberufe. In J. Pundt & K. Kälble (Hrsg.), *Gesundheitsberufe und gesundheitsberufliche Bildungskonzepte* (S. 265–290). Apollon.

Bundesamt der Justiz. (o.J.). *Grundgesetz der Bundesrepublik Deutschland*. https://www.gesetze-im-internet.de/gg/BJNR000010949.html

Deutsche Gesellschaft für Neurologie (DGN). (2023). *Diagnose und Therapie der Multiplen Sklerose, Neuromyelitis-optica-Spektrum-Erkrankungen und MOG-IgG-assoziierten Erkrankungen. S2k-*

Leitlinie. https://dnvp9c1uo2095.cloudfront.net/cms-content/030050_living_Guideline_MS_V7.1_240105_1704444034393.pdf

Deutsche Gesellschaft für Physiotherapiewissenschaft (DGPTW). (2022). *Sektion Leitlinien*. http://www.dgptw.org/ueber-uns/sektionen-ags/leitlinien

Deutscher Bundesverband für Logopädie e.V. (dbl). (n.d.). *Leitlinienarbeit*. https://www.dbl-ev.de/der-dbl/mitgestalten/leitlinienarbeit

Deutscher Verband der Ergotherapie (DVE). (n.d.). *Richtlinien/Leitlinien*. https://dve.info/service/aktuelles/3236-neuigkeiten-aus-dem-leitlinienbereich

Deutscher Verband für Physiotherapie e.V. (ZVK). (n.d.). *Berufsordnung für Physiotherapeuten*. https://www.physio-deutschland.de/fileadmin/data/bund/Dateien_oeffentlich/Beruf_und_Bildung/ZVK-Verband-Berufsordnung-A5-2019-Aufl03-RZ-web.pdf

Deutscher Verband der Ergotherapie (DVE). (2020). *Ethik in der Ergotherapie. Handlungshilfe zur ethischen Situationseinschätzung im beruflichen Alltag*. https://dve.info/ergotherapie/ethik

Dreier, A., Hagen, R., Oppermann, R.F. & Hoffmann, W. (2015). Neue Versorgungs- und Qualifizierungsansätze im demografischen Wandel: die künftige Aufgabenteilung im Gesundheitswesen. In J. Pundt & K. Kälble (Hrsg.), *Gesundheitsberufe und gesundheitsberufliche Bildungskonzepte* (S. 404–430). Apollon.

Evans, M. & Bräutigam, C. (2015). Professionalisierung als reflexive Arbeitsgestaltung zwischen Wunsch und Wirklichkeit. In J. Pundt & K. Kälble (Hrsg.), *Gesundheitsberufe und gesundheitsberufliche Bildungskonzepte* (S. 383–404). Apollon.

Femers, S. (2004). PR-Theorie PR-Theorie! Plädoyer für eine wissenschaftliche und fachliche Fundierung der Public Relations durch Theoriebildung. In U. Röttger (Hrsg.), *Theorien der Public Relations. Grundlagen und Perspektiven der PR-Forschung* (S. 171–181). Verlag für Sozialwissenschaften.

Friesen, H. & Berr, K. (Hrsg.). (2004). *Angewandte Ethik im Spannungsfeld von Begründung und Anwendung*. Peter Lang.

Fuchs, M. (2010). *Forschungsethik. Eine Einführung*. J.B. Metzler. https://doi.org/10.1007/978-3-476-05463-0

Gemeinsamer Bundesausschuss (G-BA). (2015). *Richtlinie des Gemeinsamen Bundesausschusses über grundsätzliche Anforderungen an ein einrichtungsinternes Qualitätsmanagement für Vertragsärztinnen und Vertragsärzte, Vertragspsychotherapeutinnen und Vertragspsychotherapeuten, medizinische Versorgungszentren, Vertragszahnärztinnen und Vertragszahnärzte sowie zugelassene Krankenhäuser: Qualitätsmanagement-Richtlinie/QM-RL*. https://www.g-ba.de/downloads/62-492-2309/QM-RL_2020-09-17_iK-2020-12-09.pdf

Götsch, K. (2020). Bezugswissenschaften und Bezugsrahmen der Ergotherapie. In C. Scheepers-Assmus, U. Steding-Albrecht & P. Jehn (Hrsg.), *Ergotherapie. Vom Behandeln zum Handeln* (S. 56–64). Thieme.

Grohnfeldt, M. (2018). Zur Identität der Logopädie und akademischen Sprachtherapie in Deutschland. *Forum Logopädie, 32*(4), 26–30.

Hack, B.M. (Hrsg.). (2004). *Ethik in der Ergotherapie*. Springer. https://doi.org/10.1007/978-3-642-18608-0

Heubel, F. (2005). Ein sokratischer Weg bei der Arbeit mit Falldiskussionen. In Arbeitsgruppe „Pflege und Ethik" (Hrsg.), *„Für alle Fälle …". Arbeit mit Fallgeschichten in der Pflegeethik* (S. 145–154). Brigitte Kunz.

Hochschulverbund Gesundheitsfachberufe e.V. (HVG) & Verbund für Ausbildung und Studium in den Therapieberufen (VAST). (2018). *Notwendigkeit und Umsetzung einer vollständig hochschulischen Ausbildung in den Therapieberufen (Ergotherapie, Logopädie und Physiotherapie) – Strategiepapier. Hg. v. Hochschulverbund Gesundheitsfachberufe (HVG) e.V. und Verbund für Ausbildung und Studium in den Therapieberufen (VAST)*. https://www.hv-gesundheitsfachberufe.de/wp-content/uploads/Strategiepapier-2018_11_08.pdf

Hochschulverbund Gesundheitsfachberufe e.V. (HVG). (2020). *Eckpunktepapier der Bund-Länder-Arbeitsgruppe „Gesamtkonzept Gesundheitsfachberufe*. https://www.hv-gesundheitsfachberufe.de/wp-content/uploads/200306_Pressemitteilung_Eckpunktpapier_FINAL_f.pdf

Holla, M., Ijland, M.M. & Verlaat, C.W.M. (2010). Ein tragischer Fall. Reaktionen auf den Tod eines Säuglings. *Physiopraxis, 8*(4), 28–33.

Höppner, H., Kühnast, P. & Winkelmann, C. (Hrsg.). (2021). *Potentiale der Physiotherapie erkennen und nutzen. Von der Kompetenz zur Performanz*. med-hochzwei.

Igl, G. (2015). Situation und aktuelle rechtliche Entwicklungen im Bereich der Gesundheitsberufe. In J. Pundt & K. Kälble (Hrsg.), *Gesundheitsberufe und gesundheitsberufliche Bildungskonzepte* (S. 107–138). Apollon.

Kant, I. (1786). *Grundlegung zur Metaphysik der Sitten*. Felix Meiner. https://www.bard.edu/library/pdfs/archives/Kant-Grundlegung_zur_Metaphysik_der_Sitten.pdf

Katzenmeier, C. (2013). Ärztliche Aufklärung. In C. Wiesemann & A. Simon (Hrsg.), *Patientenautonomie. Theoretische Grundlagen – Praktische Anwendungen* (S. 91–105). Mentis GmbH. https://doi.org/10.30965/9783897859661_008

Klinkhammer, G. (2003). „Wirken ohne Reglementierung". *Deutsches Ärzteblatt*, *100*(50), 3291. https://www.aerzteblatt.de/pdf.asp?id=39794

Lehmann, Y., Ayerle, G., Beutner, K., Karge, K. & Behrens, J. (2015). Ergebnisse und Schlussfolgerungen der Studie zur Bestandsaufnahme der Ausbildung in den Gesundheitsfachberufen in Europa (gesine). In J. Pundt & K. Kälble (Hrsg.), *Gesundheitsberufe und gesundheitsberufliche Bildungskonzepte* (S. 339–362). Apollon.

Maio, G. (2014). *Medizin ohne Maß? Vom Diktat des Machbaren zu einer Ethik der Besonnenheit*. TRIAS.

Miethe, I. (2010). Forschungsethik. In B. Friebertshäuser, A. Langer & A. Prengel (Hrsg.), *Handbuch Qualitative Forschungsmethoden in der Erziehungswissenschaft* (S. 927–934). Juventa.

Oevermann, U. (2002). Theoretische Skizze einer revidierenden Theorie professionellen Handelns. In A. Combe (Hrsg.), *Pädagogische Professionalität* (S. 70–182). Suhrkamp.

Ott, U. (n.d.). *Praxis für Supervision, Psychotherapie und Fortbildung*. https://www.berlinsupervision.com/

Pundt, J. & Kälble, K. (Hrsg.). (2015). *Gesundheitsberufe und gesundheitsberufliche Bildungskonzepte*. Apollon. https://library.oapen.org/bitstream/handle/20.500.12657/61659/1/9783943001167_1.pdf

Rabe, M. (2005). Strukturierte Fallanalyse anhand eines Reflexionsmodells. In Arbeitsgruppe „Pflege und Ethik" (Hrsg.), *„Für alle Fälle ...". Arbeit mit Fallgeschichten in der Pflegeethik* (S. 131–144). Brigitte Kunz Verlag.

Rauprich, O. (2005). Prinzipienethik in der Biomedizin – Zur Einführung. In O. Rauprich & F. Steger (Hrsg.), *Prinzipienethik in der Biomedizin: Moralphilosophie und medizinische Praxis* (S. 11–47). Campus.

Reichel, K. & Heise, K.-F. (2016). Ethikkommissionen für physiotherapeutische Forschung – ein Diskurs. *Physioscience, 12*, 152–157. https://doi.org/10.1055/s-0035-1567143

Richter, R. (2016). *Physiotherapie und Wissenschaft. Die wissenschaftliche Emanzipation der Physiotherapie im Spannungsfeld von Disziplinbildung und Professionalisierung* (Unveröffentlichte Dissertation, Humanwissenschaftliche Fakultät der Universität Potsdam). https://publishup.uni-potsdam.de/opus4-ubp/frontdoor/deliver/index/docId/9470/file/richter_diss.pdf

Ringel, S. (2021). *Professionalisierung der deutschen Physiotherapie aus einer ethischen und moralischen Perspektive – eine explorative Studie* (Unveröffentlichte Dissertation, Deutsche Sporthochschule Köln). https://fis-db.dshs-koeln.de/ws/portalfiles/portal/6187728/Dissertation_Sven_Ringel.pdf

Scheel, K. (2013). *Modelle und Konzepte der Physiotherapie. Eine Verortung innerhalb von Anthropologie und Ethik*. LIT Dr. W. Hopf.

Schiller, S. (2018). Ethisches Reasoning und diversitätssensibles Handeln in der Sprachtherapie. *Sprache – Stimme – Gehör, 42*(3), 127–132. https://doi.org/10.1055/a-0625-5847

Schmidt, H. (1991). *Philosophisches Wörterbuch* (22. Aufl.). Alfred Kröner.

Schnell, M. W. & Heinritz, C. (2006). *Forschungsethik. Ein Grundlagen und Arbeitsbuch für die Gesundheits- und Pflegewissenschaften*. Huber.

Stoecker, R. (2010). Philosophie der Menschenwürde. *Zeitschrift für Menschenrechte, 1*, 98–116.

Stößel, U. & Körner, M. (2015). Theorie und Praxis interprofessioneller Zusammenarbeit im Gesundheitswesen – Stellenwert und Bedeutung für die Gesundheitsversorgung von morgen. In J. Pundt & K. Kälble (Hrsg.), *Gesundheitsberufe und gesundheitsberufliche Bildungskonzepte* (S. 363–382). Apollon.

Vereinte Nationen. (1989). *Konvention über die Rechte des Kindes. unicef für jedes Kind.* https://www.unicef.de/informieren/ueber-uns/fuer-kinderrechte/un-kinderrechtskonvention

Wallimann-Helmer, I. & Keller, M. (Hrsg.). (2018). *Ethik für medizinische Berufe. Reflexionshilfe zur Analyse ethischer Konfliktsituationen*. Versus. https://doi.org/10.24096/9783039097760

Weltärztebund. (1964). *WMA-Deklaration von Helsinki – Ethische Grundsätze für die medizinische Forschung am Menschen*. Helsinki.

Willimczik, K., Bollert, G. & Geuter, G. (2009). Bezugswissenschaften der Physiotherapie: Philosophie – Mutter aller Wissenschaften. *Physioscience,* 5(1), 27–33. https://doi.org/10.1055/s-0028-1109170

Wissenschaftliche Dienste des Deutschen Bundestags. (2022). *Zur Akademisierung in der Physiotherapie, Logopädie und Ergotherapie.* https://www.bundestag.de/resource/blob/876440/89106532b0796a8f70e18b2ad2ff62fc/WD-9-091-21-pdf-data.pdf

Zentrale Kommission bei der Bundesärztekammer. (1997). Stellungnahme der „Zentralen Ethikkommission" bei der Bundesärztekammer „Zum Schutz nicht-einwilligungsfähiger Personen in der medizinischen Forschung". *Deutsches Ärzteblatt 94*(15), 1011–1012. https://www.zentrale-ethikkommission.de/fileadmin/user_upload/_old-files/downloads/pdf-Ordner/Zeko/Schutz1.pdf

5 Clinical Reasoning: theoriegeleitete praktische Umsetzung

Björn Hoffmann, Cathleen Gaede-Illig

Lernziele

- Sie verstehen den Begriff des Clinical Reasoning als Konzept und differenzieren die unterschiedlichen Arten.
- Sie entwickeln ein erweitertes Verständnis für den Begriff Clinical Reasoning.
- Sie verstehen die grundlegenden Prozesse des Clinical Reasonings und können sie anwenden.

Zusammenfassung

Therapeutische Denk- und Entscheidungsprozesse sowie deren Reflexion werden als Clinical Reasoning bezeichnet. Clinical Reasoning wird als zentraler Gedankenprozess innerhalb des therapeutischen Handelns gesehen. Die Grundelemente sind Wissen und Kognition sowie die Metakognition. Die Metakognition als übergeordnetes Grundelement bezeichnet die Fähigkeit, sich über sein eigenes Denken bewusst zu sein. Es finden sich diverse Beschreibungen dieses Prozesses. So wird Clinical Reasoning in der Literatur aus unterschiedlichen Blickwinkeln betrachtet und unter verschiedenen theoretischen Aspekten analysiert. Diese schließen lern- und systemtheoretische Aspekte genauso ein, wie kognitive Fähigkeiten und Denkfehler. Heute wird Clinical Reasoning als komplexer Gedankenprozess beschrieben, welcher über Hypothesen zu einer therapeutischen Diagnose und entsprechenden Therapieplanung führt. Es schließt darüber hinaus die stetige Reflexion des gesamten Prozesses und die dafür nötigen kognitiven Leistungen der Therapeut*innen ein.

Das folgende Kapitel gibt eine Übersicht über bestehende Definitionen und Begriffsbestimmungen sowie die unterschiedlichen Clinical Reasoning Formen. Ausführungen zur theoretischen Fundierung und grundlegende Gedanken sowie häufige Fehlerquellen des Clinical Reasoning werden ausführlich erläutert. Die theoretischen Ausführungen werden dabei stets mittels Praxisbeispielen greifbar gemacht. Ziel ist es, Clinical Reasoning als Gedankenprozess zu verstehen und in der Praxis zur Anwendung zu bringen.

5.1 Grundlagen und Begriffsbestimmung

„Und was habe ich nun?" eine Frage, die Therapeut*innen früher oder später von Patient*innen gestellt bekommen. Für die Beantwortung müssen verschiedene und komplexe Aspekte berücksichtigt und unterschiedliche Strategien zugrunde gelegt werden. Diese Strategien können sehr bewusst oder gänzlich unbewusst ausgewählt und eingesetzt sein. Die Anwendung solch komplexer Aspekte und unterschiedlicher Strategien wird bereits in den Ausbildungen gelehrt und vermittelt. Neben der Therapieplanung wird auch die Reflexion des eigenen therapeutischen Handelns sowie die Anwendung verschiedenster Behandlungsstrategien frühzeitig angebahnt. In diesen Lehr-Lernsituationen werden Entscheidungen begründet und diskutiert, Behandlungssituationen analysiert und mögliche Fehler reflektiert. Ziel ist es therapeutische Denk- und Entscheidungsprozesse, die den Therapieprozess charakterisieren, zu verbalisieren, diskutieren und zu reflektieren.

Diese therapeutischen Denk- und Entscheidungsprozesse sowie deren Reflexion werden in der Wissenschaft als Clinical Reasoning bezeichnet. Mittels Clinical Reasoning können therapeutische Entscheidungsprozesse beschrieben werden und Entscheidungen systematisch hergeleitet, bewusst getroffen, fundiert begründet und abschließend transparent kommuniziert werden. Es dient daher als Instrument zur Reflexion der eigenen therapeutischen Praxis (Beushausen, 2020). Mittels eines expliziten Clinical Reasoning wird das professionell therapeutische Handeln über den gesamten Behandlungsprozess hinweg reflektiert. Dies ermöglicht Therapeut*innen über die Jahre ihrer beruflichen Laufbahn hinweg professionelle Handlungsmuster und Strategien zu entwickeln und eine fachliche, methodische und nicht zuletzt auch soziale Handlungskompetenz zu erlangen.

Eine einheitliche Definition ist schwer zu finden, denn obgleich es als zentraler Bestandteil der klinischen Tätigkeit gesehen wird, wird es oft als „black box phenomen" bezeichnet (Sandhu et al., 2006, S. 13). „Der englische Begriff Clinical Reasoning bedeutet wortwörtlich übersetzt ‚klinische Argumentation, Schlussfolgerung, Beweisführung.'" (Beushausen, 2020, S. 13)

Im Großen und Ganzen beschreibt Clinical Reasoning Denk- und Entscheidungsprozesse von Therapeut*innen während der Planung, Durchführung und Evaluation der Therapiemaßnahme entweder allein oder im interprofessionellen Team (Beushausen, 2020). Auf unsere Eingangsfrage zurückkommend, ist demnach „das Ziel von Clinical Reasoning, das für den individuellen Patienten/Klienten bestmögliche Vorgehen im Rahmen der Erkennung und Benennung einer Krankheit, ihrer Behandlung und ihrer Begleitung auch während eines länger andauernden Rehabilitations- und Nachsorgeprozesses zur Verfügung zu stellen" (Beushausen, 2020, S. 13). Für die Physiotherapie definiert Jones (1997, S. 6) Clinical Reasoning als „die Denkvorgänge und die Entscheidungsfindung des Therapeuten während der Untersuchung und Behandlung eines Patienten." Eine ähnliche Definition findet sich von Fleming (2003, S. 2) für die Ergotherapie: „die verschiedenen Gedankengänge und Strategien, die Therapeuten anwenden, wenn sie, involviert in den therapeutischen Prozess, über ihre therapeutische Arbeit nachdenken und als Folge dieses Denkens Entscheidungen treffen und Maßnahmen durchführen". Für die Logopädie/Sprachtherapie lässt sich derzeit keine einheitliche und eigene Definition finden. Zusammenfassend lassen sich in der Literatur zu Clinical Reasoning unterschiedliche Begriffe ausmachen und Forschungsschwerpunkte beschreiben.

Historisch setzte sich die Forschung mit den kognitiven Voraussetzungen und Prozessen auseinander, welche dem Clinical Reasoning zugrunde liegen (Barrows et al., 1982; Barrows & Feltovich, 1987; Elstein et al., 1978; Neufeld et al., 1981; Norman et al., 2007). Dies führt nach Durning et al. (2013) zu sehr unterschiedlichen Begriffen, die im Kontext der Forschung zu Clinical Reasoning zu finden sind. Bestimmt sind diese im einzelnen Fall vom jeweiligen Kontext und den theoretischen Überlegungen, die dort zugrunde gelegt werden. Durning und Kolleg*innen (2013) betrachten Clinical Reasoning auch im Kontext erkenntnistheoretischer Überlegungen. Sie differenzieren zum Beispiel zwischen objektivistischer und konstruktivistischer Betrachtungsweise, welche in diesem Kapitel an späterer Stelle ausführlicher aufgegriffen werden. Weiter wird Clinical Reasoning in der jüngeren Literatur als ein fortschreitender Prozess beschrieben, in dessen Verlauf Informationen gesammelt, interpretiert und Hypothesen gebildet werden (Beushausen & Walther, 2020; Durning et al., 2013; Edwards et al., 2004; Wainwright et al., 2011). Diese werden stetig überprüft und mittels weiterer Informationen bestätigt oder widerlegt (Kempainen et al., 2003; Lawson & Daniel, 2011). Es kann sowohl bewusst als auch unbewusst ablaufen und ist die Grundlage für eine optimale Versorgung der Patient*innen. Dabei sind einige kritische Fähigkeiten vorausgesetzt, auf die in diesem Kapitel noch eingegangen wird (Becker-Carus & Wendt, 2017; Brünken et al., 2019; Wainwright et al., 2011).

Aktuell finden sich zum einen vor allem Übersichtsarbeiten, welche die unterschiedlichen Aspekte, Charakteristika, Ziele und mögliche Fehlerquellen betrachten. Zum anderen finden sich Arbeiten, die sich mit den Möglichkeiten auseinandersetzen, wie Clinical Reasoning in der Lehre und dem therapeutischen Kontext zu vermitteln ist. Eine gute Übersicht liefern hier Young et al. (2018). Sie stellen in ihrer Arbeit fest, dass für „gutes Clinical Reasoning" bestimmte Voraussetzungen erfüllt sein müssen und beschreiben Möglichkeiten diese zu erfüllen und zu messen (Young et al., 2020). Sie nennen vor allem Wissen und kognitive Fähigkeiten als Basis für erfolgreiches Clinical Reasoning. Sie verstehen darunter zum einen Fachwissen und die Fähigkeit dieses zu sortieren und zu klinischen Mustern zusammenzufügen. Zum anderen nennen sie kognitive Fähigkeiten wie das Erstellen von Hypothesen, das Koordinieren von Informationen und die Fähigkeit, diese Informationen in den jeweiligen Kontext einzuordnen. Als dritte Fähigkeit beschreiben sie die Metakognition, welche die Auseinandersetzung mit dem eigenen Denken und Handeln ermöglicht. Metakognition, Wissen und Kognition werden auch als Grundelemente des Clinical Reasoning bezeichnet. Kognition und Wissen stehen dabei in wechselseitiger Beziehung zueinander. Sie entwickeln sich gleichzeitig und bedingen sich gegenseitig. Das heißt, „ohne sinnvolle Verknüpfung kognitiver Fähigkeiten mit dem im Einzelfall erforderlichen fachspezifischen Wissen sind sinnvolle Entscheidungen nicht möglich. Andererseits ist die Wissenserweiterung in Lernprozessen wiederum eng an kognitive Fähigkeiten wie Hypothesenüberprüfung und Mustererkennung gebunden" (Beushausen, 2020, S. 18). Das Grundelement Metakognition bezeichnet die Fähigkeit, das eigene Denken bewusst wahrzunehmen und zu reflektieren – das „Denken über das Denken" (Beushausen, 2020, S. 19).

So komplex und divers Clinical Reasoning in der aktuellen Literatur erscheint, so zielführend ist es, die unterschiedlichen Erscheinungs- und Betrachtungsformen zu sortieren. In einer weiteren Übersichtsarbeit identifizieren Young et al. (2020) sechs **Unterkategorien** des Begriffs Clinical Reasoning unter denen unterschiedliche Aspekte des Clinical Reasoning zusammengefasst werden. Diese leiteten sie aus einer qualitativen Analyse von 625 Artikeln ab. Die zugrundeliegenden Artikel umfassen den Forschungszeitraum von 1968 bis 2014. Im Folgenden werden diese Unterkategorien detailliert vorgestellt (Young et al., 2020).

Reasoning skills: In den Arbeiten, die dieser Unterkategorie zuzuordnen sind, wird sich vor allem mit den kognitiven Fähigkeiten auseinandergesetzt. Diese umfassen kritisches Denken, klinische Entscheidungsfindung und Selbstreflexion. Sie werden als grundlegende Fähigkeiten für Clinical Reasoning angesehen.

Reasoning performance: Hier ist nach Young et al. (2020) zwischen Expertise (Erfahrung) und grundlegenden Fähigkeiten des Clinical Reasoning zu unterscheiden. Zu den Fähigkeiten der Expert*innen zählen die Anpassungsfähigkeit, kognitive Erfahrung, klinische Erfahrung und Diagnoseerfahrung. Unter den grundlegenden Fähigkeiten finden sich klinische Kompetenzen, Diagnosesicherheit und Diagnoseperformance.

Reasoning process: In den Arbeiten, welche dieser Unterkategorie zuzuordnen sind, wird sich mit den zugrundeliegenden Prozessen auseinandergesetzt. Diese sind in zwei weitere Untergruppen aufzuteilen:

1. Kognitive Prozesse wie analytisches Reasoning, Intuition, Heuristiken, Momentdiagnosen, Mustererkennung, induktives und deduktives Reasoning.
2. Metakognition, welche sich mit Selbstreflektion und den zugehörigen Fähigkeiten beschäftigt.

Outcome of Reasoning: Untersuchungen, die sich mit dieser Unterkategorie beschäftigen beschreiben mögliche Fehler und Qualität des Clinical Reasoning. Unter Fehlern werden hierbei kognitive Fehler (Bias), Vorhersagefehler, voreilige Schlüsse und Annahmefehler genannt. Die Qualität des Clinical Reasoning wird allgemein an der Präzision der Diagnose gemessen.

Context of Reasoning: Im Rahmen des Kontexts werden Begriffe wie „Shared Decision Making" und situatives Urteilen genannt. Die Untersuchungen beziehen sich vor allem auf die sozialen Kontextfaktoren des Clinical Reasoning. Unter welchen Bedingungen werden Entscheidungen gefällt und welchen Einfluss haben die unterschiedlichen Personen aufeinander, die am Prozess beteiligt sind.

Purpose/goal of Reasoning: Hier wird sich die Frage gestellt, welchen Nutzen Clinical Reasoning erfüllt. Es finden sich Begriffe wie Fallmanagement, Patientenmanagement, Therapieplanung und therapeutisches Reasoning.

Die hier aufgeführten Unterkategorien geben einen Eindruck davon, wie vielschichtig und komplex Clinical Reasoning ist. Clinical Reasoning soll in diesem Kapitel als systematischer Gedankenprozess innerhalb des klinischen Settings der Therapeut*innen beschrieben und verstanden werden. Dieser schließt den Weg zur Hypothesengenerierung, Diagnosestellung und Therapieplanung genauso ein wie die kognitiven Grundlagen und Fähigkeiten, die Therapeut*innen abrufen müssen. Darüber hinaus sollen notwendige Interaktionen zwischen den Beteiligten und deren Grundlagen verstanden werden. Um zunächst einen tieferen Einstieg in die unterschiedlichen Aspekte dieses Prozesses zu ermöglichen, werden im folgenden Abschnitt unterschiedliche Formen des Clinical Reasoning dargestellt. Sie gliedern die diversen Strategien und Gedankengänge des Clinical Reasoning, indem sie die zugrundeliegenden Gedanken strukturieren und gegeneinander abgrenzen. Die Trennschärfe ist zwischen den einzelnen Formen nicht immer präzise herzustellen. Doch bietet diese Gliederung eine erste Systematisierung des Prozesses und gibt eine umfangreiche Übersicht.

5.2 Formen des Clinical Reasoning

Wie ausgeführt, ist Clinical Reasoning die systematische Beschreibung von Gedanken. Aufgrund der unterschiedlichen Abläufe, Wahrnehmungen und Bewertungen von Gedanken und den daraus abgeleiteten Entscheidungen variieren auch ihre Beschreibungen. Die folgenden Ausführungen geben eine, in Praxisbeispiele eingebundene, Übersicht über die möglichen Gedankengänge und möglichen Kontextfaktoren.

Im **deduktiven Reasoning** wird von einer generellen Prämisse ausgegangen (Hughes & Nimmo, 2017). Von dieser ersten Annahme werden dann die entsprechenden Schlussfolgerungen abgeleitet (Deduktion= Ableitung des Besonderen und Einzelnen vom Allgemeinen). Zum Beispiel ist eine Anämie (Blutarmut) gekennzeichnet durch einen Hämoglobinwert unter der altersentsprechenden Norm. Zeigen Laboruntersuchungen einen derart niedrigen Wert, haben Patient*innen eine Anämie. Es wird hier von der allgemeinen Annahme, dass ein untypisch niedriger Hämoglobinwert kennzeichnend für eine Anämie ist, ausgegangen. Unter der Bedingung, dass diese Prämisse wahr ist, ist auch die folgende Konklusion wahr. Zu beachten ist, dass die Zuverlässigkeit der Konklusion somit grundsätzlich von der Validität der Prämisse abhängt. Die Schlussfolgerung kann schlüssig und doch unwahr sein. Geht man in diesem Beispiel davon aus, dass eine Anämie eine erhöhte Körpertemperatur von über 38 °C verursacht, so würde der Schluss logisch korrekt sein, dass Patient*innen mit erhöhter Temperatur anämisch sind. Da jedoch die Prämisse falsch ist, ist auch die Schlussfolgerung inkorrekt.

Fallbeispiel 1

Allgemeine Prämisse: ein gezieltes Koordinationstraining kann das Risiko rezidivierender Supinationstraumata (Sprunggelenksverletzung) bei Sportler*innen reduzieren.
Spezifischer Fall: Ein Sportler kommt in die Praxis und klagt über die Tendenz zu Supinationstraumata.
Deduktives Reasoning am Fall: Der/die Therapeut*in kommt zu dem Schluss, dass diesem Patienten ein gezieltes Koordinationstraining helfen kann und plant die Therapie entsprechend.
In diesem Fall ist es eine zulässige und validierte Schlussfolgerung.

Spezifischer Fall: Ein Sänger klagt über Kraftverlust seiner Stimme.

Deduktives Reasoning: Der/die Therapeut*in rät dem Patienten auf Grund der Prämisse zu inhalativem Rauchen von Zigaretten, um die Stimmkraft wiederzuerlangen.
In diesem Fall ist die therapeutische Ableitung ebenfalls schlüssig. Doch ist sie auf Grund der fehlerhaften Annahme nicht korrekt.
Alternative Prämisse: Das inhalative Rauchen von Zigaretten kann die Stimmkraft fördern.

Das **hypothetisch-deduktive Reasoning** ist im therapeutischen Kontext oft anzutreffen, wenn es um die Diagnosefindung geht. Es werden Annahmen formuliert und Argumente für diese gesucht. Therapeut*innen sammeln hierzu Informationen, die es ihnen ermöglichen, diese zu verifizieren oder zu falsifizieren. Hierbei sind vor allem Informationen wichtig, die Hinweise auf alternative Hypothesen liefern und so Grundlage für eine begründete klinische Entscheidung bieten (Klemme & Siegmann, 2015). Hier liegt allerdings auch die Schwäche des Vorgehens, denn in der Regel können so Hypothesen nur ausgeschlossen werden und definitive Aussagen zu treffen fällt schwer (Hughes & Nimmo, 2017).

Fallbeispiel 2

Allgemeine Beobachtung: Ein Patient wird mit ausstrahlenden Schmerzen in das linke Bein vorstellig.
Hypothese: Ausstrahlende Schmerzen können durch eine akute Radikulopathie (Bedrängung des Spinalnerven) hervorgerufen werden.
Verifizierung/Falsifizierung der Hypothese: Mittels geeigneter Tests verifiziert oder falsifiziert der/die Therapeut*in die Hypothese.
Deduktive Schlussfolgerung: Nehmen wir an, dass die klinischen Tests positiv sind, folgert der/die Therapeut*in, dass die Hypothese richtig ist und plant die entsprechende Intervention. Sind die Testergebnisse negativ, wird eine alternative Hypothese aufgestellt, welche erneut geprüft wird. Da Tests in der Regel keine absolute Sicherheit geben, bleibt ein Restrisiko, dass die Hypothese trotzdem falsch ist.

Im Gegensatz zum deduktiven Reasoning werden beim **induktiven Reasoning** keine Argumente für eine Hypothese gesucht, sondern aus den Beobachtungen Ableitungen formuliert, die als Erklärung erscheinen. Auf diese Weise werden so von spezifischen Beobachtungen allgemeine Regeln abgeleitet, auf denen dann die therapeutischen Entscheidungen basieren können. Solche formulierten Annahmen beanspruchen für sich allein noch keine Wahrheit.

Fallbeispiel

Spezifische Beobachtung: Der/die Therapeut*in beobachtet, dass Patient*innen mit einem Verlust der Stimmkraft von einer manualtherapeutischen Behandlung der Halswirbelsäule und einem gezielten Stimmtraining profitieren können.
Induktive Schlussfolgerung: Auf Grund dieser wiederholten Beobachtung schließt der/die Therapeut*in induktiv, von den Einzelfällen auf eine generelle Annahme. Manualtherapeutische Interventionen mit gezieltem Stimmtraining verbessern die Stimmkraft.

Anwendung der Schlussfolgerung: Gestützt auf die induktive Schlussfolgerung integriert der/die Therapeut*in die Interventionen systematisch in die Therapie.
Problem: Die Beobachtungen der Einzelfälle stellt keine ausreichende Validierung dar. Es müsste zunächst der wissenschaftliche Beweis der Wirksamkeit erbracht werden.

Im **interaktiven Reasoning** stehen die Interaktionen zwischen den einbezogenen Personen im Vordergrund. Es sollen hierbei die gemeinsamen verbalen und nonverbalen Äußerungen der Patient*innen berücksichtigt und in die Handlungsplanung einbezogen werden. So kann die erfolgskritische Beziehung aufgebaut und erhalten werden (Klemme, 2014). Hierbei sollen nach Wolfs (2022) gemeinsame Ziele und Interessen zur Grundlage der gemeinsamen Bindung genutzt werden. Weiter sollen im Verlauf der Therapie immer wieder Möglichkeiten überdacht werden, weitere Personen in den Prozess einzubeziehen. So können Therapeut*innen anderer Disziplinen oder Angehörige unterstützen. Es ist daher notwendig, alle Beteiligten zu kennen und ihre Rolle im Prozess stetig zu reflektieren.

Fallbeispiel 1

Spezifische Interaktion: Der/die Therapeut*in arbeitet mit einem/einer Patient*in postoperativ nach einer Meniskusoperation.
Patientenfeedback: Der/die Patient*in gibt regelmäßig Rückmeldung zu Beschwerden, aktuellen Einschränkungen und der Belastbarkeit.
Interaktive Schlussfolgerung und Anpassungen: Der/die Therapeut*in kann so Inhalte und Intensität der Behandlung optimal anpassen. Bei Störungen kann reagiert werden. Falls nötig, können zusätzliche Informationen durch andere Kolleg*innen eingeholt und integriert werden.

Fallbeispiel 2

Spezifische Interaktion: Eine/r Patient*in ist mit Long COVID in ergotherapeutischer Behandlung. Es geht hierbei vor allem um Stress- und Belastungsmanagement.
Feedback: Der/die Patient*in berichtet zu Beginn der Behandlungseinheiten von aktuellen Stressoren. Es zeigt sich, dass nicht für alle Stressoren optimale Bewältigungsstrategien bekannt sind.
Interaktive Schlussfolgerung und Anpassung: Der/die Therapeut*in passt die Inhalte der Therapie an die aktuelle Belastung des/der Patient*in an und erarbeitet spezifische Copingstrategien (Bewältigungsstrategien) für die jeweiligen Stressoren.

Wenn bei einer Erkrankung Regeln und Muster bekannt sind, kann die Identifizierung dieser zu einer schlüssigen Ableitung führen. Dies wird als regelbasiertes Reasoning. bezeichnet. Zum Beipiel können bestimmte Symptome zu Hypothese X führen. Sind spezifische Empfehlungen wie Checklisten oder Leitlinien für diese Annahme verfügbar, bestimmen sie den weiteren Prozess.

Fallbeispiel

Spezifische Situation: Eine Patientin erleidet auf dem Spielfeld ein Supinationstrauma (Umknicken des Sprunggelenks).
Standardprotokoll: Für diese Situationen gibt es die *Ottawa Ankle Rules*, welche eine Reihe an Tests vorgeben, um schwerere Verletzungen auszuschließen (Gomes et al., 2022). Im Anschluss ist die Erstversorgung durch das RICE-Protokoll vorgegeben (rest, ice, compression, elevation). Die betroffene Struktur wird entlastet (rest). Eis und Kompression werden appliziert (ice, compression) und die betroffene Struktur wird hochgelagert (elevation).
Regelbasierte Anwendung: Der/die Therapeut*in führt die vorgegebenen Tests durch und leitet die therapeutischen Maßnahmen ein.

Anpassung der Standards: Diese Standards und Protokolle sollten regelmäßig wissenschaftlich evaluiert und an neue Erkenntnisse angepasst werden.

Das **Wahrscheinlichkeits-Reasoning** ähnelt dem regelbasierten Reasoning. Die unterschiedlichen Erklärungen für die Beobachtungen werden ihrer Wahrscheinlichkeit folgend eingeordnet und mittels weiterer Tests bestätigt oder widerlegt. Anschließend werden sie neu bewertet und sortiert. Auf diese Weise nähert man sich der wahrscheinlichsten Erklärung und erhöht so die Präzision der Ableitung.

Fallbeispiel

Spezifische Situation: Der/die Patient*in leidet an chronischen Rückenschmerzen.
Epidemiologische Daten: Die statistischen Daten zeigen, dass ein Großteil der Betroffenen keinen spezifischen Auslöser für die Beschwerden aufweist. Der/die Therapeut*in stellt daher die Hypothese auf, dass es sich um unspezifische Rückenschmerzen handelt.
Wahrscheinlichkeitsbasierte Untersuchungsentscheidung/Behandlungsplanung: Die Untersuchung wird demzufolge eine Funktionsuntersuchung der Wirbelsäule beinhalten, um spezifische Ursachen sicher auszuschließen. Zusätzlich können Assessments zur Einschätzung des Chronifizierungsrisikos oder der Copingstrategien eingesetzt werden. Auf Basis dieser zusätzlichen Informationen wird dann die entsprechende Therapie geplant und überwacht.

Im **ethischen Reasoning** wird die therapeutische Situation im ethischen Kontext betrachtet (siehe Kapitel 4). Welche ethischen Grundsätze bringen Patient*innen mit und welchen Einfluss nehmen diese auf deren Krankheitserleben und den therapeutischen Prozess? Nur wenn diese berücksichtigt werden, kann die notwendige Beziehung der Beteiligten aufgebaut werden und gemeinsame Ziele und Handlungsvereinbarungen getroffen werden (Wolfs, 2022). Auch werden hier die ethischen Grenzen der eigenen Profession berücksichtigt.

Fallbeispiel

Spezifische Situation: Ein/e Therapeut*in arbeitet mit einer/einem Patient*in zusammen, der/die nach einem Schlaganfall stark in der Mobilität eingeschränkt ist.
Patientenwunsch: Der/die Patient*in möchte intensiv an seiner/ihrer Gehfähigkeit arbeiten und wieder die Treppen im eigenen Haus gehen. Dies wünscht er/sie, obgleich er/sie mehrere schwere Stürze erlitten hat.
Ethische Überlegung: Der/die Therapeut*in muss nun die Autonomie des/der Patient*in gegen seine/ihre professionelle Verpflichtung, Schaden zu vermeiden, abwägen.
Entscheidung: Eine mögliche ethische Handlungsentscheidung wäre der offene Dialog mit dem/der Patient*in. Gemeinsam mit allen Beteiligten kann so versucht werden, einen sicheren und für alle akzeptablen Rehabilitationsplan zu erstellen. Dies schließt auch die Einbeziehung weiterer Disziplinen ein, sollten diese noch nicht involviert sein.

Im **narrativen Reasoning** werden Erfahrungen sowohl persönlichen als auch therapeutischen Ursprungs genutzt, um die individuelle Situation der Patient*innen anschaulicher und verständlicher zu machen (Jones & Rivett, 2006). So kann Patient*innen von ähnlichen Fällen berichtet werden, um Prognosen und Verläufe deutlich zu machen. Darüber hinaus kann auch aus eigener Erfahrung berichtet werden, um Vertrauen zu schaffen (Feiler, 2003). Das narrative Reasoning kann durch die Einbeziehung der Patient*innenbiografie dabei helfen, eine Beziehung aufzubauen und so die notwendige Bindung zwischen Therapeut*innen und Patient*innen zu sichern (Wolfs, 2022). Die Biografie der Therapeut*innen nimmt ebenfalls Einfluss auf die Situation. Vergangene Behandlungserfahrungen gehören nach Wolfs (2022) zur internen Evidenz von Therapeut*innen und werden in die Entscheidungsfindung einbezogen. So können sich Therapeut*innen auf vergangene Behandlungserfolge berufen und diese zukünftig in die Therapieplanung einbeziehen.

Fallbeispiel 1

Spezifische Patientengeschichte: Ein/e Patient*in erlitt einen Schlaganfall und befindet sich nun in der Rehabilitation. Vor dem Ereignis war er/sie täglich mit dem Hund spazieren und wünscht, diese Aktivität wieder aufnehmen zu können.
Integration in die Behandlung: Der/die Therapeut*in integriert diese persönliche Motivation in die Therapieplanung und gemeinsame Zielsetzung.
Beziehungsaufbau: Durch das Verständnis der persönlichen Geschichte und Motivation stärkt der/die Therapeut*in die Bindung zur/m Patient*in und schafft so eine der Grundlagen für eine gelungene Therapie.

Fallbeispiel 2

*Spezifische Patient*innengeschichte:* Derselbe/dieselbe Patient*in ist aufgrund seiner/ihrer verminderten Sprechfähigkeiten auch in der sozialen Interaktion eingeschränkt.
Interne Evidenz: Der/die Therapeut*in hat viel Erfahrung in der Behandlung von Kommunikationsstörungen. Er/sie hat ein Übungsprogramm, welches er/sie schon bei vielen vergleichbaren Patient*innen erfolgreich angewandt hat. Diese Erfahrungen bringt sie in die Therapie ein, um die bestmögliche Versorgung zu gewährleisten.

Im **edukativen Reasoning** steht die Frage im Mittelpunkt, wie Patient*innen die notwendigen Informationen vermittelt werden können und die größtmögliche Compliance hergestellt werden kann. Es ist hierbei wichtig, die Ressourcen und kognitiven Kompetenzen einzuschätzen und geeignete Mittel einzusetzen. Dieser spezielle Bereich des edukativen Reasoning wird in der Literatur auch als didaktisches Reasoning bezeichnet. Es ist die systematische Planung der Wissensvermittlung und des Lernprozesses. Darüber hinaus befasst sich das edukative Reasoning mit den Interaktionen der Beteiligten. Sämtliche Informationen werden nach Wolfs (2022) nur dann erfolgreich aufgenommen, wenn sie bestimmte Kriterien erfüllen. Sie müssen sinnvoll sein. Sie sollten neu sein und gleichzeitig an bestehendes Wissen anknüpfen. Weiter kann es nach Wolfs (2022) hinderlich sein, sollten zu viele Informationen auf Patient*innen einwirken, welche dann nicht aufgenommen und verarbeitet werden können. Dies führt nach Wolfs (2022) zu Fehlkommunikation, die einem Behandlungserfolg im Weg stehen kann. Es hilft, die individuelle Biografie der Patient*innen zu ergründen und zu berücksichtigen. Auch sollte die Sinnhaftigkeit der Informationen durch die Festlegung gemeinsamer Ziele verdeutlicht werden und ihr Nutzen für alle Beteiligten deutlich sein (Wolfs, 2022). Das edukative Reasoning bedarf einer iterativen Auseinandersetzung mit der Lern- und Lehrsituation, um notwendige Anpassungen vornehmen zu können.

Fallbeispiel

Spezifischer Lernbedarf: Der/die Physiotherapeut*in identifiziert, dass ein/e Patient*in Schwierigkeiten hat, die Notwendigkeit und die korrekte Durchführung der Heimübungsprogramme zu verstehen.
Bildungsstrategie entwickeln: Der/die Therapeut*in beschließt, didaktisches Reasoning anzuwenden und entwickelt eine Strategie, um dem/der Patient*in das Wissen und die Fähigkeiten zu vermitteln, die er/sie für die Verwaltung der eigenen Gesundheit benötigt.
Lehren und Anleitung: Der/die Therapeut*in verwendet verschiedene Lehrmethoden, einschließlich Demonstration, Feedback, schriftliche Anleitungen und erläuternde Diskussionen, um dem/der Patient*in zu helfen, die

Übungen korrekt auszuführen und die Gründe für jede Übung zu verstehen.
Überprüfung des Verständnisses: Der/die Therapeut*in überprüft regelmäßig, ob der/die Patient*in die Informationen verstanden hat und die Übungen korrekt ausführt, und passt die Lehrmethoden entsprechend an.
*Empowerment des/der Patient*in:* Ziel ist es, den/die Patient*in zu befähigen, aktiv am eigenen Rehabilitationsprozess teilzunehmen, indem er/sie ein tiefes Verständnis für die eigenen Bedingungen und die notwendigen Schritte zur Verbesserung entwickelt.

Die vorgestellten Formen zeigen die diversen Betrachtungsmöglichkeiten und Strategien des Clinical Reasoning. Es ist den Therapeut*innen möglich auf den unterschiedlichsten Wegen und unter Berücksichtigung verschiedener Gedankenprozesse zur therapeutischen Diagnose und Therapieplanung zu gelangen. Die unterschiedlichen Formen des Clinical Reasoning werden im therapeutischen Prozess genutzt, um Hypothesen zu bilden auf deren Basis dann die Interventionen geplant und evaluiert werden. Nach Cooper und Frain (2017) ermöglicht uns Clinical Reasoning die Vielzahl an Informationen zu sortieren, interpretieren und Handlungsplanungen abzuleiten. Hierzu müssen folgende Elemente einbezogen werden:

- Klinische Fertigkeiten (auch kommunikative Fähigkeiten)
- Verwendung und Interpretation klinischer und diagnostischer Tests
- Verständnis von möglichen Fehlern im Denken
- Kritisches Denken (Selbstreflexion/Metakognition)
- Patient*innenzentrierte, evidenzbasierte Therapie

Clinical Reasoning kann die Häufigkeit von Fehldiagnosen reduzieren und zu einem umfänglichen Verständnis der Gesundheitssituation der Patient*innen beitragen (Cooper & Frain, 2017). Es ist der zentrale Gedankenprozess innerhalb der Therapie. Für ein tieferes Verständnis des Gesamtprozesses ist darüber hinaus das Wissen über Kontextfaktoren, kognitive Voraussetzungen und mögliche Fehlerquellen notwendig (Cooper & Frain, 2017). Wie funktioniert Clinical Reasoning im Therapeut*innen- Patient*-innenverhältnis? Welche Bedingungen müssen für ein erfolgreiches Clinical Reasoning erfüllt sein und welche Fehlerquellen gilt es zu vermeiden? Im Folgenden sollen diese unterschiedlichen Aspekte betrachtet werden, um eine bewusste Auseinandersetzung mit dem Prozess und eine erfolgreiche Anwendung in der Praxis zu ermöglichen. Es werden die Interaktionsbedingungen der Beteiligten, kognitive Voraussetzungen und mögliche Fehlerquellen analysiert.

5.3 Faktoren, die Clinical Reasoning beeinflussen

Unterschiedliche Aspekte spielen im Clinical Reasoning eine Rolle. Für ein erfolgreiches Clinical Reasoning ist es notwendig, die Mechanismen des Denkens, mögliche Fehlerquellen und Vermeidungsstrategien zu kennen (Cooper & Frain, 2017). Wer ist am Prozess des Clinical Reasoning beteiligt und welche Bedingungen müssen für einen erfolgreichen Informationsaustausch erfüllt sein? Welche Fähigkeiten müssen Therapeut*innen besitzen und wie lassen sich diese erlangen? Die folgenden Abschnitte sollen diese Fragen beantworten und so das Verständnis für Clinical Reasoning vertiefen. Zunächst wird mit Hilfe des **systemkonstruktivistischen Ansatzes** nach Simon (2023) auf die Beziehungen und Interaktionen der Beteiligten eingegangen. Es wird dargestellt, welche Bedingungen für eine erfolgreiche Interaktion erfüllt sein sollten.

5.3.1 Systemisch-konstruktivistischer Ansatz

Eine in der Literatur beschriebene Theorie, deren Verständnis zu einem erfolgreichen Clinical Reasoning beitragen kann, ist die des systemisch-konstruktivistischen Denkens. Nach Simon (2023) bezieht sich hierbei die Systemtheorie auf die Beteiligten an der Therapie und ihre Beziehungen zueinander. Der Konstruktivismus beschäftigt sich mit dem Erkennen, Denken und den abgeleiteten Urteilen (Simon (2023). Die Auseinandersetzung mit beiden Theorien bietet die Möglichkeit, die wechselseitigen Einflüsse der Beteiligten besser beurteilen zu können. Dies befähigt in der Folge zur Identifikation von Hindernissen oder Förderfaktoren der Zusammenarbeit und kann so die gemeinsame Zielerreichung erleichtern (Wolfs, 2022).

Im Kontext der Therapie verstehen wir den Zusammenschluss aller, an der Behandlung beteiligten Personen und Institutionen, als das **Behandlungssystem**. Es schließt somit Patient*innen, Therapeut*innen, Ärzt*innen und das soziale Umfeld ein (Wolfs, 2022; Tretter, 2019). Alle Beteiligten werden einzeln ebenfalls als abgeschlossenes System verstanden, welches sich nach außen und zu den anderen Systemen abgrenzt. Man kann folglich die einzelnen Disziplinen der Ergotherapie, Physiotherapie und Logopädie als geschlossene und gegeneinander abgegrenzte Systeme verstehen. Mit welchen Systemen nun Schnittmengen entstehen, liegt in den jeweiligen Prioritäten begründet. Sind die Einschränkungen der Patient*innen orthopädischen Ursprungs, entstehen klassisch Schnittmengen mit der Physiotherapie. Sind vor allem Alltagshandlungen eingeschränkt, finden sich Schnittmengen mit der Ergotherapie und ist beispielsweise die Schluckfunktion eingeschränkt, wird es Schnittmengen mit der Logopädie geben. Abhängig vom Beschwerdebild können auch alle drei Disziplinen an der Versorgung der Patient*innen beteiligt sein. Dann sollten diese weiteren Schnittmengen untereinander identifiziert und abgestimmt werden, um die optimale Versorgung der Patient*innen sicherzustellen. Darüber hinaus können sowohl Patient*innen als auch Therapeut*innen die Angehörigen als Teil des Behandlungssystems ansehen oder sie ausschließen (Baumfeld et al., 2015).

Fallbeispiel

Situation: Ein/e Patient*in ist aufgrund eines Schlaganfalls nicht in der Lage selbstständig die Treppen im eigenen Haus zu gehen. Er/sie lebt mit seiner/ihrer Partner*in gemeinsam im Haus. Bisher ist er/sie nicht in die Therapie eingebunden und der/die Patient*in erhält lediglich ambulante Physiotherapie.

Interaktives Reasoning: Die therapeutische Intervention schließt die/denPartner*in zukünftig ein. Sie/er wird über die Einschränkungen informiert und zu möglichen Hilfestellungen im Alltag angeleitet. Darüber hinaus zeigen sich hier gemeinsame Schnittmengen mit ergotherapeutischen Maßnahmen. So kann der/die Ergotherapeut*in gezielt auf die häusliche Situation und notwendige Copingstrategien eingehen. Physiotherapie und Ergotherapie stimmen einen gemeinsamen, ergänzenden Therapieplan ab, um die optimale Versorgung des Patienten oder der Patientin zu gewährleisten.

Ergebnis: Das Therapiesystem wurde um weitere Personen (Partner*in und Ergotherapeut*in) vergrößert. Daraus ergeben sich ergänzende Möglichkeiten den Einschränkungen zu begegnen und die Lebensqualität des/des Patient*in zu optimieren.

Voraussetzung für eine gelungene **Interaktion** zwischen den Systemen ist nach Siebert (2009) eine erfolgreiche Kopplung dieser Systeme. Im Falle des Therapiesystems bedeutet dies, dass alle Beteiligten über die gemeinsamen Ziele, Inhalte und Schnittmengen übereinstimmen sollten. Die so entstehende Kopplung ist nach Maturana und Varela (2009) die Grundlage für wechselseitige Einflussnahme und Veränderungen. Dies entspricht im therapeutischen Kontext den wechselseitigen Einflüssen, die Therapeut*in und Patient*in aufeinander nehmen. Patient*innen geben Informationen zu ihren Hilfegesuchen. Diese nehmen Therapeut*innen in die Therapieplanung auf. Die notwendigen Informationen zu diesem Therapieplan werden an Patient*innen zurück kommuniziert und führen im besten Fall zu entsprechenden Veränderungen. Diese können auf gedanklicher oder Handlungsebene sichtbar werden oder gänzlich unbemerkt von der Außenwelt ablaufen. Denn die Systeme bleiben hierbei in Bereiche getrennt und voneinander unabhängig (Becker & Reinhardt-Becker, 2001). An unserem vorangegangenen Beispiel ist dieser Prozess nachzuvollziehen. Es entstehen Kopplungen unterschiedlicher Systeme, indem sich die Beteiligten zu den jeweiligen Zielen, Ideen und Plänen austauschen und sich abstimmen. Das Ausmaß der Kopplung kann hierbei variieren und im Behandlungsverlauf verändert werden. So können bisher unergründete Bereiche eines Systems an Bedeutung gewinnen, sollte der Behandlungserfolg ausbleiben. Als Beispiel sei hier die Biografie der Patient*innen genannt. In der Vergangenheit liegende Ereignisse können Einfluss auf den Therapieverlauf nehmen und müssen gegebenenfalls detaillierter betrachtet werden. Eine Abneigung gegenüber einer bestimmten Intervention kann beispielsweise in negativen Erfahrungen begründet liegen. Eine Anpassung der Intervention oder entsprechende Kommunikation kann dann zum Erfolg der Therapie beitragen.

Fallbeispiel

Situation: Der/die Patient*in hat zur Linderung der Einschränkungen ein Übungsprogramm für zuhause vermittelt bekommen.
Konflikt: Die Evaluation der Hausaufgaben zeigt, dass der/die Patient*in diese nicht umsetzt.
Narratives Reasoning: Im Sinne des Narrativen Reasonings reagiert der/die Therapeut*in, indem er/sie zu ergründen versucht, woran es liegen kann. Es zeigt sich im Gespräch, dass der/die Patient*in in der Vergangenheit bereits Übungen vermittelt bekommen hat, die keinen Erfolg brachten.
Anpassung: Der/die Therapeut*in nutzt edukatives Reasoning, um dem/der Patient*in die Pathogenese und die Sinnhaftigkeit der neuen Übungen zu verdeutlichen. Da er/sie aus der erweiterten Anamnese weiß, dass der/die Patient*in gerne wieder ohne Einschränkungen mit seinem/ihrem Sohn spielen möchte, nutzt er/sie dieses Ziel als zusätzliche Motivation.

An diesem Beispiel kann ein weiterer Aspekt veranschaulicht werden. Nach Willke (2006) sind Veränderungen, die hier als Abbau der Abneigung verstanden werden kann, nur aus dem jeweiligen System selbst heraus möglich. Der/die Patient*in muss für sich die Notwendigkeit und einen klaren Mehrwert durch die Verhaltensänderung erkennen. Das liegt daran, dass alle Einflüsse und Neuerungen von außen zunächst als Störung wahrgenommen werden. Ob diese aufgenommen werden und welche Veränderungen sie in dem adressierten System auslösen, ist von dem/der Sender*in nur bedingt zu kontrollieren (Simon, 2023). Therapeut*innen machen sich im Sinne des edukativen Reasoning Gedanken dazu, wie sie eine Information vermitteln, um die gewünschte Änderung im/in der Patient*in zu erzielen. Wie diese Information aufgenommen, verarbeitet und umgesetzt wird, hängt von der individuellen Situation des/der Patient*in ab. Diese ist für Therapeut*innen nicht allumfänglich zu ergründen, da bestimmte Bereiche des Patient*innensystems verborgen bleiben. Führt die gegebene Information nicht zum gewünschten Ergebnis, ist es daher notwendig im Sinne des interaktiven Reasoning nach Hinweisen zu suchen, die diese erklären können. Durch edukatives Reasoning findet dann eine Anpassung des Informationsaustauschs statt, um zum gewünschten Ergebnis zu gelangen. Damit Informationen grundsätzlich aufgenommen und integriert werden, müssen sie bestimmte Kriterien erfüllen. Wie beim edukativen Reasoning bereits angeführt, müssen sie von bekanntem Wissen abzugrenzen sein und einen erkennbaren Mehrwert haben (Arnold, 2018). Wolfs (2022) fasst zusammen, dass es daher notwendig ist, im therapeutischen Setting die Übermittlung von Informationen an die Biografie der Patient*innen und aller Beteiligten anzupassen. Am vorangegangenen Beispiel verdeutlicht, könnten Therapeut*innen den Wunsch des/der Patient*in nutzen, wieder mit seinem/ihrem Sohn uneingeschränkt spielen zu können. Wenn Therapeut*innen es schaffen, die neuen Übungen so zu präsentieren, dass sie für den/die Patient*in realistisch umsetzbar sind, erhöht das die Wahrscheinlichkeit, dass die gewünschte Verhaltensänderung erfolgreich umgesetzt wird

Hat der/die Patient*in zum Beispiel einen medizinischen Hintergrund, können Therapeut*innen an bestehendes Wissen anknüpfen, um Therapieeffekte zu erklären oder Maßnahmen zu begründen. Fehlt dieses Vorwissen, müssen die Informationen auf das Wissensniveau des/der Patient*in angepasst werden. Auch haben diese Bedingungen Auswirkungen auf unser Verständnis des Lernens innerhalb der Therapie. Es ist nach Siebert (2010) die Möglichkeit, eigenes Wissen, Fähigkeiten und Fertigkeiten zu erweitern. Je nach therapeutischem Setting müssen alle am therapeutischen Prozess Beteiligte Wissen erweitern, Handlungen anpassen und neue Verhaltensweisen lernen, um gemeinsam zum Therapieerfolg zu gelangen. So lernen Therapeut*innen aus der Anamnese und passen im edukativen Reasoning ihre Kommunikation und die Informationen an die Patient*innen an. Diese verstehen im Idealfall die therapeutische Intention und setzen die angestrebten Anpassungen des eigenen Verhaltens um.

Dies alles kann in der Summe nur gelingen, wenn die Systeme über gemeinsame Interessen, Ziele und Werte verbunden sind. Außerdem muss allen Beteiligten der Mehrwert der Veränderung bewusst und erkennbar sein.

Im Rahmen des **Konstruktivismus** erschafft sich jede/r Beteiligte des Behandlungssystems seine/ihre eigene Wahrheit. Basierend auf der individuellen Biografie und den Sinneseindrücken, erfüllt diese eine Brauchbarkeit oder Viabilität für den/die einzelne/n (von Glaserfeld, 2010). Diese sind Grundlage für die Erkenntnisse der einzelnen Personen, welche sie aus ihren Beobachtungen und konstruierten Wahrheiten ableiten (Pörksen, 2015). Wolfs (2022) führt weiter aus, dass die Integration von Wissen innerhalb des therapeutischen Prozesses bei Teilnehmer*innen unkontrollierbar und nur von außen beobachtbar geschieht. Dies kann zu unterschiedlichen Wahrheiten führen, ohne dass eine Wahrheit einen Anspruch auf Richtigkeit oder Sicherheit hat. Bezogen auf die Verarbeitung von anamnestischen Informationen bedeutet dies, dass diese niemals als abschließend sicher betrachtet werden können und daher stets kritisch hinterfragt werden sollten. Die individuelle Verarbeitung führt zudem zu nicht vorhersagbaren Handlungen und Handlungsanpassungen der Beteiligten. So können innerhalb der Behandlung unterschiedliche Erwartungen und Handlungen aufeinandertreffen. Patient*innen reagieren auf Informationen innerhalb der Therapie nicht immer, wie von Therapeut*innen erwartet und andersherum (Wolfs, 2022).

Fallbeispiel

Situation: Ein/e Patient*in wird mittels edukativem Reasoning über die Folgen der sportlichen Überlastung des Knies aufgeklärt und eine systematische Entlastung der Strukturen angeraten.

Konflikt: Die/der Patient*in hält sich nicht an die angeratene Entlastung und überlastet das Knie weiterhin.

Therapeutische Schlussfolgerung: Die Informationen waren unter Umständen nicht anschlussfähig, so dass die/der Patient*in die Dringlichkeit nicht erkennen konnte. Hat sie/er die Dringlichkeit verstanden, kann es trotzdem zur Missachtung kommen, sollten andere Motivationen für sie bedeutsamer sein.

*Anpassung des/der Therapeut*in:* Er/sie identifiziert mittels narrativem Reasoning die Gründe für die Missachtung und findet heraus, dass die/der Patient* unbedingt das Saisonfinale ihrer/seiner Mannschaft aktiv mitbestreiten möchte und diesen Wunsch durch das Aussetzen des Trainings bedroht sieht.

Reaktion: Im Sinne des ethischen Reasoning findet der/die Therapeut*in einen gemeinsamen Weg mit der/dem Patient*in. Unter Anwendung des Shared Decision Makings, welches sowohl den Wunsch nach der Finalteilnahme als auch die therapeutische Verantwortung berücksichtigt, wird gemeinsam der weitere Therapieweg festgelegt.
Ergebnis: Empathie und gemeinsame Therapie- und Zielvereinbarung schaffen eine starke Verbindung und optimieren die Chance auf eine erfolgreiche Therapie.

Eine kritische Auseinandersetzung mit den Reaktionen der Beteiligten und mögliche Anpassungen sind, wie auch das Beispiel zeigt, erfolgskritisch für die Therapie. Eine mögliche Strategie ist die des **Shared Decision Makings**. Es bindet die Beteiligten in Entscheidungen und Planungen ein und schafft die nötige Kopplung der Systeme, indem sie gemeinsame Entscheidungen treffen, Ziele festlegen und damit den Therapieverlauf gestalten. Es stellt so einen wichtigen Aspekt der patientenzentrierten Therapie und erfolgreichen Kommunikation dar (Elwyn, 2021; Faiman & Tariman, 2019; Tonelli & Sullivan, 2019).

Abschließend kann aus der Zusammenführung der beiden Theorien nach Wolfs (2022) Folgendes für das therapeutische Setting zusammengefasst werden:

- Geschlossene Systeme (hier die einzelnen Beteiligten der Therapie) können sich gegenseitig nur beobachten.
- Um in Kontakt zu treten, brauchen Systeme gemeinsame Interessen, Werte und Ziele.
- Das Wahrgenommene muss interpretiert werden und wird vom individuellen Wissen und der Biografie beeinflusst.
- Die Selbstbezogenheit der Systeme führt dazu, dass alle Informationen zunächst als Störungen wahrgenommen werden.
- Informationen werden nur integriert und führen zum Lernerfolg, wenn sie neu und von erkennbarem Mehrwert sind.

5.3.2 Kognitive Fähigkeiten

Ziel des therapeutischen Denkens ist es, die Gesundheitssituation der Patient*innen zu verstehen und darauf aufbauend, die bestmögliche Therapie zu planen. Grundlegend sind dabei kognitive Fähigkeiten wie kritisches Denken, Problemlösung und Entscheidungen treffen zu können (Higgs et al., 2008; Leigthon & Sheldon, 1997; Mattingly & Hayes Fleming, 1994). Es müssen Informationen gesammelt, geordnet und interpretiert werden. Um auf Basis dieser Informationen zu einer Hypothese zu kommen, werden diese mit Erfahrungen, Mustern und bestehendem Wissen abgeglichen (Cooper & Frain, 2017). Dies kann, dem systemisch- konstruktivistischen Gedanken nach, nur gelingen, wenn sie anschlussfähig sind und ein erkennbarer Mehrwert besteht. Die Informationen, die Therapeut*innen aus der systematischen Erfassung (Anamnese, Befund, Untersuchung, Assessments) gewinnen, gleichen sie mit bestehendem Fachwissen ab. Aus diesem Abgleich generieren sie die Hypothese einer therapeutischen Diagnose und einen entsprechenden Therapieplan. Wie aber denken Therapeut*innen innerhalb dieses Prozesses? Welche kognitive Voraussetzung müssen sie mitbringen und welche Fehlerquellen gibt es dabei? In der Literatur wird das Denken hierbei in zwei Arten unterteilt. Kahneman (2012) gibt mit seiner Theorie zum dualen Prozess eine gute Grundlage. Dieser Theorie nach denken wir in zwei Systemen. Dem schnellen und unbewussten System steht das langsame und bewusste System gegenüber.

Schnelles, unbewusstes Denken: Es zeichnet sich durch hohe Geschwindigkeit aus und führt schnell zu Entscheidungen. Es läuft ohne nennenswerte Reflexion ab und geschieht eher unbewusst. Es wird sich auf das Erkennen von Mustern verlassen und Entscheidungen werden intuitiv getroffen. Es benötigt weniger Ressourcen und führt schnell zu Ergebnissen. Heuristiken werden genutzt. Dies sind gedankliche Abkürzungen, die basierend auf Mustererkennung zu schnellen Schlüssen führen. Das schnelle

Denken ist anfälliger für bestimmte Fehler, die folgend noch näher betrachtet werden. Es ist emotional geleitet und müheloser als das langsame Denken (Cooper & Frain, 2017; Kahneman, 2012).

Fallbeispiel

Situation: Ein/e Spieler*in knickt während eines Spiels mit dem Fuß um. Der/die Therapeut*in wird zur Beurteilung aufs Feld gerufen. Es laufen die letzten und entscheidenden Spielminuten und der/die Spieler*in ist sehr wichtig für das Team.
Reaktion/Handlung auf Basis des schnellen Denkens: Die erste Assoziation zu dem Verletzungshergang ist ein Supinationstrauma, welches nicht zwangsläufig zu einem Spielabbruch führen muss. Der/die Therapeut*in untersucht kurz das Sprunggelenk auf Beweglichkeit und Schmerz und erlaubt dem/der Spieler*in, das Spiel fortzusetzen, um die Gewinnchancen zu erhöhen.

Langsames, bewusstes Denken: Es wird über das Gedachte nachgedacht, überprüft und in Frage gestellt, wodurch bestimmte Fehlertypen reduziert werden können. Es ist kritischer, benötigt deshalb mehr Ressourcen und Zeit und ist daher auch von der Fähigkeit der Selbstorganisation und den grundsätzlichen kognitiven Fähigkeiten abhängig (Cooper & Frain, 2017; Ely et al., 2011; Kahneman, 2012; Tay et al., 2016). Dabei ist es weniger emotional geleitet als das schnelle Denken. Aus diesem höheren Maß an Rationalität ergibt sich eine geringere Fehleranfälligkeit und höhere Reliabilität (Cooper & Frain, 2017).

Fallbeispiel

Situation: Wieder knickt der/die wichtige Spieler*in in der entscheidenden Schlussphase des Spiels um.
Handlung auf Basis des langsamen Denkens: Der/die Therapeut*in stellt die Emotionalität der Situation in den Hintergrund und handelt rational nach systematischen Vorgaben. Er/sie untersucht gewissenhaft das Sprunggelenk unter Berücksichtigung der Ottawa Ankle Rules und schätzt aus den Ergebnissen das Risiko einer schwereren Verletzung ab. Alle Informationen berücksichtigend entscheidet er/sie im Sinne des ethischen Reasoning.

Der Unterschied zwischen beiden Systemen wird hier deutlich. Beide bieten Vorteile und bergen Gefahren. So kann das schnelle Denken in Situationen mit Zeitdruck und begrenzten Ressourcen zielführend und zweckmäßig sein. Im praktischen Kontext der Therapie stehen Therapeut*innen oft unter Zeitdruck und tragen Verantwortung dafür, mit den verfügbaren Ressourcen effizient umzugehen. Eine schnelle Diagnosestellung und Intervention sind daher anzustreben. Allerdings birgt dieses Vorgehen die Gefahr, wichtige Informationen zu übersehen und so zu Fehlschlüssen zu kommen. Das langsame System ist gegen bestimmte Fehler robuster, kostet aber mehr Ressourcen und ist zeitaufwändiger. Welches der Systeme eingesetzt wird, ist situativ zu entscheiden. In jedem Fall bedarf das Denken bestimmter kognitiver Voraussetzungen. Diese werden im folgenden Abschnitt dargestellt.

Kritisches Denken: Kritisches Denken ist eine notwendige kognitive Fähigkeit, welche oft dem langsamen Denken zugeschrieben wird. Es umfasst die Auseinandersetzung mit möglichen Fehlerquellen und kognitiven Verzerrungen. Der/die Denkende hinterfragt sein/ihr eigenes Denken und sucht nach möglichen Fehlern. Sind die Schlüsse logisch? Leiten Emotionen zu Fehlinterpretationen oder werden im Rahmen einer Heuristik wichtige Informationen übersehen. Es wird bewusst versucht, diese Fehler zu reduzieren oder gänzlich zu vermeiden. Weiter beinhaltet es die Evaluation von Beweisen. Es schließt die Fähigkeit ein, diese zu sammeln, zu bewerten und zu analysieren. Es müssen alternative Hypothesen generiert und die Entscheidungen stetig hinterfragt werden (Lipe & Beasley, 2003; Paul & Elder, 2006). Auch muss man sich der Limitationen dieser Beweise besonders im medizinischen, therapeutischen Kontext bewusst sein (Cooper & Frain, 2017). So bieten klinische Tests keine absolute Diagnosesicherheit. Auf diese Limitationen wird an späterer Stelle noch eingegangen. Ein weiterer Teil dieses kritischen Denkens ist die Selbstreflexion, welche ebenfalls an späterer Stelle ausführlicher beschrieben wird.

Klinisches Wissen: Um Informationen interpretieren zu können und so zu einer Hypothese oder Diagnose zu kommen, ist es notwendig, das Wissen über die Zusammenhänge und wechselseitigen Einflüsse zu haben. Nur wenn man die Physiologie und Pathophysiologie mit den phänotypischen Ausprägungen kennt, kann man Symptome einordnen, Muster erkennen und verlässliche Diagnosen erstellen (Cooper & Frain, 2017; Higgs et al., 2008). Dies entspricht dem systemisch-konstruktivistischen Gedanken. Für Therapeut*innen müssen alle wahrgenommenen Informationen neu, anschlussfähig und mit erkennbarem Mehrwert sein, um verarbeitet werden zu können. Das heißt, es bedarf einer Wissensbasis des/der Therapeut*in, ohne die keine klinischen Daten in die bewusste Wahrnehmung dringen können. Dieses klinische Wissen ermöglicht zusätzlich die Mustererkennung. Hierfür muss das breite Fachwissen nach Young et al. (2020) flexibel abrufbar und mit einem breiten Erfahrungsschatz an Beispielen verknüpft sein. Der/die Therapeut*in muss weiter in der Lage sein, die jeweiligen Symptome im Kontext des/der Patient*in einzuordnen. Denn sind dem/der Therapeut*in bestimmte Muster bekannt, welche kennzeichnend für bestimmte pathologische Veränderungen sind, kann er/sie schnell und präzise zur therapeutischen Diagnose gelangen, indem er/sie Informationslücken aus der Erfahrung heraus schließt und das Bild vervollständigt.

Wahrnehmung und Beobachtungsfähigkeit: Der/die Therapeut*in muss in der Lage sein, klinische Informationen zu sammeln. Hierfür gibt es unterschiedliche Wege. Es können Informationen über Gespräche gesammelt werden. Dies setzt kommunikative Fähigkeiten voraus, um die erfolgskritische Kopplung der Systeme und einen erfolgreichen Informationsaustausch, zu sichern (siehe auch Abschnitt 5.2). Klinische Tests können ebenfalls Informationen liefern, indem sie spezifische Veränderungen anzeigen. Sie setzen die technischen Fertigkeiten des/der Therapeut*in zur Durchführung und die kognitiven Fähigkeiten zur Interpretation der Ergebnisse voraus. So muss der klinische Test richtig angewandt werden und die daraus gewonnen Informationen korrekt eingeordnet werden. Auch hier ist entsprechendes Fachwissen des/der Therapeut*in vorausgesetzt. Denn die Interpretation der Tests kann nur präzise vollzogen werden, wenn die Testparameter, wie Sensitivität und Spezifität, bekannt sind. Grundsätzlich müssen relevante Informationen aus klinischen Zeichen und Symptomen extrahiert und interpretiert werden können (Cooper & Frain, 2017).

Sind diese kognitiven Grundlagen erfüllt, kann der/die Therapeut*in im Sinne des Clinical Reasoning die Informationen sammeln, interpretieren und zu einer therapeutischen Diagnose zusammenführen. Darauf aufbauend kann die Therapie geplant und durchgeführt werden. Es ergibt sich so idealtypisch ein iterativer Prozess des Clinical Reasoning. Wie schon im vorangegangenen Kapitel zur Ethik unter ethischem Reasoning angeführt, wird jeder der einzelnen Schritte stetig reflektiert und kritisch hinterfragt. Bei Abweichungen wird zum jeweils vorherigen Prozesspunkt zurückgekehrt. Dieser Prozess wird im folgenden Abschnitt exemplarisch skizziert und anschaulich gemacht.

5.4 Prozessbeschreibung des Clinical Reasoning

Im Folgenden soll nun der Prozess des Clinical Reasonings unter optimalen Bedingungen skizziert werden.

Der/die Patient*in wird vorstellig und präsentiert sein/ihr individuelles Beschwerdebild. Erkennen Therapeut*innen ein bekanntes Muster, kann das schnelle System eine spontane Diagnose stellen und die entsprechende Intervention planen. Man spricht hier von Mustererkennung. Der/die Therapeut*in erkennt in den gesammelten Informationen ein bekanntes Muster, welches unmittelbar zu einer Diagnose führt. Dies muss nicht immer unbewusst geschehen und kann zweckmäßig und ressourcenschonend sein. Das gelingt vor allem erfahrenen Therapeut*innen, da sie über umfangreiche klinische Expertise verfügen und so die Anschlussfähigkeit der Informationen groß ist. Hat ein/e Therapeut*in zum Beispiel viel Erfahrung in der Behandlung bestimmter Patient*innen, so kennt er/sie viele Ausprägungen und diverse Erscheinungsformen der charakteristischen Beschwerden und Einschränkungen. Diese kann der/die Therapeut*in schnell und präzise erfassen, zu einer therapeutischen Diagnose zusammenführen und zielgerichtete Maßnahmen ableiten. Berufseinsteiger*innen (Noviz*innen) können vor allem auf das gelernte Fachwissen, nicht aber auf spezifische Fallerfahrungen und Muster zurückgreifen.

Der Therapieverlauf wird anschließend stetig evaluiert, um Abweichungen des Musters oder vom prognostizierten Verlauf zu detektieren. Treten Abweichungen auf, wird mittels des langsamen Systems eine Hypothese zur Ursache der Abweichung generiert. Auch hier kommen die unterschiedlichen Formen des Clinical Reasoning zum Einsatz wie zum Beispiel induktives Reasoning, deduktives Reasoning oder narratives Reasoning. An diesem Punkt können erneut Muster erkannt und Heuristiken genutzt werden und direkt zu spontanen Diagnosen führen. Andernfalls wird die Hypothese so lange modifiziert, bis sie der Falsifizierung standhält und so zur neuen Diagnose führt (**Abbildung 5-1**).

Voranstehend wurde der optimale Prozess des Clinical Reasoning dargestellt. Wie alle Gedanken, sind auch die therapeutischen Ge-

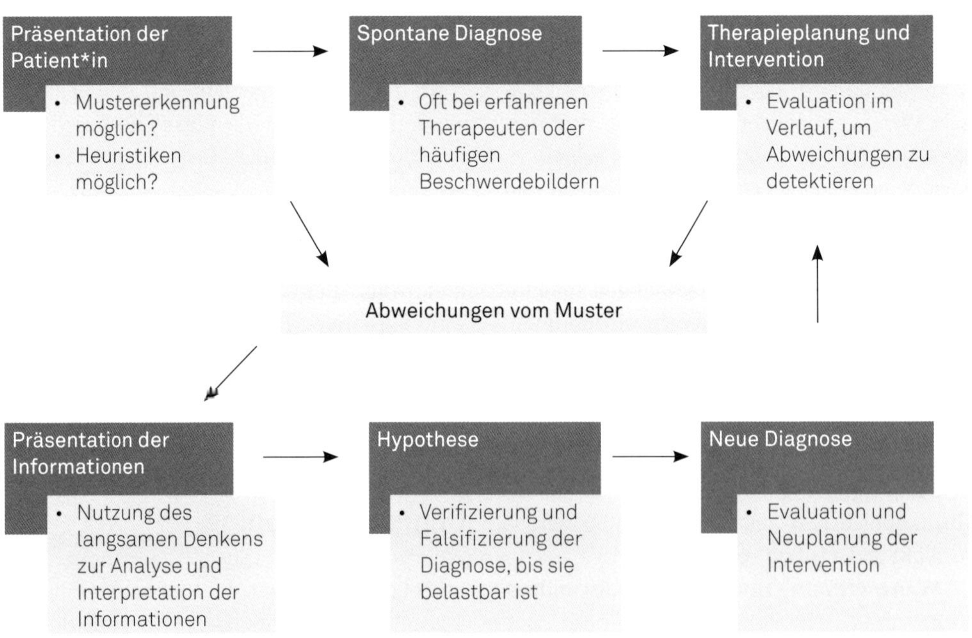

Abbildung 5-1: Prozess des Clinical Reasonings

danken und Entscheidungen im Clinical Reasoning von äußeren und inneren Bedingungen beeinflusst. Diagnostische Fehler sind nicht selten und beruhen oft auf kognitiven Fehlern oder fehlerhaften Heuristiken (Cooper & Frain, 2017; Croskerry, 2002). So können äußere Umstände die Sicht auf eine Situation vorbestimmen und eine innere Haltung Gedanken in bestimmte Richtungen leiten. Im Folgenden sollen häufige Fehlerquellen aufgezeigt werden, um diese in der Anwendung des Clinical Reasoning vermeiden zu können.

5.4.1 Systemfehler

Eine mögliche Fehlerquelle liegt in der Organisation und Durchführung der therapeutischen Arbeit. So kann es passieren, dass Informationen nicht weitergegeben oder fehlerhaft übermittelt werden (Kohn et al., 2000; Cooper & Frain, 2017). Als Beispiel kann die Information über eine Vorerkrankung wie Osteoporose unter Umständen nicht dokumentiert werden. Die Nutzung unterschiedlicher Dokumentationstools kann zu Informationsverlusten führen, wenn nicht alle Beteiligten Zugriff haben. Dies kann zum Beispiel der Fall sein, wenn Physiotherapie, Ergotherapie und Logopädie einer Praxis unterschiedliche Dokumente nutzen. Liegen diese den jeweiligen Kolleg*innen nicht vor, bleiben die Informationen womöglich verborgen. Dieser defizitäre Informationsfluss kann in eine Fehleinschätzung der Belastbarkeit münden. Durch unterschiedliche Bezeichnungen für ähnliche Beobachtungen können ähnliche Fehler entstehen. Solche Unterschiede sind oft in der Praxis zu beobachten und werden in interprofessionellen Teams wahrscheinlicher. Die Benennung bestimmter Einschränkungen kann zwischen den Professionen variieren und so zu Missverständnissen führen. Schon innerhalb der Manuellen Therapie werden Bewegungseinschränkungen der Wirbelsäule unterschiedlich benannt.

Fallbeispiel

Situation: Ein/e Patient*in ist auf Grund einer rheumatoiden Arthritis in ergotherapeutischer und physiotherapeutischer Behandlung. Beide Behandlungen werden in Papierakten dokumentiert, ohne dass die jeweiligen Kolleg*innen Zugriff auf diese haben. Im Rahmen der Ergotherapie findet eine individuelle Versorgung mit Hilfsmitteln statt, welche es dem/der Patient*in erlaubt, sich im häuslichen Umfeld selbstständig zu versorgen. Die Physiotherapie konzentriert sich auf die intensive Kräftigung der Hände, um eine optimale Funktionalität zu erhalten. Ohne Beachtung bleibt vorerst, dass der/die Patient*in ebenfalls stark in seiner/ihrer allgemeinen Mobilität und Beweglichkeit eingeschränkt ist.

Resultat: Die gemeinsame Therapie ist nicht optimal auf die Patient*innenbedürfnisse abgestimmt.

Anpassung: Im Sinne des interaktiven Reasoning treten Ergotherapie und Physiotherapie in den fachlichen Austausch. Sie stellen gemeinsam mit dem/der Patient*in fest, welche Bedürfnisse zu priorisieren sind („Shared Decision Making") und stimmen die Therapie in der Folge optimal aufeinander ab. Die Physiotherapie legt folglich den therapeutischen Schwerpunkt auf die umfassende Mobilisation und den Erhalt der allgemeinen Beweglichkeit und die Ergotherapie erhält die Selbstständigkeit des/der Patient*in im Rahmen des täglichen Lebens.

Darüber hinaus können unzureichende Arbeitsbedingungen Fehler verursachen. Eine ungenügende Ausleuchtung des Raums kann zu Fehleinschätzungen in der Inspektion führen. Ebenso können Störgeräusche aufgrund unzureichender Schalldämmung die Beurteilung der Stimme behindern und zu fehlerhaften Interpretationen führen. Die beschränkte Verfügbarkeit spezifischer Assessments kann auch zu einer ungenauen Erfassung des/der Patient*in beitragen und Informationslücken verursachen. Erfolgskritisch ist, wie voranstehend dargestellt, das Fachwissen des/der Therapeut*in. Dieses sollte stetig weiterentwickelt werden. Fehlende Supervision kann diesen Lern- und Entwicklungserfolg des/der Therapeut*in beeinträchtigen und ebenfalls zu Fehlern führen, da Wissenslücken durch Heuristiken geschlossen werden und möglicherweise ohne Supervision unentdeckt bleiben. Dem systematisch-konstruktivistischen Gedanken entsprechend, können Informationen nur ausgetauscht und verarbeitet werden, wenn bestimmte Voraussetzungen dafür erfüllt sind. Die Organisation des Arbeitsplatzes kann die nötige Kopplung der Beteiligten unterstützen oder erschweren. Fehlende Besprechungszeiten zum Beispiel erschweren den interkollegialen Austausch, der vor allem im interprofessionellen Setting erfolgskritisch ist. Als weiteres Beispiel kann hier die Gestaltung der Behandlungsräume angeführt werden. Sind diese nicht ausreichend geschützt (Sicht- und Schallschutz) kann die Privatsphäre des/der Patient*in nicht gewahrt werden. Dies kann zu Störungen der Kopplung führen, da Informationen unter diesen Bedingungen nicht oder nur eingeschränkt geteilt werden können.

5.4.2 Kognitive Fehler

Kognitive Fehler entstehen durch unbewusstes Verhalten oder Einflüsse und können zu fehlerhaften therapeutischen Entscheidungen führen (Croskerry, 2003). Diese Fehler sind in ihrer Genese und Auswirkung oft ähnlich und es finden sich in der Literatur unterschiedliche Bezeichnungen. Im Folgenden werden die üblichen Fehlerarten aufgeführt, um ein grundlegendes Verständnis zu vermitteln, das die Entwicklung passender Vermeidungsstrategien ermöglicht.

Konfirmation Bias: Nach Gilliland und Wainwright (2017) machen Therapeut*innen im Rahmen ihrer Diagnosefindung den Fehler, dass sie keine Alternativhypothesen bilden. Es wird der ersten Idee gefolgt und falsifizierende Tests bleiben aus. Dies entspricht dem von Croskerry (2003) beschriebenen Konfirmations Bias, nach welchem ausschließliche Informationen gesucht werden, die die ursprüngliche Hypothese bestätigen. Mögliche Konflikte werden, meist unbewusst, ignoriert und führen so zu Fehleinschätzungen. Dies liegt unter anderem darin begründet, dass mit diesem Vorgehen der Drang nach Bestätigung erfüllt wird und negative Erfahrungen vermieden werden (Croskerry, 2002).

Fallbeispiel 1

Situation: Wieder knickt der/die Spieler*in in der Schlussphase des Spiels um.
Konfirmations Bias: Der/die Therapeut*in untersucht das Sprunggelenk ausschließlich auf eine leichte Verletzung der ligamentären Strukturen. Mögliche knöcherne oder syndesmotische Beteiligungen werden nicht untersucht, um die ursprüngliche Hypothese einer leichten Verletzung nicht zu gefährden.

Fallbeispiel 2

Situation: Ein/e Patient*in stellt sich mit wiederkehrenden Schmerzen im unteren Rücken vor. Die erste Hypothese nach der Anamnese ist, dass er/sie sich „verlegen" hat und die Schmerzen durch eine akute Hypomobilität der Wirbelsäulensegmente ausgelöst werden. Um diese schnelle Hypothese nicht zu gefährden, wird auf eine umfangreiche Erfassung der biopsychosozialen Kontextfaktoren, welche unter Umständen zu einer abweichenden Hypothese zur Genese der Schmerzen führen könnten, verzichtet.

Ankern: Menschen tendieren nicht nur im klinischen Kontext dazu, erste Informationen sehr stark zu bewerten und als Anker für folgende Interpretationen und Einordnungen zu nutzen. Das kann allerdings dazu führen, dass dieser Anker in Fehleinschätzungen neuer Informationen endet (Kahneman, 2012; Riva et al., 2011). Bekannt ist das Phänomen des Ankerns aus Verkaufsverhandlungen. Das erste Angebot liegt hier oft betont hoch, um einen hohen Anker zu setzen, von dem ausgehend ein akzeptabler Kompromiss verhandelt werden kann. Dieser so gesetzte Anker kann zu einem weiteren, nicht trennscharfen Fehler führen. Dieser wird als **Framing** bezeichnet und beschreibt den Umstand, dass bekannte Informationen zu einer Person die Interpretation neuer Informationen zu dieser beeinflussen können. Dieses Phänomen birgt die Gefahr, zu vorzeitigen Schlüssen zu führen, da Patient*innen früh „gelabelt" werden (Croskerry, 2002). Wichtig ist hier zu bedenken, dass dieser Effekt ebenfalls für die interkollegiale Kommunikation zutrifft. Informationen, welche zuerst über eine/n Patient/*in kommuniziert werden, werden stärker bewertet und können den Fall „framen".

Fallbeispiel 1

Situation: Wieder nehmen wir den/die Spieler*in, der/die in der Schlussphase umknickt.
Ankern: Der/die Therapeut*in weiß, dass der/die Spieler*in in der Vergangenheit bereits mehrfach umgeknickt ist und dass die Verletzungen nicht schwer waren. Die Informationen, die der/die Spieler*in in der aktuellen Situation gibt, werden diesem Anker folgend unter Umständen bagatellisiert und schwerere Verletzungen übersehen.

Fallbeispiel 2

Situation: Ein/e Patient*in war schon häufiger wegen chronischer Schmerzen in Behandlung. Bisher waren diese vor allem auf biopsychosoziale Faktoren zurückzuführen und wurden erfolgreich in der Therapie adressiert.
Anker: Der/die Therapeut*in kommt zu dem Schluss, dass auch in diesem Fall die biopsychosozialen Kontextfaktoren ursächlich sein werden und verzichtet auf eine spezifische Untersuchung der betroffenen Strukturen. Dies kann dazu führen, dass strukturelle Veränderungen/ Schäden, die ursächlich für die akuten Beschwerden sein können, übersehen werden.

Fallbeispiel 3

Frau Müller lebt seit 12 Jahren sehr erfolgreich mit rheumatoider Arthritis und hat Strategien entwickelt ihre täglichen Aktivitäten selbstständig zu bewältigen. Sie klagt nun über zunehmende Einschränkungen der Handfunktion. Sie ist weiter in ihrem sozialen Umfeld involviert und nimmt an Freizeitaktivitäten aktiv teil.
„Framing": Die erstgenannte Information, dass Frau Müller erfolgreiche Copingstrategien entwickelt hat, kann die Patientin „framen", so dass der/die weiterbehandelnde Therapeut*in die Situation besser einschätzt als sie tatsächlich ist. Die Information, dass sie zunehmende Einschränkungen beklagt, kann untergeordnet beurteilt werden.

Vorzeitige Schlüsse: Das voranstehende Fallbeispiel zeigt bereits eine weitere Fehlerquelle. So kann es sein, dass Therapeut*innen zu einer Entscheidung kommen, bevor alle relevanten Informationen zusammengetragen und interpretiert wurden. Wichtige Aspekte können ausgeschlossen und fehlerhafte Schlüsse gezogen werden. Diese mentalen Abkürzungen werden auch als Heuristiken bezeichnet. Sie treten besonders oft unter Nutzung des schnellen Denksystems auf (Ely et al., 2011; Higgs et al., 2008; Kahneman, 2012). So kann die Mustererkennung dazu führen, dass erste Zeichen, die einem bestimmten Muster entsprechen zu einer abschließenden, unumstößlichen Diagnose führen. Diese muss aufgrund der Wissenslücken, die unter Umständen fehlerhaft gefüllt werden, ebenfalls fehlerhaft sein. Würden weitere Informationen gesammelt und kritisch reflektiert werden, könnte ein anderes Bild entstehen.

Response Bias: Therapeut*innen tendieren dazu, Bestätigung für ihre ersten Annahmen zu finden (Konfirmations Bias).

Fallbeispiel 1

Situation: Ein/e Patient*in kommt mit akuten Schmerzen der rechten Schulter in die Behandlung. Es zeigen sich Zeichen struktureller Überlastung, die sich in der Anamnese bestätigen.
*Vorzeitiger Schluss des/der Therapeut*in:* Es handelt sich um eine akute Überlastung. Die Therapie schließt somit eine temporäre Entlastung und Rehabilitation der lokalen betroffenen Strukturen ein.
Evaluation: Der Therapieerfolgt bleibt aus. Dies könnte darin begründet liegen, dass durch den vorzeitigen Schluss des/der Therapeut*in Einschränkungen in der funktionellen Kette der Schulter übersehen wurden. Eine alternative Hypothese, die entsprechende Einflüsse aus den angrenzenden Funktionseinheiten beinhaltet, wurde nicht verfolgt.

Fallbeispiel 2

Situation: Ein/e Patient*in erlitt einen Schlaganfall und gibt Einschränkungen der Feinmotorik der Hand an.
Vorzeitiger Schluss: Der/die Therapeut*in folgert, dass der/die Patient*in Einschränkungen in der Bewältigung alltäglicher Handlungen, wie Greifen und Halten von Gegenständen haben wird. Er/ sie plant eine therapeutische Intervention, die vor allem die Förderung der Feinmotorik und alltägliche Handaktivitäten beinhaltet.
Evaluation: Hätte eine umfangreiche Erfassung stattgefunden, wäre deutlicher geworden, dass die Einschränkungen der Hand nicht den größten Leidensdruck erzeugen. Viel mehr können andere Einschränkungen, zum Beispiel des Sprechens deutlich schwerwiegendere Einschränkungen mit sich bringen. Obgleich diese im Anamnesegespräch nur als nebensächlich eingestuft wurden, da sie erst später erwähnt und auf den ersten Blick nicht schwerwiegend sein können. Ist der/die Patient*in aber durch sie in der Teilnahme an sozialen Interaktionen wie gemeinsames Theaterspielen oder Vorlesen im Familienkreis eingeschränkt, würde eine adäquate Therapie sprachtherapeutische Interventionen einschließen.

Dieser Effekt kann durch Eigenschaften des/der Patient*in verstärkt werden. Als Response Bias werden zum Beispiel Stereotypisierungen verstanden. Die Zugehörigkeit zu einer bestimmten Gruppe, wie Geschlecht, Herkunft oder Sportmannschaft kann Erwartungen wecken, welche zu Fehldeutungen und Übergewichtung von Informationen führen (Croskerry, 2002). Auch kann Sympathie oder Antipathie zu Fehlinterpretationen führen. Erinnern wir uns an die systemisch-konstruktivistischen Ansätze, so schaffen sich auch Therapeut*innen mittels der gesammelten Informationen ihre eigene Wahrheit. Innerhalb ihres Systems kann daher Sympathie und Antipathie entsprechende Eindrücke erzeugen, die außerhalb ihres Systems anders wahrgenommen und erlebt werden. Im weiteren Verlauf der Informationserfassung (Anamnese, Befund etc.) werden tendenziell Informationen gefunden, die erwartbar sind. Auch hier ist nicht immer eine klare Trennschärfe zu anderen Fehlern wie dem Framing gegeben.

Fallbeispiel

Situation: Ein Geschäftsführer eines mittelstandigen Unternehmens kommt zu seinem ersten Termin abgehetzt und zu spät. Er wirkt gestresst und hat wenig Zeit, da er einen Anschlusstermin wahrnehmen muss.
Interpretation auf Basis des Response Bias: Der/die Therapeut*in schließt daraus, dass der Patient grundsätzlich gestresst ist und dies ursächlich für die Beschwerden sein kann. Selbst wenn der Patient im Gespräch

zum Ausdruck bringt, nicht gestresst zu sein, interpretiert der Therapeut dies als fehlende Einsicht des Patienten und bestätigt für sich die Hypothese des gestressten, uneinsichtigen Geschäftsmanns.

Prototyp Bias: Vergleichbar mit dem Response Bias ist das Prototypisieren. Wenn ein/e Patient*in einem bestimmten Prototyp entspricht, kann es dazu führen, dass Therapeut*innen sich auf die zugehörigen Hypothesen konzentrieren und andere Möglichkeiten zu früh im Prozess ausschließen. Wir beurteilen die Wahrscheinlichkeit, mit der eine Sache auftritt in Abhängigkeit ihrer Häufigkeit, mit der sie in einer repräsentativen Gruppe zu beobachten ist (Croskerry, 2002). Auch Leistungssportler*innen können in der Genese ihrer Beschwerden Bewegungsmangel als Ursache haben. Es ist allerdings untypisch und kann so eher übersehen werden. Ein vergleichbarer Fehler wird bei Croskerry (2002) als Geschlechter Bias bezeichnet. Die Zugehörigkeit zu einem Geschlecht macht bestimmte Erkrankungen wahrscheinlicher oder unwahrscheinlicher. Ein bekanntes Beispiel ist die Migräne. Trotz der geschlechtsspezifischen Häufung ist zu bedenken, dass auch Männer unter Migräne leiden können.

Fallbeispiel

Situation: Ein/e Patient*in ist mit rheumatoider Arthritis in Behandlung. Der/die Therapeut*in ordnet die Einschränkungen gemäß seinen/ihren umfangreichen Erfahrungen mit diesem Beschwerdebild ein und erstellt einen „Standard Therapieplan", der seinen/ihren bisherigen Erfahrungen mit diesem Patient*innentyp entspricht.

Verfügbarkeits Bias: Nach Croskerry (2002) kann die Verfügbarkeit von Informationen und die mögliche Validierung Einfluss auf die Interpretation und Hypothesenbildung nehmen. Therapeut*innen tendieren dazu, Hypothesen zu verfolgen, die eine hohe Verfügbarkeit an Beweisen aufweisen und zu denen Informationen leicht verfügbar sind. Hier hilft die Betrachtung unter systemisch-konstruktivistischem Aspekt. Ihm folgend müssen Informationen anschlussfähig sein. So berufen sich Therapeut*innen auch bei der Suche nach neuen Informationen auf ihr bekanntes Wissen. Besonders Berufsanfänger*innen tendieren daher dazu, etablierte Muster zu verfolgen und so überdurchschnittlich häufig bestimmte Hypothesen zu generieren (Croskerry, 2002).

Fallbeispiel

Situation: Ein/e Patient*in kommt mit Schwindel in die Behandlung. Der Therapeut war kürzlich auf einer Fortbildung, bei der Schwindel in Zusammenhang mit Dysfunktionen der Halswirbelsäule erklärt und Untersuchungstechniken vermittelt wurden.
Interpretation auf Basis des Verfügbarkeits Bias: Die akute Verfügbarkeit der Untersuchungstechniken und des pathogenetischen Verständnis kann dazu führen, dass der/die Therapeut*in besonders ausführlich auf Dysfunktionen der Halswirbelsäule untersucht. Er/sie übergewichtet dabei die eigenen Ergebnisse und missachtet andere Informationen.

Prägung und Biografie: Es gibt Hinweise darauf, dass soziale und inhaltliche Prägung Einfluss auf das Clinical Reasoning nehmen können. So beeinflussen vorgegebene Routinen und Behandlungsstandards das Reasoning (Gilliland & Wainwright, 2017). Hat in der Ausbildung beispielsweise die Erfassung von Schmerzparametern einen gewissen Stellenwert, so wird dies Einfluss auf die Fragestellungen und die Gewichtung der Informationen haben. Das Reasoning wird sich vor allem auf das Nachvollziehen der schmerzauslösenden Mechanismen konzentrieren. Einzelne Aspekte der Patient*innenhistorie können vernachlässigt werden. Steht auf Grund der Prägung der Schmerz nicht an erster Stelle, so werden andere Informationen stärker gewichtet und führen potenziell zu einem anderen Bild. Auch die Biografie des/der Patient*in kann zu Fehleinschätzungen führen, wenn er/sie einen gewissen Anker setzt, welcher neue Informationen framt und so zu Fehlinterpretationen führen kann.

Fallbeispiel

Situation: Ein/e Patient*in kommt mit starken Schmerzen in der Brustwirbelsäule in die Behandlung. In der Historie der/des Patient*in gab es rezidivierende mechanische Beeinträchtigungen der Brustwirbelsäule und Rippen, die zu starken, akuten Schmerzen führten.
*Interpretation auf Basis der Patient*innenbiografie:* Die/der Therapeut*in kommt zu dem schnellen Schluss, dass es erneut eine akute mechanische Beeinträchtigung ist, die sie/er entsprechend manualtherapeutisch und mit aktiven Übungen therapiert.
Gefahr: Es können so andere organische Ursachen übersehen werden, die eine dringende medizinische Intervention notwendig machen. Auch kann eine umfassende Erfassung biopsychosozialer Kontextfaktoren zu der Erkenntnis führen, die eine Einbeziehung anderer Disziplinen bedingen.

Die hier aufgeführten kognitiven Fehler scheinen vor allem im schnellen Denksystem abzulaufen. Sie scheinen allgemein durch kritische Auseinandersetzung und Reflexion vermeidbar zu sein. An späterer Stelle (Abschnitt 5.5.2) wird darauf Bezug genommen und mögliche Fehlervermeidungsstrategien erörtert. Im Folgenden werden zunächst Faktoren genannt, die verstärkenden Einfluss auf die kognitiven Fehler nehmen können.

5.4.3 Mangelnde Erfahrung und Wissenslücken

Wolfs (2022) beschreibt die Anschlussfähigkeit an bestehendes Wissen als Voraussetzung für die Integration neuer Informationen. Mangelnde Erfahrung und fehlendes Wissen können daher keinen Anschluss finden und zu Fehleinschätzungen führen. Sind bestimmte Symptome oder Testergebnisse nicht bekannt, kann keine schlüssige Hypothese oder Diagnose abgeleitet werden (Cooper & Frain, 2017; Higgs et al., 2008). Fehlt das Wissen zu pathophysiologischen Prozessen, so können bestimmte Informationen nicht verarbeitet und in die Hypothesenbildung aufgenommen werden. Dies führt zu einem anderen Verständnis der Situation, als bestünde dieses Wissen.

5.4.4 Erfahrung und Intuition

Auch Erfahrung und daraus resultierende Intuition birgt bestimmte Gefahren. So verlassen sich erfahrene Expert*innen zunehmend auf ihre Intuition. Diese ist nach Klein (2004) die natürliche Folge der Erfahrung. Sie hilft Wissenslücken, die durch fehlende Informationen entstehen, zu schließen und schnell zu Hypothesen oder Diagnosen zu kommen. In dieser Stärke liegt die Gefahr, diese Lücken fehlerhaft zu schließen und so zu Fehldiagnosen zu kommen. Auch sind kognitive Fehler wie Stereotypisierung, fehlerhafte Heuristiken und vorzeitige Schlüsse wahrscheinlicher.

5.4.5 Emotionale Belastung und Stress

Emotionaler Stress und Belastungen können Einfluss auf die kognitive Leistungsfähigkeit nehmen. Entscheidungsfindung, Problemlösung und kritisches Denken können durch emotionalen Stress oder Schlafentzug vermindert sein (Dawson & Reid, 1997). Alle Eindrücke und Informationen, die im therapeutischen Prozess gesammelt werden, unterliegen der affektiven Färbung des Wahrnehmenden. Sie werden unter Einfluss der aktuellen Emotionen verarbeitet und interpretiert. Daher können Emotionen gegenüber Patient*innen zu Fehlinterpretationen führen, indem sie die aus den Informationen abgeleitete Wahrheit beeinflussen (Cooper & Frain, 2017; Croskerry, 2002). Ein weiterer Aspekt tritt vor allem bei unerfahrenen Therapeut*innen auf. Sie verfolgen im Prozess der Diagnosefindung oft eine erschöpfende Strategie, möglichst viele Informationen zu sammeln. So verlieren sie zum einen den Überblick und zum anderen führt dies zu mentaler Erschöpfung, die ebenfalls zu Fehlschlüssen führen kann (Croskerry, 2002).

5.4.6 Nutzung und Interpretation von klinischen Tests

Den Entscheidungen, die Therapeut*innen bezüglich der Hypothesen und Diagnosen treffen müssen, fehlt es oft an eindeutigen Beweisen (Working Party of the Royal College of Physicians, 2005). Den Ausführungen von Cooper und Frain (2017) folgend, bringen die zur Verfügung stehenden klinischen Tests selbst unter optimalen Bedingungen keine absolute Sicherheit. So sind Werte für Sensitivität und Spezifität über 90 Prozent als gut einzustufen. Auch hier bleibt ein Restrisiko von 10 Prozent, dass das Testergebnis falsch ist. Zudem hängt die Aussagekraft vieler klinischer Tests von der Art und Qualität der Durchführung ab. Eine mangelnde Durchführung kann zusätzlich zu Fehlinformationen führen (Cooper & Frain, 2017). Testergebnisse treten mit einer Wahrscheinlichkeit auf, die nicht zwingend mit der Wahrscheinlichkeit einer bestimmten Diagnose übereinstimmt. Nach den Autorinnen werden klinische Tests überbewertet und führen zur Überschätzung von Wahrscheinlichkeiten bestimmter Diagnosen. Wie wahrscheinlich eine Diagnose ist, hängt zusätzlich maßgeblich von der Biografie des/der Patient*in ab. So können nach Cooper und Frain (2017) die Wahrscheinlichkeiten für falsch positive und falsch negative Ergebnisse stark von der grundsätzlichen Wahrscheinlichkeit einer Erkrankung beeinflusst werden.

Die mittels der Tests gewonnenen Informationen werden, dem systemisch-konstruktivistischen Gedanken nach, interpretiert und verarbeitet. Auch hier sind Fehlinterpretationen nicht auszuschließen und es besteht die Gefahr, dass sie auf Basis der Erwartungshaltung fehlinterpretiert werden (Sox et al., 2013).

5.5 Fehler vermeiden

Fehler sind im therapeutischen Kontext nicht zu vermeiden. Gute Therapeut*innen werden daher in der Erwartung bestimmter Fehler handeln und Strategien nutzen, diese Fehler zu reduzieren und auf mögliche Folgen reagieren (Croskerry, 2002). Zu unterscheiden sind Fehler, die in einem selbst entstehen und solche, die aus dem Umfeld und den Bedingungen resultieren. Es gibt Hinweise, dass systematisches „De-Biasing“ die Häufigkeit von Fehlern reduzieren kann (Cooper & Frain, 2017; Croskerry, 2002). Man versteht darunter, dass mittels unterschiedlicher Techniken und Maßnahmen kognitive Fehler erkannt und vermieden werden. Grundlegend hierfür ist das Kennen der möglichen Fehler und ein Verständnis der kognitiven Funktionen. Weiter muss ein metakognitives Bewusstsein für die eigenen Entscheidungen bestehen. Dieses Verständnis kann nur dann in Handlungsanpassungen münden, wenn eine interne Motivation zu Veränderung besteht. Abschließend braucht es Selbstdisziplin, diesen Prozess stetig aufrechtzuerhalten. Selbst wenn diese Bedingungen erfüllt sind, gibt es nach Prettenhofer (2014) nicht eine einzelne Strategie, die gegen alle Fehler wirksam ist. Je systematisierter der Prozess ist und je mehr über die Fehler bekannt ist, desto besser wird es funktionieren. Folgend sollen Strategien und Wege aufgezeigt werden, Fehler zu vermeiden und ein erfolgreiches „De-Biasing“ zu etablieren.

5.5.1 Systemseitige Fehlervermeidung

Wie voranstehend gezeigt, können Mängel in der Arbeitsorganisation oder des Arbeitsumfeldes zu Fehlern führen. Folgend sollen exemplarisch Möglichkeiten genannt werden, die helfen können, Fehler zu vermeiden.

Räumliche Bedingungen und Ausstattung: Schlechte Beleuchtung im Behandlungsraum kann die Inspektion erschweren, der Einsatz unterschiedlicher technischer Mittel erhöht ebenfalls die Fehlerwahrscheinlichkeit (Croskerry, 2002). Diese können vermieden werden, indem auf optimale Bedingungen geachtet wird. So können Raumausstattung und Lichtkonzept der Behandlungsräume gute Bedingungen für die Befundung schaffen. Bei der Unterstützung durch digitale Dokumentationstools sollte darauf geachtet werden, dass sie keine zusätzliche kognitive Belastung darstellen. Diese würde die Wahrscheinlichkeit der kognitiven Fehler erhöhen (Cooper & Frain, 2017). Unterstützt sie allerdings den Ablauf und stellt eine klar strukturierte Dokumentation sicher, kann sie helfen Informationen zu sichern. So wird die rückblickende Analyse von Daten möglich und ein interprofessioneller Austausch erleichtert. Beides hilft, Fehler zu identifizieren und nötige Anpassungen vorzunehmen.

Kommunikation: Kommunikationsregeln können den Informationsfluss sicherstellen und Missverständnissen vorbeugen. Die Einführung übersichtlicher Dokumentationstools und die Einigung auf eine einheitliche Dokumentation kann zielführend sein. Die einheitliche Sprache zur Dokumentation ist dabei von erfolgskritischer Bedeutung, da sie Missverständnissen vorbeugt und Grundlage für einen gelungenen Austausch ist. Die ICF kann hierfür eine Grundlage bieten, da sie fachübergreifend und für alle Disziplinen einheitlich Einschränkungen, Funktionen, Aktivitäten und Kontextfaktoren kodiert (siehe dazu auch Kapitel 2). Grundsätzlich sollte die zum Einsatz kommende Sprache den Ansprüchen des systemisch-konstruktivistischen Grundsatzes genügen, d. h. sie muss einerseits einfach genug sein, um bei jedem Beteiligten anschlussfähig zu sein und andererseits komplex genug, die Beschwerden und Pathomechanismen des/der Patient*in ausreichend umfänglich abbilden zu können. Auch muss das Arbeitsumfeld den nötigen Raum für die Kommunikation bieten. Je kürzer die Zeit des Austauschs ist, desto eindeutiger muss die Kommunikation abgestimmt sein. In der Intensivmedizin zum Beispiel gibt es sehr klare Regeln in welcher Reihenfolge, welche Informationen übermittelt werden. So wird sichergestellt, dass alle relevanten Informationen übermittelt werden (Croskerry, 2002).

Checklisten/Assessments: Eine weitere Möglichkeit, Prozesse zu vereinheitlichen und so gegen Fehler abzusichern, sind Checklisten (Ely et al., 2011). Sie geben zum Beispiel eine Reihe von klinischen Tests vor, die unter bestimmten Bedingungen durchgeführt werden müssen. Die Ottawa Ankle Rules sind ein praktisches Beispiel für eine solche Checkliste. Sie schreiben im Falle eines Supinationstraumas eine Reihe von Tests vor, die schwerwiegende Diagnosen wie Knochenbrüche ausschließen. Eine vorzeitige Diagnose, welche eine solche knöcherne Beteiligung übersieht, ist damit unwahrscheinlicher. Allgemein kann man durch die Nutzung validierter Fragebögen und Assessments die Objektivität erhöhen und damit kognitive Fehler vermeiden (Ely et al., 2011). Ein weiteres Beispiel aus der Praxis sind Illness Attitudes Scales (Stewart & Watt, 2000). Sie ermöglichen eine objektive Einschätzung des Krankheitserlebens des/der Patient*in. Kognitive Fehler wie Prototypisierungen oder Stereotypisierung können so reduziert werden. Denken wir an dieser Stelle erneut an den Patienten, der zu spät und abgehetzt zum ersten Termin kam. Hätte der/die Therapeut*in einen objektiven, validierten Fragebogen zur Beurteilung des Stressempfindens und möglicher Copingstrategien genutzt, wäre die Fehleinschätzung zu verhindern gewesen.

Eine umfängliche Ausprägung solcher Empfehlungen sind klinische Leitlinien. In ihnen sind die vorstehenden Aspekte zusammengefasst, so dass sie zu einem spezifischen Thema Orientierung geben. Eine ausführliche Auseinandersetzung mit klinischen Leitlinien findet sich im dritten Kapitel. Hier werden auch Limitationen erörtert, die es zu bedenken gilt. So werden Leitlinien oft in großen Zeitabständen überarbeitet, Therapeut*innen sind nur bedingt eingebunden und in der Regel fehlt die Patient*innensicht.

Abgesehen von diesen systemseitigen „De-Biasing“ Maßnahmen wird in der Literatur vor allem die Metakognition und Reflexion als wesentlicher Teil des „De-Biasing“ beschrieben. Daher sollte die Arbeitsorganisation Raum für diesen Prozess geben, auf den nachfolgend genauer eingegangen wird.

5.5.2 Interne Fehlervermeidung

Es wurde bereits gezeigt, dass Systematisierung von Untersuchungen und die objektive Erhebung von Informationen die Anfälligkeit für bestimmte Fehler reduzieren können. Ein Beispiel aus der Praxis ist das Flag System. Dieses stellt sicher, dass kritische Informationen zu Kontraindikationen und schweren Erkrankungen nicht übersehen werden. Es ist unwahrscheinlicher, dem Konfirmation Bias zu unterliegen, wenn man einem vorgegebenen Untersuchungspfad folgt, welcher falsifizierende Tests vorschreibt (Cooper & Frain, 2017). Auch klinische Vorhersageregeln forcieren eine wissenschaftliche, rationale Betrachtung und können gegen Fehler wie Stereotypisierung und Ankern helfen. Betrachtet man die möglichen Fehler im Rahmen des Clinical Reasoning, fällt auf, dass sie sich vor allem im schnellen Denksystem abspielen. In einer Umwelt, in der Ressourcen effizient einzusetzen sind, ist schnelles Denken und eine schnelle Entscheidungsfindung sicher zielführend. Zusätzlich schützt es vor Erschöpfung und kognitiver Überlastung. Doch kommen wir nicht umhin, das langsame, bewusste System zu nutzen, um kognitive Fehler zu vermeiden und so schwerwiegende Fehlentscheidungen zu verhindern (Cooper & Frain, 2017). Auch Croskerry (2002) und Prettenhofer (2014) betonen die Wichtigkeit von Reflexion und Verlangsamung des therapeutischen Denkens. Sie führen die erfolgskritischen Begriffe der Metakognition und Reflexion ein. Daher wird nachstehend ausführlicher auf diese Aspekte des Denkens eingegangen.

Reflexion/Metakognition

> „Das Wort Reflexion hat seinen Ursprung im Lateinischen und bedeutet zurückbeugen, drehen bzw. wenden. Der Mensch dreht sich also bildhaft gesprochen zurück und betrachtet aus einer Metaperspektive die zu betrachtenden Objekte, im Fall der Selbstreflexion sich selbst, sein Tun und Handeln, sein Kommunizieren und seine Interaktionen.“ (Prettenhofer, 2014, S. 196).

In der Literatur finden sich unterschiedlich gewichtete Beschreibungen dieser Selbstreflexion, die aber immer bewusst und mehrschrittig abläuft. Es ist ein aktiver Prozess, der sich mit dem eigenen Handeln, Emotionen, kognitiven Prozessen und Erfahrungen auseinandersetzt, um Handlungsalternativen entwickeln zu können (Korthagen, 1999; Schult, 1991). Auf den therapeutischen Prozess bezogen bedeutet dies, dass der/die Therapeut*in in der Lage ist, seine Handlungen, Gedanken und Entscheidungen bewusst zu überdenken und Alternativen zu entwickeln. Sie schafft somit die Basis für Selbststeuerung und Eigenverantwortung von Therapeut*innen (Prettenhofer, 2014). Neben dem Begriff der Selbstreflexion wird in der Literatur der Begriff der Metakognition verwendet. Übersetzt bedeutet dieser über dem Wissen stehend. Er wird von Guldimann und Zutavern (1999) in drei Unterkategorien eingeteilt.

1. Deklarative Metakognition beschreibt das inhaltliche Wissen über das Wissen selbst.
2. Prozedurale Metakognition beschreibt das Wissen über Strategien zur Problemlösung und dem Wissenserwerb.
3. Metakognitives Bewusstsein beschreibt die Fertigkeit zur Selbstbeobachtung und Selbstkontrolle (Selbstreflexion).

Da die Begriffe der **Selbstreflexion** und Metakognition in der Literatur keine große Trennschärfe aufweisen, werden sie folgend synonym verwendet. Entscheidend ist, dass in der Literatur Einigkeit darüber zu finden ist, dass es sich hierbei um eine Fertigkeit handelt. Selbstreflexion ist folglich eine erlernbare Kompetenz und kann erworben und verbessert werden (Prettenhofer, 2014). Als eine solche Kompetenz ist sie in den unterschiedlichsten Anwendungsfeldern von Bedeutung. Seliger (2023) sieht sie als notwendig für die stetige Selbstbeobachtung innerhalb der Kommunikation von Führungskräften. Diese ist notwendig für die Entwicklung der social skills. Es fördert weiter die Lernkompetenzen, indem sich der Lernende kritisch mit Lernstrategien, Vorwissen und eigenen Motivationen auseinandersetzt. Die Selbstreflexion führt hier zu einer Reduktion des Aufwands, indem es ein planmäßiges Vorgehen unterstützt und die Auswahl geeigneter Lernstrategien ermöglicht (Prettenhofer, 2014).

Selbstreflexion führt unweigerlich zu einer Verlangsamung des Prozesses. Die Analyse und Interpretation des eigenen Handelns und Denkens beansprucht kognitive Ressourcen und kostet Zeit. Sie führt über die gezielte Planung von Handlungsanpassungen zu mehr Kontrolle über den Prozess und kann zur Vermeidung einiger kognitiver Bias beitragen. Sie steigert die Eigenverantwortung von Therapeut*innen und trägt zur Optimierung von Verhaltensweisen bei. Diese können dann zu einer effizienteren Nutzung der Ressourcen führen (Prettenhofer, 2014).

5.6 Metakognition/ Selbstreflexion zur Fehlervermeidung

Wie voranstehend gezeigt wurde, führt Selbstreflexion zu einer bewussten Auseinandersetzung mit dem Prozess und den eigenen Gedanken. Im therapeutischen Kontext werden alle relevanten Aspekte bewusst analysiert. Eben diese kritische Auseinandersetzung wird in der Literatur als Strategie zur Vermeidung kognitiver Fehler im Clinical Reasoning beschrieben (Cooper & Frain, 2017). Sie kann dazu führen, dass Fehler erkannt und vermieden werden. Sowohl Cooper und Frain (2017) als auch Prettenhofer (2014) führen an, dass es hierbei notwendig ist, Resilienzen zu entwickeln, um mit den eigenen Fehlern erfolgreich umgehen zu können. Die Auseinandersetzung mit den eigenen Unzulänglichkeiten kann schmerzhaft sein und kann nicht ausschließlich fremdbestimmt erfolgen (Prettenhofer, 2014). Dies stimmt mit dem systematisch-konstruktivistischen Gedanken überein, dass Veränderungen nur aus dem individuellen System selbst entstehen können (Simon, 2023). Es bedarf also der Selbstdisziplin, den Blick auf sich selbst zu richten. Unterstützt werden kann dieser Prozess durch den Einsatz unterschiedlicher Instrumente. Die Verschriftlichung der Gedanken, Ableitungen und geplanten Anpassungen ist ein übliches Mittel. Diese kann in unterschiedlichen Formen genutzt werden:

- Tagebücher: Sie dienen der Dokumentation von Eindrücken, Tätigkeiten und Gedanken. Sie können helfen, sich an Vergangenes zu erinnern und so die retrospektive Selbstreflexion unterstützen.
- Checklisten: Strukturierte Fragen zur Person, Stärken, Schwächen, Zielen und Ergebnissen helfen bei der Selbstanalyse (Prettenhofer, 2014).
- Lessons learned: Es werden die wichtigsten Erkenntnisse aus dem Prozess verschriftlicht und so bewusst gemacht.
- Portfolios: Sammlung unterschiedlicher Dokumente, die meist eine Ist-Analyse, Ziel- und Planungsdokumentation und Evaluationsdokumentation beinhalten (Häcker, 2007).

Diese Maßnahmen verschriftlichen den Prozess der Selbstreflexion, helfen bei der Strukturierung und fördern die Nachhaltigkeit. Die Hürde der Selbstdisziplin ist damit allerdings nicht überwunden, da die unmittelbare und alleinige Verantwortung weiter beim Individuum selbst liegt. Eine mögliche Lösung bietet die Einbeziehung weiterer Personen in den Prozess, die im Sinne einer Fremdreflexion Feedback geben.

Dem systematisch-konstruktivistischen Gedanken folgend, müssen die Beteiligten eine ausreichende Kopplung erzielen, bevor die Kommunikation gelingen kann. Gegenseitiges Vertrauen, Offenheit und Wertschätzung sind hierbei unerlässlich (Prettenhofer, 2014). Es ist sinnvoll, auch diesen Prozess klar und systematisch zu strukturieren.

Ein Beispiel für eine solche Struktur gibt Prettenhofer (2014) mit dem **Fragebogen-Duo**. Hier füllen die Beteiligten standardisierte Fragebögen zur Persönlichkeit oder Konfliktbewältigung aus. Wichtig ist hierbei, dass einer der beiden Beteiligten ihn im Sinne einer Fremdbeurteilung für den anderen ausfüllt. Im Anschluss werden die beiden Ergebnisse übereinandergelegt und mittels eines Feedbackgesprächs evaluiert. Dieses Gespräch kann nach Prettenhofer (2014) ebenfalls durch vorgegebene Fragen strukturiert werden:

- Gibt es Unterschiede?
- Was bedeuten die Unterschiede für mich?
- Welchen Veränderungsbedarf leite ich aus diesen Unterschieden ab?

Abschließend verfassen die Beteiligten einen Reflexionstext. Dieser soll Antworten auf die Fragen geben, die entsprechenden Ableitungen aufzeigen und diese erklären. Dieser Abgleich der Eigenwahrnehmung mit der Fremdwahrnehmung kann ein wichtiger Teil der Kompetenzentwicklung sein. Er ermöglicht das Überprüfen der eigenen Wahrnehmung und eine Relativierung des Selbstbildes (Prettenhofer, 2014).

Eine weitere Möglichkeit, die Selbstreflexion mittels Fremdreflexion zu erlernen, sind **Peer Assessments**. Es sind regelmäßige Fremdreflexionen, in denen Peers (Gleichgesinnte) Feedback zu einer bestimmten Situation geben. So kann ein/e Kolleg*in zum Beispiel bei einer Untersuchung hospitieren und anschließendes Feedback geben. Der/die Therapeut*in kann so die eigene Wahrnehmung, mit der des Peers abgleichen und möglichen Anpassungsbedarf identifizieren. Da das Feedback von Gleichgestellten kommt, ist die Hürde oft niedriger und ein Vertrauensverhältnis schneller herzustellen. Die Schnittmengen unter Peers sind oft größer, so dass die notwendige Kopplung einfacher ist.

Mit bestimmten **Fragetechniken** können Fragen, an sich selbst gerichtet oder von anderen gestellt, den reflexiven Prozess unterstützen und leiten. So kann man nach dem „Warum?“ fragen, um Motivationen und Beweggründe zu verstehen. Man kann lösungsorientierte Fragen stellen, die Aufschluss darüber bringen können, was bereits funktioniert hat oder was der erste Schritt zum Erfolg sein kann. Alternativ kann man sich auch in eine andere Person hineinversetzen und sich fragen, was diese in der aktuellen Situation raten oder unternehmen würde (Prettenhofer, 2014).

Ein aus der Praxis bekanntes Mittel sind **interkollegiale Besprechungen**. Hier werden bestimmte Situationen im interkollegialen Team vorgestellt und diskutiert. Das Format der Vorstellung kann auch hier strukturiert sein, um den Prozess zu leiten oder bestimmte Inhalte zu betonen. So kann der Fokus zum Beispiel auf der Analyse der Testauswahl liegen. Ist die Auswahl der klinischen Tests für die Kolleg*innen nachvollziehbar? Ist sie adäquat und erfüllt die Ansprüche der evidenzbasierten Therapie? Wurden die Ergebnisse nachvollziehbar interpretiert und entsprechende Hypothesen generiert? Der Austausch auf Basis dieser Fragen unterstützt den Prozess der Reflexion und kann so die Kompetenzentwicklung zur Selbstreflexion fördern.

Ein Mittel, welches eingesetzt werden kann, sind **Videoanalysen** bestimmter Situationen. Sequenzen oder ganze Behandlungen können aufgezeichnet und später analysiert werden. Dies kann selbstständig im Sinne der Selbstreflexion oder unter Mitwirkung weiterer Personen geschehen.

Die genannten Möglichkeiten haben nicht den Anspruch auf Vollständigkeit. Geeignet sind alle Maßnahmen, die es Therapeut*innen ermöglichen, das eigene Handeln zu reflektieren und mögliche Fehler zu detektieren. Allgemein kann man feststellen, dass es für die Fehlervermeidung notwendig ist, die Natur der Fehler zu kennen und die Situationen einschätzen zu können, in denen sie auftreten können (Kempainen et al., 2003; Cooper & Frain, 2017; Croskerry, 2002). Es gibt unterschiedliche Strategien, um diese Fehler zu vermeiden. Wesentlicher Bestandteil hierbei ist die Metakognition oder Selbstreflexion. In ihrem Rahmen stellen sich Therapeut*innen stetig die notwendigen Fragen, um Fehler zu identifizieren und so möglichst belastbare Hypothesen und Behandlungspläne zu erstellen.

Die **Tabelle 5-1**, modifiziert nach Croskerry (2002), gibt eine zusammenfassende Übersicht über Fehler, Folgen und mögliche Vermeidungsstrategien.

Tabelle 5-1: Übersicht möglicher Fehler, Folgen und Vermeidungsstrategien

Fehlertyp	Folgen	Mögliche Vermeidungsstrategie	Metakognitive Frage
Systemfehler	Fehlerhafte Befundung, Informationsverlust, Missverständnisse, Erschöpfung	Leitlinien (Kommunikation, Behandlungen, u. a.) Zweckmäßige, zielführende Arbeitsbedingungen Gemeinsame Sprache	Sind die Bedingungen, unter denen ich arbeite, adäquat?
Ankern	Vorzeitige Schlüsse, welche zu fehlerhaften Diagnosen führen können.	Bewusstsein Bewusstes Verzögern Kritische Reflexion Differenzialdiagnosen	Habe ich die Hypothese sehr schnell erstellt? Habe ich eine Differenzialdiagnose?
Response Bias	Fehlgeleitete Suche nach Informationen, woraus eine Über- oder Unterbewertung bestimmter Aspekte resultieren kann.	Erwartungsfreie Begegnung Ergebnisoffenheit	Bin ich frei von Vorurteilen und Erwartungen?
Verfügbarkeits Bias	Überrepräsentation bestimmter Diagnosen	Systematische und objektive Datenerhebung (z. B. mittels Befundbogen, Leitlinie) Differenzialdiagnosen	Habe ich Differenzialdiagnosen in Betracht gezogen? Bin ich direkt bei der ersten Hypothese geblieben?
Prototyp Bias	Überrepräsentation bestimmter Diagnosen in Gruppen	Bewusstsein über statistische Wahrscheinlichkeiten und den optimalen Einsatz von klinischen Tests Systematische, objektive Datenerhebung Differenzialdiagnosen	Stereotypisiere ich den/die Patient*in? Bin ich fair gegenüber dem/der Patient*in?
Konfirmations Bias	Falsifizierende Informationen werden übersehen, woraus eine Fehleinschätzung resultiert.	Bewusste Reflexion (Selbst- und Fremdreflexion) Systematische, Objektive Datenerhebung Untersuchungsleitfaden Differenzialdiagnosen	Bin ich sehr schnell zu einer Diagnose gekommen? Habe ich nach Widersprüchen in meiner Hypothese gesucht?

Tabelle 5-1: *Fortsetzung*

Fehlertyp	Folgen	Mögliche Vermeidungs-strategie	Metakognitive Frage
Prägung und Biografie	Überbewertung bestimmter Informationen	Selbst- und Fremdreflexion Bewusstsein der eigenen Limitationen und Expertise Differenzialdiagnosen	Bin ich voreingenommen? Habe ich Erwartungen an die Ergebnisse?
Mangelnde Erfahrung/ Wissenslücken	Anschlussfähigkeit von Informationen fehlt. Diese können nicht verarbeitet werden und fehlen in der Beurteilung	Recherche Interkollegialer Austausch	Habe ich ausreichend Wissen für die umfängliche Beurteilung der Situation?
Erfahrung und Intuition	Fehlerhafte Heuristiken, Stereotypisierungen	Kontinuierliche Fremd- und Selbstreflexion Differenzialdiagnosen	Bin ich sehr schnell zu meiner Diagnose gekommen? Habe ich Alternativhypothesen geprüft?
Emotionale Belastung und Stress	Steigende Gefahr von kognitiven Fehlern aller Arten	Psychohygiene Interkollegialer Austausch Abgrenzung Schnelles Denken und Heuristiken nutzen	Bin ich müde, erschöpft oder leide unter Schlafmangel? Bin ich gestresst?
Nutzung und Interpretation klinischer Tests	Fehlinterpretation von Wahrscheinlichkeiten, die zu Fehldiagnosen führen.	Kennen der Vorhersagewerte (Erklärungsbox) Reflektierter Einsatz klinischer Tests und Wissen um die Limitationen	Habe ich die richtigen Tests gewählt? Habe ich bei der Interpretation die Wahrscheinlichkeiten berücksichtigt?

5.7 Zusammenfassung

Die Wichtigkeit von Clinical Reasoning im therapeutischen Kontext wurde aufgezeigt. Es ist ein iterativer Gedankenprozess und bildet die Grundlage für erfolgreiche Therapie. Clinical Reasoning setzt bei Therapeut*innen bestimmte Fähigkeiten voraus. Es müssen Informationen gesammelt und interpretiert werden. Klinisches Wissen und soziale Fähigkeiten, wie Kommunikation und Empathie, sind Voraussetzungen, die der/die Therapeut*in erfüllen muss. Fehler können durch systembedingte Probleme, kognitive Verzerrungen, mangelnde Erfahrung oder Wissenslücken sowie durch emotionale Belastung und Stress entstehen.

Um Fehler zu vermeiden, ist „De-Biasing" entscheidend, also das bewusste Erkennen und Minimieren kognitiver Verzerrungen. Dies erfordert ein tiefes Verständnis der Fehlerquellen und ein metakognitives Bewusstsein für die eigenen Entscheidungen. Techniken wie systematische Überprüfung, Selbstreflexion und die Nutzung von Checklisten oder Leitlinien können dabei helfen. Besonders wichtig ist die Fähigkeit zur Selbstreflexion und Metakognition, um therapeutische Entscheidungen kritisch zu hinterfragen und die Qualität der Patientenversorgung kontinuierlich zu verbessern. So wird an jedem Punkt des Prozesses überprüft, ob die aktuelle Sicht auf die Situation belastbar ist, die Ergebnisse den Erwartungen entsprechen und die Ansprüche an eine patient*innenzentrierte, evidenzbasierte Therapie erfüllt sind. Gibt es Störungen oder Abweichungen ist die Selbstdisziplin des/der Therapeut*in gefragt, zu einem geeigneten Ansatzpunkt zurückzukehren und den Prozess neu aufzusetzen. Gelingt dies, ist Clinical Reasoning eine Säule erfolgreicher Therapie. Die Frage nach dem „Und was habe ich nun?", kann dann selten mit absoluter Sicherheit beantwortet werden. Doch finden Therapeut*innen im Sinne des Clinical Reasoning sicher einen Weg, Patient*innen die Situation und notwendige Informationen zu vermitteln und so eine erfolgreiche Therapie einzuleiten.

Eine geeignete Strategie, die für Clinical Reasoning nötigen Fähigkeiten zu entwickeln, sind nach Young et al. (2020) **Fallbeispiele**. Diese können analysiert, interpretiert und interkollegial diskutiert werden. Im abschließenden Abschnitt des Kapitels werden zwei Patient*innen vorgestellt, anhand derer die Prinzipien und unterschiedlichen Gedankenwege des Clinical Reasoning noch einmal veranschaulicht werden. Ergänzend laden wir Sie dazu ein, sich Hinweise zur praktischen Umsetzung in unserem Podcast (Mediathek des Hogrefe Verlags, Code: B-Y611J7) anzuhören.

5.7.1 Fallbeispiel 1: Frau S.

Frau S., eine 45-jährige Berufsschullehrerin, leidet seit ihrer Genesung von COVID-19 an persistierenden Symptomen wie chronischer Erschöpfung, Atemproblemen, Konzentrationsstörungen und Heiserkeit. Darüber hinaus klagt sie seit neuestem über belastungsabhängige Schmerzen der rechten Schulter. Sie wird zur interdisziplinären Rehabilitation vorgestellt, die zunächst Physiotherapie umfasst.

Evaluationsphase

Physiotherapie: Frau S. berichtet von Atemnot bei geringer Belastung. Der/die Physiotherapeut*in führt eine Lungenfunktionsprüfung durch (deduktives Reasoning) und wendet standardisierte Messinstrumente wie den Algofunctional Index und die numerische Schmerzskala (regelbasiertes Reasoning) an. Im Sinne des narrativen Reasoning ergründet er/sie, dass Frau S. die Schulter in einem kürzlich absolvierten Training akut schmerzhaft empfunden hat.

Hypothese und Therapieplanung

Der/die Therapeut*in erstellt unter Verwendung von wahrscheinlichkeitsbasiertem Reasoning die Hypothese, dass es sich um Spätfolgen der COVID-19-Erkrankung handelt und die akuten Schulterschmerzen durch eine akute Überlastung ausgelöst wurden. Entsprechend enthält der Behandlungsplan dem regelbasierten und ethischen Reasoning entsprechend Übungen zur Wiederherstellung der normalen Belastbarkeit und akuten Entlastung der Schulterstrukturen. Darüber hinaus leitet er/sie mittels edukativem Reasoning atemtherapeutische Übungen an.

Intervention und Therapie

Physiotherapie: Atemübungen und leichte körperliche Aktivität zur Steigerung der Ausdauer werden durchgeführt, wobei die Bedenken der Patientin hinsichtlich der Intensität berücksichtigt werden (ethisches Reasoning). Die Schulter wird zunächst entlastet und anschließend schrittweise mit überwiegend exzentrischen Übungen behandelt.

Evaluation und Anpassung

Physiotherapie: Die Fortschritte von Frau S. werden regelmäßig evaluiert und die Behandlungsintensität entsprechend angepasst (induktives Reasoning). Allerdings fällt auf, dass dieTherapie nicht den erwarteten Fortschritt macht. Weder ist ein signifikanter Gewinn an allgemeiner Belastbarkeit messbar, noch ist die Schulter schmerzfrei.

Im Sinne des erneuten narrativen Reasoning ergründet der/die Therapeut*in mögliche Ursachen und findet sie in der Patientenhistorie. Frau S. hat vor einem halben Jahr ihr Boxtraining nach Hause verlegen müssen, da sie auf Grund der hohen Arbeitsbelastung keine Zeit≈mehr für das regelmäßige Training fand.

Die Bedingungen beim häuslichen Training sind nicht optimal und sie kann ausschließlich in die Luft boxen. Im Sinne der Mustererkennung versteht der Physiotherapeut, dass die vermehrte exzentrische Belastung zu einer Fehlbelastung der Strukturen führte. Zusätzlich scheinen fehlende Copingstrategien zu einem erhöhten Stressniveau zu führen und die Genesung ebenfalls negativ zu beeinflussen.

Anpassung
Er/sie stimmt mit der Patientin einen neuen Therapieplan ab (interaktives Reasoning). Er enthält nun spezielle Übungen zur exzentrischen Kräftigung der Schultermuskulatur. Zusätzlich leitet er/sie Entspannungsübungen und weitere Atemtechniken an. Im Rahmen der stetigen Selbstreflexion erkennt er/sie die Limitationen der eigenen Disziplin und stellt die Patientin in der Ergotherapie vor.

Interdisziplinäre Kommunikation und Koordination
Regelmäßige Teammeetings sorgen für eine integrierte Betrachtung von Frau S. Fortschritten und Herausforderungen, wobei die verschiedenen Perspektiven der Disziplinen zusammengeführt werden. Die Ergotherapie verfügt über zusätzliche Tools zur objektiven Stressanalyse und diese werden in die Evaluation eingebunden.

Evaluationsphase der Ergotherapie
Der/die Ergotherapeut*in erfasst systematisch mittels validierter Assessments das Stressniveau der Patientin und analysiert mit ihr gemeinsame Copingstrategien (regelbasiertes und kooperatives Reasoning). Es stellt sich heraus, dass Frau S. keine adäquaten Bewältigungsstrategien hat.

Intervention und Therapie der Ergotherapie
Der/die Ergotherapeut*in vermittelt im Rahmen der Therapie gezielt Entspannungsverfahren und zusätzliches Wissen zu möglichen Folgen von Stress. Dies erhöht die Anschlussfähigkeit der Informationen und sichert die Umsetzung durch die Patientin (edukatives Reasoning).

Evaluation durch Physio- und Ergotherapie
Die interdisziplinäre Versorgung zeigt Erfolge. Die Schmerzen der Schulter sind deutlich reduziert und die Copingstrategien funktionieren. Insgesamt ist die Therapie für Frau S. jedoch sehr ermüdend und es fällt ihr schwer, sich zu motivieren. Im Rahmen des interprofessionellen Austauschs kommen die Therapeut*innen zu dem Schluss, dass unter Anwendung des ethischen Reasoning, welches Wünsche und Erwartungen des Patienten in den Vordergrund stellt, ein Aussetzen der Physiotherapie angezeigt ist, um die Patientin zu entlasten. Darüber hinaus finden sich narrative Hinweise auf eine zusätzliche Motivationsquelle. Frau S. hat bis vor ihrer akuten COVID-19-Erkrankung aktiv und leidenschaftlich in einer Theatergruppe gespielt und die Theatergruppe an ihrer Berufsschule geleitet. Dies hat sie aufgrund der starken Einschränkungen nicht weiter praktizieren können.

Anpassung
Schlussfolgernd wird die Physiotherapie ausgesetzt. Zusätzlich findet eine Abstimmung mit den Kolleg*innen der Logopädie statt. Es wird ein zusätzliches Atem- und Stimmtraining für Frau S. angeboten, welches im Verlauf als Eigentraining durchgeführt werden kann. Dabei wird das Ziel verfolgt, dass Frau S. ihrem Hobby, dem Theaterspielen, wieder nachgehen kann und mit stimmlichen beruflichen Herausforderungen umzugehen weiß (ethisches Reasoning).

Abschlussevaluation
Alle beteiligten Therapeut*innen nutzen Elemente der Selbstreflexion und Metakognition, um ihre eigenen diagnostischen Annahmen und therapeutischen Strategien zu überprüfen und anzupassen. Fallbesprechungen und inter-

disziplinäre Supervision tragen zur weiteren Professionalisierung und Qualitätsverbesserung bei.

Durch diesen interprofessionellen und multiperspektivischen Clinical Reasoning Prozess wird sichergestellt, dass Frau S. eine umfassende und koordinierte Versorgung erhält, die auf ihre individuellen Long COVID-Symptome abgestimmt ist. Dabei wird die Perspektive der Patientin aktiv einbezogen und eine ethische, evidenzbasierte und patientenzentrierte Praxis gewährleistet.

5.7.2 Fallbeispiel 2: Herr L.

An dem im Buch beschriebenen Fallbeispiel Herr L. sollen noch einmal einzelne Formen des Clinical Reasoning anschaulich gemacht werden.

Deduktives Reasoning ist ein entscheidender Denkprozess, bei dem allgemeine Prinzipien oder Regeln auf spezifische Fälle angewendet werden, um zu klaren Schlussfolgerungen zu gelangen. Im Fall von Herrn L. basiert das deduktive Reasoning auf der vorliegenden Diagnose von Morbus Parkinson und den geschilderten Symptomen.

Die Ausgangsdiagnose *Morbus Parkinson*, wurde vor vier Jahren gestellt. Herr L. zeigt typische motorische Symptome wie Unsicherheit bei Positionswechseln, Schwierigkeiten beim Schuhe binden aufgrund von Intentionstremor, Probleme beim Zuknöpfen von Kleidungsstücken und Verschlechterung der Multitasking-Fähigkeiten. Diese spezifischen Symptome sind deduktiv auf die Parkinsonsymptomatik zurückzuführen.

Nicht-motorische Symptome: Die kraftlose und leise Stimme von Herrn L. sowie die Schwierigkeiten beim Chorbesuch sind ebenfalls klassische nicht-motorische Symptome von Morbus Parkinson. Das deduktive Reasoning schließt daraus, dass diese Symptome auf die Parkinsonerkrankung zurückzuführen sind.

Chronische LWS-Schmerzen: Die chronischen LWS-Schmerzen, die seit mindestens 10 Jahren bestehen und in den letzten sechs Monaten stärker geworden sind, werden als separate Information betrachtet. Deduktiv könnte man davon ausgehen, dass diese Schmerzen nicht direkt mit der Parkinsonsymptomatik zusammenhängen, sondern möglicherweise zusätzliche Herausforderungen für die Therapie darstellen.

Opioide Analgetika: Herr L. nimmt täglich (nach Bedarf) opioidhaltige Analgetika ein, obwohl die ärztliche Anweisung eine regelmäßige Einnahme zu festen Uhrzeiten vorsieht. Deduktiv lässt sich schließen, dass die Schmerzbehandlung nicht optimal kontrolliert wird und möglicherweise Einfluss auf die Parkinsonsymptome haben könnte.

Antidepressivum: Das zusätzliche Antidepressivum als Ko-Analgetikum deutet darauf hin, dass die Schmerzsymptome von Herrn L. auch psychische Auswirkungen haben könnten. Deduktiv könnte man eine Verbindung zwischen den nicht-motorischen Symptomen und dem Einsatz des Antidepressivums herstellen.

> Insgesamt ermöglicht das deduktive Reasoning eine klare Zuordnung der vorliegenden Informationen zu den allgemeinen Kennzeichen der Morbus Parkinson-Diagnose. Es legt den Grundstein für die Entwicklung eines Therapieplans, der sowohl die motorischen als auch nicht-motorischen Symptome von Herrn L. berücksichtigt.

Induktives Reasoning bezieht sich darauf, Schlussfolgerungen aus spezifischen Beobachtungen zu ziehen und daraus allgemeine Prinzipien abzuleiten. Im Fall von Herrn L. basiert das induktive Reasoning auf den detaillierten Informationen über seine Parkinsonsymptomatik, LWS-Schmerzen und die Behandlung.

Durch die genaue Analyse der *spezifischen Parkinsonsymptome* von Herrn L. – Unsicherheit bei Positionswechseln, Intentionstremor, Multitasking-Schwierigkeiten und veränderte Stimme – können wir allgemeine Muster und Trends ableiten. Induktiv können wir feststellen, dass die Parkinsonsymptomatik individuell variieren kann. Das induktive Reasoning erlaubt es uns, die möglichen Zusammenhänge zwischen den chronischen LWS-Schmerzen und der Parkinsonsymptomatik zu analysieren. Wir könnten induzieren, dass die Schmerzen möglicherweise eine zusätzliche Belastung für die motorischen Funktionen von Herrn L. darstellen.

Medikamenteneinnahmeverhalten: Induktiv können wir aus Herrn L.s Verhalten der nicht regelmäßigen Einnahme der opioidhaltigen Analgetika schließen, dass er möglicherweise versucht, die Schmerzmittel an den Bedarf anzupassen. Dies könnte auf eine subjektive Wahrnehmung seiner Schmerzen und seiner individuellen Schmerzkontrollstrategien hindeuten.

Antidepressivum als Ko-Analgetikum: Durch induktives Reasoning können wir darüber nachdenken, warum Herr L. ein Antidepressivum als Ko-Analgetikum verschrieben wurde. Es könnte darauf hinweisen, dass psychische Faktoren einen signifikanten Einfluss auf seine Schmerzen haben könnten.

Einfluss von Bewegung auf die Schmerzen: Induktiv lässt sich aus Herrn L.s Bericht über die Reduktion der Schmerzen durch andauernde aerobe zyklische Bewegung ableiten, dass Bewegung einen positiven Einfluss auf seine LWS-Schmerzen hat. Dies könnte ein wichtiger Aspekt für die Therapie sein.

Interaktion mit der Ärztin: Induktiv könnten wir vermuten, dass die Frustration von Herrn L. und sein Gefühl, von der Ärztin nicht ernstgenommen zu werden, eine Rolle bei seiner Medikamentencompliance und seinem Gesundheitsverhalten spielen könnten.

Insgesamt erlaubt das induktive Reasoning einen tieferen Einblick in die spezifischen Umstände von Herrn L. Es unterstützt die Identifizierung von individuellen Mustern, möglichen Zusammenhängen zwischen verschiedenen Symptomen und trägt dazu bei, eine maßgeschneiderte Therapie zu entwickeln, die den individuellen Bedürfnissen von Herrn L. gerecht wird.

Edukatives Reasoning bezieht sich darauf, wie Fachleute Informationen erklärend vermitteln, die das Verständnis und die Mitarbeit der Patient*innen fördern. Im Fall von Herrn L. sind verschiedene Aspekte relevant, um ihn über seine Gesundheit, Therapieoptionen und sein Selbstmanagement aufzuklären.

Erklärung der Parkinsonsymptomatik: Edukatives Reasoning beinhaltet eine klare und verständliche Erklärung der Parkinsonsymptome, die Herr L. erlebt. Dies umfasst Informationen über die zugrunde liegende Pathophysiologie, die Schwere und die individuelle Variation der Symptome. Die Vermittlung dieses Wissens ermöglicht es Herrn L., seine Symptome besser zu verstehen.

Verbindung zwischen Parkinson und anderen Symptomen: Edukatives Reasoning würde auch die möglichen Zusammenhänge zwischen Parkinsonsymptomen und seinen LWS-Schmerzen erklären. Durch die Erläuterungen, wie diese Aspekte miteinander interagieren könnten, wird Herr L. darin unterstützt, seinen Gesundheitszustand besser zu erfassen.

Medikamentenmanagement: Ein wichtiger Aspekt des edukativen Reasoning ist die Aufklärung über die Bedeutung der regelmäßigen Einnahme der verordneten Medikamente. Hierbei könnte man betonen, wie diese Medikamente die Symptome kontrollieren und die Lebensqualität verbessern sollen.

Bewegungstherapie: Edukatives Reasoning würde Herrn L. darüber informieren, wie Bewegung einen positiven Einfluss auf seine LWS-Schmerzen haben kann. Es könnte auf die Bedeutung regelmäßiger Bewegung für die Gesundheit hinweisen und spezifische Übungen für seine Bedürfnisse vorschlagen.

Psychologische Aspekte: Im Zusammenhang mit dem Antidepressivum als Ko-Analgetikum könnte edukatives Reasoning psychologische Aspekte des Schmerzmanagements erklären. Dies könnte Herrn L. helfen, die Wechselwirkungen zwischen psychischer Gesundheit und Schmerzkontrolle zu verstehen.

Interaktion mit dem medizinischen Team: Edukatives Reasoning würde auch die Rolle des Patienten in der Kommunikation mit dem medizinischen Team betonen. Dies könnte Herrn L. dabei unterstützen, seine Anliegen besser zu artikulieren und aktiv an Entscheidungen über seine Therapie teilzunehmen.

Insgesamt zielt das edukative Reasoning darauf ab, Herrn L. als informierten und engagierten Partner in seiner eigenen Gesundheitsversorgung zu stärken. Durch eine klare Kommunikation und Aufklärung wird sein Verständnis für seine Krankheit und die möglichen Therapieansätze vertieft, was letztlich zu einer verbesserten Lebensqualität führen kann.

Ethisches Reasoning bezieht sich darauf, wie ethische Prinzipien in die klinische Entscheidungsfindung und Patientenversorgung integriert werden. Im Fall von Herrn L. sind mehrere ethische Überlegungen relevant, die das Vorgehen der Gesundheitsdienstleister beeinflussen.

Respekt vor der Autonomie: Ethisches Reasoning betont den Respekt vor der Autonomie des Patienten. Herr L. ist ein stolzer Mann, der möglichst eigenständig bleiben möchte. Bei der Festlegung von Therapiezielen und Entscheidungen über seine Pflege ist es wichtig, seine Wünsche und Präferenzen zu berücksichtigen.

Patientenmitbestimmung: Ethisches Reasoning legt nahe, Herrn L. aktiv in die Entscheidungsfindung einzubeziehen. Dies könnte bedeuten, seine Prioritäten zu verstehen, seine Erwartungen zu berücksichtigen und gemeinsam realistische Therapieziele zu setzen. Es ist wichtig sicherzustellen, dass er sich gehört und respektiert fühlt.

Medikamentenmanagement und Compliance: Im Hinblick auf das Medikamentenmanagement von Herrn L. ist ethisches Reasoning erforderlich, um seine Autonomie zu respektieren, aber auch seine Sicherheit und Gesundheit zu gewährleisten. Es könnte notwendig sein, mit ihm über die Wichtigkeit der regelmäßigen Medikamenteneinnahme zu sprechen und gemeinsam eine für ihn akzeptable Lösung zu finden.

Schmerzmanagement und Lebensqualität: Das ethische Reasoning könnte betonen, dass das Schmerzmanagement von Herrn L. nicht nur auf der Linderung von Symptomen beruht, sondern auch darauf abzielt, seine Lebensqualität zu verbessern. Dies könnte die Diskussion über alternative schmerzlindernde Ansätze und ihre möglichen Auswirkungen umfassen.

Offene Kommunikation: Ethik spielt auch eine Rolle in der offenen Kommunikation mit Herrn L. über seine Sorgen und das Gefühl, von seiner Ärztin nicht ernst genommen zu werden. Ethisches Reasoning ermutigt dazu, auf Empathie und Verständnis zu setzen und gemeinsam nach Lösungen zu suchen, um seine Bedenken zu adressieren.

Gerechtigkeit und Zugang zu Therapie: Ethisches Reasoning könnte darauf abzielen, sicherzustellen, dass Herr L. gerechten Zugang zu Therapieoptionen hat. Dies könnte die Berücksichtigung seiner finanziellen Situation, seiner sozialen Unterstützung und anderer Ressourcen einschließen, um sicherzustellen, dass er die bestmögliche Versorgung erhält.

Insgesamt betont das ethische Reasoning die Wichtigkeit der Einhaltung ethischer Grundsätze bei der Versorgung von Herrn L. Es fördert eine umfassende und patientenzentrierte Herangehensweise, die nicht nur die medizinischen, sondern auch die ethischen Aspekte seiner Pflege berücksichtigt.

Interaktives Reasoning bezieht sich darauf, wie Fachleute effektiv mit Patient*innen, den Angehörigen und anderen Mitgliedern des Gesundheitsteams interagieren, um gemeinsam Entscheidungen zu treffen und die bestmögliche Versorgung sicherzustellen. Im Fall von Herrn L. sind verschiedene Aspekte der interaktiven Kommunikation wichtig.

Patientenzentrierter Ansatz: Interaktives Reasoning betont einen patientenzentrierten Ansatz, bei dem Herr L. als Partner in seiner eigenen Gesundheitsversorgung betrachtet wird. Durch aktives Zuhören und das Einbeziehen seiner Präferenzen und Ziele werden gemeinsame Entscheidungen getroffen.

Verständnis der individuellen Bedürfnisse: Durch interaktives Reasoning wird eine enge Beziehung zu Herrn L. aufgebaut, um seine individuellen Bedürfnisse und Erwartungen zu verstehen. Dies könnte dazu beitragen, eine maßgeschneiderte Therapie zu entwickeln, die auf seine persönlichen Ziele und Lebensumstände abgestimmt ist.

Gemeinsame Zielsetzung: Interaktives Reasoning ermutigt dazu, gemeinsam mit Herrn L. realistische und bedeutsame Therapieziele zu setzen. Dies könnte die Verbesserung seiner Selbstständigkeit, die Schmerzlinderung und die Wiederherstellung seiner Lebensqualität umfassen.

Transparenz in der Kommunikation: Bei interaktiven Überlegungen ist Transparenz in der Kommunikation von entscheidender Bedeutung. Dies umfasst die offene Diskussion über die Parkinsonsymptome, die Schmerztherapie und die möglichen Herausforderungen. Eine klare Kommunikation schafft Vertrauen und fördert die aktive Beteiligung des Patienten.

Integration von Angehörigen: Interaktives Reasoning berücksichtigt auch die Rolle von Angehörigen bei der Pflege von Herrn L. Durch die Einbeziehung seiner Familie in den Entscheidungsprozess können unterstützende Netzwerke geschaffen werden, die die langfristige Pflege erleichtern.

Teamkommunikation: Interaktives Reasoning setzt auf eine effektive Teamkommunikation zwischen den verschiedenen Fachdisziplinen, die an der Versorgung von Herrn L. beteiligt sind. Der Austausch von Informationen und die Koordination der Therapieziele gewährleisten eine umfassende und kohärente Versorgung.

Insgesamt fördert das interaktive Reasoning eine dynamische und kooperative Beziehung zwischen Fachleuten, Patient*innen und Angehörigen. Durch die Einbindung aller Beteiligten in den Entscheidungsprozess wird sichergestellt, dass die Versorgung von Herrn L. nicht nur effektiv, sondern auch patientenzentriert und holistisch ist.

Narratives Reasoning bezieht sich darauf, wie die persönliche Geschichte des Patienten in die klinische Entscheidungsfindung integriert wird. Die Lebensgeschichte von Herrn L. spielt eine entscheidende Rolle, um ein umfassendes Verständnis seiner Gesundheit und seiner Bedürfnisse zu entwickeln.

Berufliche Hintergrundgeschichte: Narratives Reasoning berücksichtigt Herrn L.s berufliche Geschichte als leitender Angestellter in einer Bank über 30 Jahre. Diese Information könnte Einblicke in seine Lebensgewohnheiten, Stressoren und Bewältigungsmechanismen bieten. Es könnte auch Auswirkungen auf seine Erwartungen an die Therapie haben.

Familiäre Bindungen: Die Informationen über Herrn L.s Familie, seine Ehe, Kinder und Enkel, ermöglichen es, familiäre Unterstützung und soziale Verbindungen zu verstehen. Narratives Reasoning integriert diese Aspekte, um festzustellen, wie sie seine Bewältigungsfähigkeiten beeinflussen und wie die Familie in die Therapie einbezogen werden kann.

Hobbies und Interessen: Herrn L.s Hingabe zum Chor und Gartenpflege sind Teil seiner Lebensgeschichte. Narratives Reasoning erkennt die emotionale Bedeutung dieser Hobbys an und berücksichtigt, wie die Parkinsonsymptome und LWS-Schmerzen seine Fähigkeit beeinträchtigen, diesen Aktivitäten nachzugehen.

Chronische LWS-Schmerzen und ihre Entwicklung: Durch die Berücksichtigung der Chronologie von Herrn L.s LWS-Schmerzen über 10 Jahre hinweg ermöglicht Narratives Reasoning die Analyse von Entwicklungen und Veränderungen im Verlauf der Zeit. Es könnte aufzeigen, wie sich diese Schmerzen in den letzten sechs Monaten intensiviert haben.

Arzt-Patient-Beziehung: Narratives Reasoning nimmt auch die Beziehung von Herrn L. zu seiner bisherigen Ärztin in den Blick. Die Aussage, dass sie „keine neuen Ideen mehr hat“, könnte auf eine Kommunikationsbarriere oder ein mögliches Missverständnis hinweisen, das in der Therapie berücksichtigt werden sollte.

Persönlicher Stolz und Autonomie: Herrn L.s Stolz und der Wunsch, eigenständig zu bleiben, sind wichtige narrative Elemente. Dies beeinflusst seine Einstellung zur Therapie und könnte als Grundlage für die Setzung von individuellen Therapiezielen dienen.

Narratives Reasoning integriert all diese Elemente, um ein umfassendes Bild von Herrn L.s Lebensgeschichte zu schaffen. Es betont die Bedeutung der Einzigartigkeit jedes/jeder Patient*in und fördert eine individualisierte Herangehensweise, welche die Lebenserfahrungen und Werte in den Mittelpunkt stellt.

Regelbasiertes Reasoning bezieht sich darauf, wie klare Richtlinien, Protokolle oder Therapieansätze aufgrund von standardisierten Regeln oder Prinzipien auf den individuellen Fall angewendet werden. Im Fall von Herrn L. könnten verschiedene Regelwerke und Richtlinien relevant sein.

Parkinson-Behandlungsrichtlinien: Regelbasiertes Reasoning würde die etablierten klinischen Richtlinien für die Behandlung von Morbus Parkinson berücksichtigen. Dies umfasst evidenzbasierte Ansätze für medikamentöse Therapie, physiotherapeutische Interventionen, ergotherapeutische und logopädische Maßnahmen, die als Standard für die Parkinsonversorgung gelten.

Schmerzmanagement-Leitlinien: Die chronischen LWS-Schmerzen von Herrn L. könnten nach den Prinzipien der Schmerzmanagement-Leitlinien behandelt werden. Regelbasiertes Reasoning würde evidenzbasierte Strategien für die Schmerzlinderung unter Berücksichtigung von Medikamentenmanagement, Physiotherapie und möglichen Interventionen gemäß den Leitlinien anwenden.

Therapieziele basierend auf Parkinsonsymptomen: Regelbasiertes Reasoning könnte auf die Definition klarer Therapieziele für die Parkinsonsymptome abzielen. Dies könnte die Verbesserung der Gleichgewichtsfähigkeiten, die Reduzierung des Intentionstremors und die Erhaltung der Mobilität umfassen, basierend auf den allgemein akzeptierten Behandlungsrichtlinien für Parkinson-Patienten.

Patientencompliance-Richtlinien: Aufgrund von Herrn L.s Unregelmäßigkeiten bei der Einnahme seiner Medikamente könnten Regelwerke für Patientencompliance in Betracht gezogen werden. Regelbasiertes Reasoning würde darauf abzielen, klare Kommunikationsstrategien zu entwickeln und mögliche Barrieren für die Medikamenteneinnahme zu identifizieren.

Integration von Antidepressiva bei Schmerzmanagement: Die Verschreibung von Antidepressiva als Ko-Analgetikum könnte gemäß der Richtlinien für die multimodale Schmerztherapie erfolgen. Regelbasiertes Reasoning würde auf die Integration von Medikamenten mit unterschiedlichen Wirkmechanismen abzielen, um eine umfassende Schmerzlinderung zu erreichen.

Individuelle Bedürfnisse im Kontext der Regeln: Regelbasiertes Reasoning würde auch individuelle Aspekte von Herrn L. berücksichtigen und die Anpassung von Standardrichtlinien ermöglichen. Dies könnte die Integration seiner Vorlieben, sozialen Umstände und persönlichen Ziele in die Therapieplanung umfassen.

Insgesamt betont das regelbasierte Reasoning die Anwendung von klaren Richtlinien und Protokollen, stellt jedoch sicher, dass diese an die individuellen Bedürfnisse und Gegebenheiten von Herrn L. angepasst werden, um eine optimale Versorgung zu gewährleisten.

Der **Anker Bias**, der darin besteht, sich zu stark auf bestimmte Informationen oder Diagnosen zu fokussieren und alternative Möglichkeiten zu vernachlässigen, kann im Rahmen des Clinical Reasoning für Herrn L. vermieden werden.

Offenheit für alternative Ursachen: Um den Ankerfehler zu vermeiden, ist es wichtig, offen für alternative Ursachen seiner Symptome zu sein. Statt sich ausschließlich auf die Parkinsonsymptomatik zu konzentrieren, sollten Therapeut*innen auch andere mögliche Einflussfaktoren berücksichtigen, wie zum Beispiel die chronischen LWS-Schmerzen.

- Frage: Welche anderen Gesundheitsprobleme könnten zu den Beschwerden von Herrn L. beitragen, abgesehen von seiner Parkinsonsymptomatik?

Ganzheitliche Betrachtung der Lebenssituation: Es ist entscheidend, Herrn L.s Lebenssituation ganzheitlich zu betrachten und nicht nur auf die medizinischen Aspekte zu fokussieren. Das schließt seine berufliche Vergangenheit, soziale Umgebung und persönliche Vorlieben ein. Dadurch können relevante Informationen gewonnen werden, die bei der Therapieplanung berücksichtigt werden sollten.

- Frage: Welche Aktivitäten oder Gewohnheiten aus Herrn L.s Leben könnten sich auf seine Symptome auswirken, und wie können diese in die Therapie integriert werden?

Kontinuierliche Überprüfung und Anpassung: Es ist wichtig, kontinuierlich die getroffenen Annahmen und Hypothesen zu überprüfen und bei Bedarf anzupassen. Ein regelmäßiger Austausch im interprofessionellen Team kann dazu beitragen, den Blickwinkel zu erweitern und den Ankerfehler zu vermeiden.

- Frage: Welche neuen Informationen oder Veränderungen könnten darauf hinweisen, dass eine Anpassung des Therapieplans erforderlich ist?

Die Vermeidung des Anker Bias erfordert somit eine bewusste Anstrengung, alternative Perspektiven einzubeziehen, flexibel auf neue Informationen zu reagieren und die Therapieplanung kontinuierlich zu überprüfen.

Die **Fehlerquelle des mangelnden Wissens** kann im Clinical Reasoning für Herrn L. durch gezielte Maßnahmen minimiert werden.

Fortlaufende Weiterbildung: Um mangelndes Wissen zu überwinden, ist eine fortlaufende Weiterbildung im Bereich der Parkinsontherapie und Schmerzmanagement erforderlich. Therapeut*innen sollten sich regelmäßig über neue Entwicklungen in der Behandlung von Parkinson und chronischen Schmerzen informieren.

- Frage: Welche aktuellen Erkenntnisse und Therapieansätze im Bereich der Parkinsontherapie und Schmerzbehandlung könnten auf Herrn L.s Situation anwendbar sein?

Interprofessionelle Zusammenarbeit: Die Zusammenarbeit mit anderen Fachleuten, wie Neurolog*innen, Schmerztherapeut*innen und Psycholog*innen, kann dazu beitragen, Wissenslücken zu schließen. Ein interprofessionelles Team kann verschiedene Perspektiven und Fachkenntnisse einbringen.

- Frage: Welche Expert*innen könnten in die Behandlung von Herrn L. einbezogen werden, um ein umfassendes Verständnis für seine Bedürfnisse zu entwickeln?

Fallbesprechungen im Team: Regelmäßige Fallbesprechungen im Team bieten die Möglichkeit, Wissen zu teilen, unterschiedliche Sichtweisen zu diskutieren und voneinander zu lernen. Dies fördert nicht nur das individuelle Wissen des/der Therapeut*in, sondern verbessert auch die Qualität der Patient*innenversorgung.

- Frage: Wie könnten regelmäßige Teamgespräche dazu beitragen, das Verständnis für die Herausforderungen von Herrn L. zu vertiefen und Lösungsansätze zu entwickeln?

Nutzung von Ressourcen: Die gezielte Nutzung von Fachliteratur, Online-Ressourcen und Schulungen kann Therapeut*innen dabei unterstützen, aktuelles und spezifisches Wissen aufzubauen. Die Integration neuer Erkenntnisse in die tägliche Praxis ist entscheidend.

- Frage: Welche Ressourcen könnten genutzt werden, um das Wissen über Parkinson und chronische Schmerzen gezielt zu erweitern und in die therapeutische Arbeit einzubringen?

Die Vermeidung von Fehlern aufgrund mangelnden Wissens erfordert daher eine proaktive Herangehensweise, die auf kontinuierlicher Weiterbildung, interprofessionelle Zusammenarbeit, Teamkommunikation und der Nutzung von Ressourcen basiert.

Die **Fehlerquelle des Prototyp Bias**, bei dem ein Therapeut dazu neigt, sich zu stark auf bestimmte Prototypen zu fokussieren, kann durch gezielte Strategien im Clinical Reasoning für Herrn L. minimiert werden.

Individualisierte Betrachtung: Es ist entscheidend, Herrn L. als individuellen Patienten zu betrachten und nicht ausschließlich von stereotypen Vorstellungen von Parkinsonpatient*innen auszugehen. Ein bewusstes Hinterfragen von Annahmen und Vorurteilen ist notwendig.

- Frage: Inwiefern können individuelle Unterschiede bei Herrn L. zu einer einzigartigen Herangehensweise an seine Therapie führen, die über stereotype Vorstellungen hinausgeht?

Ganzheitliches Bild berücksichtigen: Therapeut*innen sollten sich bemühen, ein ganzheitliches Bild von Herrn L.s Gesundheitszustand zu erhalten. Neben den Parkinsonsymptomen müssen auch andere Faktoren wie die chronischen LWS-Schmerzen und psychosoziale Aspekte berücksichtigt werden.

- Frage: Wie könnte ein ganzheitlicher Ansatz dazu beitragen, den Prototyp Bias zu vermeiden und eine umfassende Therapiestrategie für Herrn L. zu entwickeln?

Ein **offener Dialog** mit Herrn L. über seine persönlichen Erfahrungen, Bedenken und Ziele kann dazu beitragen, stereotype Annahmen zu durchbrechen. Eine partnerschaftliche Zusammenarbeit fördert ein besseres Verständnis für seine individuellen Bedürfnisse.

- Frage: Welche spezifischen Fragen könnten gestellt werden, um ein tieferes Verständnis für Herrn L.s individuelle Perspektive auf seine Gesundheit zu gewinnen?

Reflexion und Selbstbewusstsein: Therapeut*innen sollten regelmäßig die eigenen Annahmen und Vorurteile reflektieren. Ein Bewusstsein für mögliche Stereotypen und die Bereitschaft, diese zu überwinden, sind entscheidend für eine objektive und individuelle Behandlung.

- Frage: Wie könnte eine kontinuierliche Selbstreflexion dazu beitragen, den Prototyp Bias im eigenen Denken und Handeln zu erkennen und zu korrigieren?

Die Vermeidung des Prototyp Bias erfordert daher eine bewusste Anstrengung, stereotype Denkmuster zu durchbrechen, eine individualisierte Sichtweise zu fördern und eine offene Kommunikation mit dem/der Patient*in aufrechtzuerhalten.

Fragen zur Selbstreflexion

- Was ist der grundlegende Unterschied zwischen deduktivem und induktivem Reasoning im Clinical Reasoning?
- Warum wird das hypothetisch-deduktive Reasoning oft im Zusammenhang mit der Diagnosefindung im therapeutischen Kontext verwendet? Diskutieren Sie die Vor- und Nachteile dieses Ansatzes und wie er zur klinischen Entscheidungsfindung beiträgt.
- Erklären Sie die Bedeutung von narrativem Reasoning im Clinical Reasoning-Prozess und wie persönliche Erfahrungen, sowohl von Therapeut*innen als auch von Patient*innen, in die Entscheidungsfindung einfließen können.

- Wie unterscheiden sich schnelles und langsames Denken laut der dualen Prozesstheorie von Kahneman (2012) im Kontext des Clinical Reasoning, und welche Rolle spielen sie im therapeutischen Denkprozess?
- Warum ist kritisches Denken eine notwendige kognitive Fähigkeit im Rahmen des Clinical Reasoning, und wie trägt es zur Reduzierung von Fehlern und Verzerrungen bei?
- Welche Auswirkungen kann ein defizitärer Informationsfluss zwischen den verschiedenen Disziplinen (Physiotherapie, Ergotherapie, Logopädie) auf die Anwendung des Clinical Reasoning haben?
- Wie kann der Konfirmations-Bias im Clinical Reasoning zu fehlerhaften therapeutischen Entscheidungen führen, und welche Strategien könnten angewendet werden, um diesem Bias entgegenzuwirken?

Vertiefende Literatur

Fisher, P. & Wells, A. (2009). *Metacognitive therapy: Distinctive Features*. Taylor & Francis Ltd.

Egger, R. Kiendl-Wendner, D. & Pöllinger, M. (2014), *Hochschuldidaktische Weiterbildung an Fachhochschulen: Durchführung, Ergebnisse, Perspektiven*. Springer VS Verlag.

Elstein, A.S., Shulman, L.S. & Sprafka, S.A. (1990). Medical Problem Solving: A Ten-Year Retrospective. *Evaluation & the Health Professions, 13*(1), 5–36.

Jensen, G.M., Shepard, K.F., Gwyer, J. & Hack, L.M. (1992). Attribute Dimensions that Distinguish Master and Novice Physical Therapy Clinicians in Orthopedic Settings. *Physical Therapy, 72*(10), 711–722.

Reason, J. (1991). *Human Error*. Cambridge University Press.

Literatur

Arnold, R. (2018). *Ich lerne, also bin ich: Eine systemisch- konstruktivistische Didaktik*. Carl-Auer.

Barrows, H.S. & Feltovich, P.J. (1987). The clinical reasoning process. *Medical Education, 21*(2), 86–91. https://doi.org/10.1111/j.1365-2923.1987.tb00671.x

Barrows, H.S., Norman, G.R., Neufeld, V.R. & Feightner, J.W. (1982). The clinical reasoning of randomly selected physicians in general medical practice. *Clinical and investigative medicine, 5*, 49–55.

Baumfeld, L., Hummelbrunner, R. & Lukesch, R. (2015). *Instrumente systemischen Handelns: Eine Erkundungstour*. Springer Gabler.

Becker-Carus, C. & Wendt, M. (2017). *Allgemeine Psychologie: Eine Einführung*. Springer.

Becker, F. & Reinhardt-Becker, E. (2001). *Systemtheorie: Eine Einführung für die Geschichts- und Kulturwissenschaften*. Campus Studium.

Beushausen, U. (2020). *Therapeutische Entscheidungsfindung in der Sprachtherapie. Grundlagen und 15 Fallbeispiele*. Reinhardt.

Beushausen, U. & Walther, W. (2020). Clinical Reasoning in der Logopädie: Therapeutische Entscheidungen bewusst treffen und fundiert begründen. *Forum Logopädie, 4*(24), 30–37.

Brünken, R., Münzer, S. & Spinath, B. (2019). *Pädagogische Psychologie – Lernen und Lehren*. Hogrefe. https://doi.org/10.1026/02214-000

Cooper, N. & Frain, J. (2017). *ABC of Clinical Reasoning*. Wiley Blackwell.

Croskerry, P. (2002). Achieving quality in clinical decision making: cognitive strategies and detection of bias. *Academic Emergency Medicine, 9*(11), 1184–1204. https://doi.org/10.1197/aemj.9.11.1184

Croskerry, P. (2003). The importance of cognitive errors in diagnosis and strategies to minimize them. *Academic Medicine, 78*(8), 775–780. https://doi.org/10.1097/00001888-200308000-00003

Dawson, D. & Reid, K. (1997). Fatigue, alcohol and performance impairment. *Nature, 388*, 235–237. https://doi.org/10.1038/40775

Durning, St.J., Artino, A.R., Jr., Schuwirth, L. & van der Vleuten, C. (2013). Clarifying assumptions to enhance our understanding and assessment of clinical reasoning. *Academic Medicine, 88*(4), 442–448. https://doi.org/10.1097/ACM.0b013e3182851b5b

Edwards, I., Jones, M., Carr, J., Braunack- Mayer, A. & Jensen, G.M. (2004). Clinical Reasoning strategies in physical therapy. *Physical Therapy, 84*(4), 312–330. https://doi.org/10.1093/ptj/84.4.312

Elstein, A.S., Shulman, L.S. & Sprafka, S.A. (1978). Medical Problem Solving: An Analysis of Clinical Reasoning. Harvard University Press. *Newsletter on Science, Technology & Human Values, 3*(3), 50–51. https://doi.org/10.4159/harvard.9780674189089

Elwyn, G. (2021). Shared decision making: What is the work? *Patient Education and Counseling, 104*(7), 1591–1595. https://doi.org/10.1016/j.pec.2020.11.032

Ely, J.W., Graber, M.L. & Croskerry, P. (2011). Checklists to reduce diagnostic errors. *Academic Medicine, 86*(3), 307–313. https://doi.org/10.1097/ACM.0b013e31820824cd

Faiman, B. & Tariman, J.B. (2019). Shared Decision Making: Improving patient outcomes by understanding the benefits of and barriers to effective communication. *Clinical Journal of Oncology Nursing, 23*(5), 540–542. https://doi.org/10.1188/19.CJON.540-542

Feiler, M. (2003). *Klinisches Reasoning in der Ergotherapie: Überlegungen und Strategien im therapeutischen Handeln*. Springer.

Fleming, M. (2003). Was ist klinisches Reasoning? In M. Feiler (Hrsg.), *Klinisches Reasoning in der Ergotherapie* (S. 2). Springer.

Gilliland, S. & Wainwright, S.F. (2017). Patterns of Clinical Reasoning in Physical Therapist Students. *Physical Therapy & Rehabilitation Journal, 97*(5), 499–511. https://doi.org/10.1093/ptj/pzx028

Gomes, Y.E., Chau, M., Banwell, H.A. & Causby, R.S. (2022). Diagnostic accuracy of the Ottawa ankle rule to exclude fractures in acute ankle injuries in adults: a systematic review and meta-analysis. *BMC Musculoskeletal Disorders, 23*, 885. https://doi.org/10.1186/s12891-022-05831-7

Guldimann, T. & Zutavern, M. (1999). „Das passiert uns nicht noch einmal!" Schülerinnen und Schüler lernen gemeinsam den bewußten Umgang mit Fehlern. In W. Althof (Hrsg.), *Fehlerwelten* (S. 233–258). VS Verlag für Sozialwissenschaften. https://doi.org/10.1007/978-3-663-07878-4_13

Häcker, T. (2007). *Portfolio: ein Entwicklungsinstrument für selbstbestimmtes Lernen. Eine explorative Studie zur Arbeit mit Portfolios in der Sekundarstufe I*. Schneider Verlag.

Higgs, J., Jones, M., Loftus, S. & Christensen, N. (2008). *Clinical Reasoning in the Health Professions*. Elsevier Butterworth-Heinemann.

Hughes, M. & Nimmo, G. (2017). Models of Clinical Reasoning. In N. Cooper & J. Frain (Hrsg.), *ABC of Clinical Reasoning* (S. 17–21). Wiley Blackwell.

Jones, M.A. (1997). Clinical Reasoning: Fundament der klinischen Praxis und Brücke zwischen den Ansätzen der Manuellen Therapie. *Manuelle Therapie, 1*, 3–9.

Jones, M.A. & Rivett, D.A. (2006). *Clinical Reasoning in der Manuellen Therapie: Grundlagen und 23 Fallbeispiele von namenhaften Therapeuten*. Urban & Fischer.

Kahneman, D. (2012). *Thinking fast and slow*. Penguin.

Kempainen, R.R., Migeon, M.B. & Wolf, F.M. (2003). Understanding our mistakes: a primer on errors in clinical reasoning. *Medical teacher, 25*(2), 177–181. https://doi.org/10.1080/0142159031000092580

Klein, G. (2004). *The Power of Intuition: How to Use Your Gut Feeling to Make Better Decisions at Work*. Crown.

Klemme, B. (2014). Clinical Reasoning. In C. Zalpour (Hrsg.), *Springer Lexikon Physiotherapie* (S. 251–254). Springer.

Klemme, B. & Siegmann, G. (2015). Zentrale Elemente und Strategien des Clinical Reasoning. In B. Klemme, & G. Siegmann (Hrsg.), *Clinical Reasoning: Therapeutische Denkprozesse lernen* (S. 28–48). Thieme.

Kohn, L.T., Corrigan, J.M. & Donaldson, M.S. (2000). *To Error is Human: Building a Safer Health System. Institute of Medicine (US) Committee on Quality of Health Care in America*. National Acadamies Press.

Korthagen, F.A.J. (1999). Linking Reflection and Technical Competence: the logbook as an instrument in teacher education. *European Journal of Teacher Education, 22*(2), 191–207. https://doi.org/10.1080/0261976899020191

Lawson, A.E. & Daniel, E.S. (2011). Inferences of clinical diagnostic reasoning and diagnostic error. *Journal of biomedical informatics, 44*(3), 402–412. https://doi.org/10.1016/j.jbi.2010.01.003

Leighton, D.R. & Sheldon, M.R. (1997). Model for Teaching Clinical Decision Making in a Physical Therapy Professional Curriculum. *Journal of Physical Therapy Education, 11*(2), 23–30. https://doi.org/10.1097/00001416-199707000-00006

Lipe, S.K. & Beasley, S. (2003). *Critical Thinking in Nursing: A Cognitive Skills Workbook*. Lippincott Williams & Wilkins.

Mattingly, C. & Hayes Fleming, M. (1994). *Clinical reasoning: form of inquiry in a therapeutic practice*. F.A. Davis.

Maturana, H.R. & Varela, F.J. (2009). *Der Baum der Erkenntnis: Die biologischen Wurzeln des menschlichen Erkennens*. Fischer.

Neufeld, V.R., Norman, G.R., Feightner, J.W. & Barrows, H.S. (1981). Clinical problem-solving by medical students: a cross- sectional and longitudinal analysis. *Medical Education, 15*(5), 315–322. https://doi.org/10.1111/j.1365-2923.1981.tb02495.x

Norman, G., Young, M. & Brooks, L. (2007). Non-analytical models of clinical reasoning: the role of experience. *Medical Education, 41*(12), 1140–1145. https://doi.org/10.1111/j.1365-2923.2007.02914.x

Paul, R.W. & Elder, L. (2006). Critical Thinking: The Nature of Critical and Creative Thought. *Journal of Developmental Education, 30*, 34–35.

Pörksen, B. (2015). *Schlüsselwerk des Konstruktivismus*. Springer VS.

Prettenhofer, A. (2014). Den Blick auf sich selbst richten – Instrumente zur Selbstreflexion für Studierende. In R. Egger, D. Kiendl-Wendner & M. Pöllinger (Hrsg.), *Hochschuldidaktische Weiterbildung an Fachhochschulen Lernweltforschung* (S. 195–203). Springer VS. https://doi.org/10.1007/978-3-658-01497-1_13

Riva, P., Rusconi, P., Montali, L. & Cherubini, P. (2011). The Influence of anchoring on pain judgment. *Journal of Pain and Symptom Management, 42*(2), 265–277. https://doi.org/10.1016/j.jpainsymman.2010.10.264

Sandhu, H., Carpenter, C., Freeman, K., Nabors, S.G. & Olson, A. (2006). Clinical decision making: opening the black box of cognitive reasoning. *Annals of emergency medicine, 48*(6), 713–719. https://doi.org/10.1016/j.annemergmed.2006.03.011

Schult, J. (1991). Physiologische Aspekte kognitiver Prozesse. In H. Pape & B. Kienzle (Hrsg.), *Dimensionen des Selbst. Selbstbewusstsein, Reflexivität und die Bedingungen von Kommunikation* (S. 355–380). Suhrkamp.

Seliger, R. (2023). *Das Dschungelbuch der Führung. Ein Navigationssystem für Führungskräfte*. Carl-Auer.

Siebert, H. (2009). *Selbstgesteuertes Lernen und Lernberatung: Konstruktivistische Perspektiven*. ZIEL.

Siebert, H. (2010). Lernen. In R. Arnold, S. Nolda, & E. Nuissl von Rein (Hrsg.), *Wörterbuch Erwachsenenbildung* (190–192). Klinkhardt UTB.

Simon, F.B. (2023). *Einführung in Systemtheorie und Konstruktivismus*. Carl-Auer.

Sox, H.C., Higgins, M.C. & Owens, D.K. (2013). *Medical Decision Making*. Wiley-Blackwell. https://doi.org/10.1002/9781118341544

Stewart, S. & Watt, M. (2000). Illness Attitudes Scale dimensions and their associations with anxiety-related constructs in a nonclinical sample. *Behaviour research and therapy, 38*, 83–99. https://doi.org/10.1016/S0005-7967(98)00207-1

Tay, S.W., Ryan, P. & Ryan, C.A. (2016). Systems 1 and 2 thinking processes and cognitive reflection testing in medical students. *Canadian Medical Education Journal, 7*(2), e97–e103. https://doi.org/10.36834/cmej.36777

Tonelli, M.R. & Sullivan, M.D. (2019). Person-centered shared decision making. *Journal of Evaluation in Clinical Practice, 25*(6), 1057–1062. https://doi.org/10.1111/jep.13260

Tretter, F. (2019). Systemperspektiven für das Gesundheitswesen. In C. Thielscher (Hrsg.), *Handbuch Medizinökonomie I* (S. 1–23). Springer. https://doi.org/10.1007/978-3-658-17975-5_47-1

von Glaserfeld, E. (2010). Konstruktion der Wirklichkeit und des Begriffs der Objektivität. In H. von Foerster, *Einführung in den Konstruktivismus* (S. 9–39). Piper.

Wainwright, S.F., Shepard, K.F., Harmann, L.B. & Stephens, J. (2011). Factors that influence the clinical decision making of novice and experienced physical therapists. *Physical Therapy, 91*(1), 87–101. https://doi.org/10.2522/ptj.20100161

Willke, H. (2006). *Systemtheorie I: Grundlagen Eine Einführung in die Grundprobleme der Theorie sozialer Systeme*. Lucius& Lucius UTB.

Wolfs, A. (2022). *Systemisch-konstruktivistisches Clinical Reasoning. Im Präsenz- und Telesetting für Mediziner und Therapeuten*. Springer. https://doi.org/10.1007/978-3-662-64982-4

Working Party of the Royal College of Physicians. (2005). Doctors in society. Medical professionalism in a changing world. *Clinical medicine, 5*(6), 5–40.

Young, M.E., Dory, V., Lubarsky, St. & Thomas, A. (2018). How different theories of Clinical Reasoning influence teaching and assessment. *Academic Medicine, 93*(9), 1415. https://doi.org/10.1097/ACM.0000000000002303

Young, M.E., Thomas, A., Lubarsky, S., Gordon, D., Gruppen, L.D., Rencic, J., Ballard, T., Holmboe, E., Da Silva, A., Ratcliffe, T., Schuwirth, L., Dory, V. & Durning, St. J. (2020). Mapping clinical reasoning literature across the health professions: a scoping review. *BMC Medical Education, 20*, 107 https://doi.org/10.1186/s12909-020-02012-9.

6 Interprofessionelles Arbeiten der Gesundheitsberufe

Christiane Lücking, Cordula Völkel

Lernziele

- Sie definieren den Begriff „Team“ und differenzieren unterschiedliche Formen der Zusammenarbeit in den Gesundheitsberufen.
- Sie denken Kompetenzprofile in einem interprofessionellen Kontext und gestalten ihn hinsichtlich Teambildung und Führung.
- Sie analysieren und bewerten ein Handlungsfeld in Bezug auf seine interprofessionelle Gestaltung.
- Sie identifizieren die Methoden, die die Kommunikation im Team erleichtern.

Zusammenfassung

In Zeiten komplexer werdender Gesundheitsprobleme einer alternden Gesellschaft sowie des Kosten- und Personaldrucks verlangt qualitativ hochwertige Patient*innen- und ergebnisorientierte Gesundheitsversorgung zunehmend nach zielgerichtetem, partnerschaftlichem Zusammenwirken der beteiligten Gesundheitsberufe.

Interprofessionelle Kooperation verspricht hierfür die passenden Rahmenbedingungen zu bieten. Jedoch besteht eine Diskrepanz zwischen dem Bedarf an interprofessioneller Zusammenarbeit und ihrer begrenzten Implementierung sowohl im klinischen als auch im ambulanten Versorgungsbereich. Eine entsprechende Umsetzung ist voraussetzungsvoll und bedarf einiger Anstrengungen, um sowohl Versorgungs-, Organisations- und Bildungsstrukturen als auch Haltungen, Normen- und Wertvorstellungen nachhaltig zu verändern. Folgerichtig sind innovative Lösungen gefragt, für die entsprechendes Rüstzeug gebraucht wird. Dieser Beitrag stellt passende Methoden und Herangehensweisen vor und möchte zu Lösungen anregen.

6.1 Grundlagen und Begriffsbestimmung

Keine einzelne Berufsgruppe oder Institution im Gesundheitswesen kann allein den komplexen Problem- und Bedarfslagen der Patient*innenklientel gerecht werden und die erforderlichen mehrdimensionalen Versorgungsangebote bereithalten (Oberwöhrmeier et al., 2021). Die Ursachen dafür sind vielseitig. Vom demografischen Wandel hin zu einer älteren Bevölkerung angefangen (Bakker et al., 2011; Supper et al., 2015), über die damit einhergehende Zunahme von chronischen, multimorbiden und damit komplexeren Erkrankungen (Piers et al., 2019; Robert Bosch Stiftung, 2011; Supper et al., 2015) bis hin zur Zunahme von Spezialisierungen innerhalb der beteiligten Professionen (Antoni, 2010). Eine wachsende Anzahl an Studien verweist deshalb auf die zunehmende Bedeutung der interprofessionellen Kooperation der Gesundheitsberufe in der Gesundheitsversorgung (z. B. Boettcher et al., 2016; Dinius et al., 2020; Lauer, 2022; Lücking, 2022). Der Bedarf an interprofessionellen Arbeitsroutinen ist in der klinischen Praxis auch hinlänglich erkannt und Interdisziplinarität in den Gesundheitsberufen entsprechend ein aktuell diskutiertes Thema (DeKeyser Ganz et al., 2016; Koloff & Schmitz, 2021; Singh et al., 2018). Jedoch gelingt oft die Umsetzung noch nicht.

Wie lässt sich die begrenzte Implementierung trotz der allgemeinen Zustimmung zu interprofessioneller Kooperation erklären?

Im Folgenden werden nach Beschreibung der aktuellen Lage in Deutschland und Definition der relevanten Begrifflichkeiten die Vorteile interprofessioneller Zusammenarbeit auf Basis verfügbarer Evidenz beschrieben und die Voraussetzungen für eine gelingende interprofessionelle Zusammenarbeit im klinischen und ambulanten Setting erläutert. Anschließend widmet sich der Beitrag unter Hinzunahme aktueller Entwicklungen und Reformbestrebungen möglichen Lösungsansätzen und stellt anhand eines Patientenbeispiels die interprofessionelle Kooperation im Setting der klinischen Erstbehandlung von Menschen mit erworbener Querschnittslähmung vor. Abschließend werden hilfreiche Methoden, Strategien und Instrumente für Analyse und Bewertung von interprofessionellen Handlungsfeldern sowie für die Optimierung der Kommunikation zwischen den Gesundheitsberufen vorgestellt.

6.1.1 Aktueller Stand in Deutschland

In Deutschland gelingt die konkrete Umsetzung interprofessioneller Kooperation bisher nur zögerlich. So beklagt der Sachverständigenrat zur Begutachtung der Entwicklung im Gesundheitswesen (SVR, 2007, 2009, 2018) in seinen Gutachten einerseits eine unzureichende sektorenübergreifende Versorgung und defizitäre interprofessionelle und flexible Versorgungsstrukturen und andererseits eine nur mäßige Zusammenarbeit der Gesundheitsberufe.

Als Barrieren bei der Implementierung interprofessioneller Kooperation wurden neben Zeitmangel und hoher Arbeitsbelastung aufgrund von Arbeitsverdichtung vor allem grundsätzliche Bedenken der Akteur*innen im klinischen Setting in Hinblick auf nicht klar abgegrenzte Aufgabengebiete, und der damit verbundenen Angst vor dem Verlust der eigenen professionellen Identität identifiziert (Rawlinson et al., 2021).

Die Studien von Ewers (2012) Schaeffer und Hämel (2016) und Kuhlmey et al. (2014) zeigen, dass mit der Implementierung struktureller Rahmenbedingungen und Anreizsysteme bereits begonnen wurde. Allerdings mit der Einschränkung, dass die Reformen überwiegend auf ärztliches Handeln und medizinische, jedoch kaum therapeutische Behandlungsprozesse abzielen. So beinhalten die Reformbestrebungen Netzwerkbildungen, Modelle zur integrierten Versorgung sowie strukturierte Disease-Management-Programme oder auch die Einrichtung von medizinischen Versorgungszentren (Schmitz et al., 2020a). Nicht-ärztliche Disziplinen wie Pflege, Ergo-, Sprach- und Physiotherapie werden kaum von Initiativen berücksichtigt.

Ein Baustein zur Lösung dieses Konfliktes wird aktuell in der Integration von interprofessioneller Kooperation in Ausbildung und Studium von Gesundheitsberufen gesehen, wodurch frühzeitig kooperative Arbeitsstrategien implementiert und ein individuelles Rollenbewusstsein und echte Kooperation gestärkt werden (Amelung et al., 2020; Lüftl & Schmidt, 2021). Im Rahmen wissenschaftlicher Untersuchungen konnte gezeigt werden, dass interprofessionelle Ausbildung in gemeinsamen Lehrveranstaltungen und möglichst kleinen, heterogenen Lerngruppen mit hohem Praxisanteil zu einem besseren Verständnis der fremden Berufsgruppe und der Steigerung der eigenen Berufszufriedenheit führt (Walkenhorst et al., 2015).

So existieren in Deutschland inzwischen zahlreiche Projekte und Initiativen zur Entwicklung neuer Konzepte interprofessioneller Lehre in den Gesundheitsberufen (Amelung et al., 2020). Zum Beispiel wurden interprofessionelle Lerneinheiten von Medizinstudierenden und Physiotherapieschüler*innen an der Universität Mannheim als wertvoll in Hinblick auf Interprofessionalität bewertet und empfohlen, diese in den Curricula zu intensivieren (Mette et al., 2016). Die Robert Bosch Stiftung unterstützt unter anderem seit 2013 mit dem Förderprogramm „Operation Team“ die Entwicklung der interprofessionellen Kooperation in der Ausbildung angehender Fachkräfte in Gesundheitsberufen, um so langfristig interprofessionelles Lernen und Lehren in diesem Bereich zu etablieren (Nock, 2020). Interessenvertreter*innen aus Verbänden von Auszubildenden und Studierenden der Gesundheitsberufe verfolgen ebenfalls die Intensivierung interprofessioneller Kooperation bereits während Studium und Ausbildung (Amelung et al., 2020).

So hat erfreulicherweise das Thema Interprofessionalität nach den erwähnten regionalen Initiativen und Förderprogrammen bereits in nationale Ausbildungspläne Einzug gehalten (Kaap-Fröhlich et al., 2022). Die nun zum Teil curricular verankerten Lehrprojekte ermöglichen mehreren Gesundheitsprofessionen gemeinsames Lernen (Cichon & Klapper, 2018).

Und auch auf politischer Ebene wird interprofessionelle Kooperation in der Ausbildung von Gesundheitsberufen thematisiert. So beschloss 2017 der Deutsche Bundestag die Neustrukturierung des Medizinstudiums und Änderung der Approbationsordnung für Ärzt*innen anhand des durch den Wissenschaftsrat (2018) erarbeiteten Masterplan Medizinstudium 2020. In diesem werden durch die Expertenkommission unter anderem interprofessionelle Lehrveranstaltungen im Rahmen des Medizinstudiums empfohlen, die damit zukünftig zum festen Bestandteil der Ausbildung von Mediziner*innen werden könnten. Der Geltungsbeginn der neuen Approbationsordnung wird für das Jahr 2025 erwartet (Nock, 2020). Seit kurzem gibt es zudem verbindliche Richtlinien zum interprofessionellen Lernen in ausgewählten Ausbildungsverordnungen. Als Beispiele seien hier die Ausbildungsverordnungen für Pflegeberufe (https://www.gesetze-im-internet.de/pflaprv/BJNR157200018.html) und Humanmediziner*innen zu nennen (Nationaler kompetenzbasierter Lernzielkatalog in der Medizin (NKLM 2.0), https://medizinische-fakultaeten.de/themen/studium/nklm-nklz/).

In den Gesundheitsberufen Logopädie, Hebammenkunde, Physio- und Ergotherapie ist bisher noch keine curriculare Verankerung von Aspekten der interprofessionellen Ausbildung erfolgt. Eine frühzeitige Positionierung und aktive Mitwirkung an diesem Thema stellt für die Zukunft der interprofessionellen Kooperation im Gesundheitswesen ein große Chance dar, die wahrgenommen werden sollte (Nock, 2020).

Zur Umsetzung interprofessioneller Lehre in der Ausbildung von Gesundheitsberufen ist derzeit die Entwicklung von Lern- und Lehrkonzepten erforderlich, was sich auch auf die berufspädagogische, medizin- und gesundheitsdidaktische Qualifikation der Lehrenden bezieht (Walkenhorst et al., 2015). Die wissenschaftlichen Erkenntnisse zu den Auswirkungen interprofessioneller Kooperation und Lehre in den Gesundheitsberufen ist derzeit als unzureichend zu bewerten und stellt einen großen Forschungsbedarf dar (Walkenhorst et al., 2015). Mit dem durch die Robert Bosch Stiftung geförderten Projekt ILEGRA (Interprofessionelle Lehre in den Gesundheitsberufen), wurde 2018 das Graduiertenkolleg für Nachwuchswissenschaftler*innen aus der Medizin, Pflege, Hebammenkunde, Physiotherapie, Ergotherapie und Logopädie in Zusammenarbeit mit der Universität Osnabrück und der Ludwig-Maximilian-Universität München gegründet. Ziel von ILEGRA ist es, Fragestellungen zur interprofessionellen Lehre und Didaktik im Gesundheitsbereich im Rahmen von Promotionsprojekten zu erforschen. Damit soll die interprofessionelle Lehre weiterentwickelt, die Versorgungssituation verbessert und im Idealfall verallgemeinerbare Aussagen über gelingende interprofessionelle Kooperation im Gesundheitswesen getroffen werden (Nock, 2020; https://www.lmu-klinikum.de/institut-dam/forschung/forschungsprojekte/ilegra-graduiertenkolleg-interprofessionelle-lehre-in-den-gesundheitsberufen/2ecde0e013a828bb). Nachfolgend werden gängige Formen von Zusammenarbeit im Gesundheitswesen beschrieben.

6.1.2 Formen der Zusammenarbeit

Die Zusammenarbeit der verschiedenen Gesundheitsberufe wird mit zahlreichen **Definitionen und Begriffen** beschrieben, die häufig nicht einheitlich verwendet werden. Deshalb werden zuerst die verbreitesten Begriffe und Wortverbindungen wie „Interprofessionalität" beziehungsweise „Interdisziplinarität" und „inter-", „intra-", „multi-" und „transprofessionelle" beziehungsweise „interdisziplinäre Teamarbeit" vorgestellt.

Gemäß den Ausführungen von Pfisterer-Heise (2020) wird **Interprofessionalität** beziehungsweise interprofessionelle Zusammenarbeit generell für alle denkbaren Varianten berufsgruppenübergreifender Kooperation im Gesundheitsbereich verwendet. Sie wird aber auch als Bezeichnung für eine spezifische Form der Zusammenarbeit verschiedener Berufsgruppen genutzt, die durch den Schlüsselfaktor Integration im Sinne einer Addition ihrer an der Patient*innenbehandlung erbrachten Leistungen gekennzeichnet ist.

Die World Health Organization (WHO, 2010) folgt der generellen Nutzung und beschreibt interprofessionelle Zusammenarbeit als eine Situation, in der mehrere Vertreter*innen von Gesundheitsberufen mit unterschiedlichem beruflichem Hintergrund umfassende Gesundheitsdienstleistungen erbringen und dabei mit Patient*innen/Klient*innen, Familien, Pflegekräften und Gemeinden zusammenarbeiten mit dem Ziel, eine qualitativ hochwertige Gesundheitsversorgung in verschiedenen Settings zu gewährleisten. Demgegenüber definieren Xyrichis und Ream (2008) das Arbeiten im Team als einen dynamischen Prozess, in dem mindestens zwei Gesundheitsberufe mit komplementären Fähigkeiten nicht nur gemeinsame Ziele setzen, sondern auch die Einschätzung, Planung und Evaluierung der Patient*innenversorgung zusammen durchführen. Dabei verläuft dieser Prozess auf einem Kontinuum von der Multiprofessionalität über die Interprofessionalität bis hin zur Transprofessionalität.

Auch Körner und Becker (2017) unterscheiden zwischen multidisziplinärer und interdisziplinärer Teamarbeit der Gesundheitsberufe, deren hauptsächliches Differenzierungsmerkmal nach Klein (2010) der Integrationsgrad ist. Dabei setzt multidisziplinäre Teamarbeit das Vorhandensein unterschiedlicher Berufsgruppen voraus, die nebeneinander autonom arbeiten und berufsgruppenbezogene Ziele anstreben (Körner & Becker, 2017). Da diese Art der Zusammenarbeit sich durch die „parallele Praxis verschiedener Akteure, die sich zwar gegenseitig über ihre Tätigkeit informieren, jedoch daneben weitestgehend separat voneinander agieren" (Büscher, 2011, S. 63) auszeichnet, wird sie von McGrath und Davis (1992) als schwächste Form der Kooperation mit strikter Wahrung der Berufsgrenzen gewertet. Im Gegensatz dazu wird bei interdisziplinärer Kooperation über die Berufsgruppen hinweg gearbeitet, wobei jeder Gesundheitsberuf seine spezifischen Kompetenzen für die Patient*innen einbringt (Oberwöhrmeier et al., 2021). Aus diesem Grund ist sowohl die gemeinsame Zielsetzung als auch das eigene Arbeitsverhalten mit dem Arbeitsverhalten und dem Arbeitsablauf der Gesundheitsberufe aus anderen fachlichen oder disziplinären Bereichen zu verbinden (Kälble, 2004). Die Definition von D'Amour und Oandasan (2005) folgt ebenfalls der Auffassung, Integration sei ein Schlüsselfaktor des interprofessionellen Teammodells. Dieser wird von ihnen als Prozess beschrieben, bei dem Fachpersonal über klinische Routinen reflektiert und Lösungen für eine integrierte und ganzheitliche Behandlung der Bedürfnisse von Klinik, Familie und Bevölkerung findet.

Mehrere Studien definieren transprofessionelle und übereinstimmend dazu transdisziplinäre Teamarbeit als eine intensive und enge Kooperation im Sinne eines erweiterten, sich überlappenden Therapiekorridors, bei dem klassische Berufsgrenzen der Disziplinen aufgelöst werden (Jungert et al., 2013; Mokrusch, 2021; Pfisterer-Heise, 2020). Sie wird als vollendete Form der Teamarbeit beschrieben. Ergänzend kennzeichnen Dubielzig und Schaltegger (2004) Transprofessionalität in Übereinstimmung zur Transdisziplinarität als eine Form der Zusammenarbeit, die ebenso nichtprofessionelle Interessenvertreter*innen wie z. B. Patient*innen einbezieht. Damit erhält Erfahrungswissen eine autarke Bedeutung, das vorrangig von gestaltenden, im transdisziplinären Prozess involvierten Akteur*innen erbracht werden soll. Gerber und Kolleg*innen (2018) beschreiben, dass interprofessionelle Kooperation mehr ist als die Summe der einzelnen Kompetenzen der involvierten Fachpersonen. Ihrer Auffassung nach geht es um mehr als Koordination, Kooperation und Kommunikation, und zwar um Synergien und die Schaffung von Neuem.

Unklar bleibt jedoch, welche Intensität der Zusammenarbeit zugrunde liegt. Careau und Kolleg*innen (2014, 2018) stellen ein Modell von fünf Typen interprofessioneller Kooperation vor, dass sie auf einem Kontinuum mit zunehmender Komplexität und Intensität präsentieren (vgl. **Abbildung 6-1**).

Sie entwickelten es speziell für den Bereich der Rehabilitation im klinischen Kontext. Der erste Typ steht für die gänzlich autarke Versorgung der Patient*innen und deren Angehörige durch die Gesundheitsprofessionen, die im Sinne von Shared Decision Making, mit den Patient*innen und Angehörigen zusammenarbeiten. Die Typen zwei bis fünf sind im weiteren Sinne alles Formen von interprofessioneller Zusammenarbeit, die in der Praxis flexibel auf die Situation und die Bedürfnisse der Patient*innen und ihrer Angehörigen abgestimmt zum Einsatz kommen (Careau et al., 2014, 2018).

Streng genommen wird unter interprofessioneller Zusammenarbeit nur der fünfte Typ verstanden, der sich durch geteilte Gesundheitsversorgung auszeichnet (Careau et al., 2014, 2018). Das bedeutet, dass interprofessionelle Zusammenarbeit stark vom Setting und auch vom Kontext abhängt. In der intensivmedizinischen Versorgung ist z. B. die interprofessionelle Zusammenarbeit klar definiert und findet in aufeinander abgestimmten Handlungen unter ärztlicher Führung statt (koordinative Verdichtung). Im Rahmen zeitlich limitierter oder anspruchsvoll organisierter Projekte oder Gremien wie beispielsweise einem runden Tisch oder Tumorboards geht es vordergründig um die Abstimmung und Koordination (projekthafte Verdichtung). In der geriatrischen und palliativen Versorgung suchen die verschiedenen Professionen gemeinsam mit den Patient*innen nach individuellen Lösungen, ohne dass dabei eine Profession dominiert (ko-kreative Verdichtung) (Atzeni et al., 2017; Gerber et al., 2018).

Unterschiedliche Arten von Intensität in der Zusammenarbeit

Koordinative Verdichtung: Sie ist ein Beispiel einer gelungenen interprofessionellen Zusammenarbeit. Sie stellt somit einen Idealfall klassisch-medizinischen Handelns dar: Komplementäre Fähigkeiten werden unter der Deutungshoheit der Ärzt*innen und in knappem Zeithorizont situativ-interaktionell verdichtet und aufeinander bezogen eingebracht (Atzeni et al., 2017).

Ko-kreative Verdichtung: Sie gilt als ein weiteres Beispiel gelingender interprofessioneller Kooperation. Sie kann vorliegen, wenn die professionellen Expert*innen am Ende ihrer Expertisen angekommen sind, niemand mehr Deutungshoheit beanspruchen kann und nur noch die gemeinsame Suche nach Lösungen hilft (Atzeni et al., 2017).

Projekthafte Verdichtungen: Sie stellen ein drittes Beispiel dar. Sie sind vor allem dann angesagt, wenn weniger situativ gerahmte Anlässe vorkommen, sondern wiederkehrende Problemlagen nach punktuell oder auch längerfristig organisierten „Inseln der Verdichtung" verlangen (Atzeni et al., 2017, S. 50).

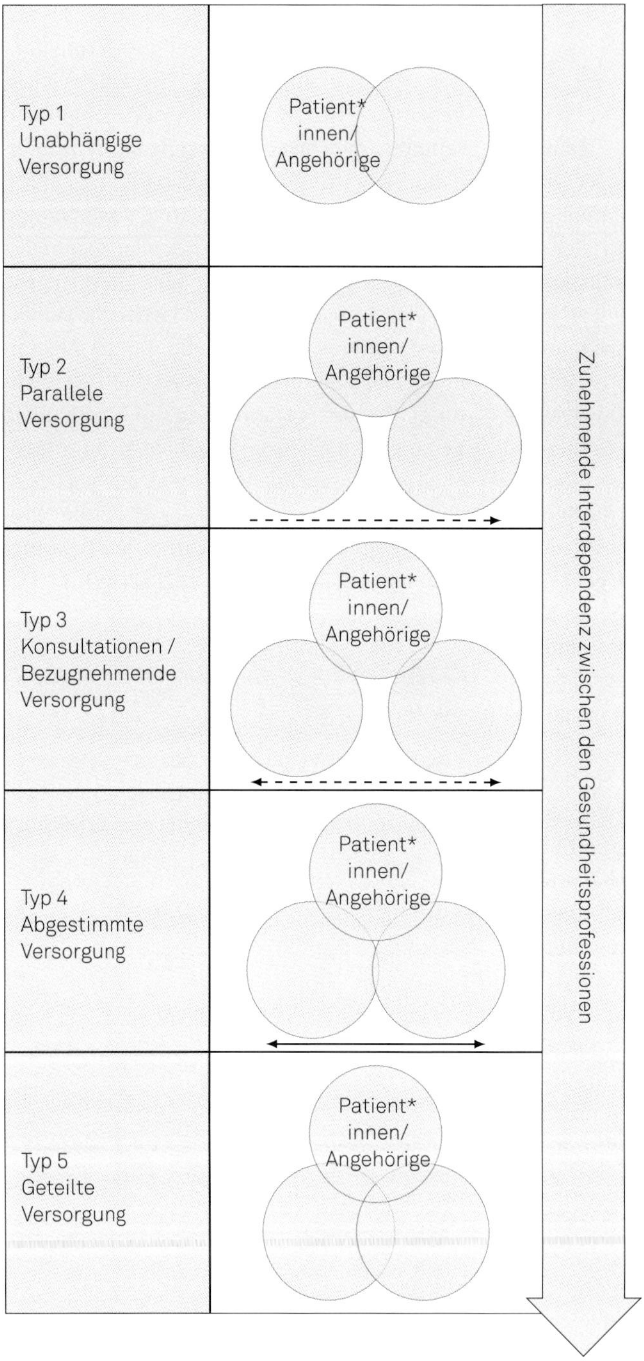

Abbildung 6-1: Typen interprofessioneller Zusammenarbeit (modifiziert nach Careau et al., 2014, 2018)

„**Professionell**" und „**disziplinär**" werden in der Praxis häufig synonym verwendet. Disziplinär meint allerdings eine wissenschaftliche Disziplin (Voelker, 2011), d.h. interdisziplinäre Kooperation heißt dementsprechend das gemeinsame Forschen von Wissenschaftler*innen aus unterschiedlichen Bereichen. Aber auch außerhalb des wissenschaftlichen Bereichs ist der Begriff der interdisziplinären Kooperation üblich, wenn von berufsgruppenübergreifender Zusammenarbeit die Rede ist. Einer strengeren Auffassung folgend, ist die Zusammenarbeit von Berufsgruppen, die therapeutisch, pflegerisch oder ärztlich wirken, eine interprofessionelle Zusammenarbeit. Der Begriff interprofessionelle Kooperation meint damit ausdrücklich die Zusammenarbeit verschiedener Gesundheitsberufe.

Mit dem Begriff der interprofessionellen Kooperation ist der Begriff **Teamarbeit** eng verbunden. Ein Team muss aber nicht zwingend aus Angehörigen unterschiedlicher Berufsgruppen bestehen. Die Arbeitsroutine muss also nicht notwendigerweise auf Interprofessionalität ausgerichtet sein (Lücking, 2022). Angenommen, Logopäd*innen arbeiten in einem ambulanten Rehazentrum zusammen: dann, kann dies auch als Teamarbeit angesehen werden. Weil die Mitglieder des Teams zu einer Berufsgruppe gehören, ist es in diesem Fall ein intraprofessionelles Team.

Nach Kälble (2004) wird Teamarbeit als eine spezielle Form der Zusammenarbeit beschrieben, bei der die einzelnen Teammitglieder sehr intensiv mit hohem Zeitaufwand und auf Dauer zusammenarbeiten. Dabei ist die gemeinsame Arbeit geprägt von Partnerschaftlichkeit, Vertrauen, gegenseitiger Wertschätzung und Akzeptanz (Voelker, 2011). Das bedeutet auch, dass die Beiträge jeder Berufsgruppe gleichwertig sind, d.h., dass hinsichtlich der Leistungsbewertung, zumindest in der Theorie, das Äquivalenzprinzip herrscht. Ein funktionierendes Team ist demnach von einer Arbeitsatmosphäre geprägt, die sich durch Gleichberechtigung auszeichnet. Jedoch lassen das die Rahmenbedingungen im Gesundheitswesen nicht immer zu, eine gute interprofessionelle Teamarbeit ist jedoch im Prinzip möglich.

Das Lebenszykluskonzept ist für die **Teamentwicklung** prägend. Im Wesentlichen geht es der Frage nach, wann die Leistungsfähigkeit innerhalb eines Teams zur vollen Ausprägung kommt und damit erfolgreicher ist als die Arbeit eines/r Einzelnen. Das Lebenszykluskonzept basiert auf den Ausführungen von Tuckman (1965) und geht davon aus, dass ein Team zur Erreichung der vollen Leistungsfähigkeit unterschiedliche Entwicklungsphasen durchläuft (**Abbildung 6-2**).

In der **Forming**- oder auch Testphase kommen die Teammitglieder zum ersten Mal zusammen. Die Phase ist geprägt von der Suche nach Orientierung und gegenseitigem Kennenlernen. Interaktionen zwischen der Führungskraft und den Teammitgliedern und auch gegenseitige Abhängigkeiten werden ermittelt. In Ergänzung werden bereits existierende Standards auf den Prüfstand gestellt (Tuckman, 1965). Das typische Verhalten untereinander ist geprägt von gespannter Höflichkeit und zunächst unpersönlichem und vorsichtigen Herantasten. Die eigene Haltung ist gekennzeichnet durch innere Fragen, wie z.B.: Was mache ich hier? Was machen die anderen? Diese Phase ist sehr zeitintensiv. Die Aufgaben, die es zu bewältigen gilt, spielen noch eine untergeordnete Rolle, weshalb die Teamleistung in dieser frühen Phase eher gering ausfällt (Stock-Homburg, 2013).

In der **Storming-** oder auch Nahkampfphase wird die innere Struktur der Gruppe gebildet. Es wird um Positionen gerungen. Bündnisse werden eingegangen (Cliquenbildung). Häufig entstehen Widerstände in Bezug auf Teammitglieder und Aufgaben. Das typische Verhalten untereinander ist von Selbstdarstellung geprägt. Es können unterschwellige Konflikte bis hin zur offenen Konfrontation entstehen. Bei den zu bewältigenden Aufgaben wird nur müh-

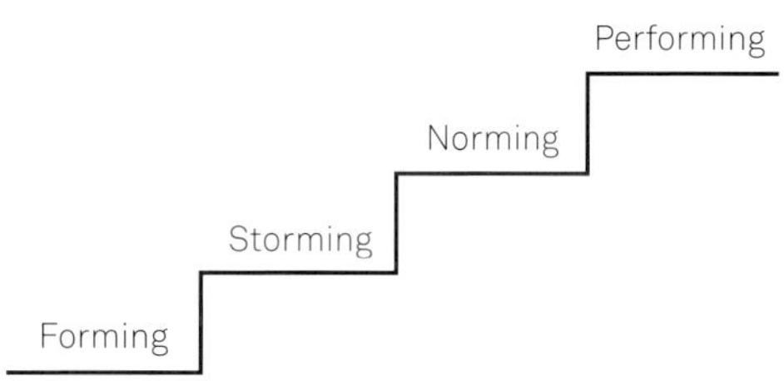

Abbildung 6-2: Die Phasen der Teamentwicklung nach Tuckman (1965)

sam vorangekommen. Die eigene Haltung ist durch Fragen bestimmt, die klären sollen, wer sich hier was erlauben und wer mir in die Quere kommen kann.

Es schließt sich die **Norming**- oder auch Organisationsphase an. Diese Phase sorgt für die Funktionsfähigkeit des Teams mittels der Definition von Zielen und Normen. Es wird über die Qualität der angestrebten Leistung diskutiert. Ein Wir-Gefühl entsteht. Neue Standards werden akzeptiert und die Aufgaben werden angenommen. Die Leistung des Teams steigt ab dieser Phase an. Das Verhalten untereinander ist geprägt durch neue Umgangsformen, Feedbackbereitschaft und durch die Konfrontation der Standpunkte. Die eigene Haltung ist gekennzeichnet durch Klärung und das Ausräumen von Unstimmigkeiten.

In der sich anschließenden **Performing**- oder auch Leistungsphase sind alle Entwicklungsphasen vollzogen, die Aufgabenverteilung ist abgeschlossen und die Normen sind für das Team definiert. Nun kann sich das Team ganz auf die eigentlichen Aufgaben konzentrieren. Die Leistungsfähigkeit kommt zur vollen Entfaltung und es werden Synergieeffekte erzielt (Tuckman, 1965). Der Kontakt untereinander ist zwanglos und von gegenseitiger Unterstützung geprägt. Das kennzeichnende Verhalten untereinander ist ideenreich, leistungsfähig und flexibel. Die innere Haltung folgt dem Motto: Wir schaffen das!

Im Jahre 1977 ergänzte Tuckman die **Adjourning**- oder auch Auflösungsphase. Sie steht ganz im Zeichen der Fertigstellung der Aufgaben und der Auflösung des Teams (Mayrhofer et al., 2009).

Handelt es sich um wechselnde Teams können die Phasen immer wieder neu durchlaufen werden. Dabei muss eine Phase erst abgeschlossen sein, um in die nächste Phase zu gelangen. Ein Überspringen einer Phase ist demnach nicht möglich, denn ein Team braucht Zeit für sich, über die Arbeitszeit der Aufgabe hinaus, um leistungsstark arbeiten zu können.

Das Lebenszykluskonzept liefert die wichtige Erkenntnis, dass Teams in den einzelnen Phasen unterschiedlich geführt werden müssen, was in unserem Videotutorial (Mediathek des Hogrefe Verlags, Code: B-Y611J7) und in der **Tabelle 6-1** verdeutlicht wird.

Die Führung von Teams ist eine Herausforderung, die eine hohe Sensibilität seitens der Vorgesetzten verlangt. Einerseits müssen die positiven dynamischen Prozesse innerhalb der Gruppe und ein Wir-Gefühl inklusive Solidarität und Loyalität gefördert werden. Andererseits kann gerade diese Entwicklung in eine negative Eigendynamik münden, was als Groupthink (Gruppendenken) bezeichnet wird. Wesen des Groupthinks ist, dass Teammitglieder dem Gruppenfrieden eine höhere Bedeutung beimessen als der gestellten Arbeitsaufgabe. Das kann zu Einbrüchen in Motivation und Kreativität führen und die Offenheit für Veränderungen beeinträchtigen. Dadurch wird die Teamleistung nachhaltig reduziert (Stock-Homburg, 2013).

Bereits 2010 betonte die WHO die wichtige Rolle der **interprofessionellen Kooperation** in Ausbildung und Praxis von Gesundheitsberufen, zur Abmilderung der globalen Krise im Gesundheitssystem. Sie stellte weiterhin fest, dass interprofessionelle Kooperation mehr bedeutet als Koordination und Kommunikation der Teamarbeit. Interprofessionelle Kooperation führt demnach zu einem umfassenderen fachlichen Verständnis aller Akteur*innen, dass jede/jeder Einzelne ohne Kooperation nicht hätte erlangen können (World Health Organization (WHO), 2010).

Anhand von verschiedenen Studien konnte belegt werden, dass Patient*innen im klinischen Setting von interprofessioneller Zusammenarbeit auf unterschiedlichen Ebenen profitieren (Carron et al., 2021). So hat interprofessionelle Kooperation „eine möglichst hohe und langanhaltende Wirksamkeit therapeutischer, pflegerischer, ärztlicher und weiterer Maßnahmen zum Wohle des Patienten“ zum Ziel (Voelker, 2011). Dem ganzheitlichen Ansatz folgend werden dabei auch die Angehörigen und das gesamte soziale Umfeld der Patient*innen involviert.

Tabelle 6-1: Führung von Teams im Lebenszykluskonzept (modifiziert nach Stock-Homburg, 2013, S. 584).

Phase nach Tuckman	Führungsverhalten
Forming	Führungsstil: kooperativ-beziehungsorientiert Rolle der Führungsperson: Beziehungsmanager*in Geeignete Maßnahmen: • Schaffen von Gelegenheiten für die Teammitglieder, sich kennenzulernen • Auffordern der Teammitglieder zum Äußern von Ideen und Meinungen • Identifizieren von Stärken und Potenzialen einzelner Teammitglieder
Storming	Führungsstil: kooperativ-autoritär Rolle der Führungsperson: Schlichter*in Geeignete Maßnahmen: • Herausstellen der Bedeutung der Leistungen einzelner Teammitglieder für die Gruppenleistung • Einsatz einzelner Teammitglieder entsprechend ihrer Stärken und Neigungen • Identifizieren und Überzeugen der „informellen Autoritätsperson" • Vermeiden von Eskalation von Konflikten, Vorschlagen von Wegen zur Konfliktbearbeitung • Unterbinden von Aktivitäten zur persönlichen Profilierung einzelner
Norming	Führungsstil: kooperativ-bürokratisch Rolle der Führungsperson: Koordinator*in Geeignete Maßnahmen: • Vereinbaren von Zielen und Aufgaben des Teams • Definieren von Leitlinien für die Kommunikation im Team • Vereinbaren von Zielen und Zuständigkeiten einzelner Teammitglieder • Durchführen punktueller Leistungskontrollen
Performing	Führungsstil: kooperativ Rolle der Führungsperson: Coach Geeignete Maßnahmen: • Gewähren von ausreichendem Handlungsspielraum für das Team • Sicherstellen einer ausreichenden Ressourcenausstattung • Unterstützen des Teams durch Strukturierungshilfen • Vermeiden von Detailkontrollen • Übertragen ausreichender Kompetenzen auf das Team, um Entscheidungen gegenüber Dritten (anderen Teams, Abteilungen usw.) durchsetzen zu können
Adjourning	Führungsstil: kooperativ Rolle der Führungsperson: Coach Geeignete Maßnahmen: • Team für erfolgreiches Meistern der Aufgabe loben • Mitarbeiter*innen für die zukünftige Orientierung Hilfestellung bieten • Personenbezogenes Feedback und Kommunikation über Themen wie Potenziale und Zukunftsaussichten

Internationale Studien zeigen positive Auswirkungen effektiver interprofessioneller Teamarbeit auf organisatorische, kollaborative und patientenbezogene Outcomeparameter (Becker et al., 2018; Grumbach & Bodenheimer, 2004; Mickan & Rodger, 2005; Zimmermann et al., 2014). So reduzieren sich nicht nur Fehlerraten und Liegezeiten, sondern es können sogar Leben gerettet werden (Reeves et al., 2010). Darüber hinaus verbessern sich sowohl die Patient*innenversorgung und -zufriedenheit als auch die Kommunikation im Team und damit auch Arbeitszufriedenheit und Wohlbefinden der Mitarbeiter*innen (Bharwani et al., 2012; Jünger, 2019). Interprofessionell agierende Teams verbessern insbesondere die Compliance der Patient*innen für die Mitwirkung an der Therapie, die therapeutische Wirksamkeit der durchgeführten Interventionen und damit den Benefit der gesamten Behandlung für die Patient*innen (Sottas, 2016).

Eine gute Kooperation stärkt darüber hinaus die gegenseitige Akzeptanz und fördert die Wertschätzung der Gesundheitsberufe. Damit wird nicht nur wie erwähnt die Arbeitszufriedenheit der Mitarbeitenden im Gesundheitswesen verbessert, sondern auch ihre Verweildauer am Arbeitsplatz begünstigt (Lüftl & Schmidt, 2021).

6.1.3 Interprofessionelle Kooperation: auch ambulant?!

Im stationären Therapiesetting ist die interprofessionelle Zusammenarbeit zwischen den Therapieberufen der Ergotherapie, Logopädie und Physiotherapie und den medizinischen und pflegerischen Berufsgruppen weit verbreitet. Dank der stationären Rahmenbedingungen und organisatorischen Struktur- bzw. Mindestmerkmale des Bundesinstituts für Arzneimittel und Medizinprodukte (BfArM) wurde die interprofessionelle Zusammenarbeit beispielsweise im Bereich der neurologischen Rehabilitation zum festen Bestandteil des stationären Therapiealltags (Mokrusch, 2021). So legt der Operationen- und Prozedurenschlüssel (OPS) u. a. fest, dass in der neurologisch-neurochirurgischen Frührehabilitation wöchentliche Teambesprechungen mit Dokumentation der bisherigen Behandlungsergebnisse sowie der weiteren Behandlungsziele stattfinden (BfArM, 2022). Die Einhaltung dieser Vorgaben wird von den Krankenkassen überprüft und ist entsprechend vergütungsrelevant (Mokrusch, 2021). Demgegenüber ist interprofessionelle Kooperation zwischen den beteiligten Gesundheitsberufen im ambulanten Therapiesetting trotz der ebenso großen Bedarfslage (Amelung et al., 2021) nicht mit solch einer Selbstverständlichkeit vertreten. So bestätigt der Sachverständigenrat (SVR, 2018) in seinem Gutachten, dass die Notwendigkeit einer interdisziplinären Zusammenarbeit von den beteiligten Professionen zwar erkannt und grundsätzlich auch geteilt wird, sich in der praktischen Umsetzung aber weiterhin Mängel zeigen. So soll nicht nur die Zusammenarbeit innerhalb und zwischen verschiedenen Versorgungseinrichtungen optimiert, sondern auch interdisziplinäre und fachübergreifende Versorgungsmodelle verbessert werden.

Die Bedeutung der Umsetzung interprofessioneller Kooperation für das ambulante Setting zeigen zudem aktuelle Forschungsbestrebungen. Mehrere Studien beschäftigen sich mit den Barrieren, die die Umsetzung der interprofessionellen Zusammenarbeit im ambulanten Setting erschweren. Als Ursachen werden u. a. fehlende zeitliche und finanzielle Ressourcen, unzureichende Rahmenbedingungen sowie strukturelle und gesetzliche Grenzen genannt (Grunwald & Höppner, 2014; Klapper, 2017; Rawlinson et al., 2021; Schouten et al., 2021). Zudem fehlt es an konkreten Umsetzungsstrategien und Konzepten, die die Gestaltung der interprofessionellen Zusammenarbeit im ambulanten Kontext ermöglichen könnten (Malmendier et al., 2024). Erste vielversprechende Beispiele aus der Praxis zeigen, dass interprofessionelle Kooperation auch im ambulanten Bereich erfolgreich etabliert werden kann (Schmitz et al., 2020b). Diese Beispiele könnten unterstützend für eine standardisierte Umsetzung der interprofessionellen Zusammenarbeit in weiteren Bereichen herangezogen werden (Kraus & Koch, 2018).

6.2 Schlüsselprobleme interprofessioneller Zusammenarbeit bewältigen

Damit eine gute interprofessionelle Kooperation gelingen kann, müssen auf verschiedenen Ebenen dafür die **Voraussetzungen** geschaffen werden (Sottas, 2016). Das betrifft die Ebene der **Patient*innenversorgung**, des **Managements** und die **politische Ebene** (Sottas, 2016). Hinzu kommt, dass alle an der Patient*innenversorgung Beteiligten ihre eigenen Bemühungen und entsprechende Kompetenzen für eine enge interprofessionelle Zusammenarbeit einbringen müssen. Das setzt auch die Teilnahme an gemeinsamen Gesprächsformaten voraus. Das sind z. B. Übergaben, interprofessionelle Visiten oder auch klinisch-ethische Fallbesprechungen.

Das Management hat die Aufgabe, Abläufe entsprechend der Struktur so anzupassen, dass die erwähnten Gesprächsformate zeitlich, räumlich und personell realisierbar sind. Es stellt die dafür benötigten Ressourcen und finanziellen Mittel zur Verfügung. Diese umfassen z. B. auch Erweiterungen der IT-Infrastrukturen.

Auf politischer Ebene wird die Notwendigkeit gesehen, gesundheitspolitische Anordnungen und Maßnahmen zu implementieren, um eine Gleichberechtigung der Gesundheitsberufe zu erreichen. Diese betreffen auch bildungspolitische Bestrebungen für interprofessionelles Lernen der Gesundheitsberufe, denn das gilt als Voraussetzung für deren Kooperation (Lüftl & Schmidt, 2021).

Sottas (2016) stellt die Notwendigkeit eines intensiven Änderungsprozesses auf allen drei Ebenen (Ebene der Patient*innenversorgung, des Managements und der politischen Ebene) heraus. Dieser Änderungsprozess muss nach seiner Auffassung sowohl Versorgungs-, Organisations- und Bildungsstrukturen als auch Haltungen, Normen und Wertvorstellungen berücksichtigen. Eine tragende Rolle wird hierbei der Organisationsentwicklung und dem Einsatz passgenauer Managementinstrumente zukommen, weil mit deren Hilfe die Abläufe auch in einer interprofessionellen Arbeitsorganisation effizient bleiben.

Paradis (2019) macht ebenfalls deutlich, dass strukturelle Rahmenbedingungen für eine gelingende interprofessionelle Kooperation von politischen Entscheidungsträger*innen und Führungskräften installiert werden müssen. Sie fordert deshalb alle Störfaktoren, z. B. Rechtsvorschriften, (bürokratische) Abläufe oder Gehaltsunterschiede zwischen den Gesundheitsprofessionen zu beseitigen.

Die in den letzten Jahren ins Leben gerufenen interprofessionellen Kompetenzrahmen zielen vordergründig auf die Kompetenzentwicklung des einzelnen Mitarbeitenden in der Patient*innenversorgung ab (Karam et al., 2018). So weist z. B. die WHO (2010) in ihrem Kompetenzkatalog interprofessionelle Lerndomänen in den Bereichen Teamarbeit, Rollen und Verantwortlichkeiten, Kommunikation, Lernen und kritische Reflexion, Beziehung mit und Erkennen der Bedürfnisse der Patient*innen und ethische Praxis aus. Die 17 regionalen Kooperationsprojekte „Operation Team“ unter Leitung der Robert Bosch Stiftung förderten gemeinsames Lernen und Lehren im deutschen Gesundheitsbereich mit dem Ergebnis, dass sich die projektförmige Entwicklung und Durchführung interprofessioneller Lehre gut umsetzen lässt. Jedoch erweist sich die curriculare Verankerung und Verstetigung der entwickelten Lerneinheiten als Herausforderung. Das liegt nicht nur an größeren personellen und zeitlichen Bedarfen, sondern auch an der Notwendigkeit, förderliche Strukturen sowohl innerhalb der Organisation (Ausbildungsstätten) als auch vorgeordnet hinsichtlich der (berufs-)politischen Rahmensetzung bereitzustellen (Nock, 2020).

Konkrete Ausführungen für die Konzeption interprofessioneller Lehre finden sich auch im bereits erwähnten Nationalen Mustercurriculum interprofessioneller Zusammenarbeit (Jünger, 2019). Es wurde gemeinsam von Mediziner*innen, Pflegewissenschaftler*innen und Physiotherapeut*innen entwickelt und beinhaltet die Implementierung von vier Kompetenzbereichen innerhalb interprofessioneller Curricula an medizinischen Fakultäten. Diese umfassen Werte und Ethik im interprofessionell ausgerichteten Team, Rollen und Verantwortlichkeiten, interprofessionelle Kommunikation und interprofessionelles Arbeiten. Es geht dabei beispielsweise um gemeinsame Problemlösung in ethischen Konfliktsituationen, das Vorgehen bei Patient*innenübergaben, interprofessionelle Visiten und Teambesprechungen, das Handeln in interprofessionellen Konfliktsituationen und ein interprofessionelles Entlassmanagement.

Speziell positive Effekte von interprofessionellem Lernen in Bezug auf interprofessionelle Einstellungen und Wahrnehmungen, auf Wissen und Fertigkeiten und auch hinsichtlich kollaborativer Verhaltensänderungen konnten in verschiedenen Studien belegt werden (Reeves et al., 2016; Spaulding et al., 2021; Wang et al., 2019).

Zudem wirken zusätzlich innere und äußere Einflüsse auf die Teamarbeit ein. Von Bedeutung scheinen eine Teamvision und gemeinsame Ziele, formale Qualitätsprozesse, Informationssysteme und Fachleute zu sein, die sich dem Team zugehörig fühlen (Mulvale, 2016). Antoni (2010) führt als Kontextbedingungen in seinem Rahmenmodell der Effektivität von Teamarbeit unter anderem ein adäquates Belohnungs-, Trainings- und Informationssystem, die Teamgestaltung inklusive Aufgabenstruktur, Zusammensetzung, Ziele und Normen an. Ergänzend finden Teamprozesse Erwähnung, die Führung, Vertrauen, Kommunikation, Monitoring und Unterstützung beinhalten. Eine Auswahl an postulierten Einflussparametern zeigt **Abbildung 6-3**.

Ausgehend vom Modell von D'Amour und Oandasan (2005) sind in Abbildung 6-3 einige

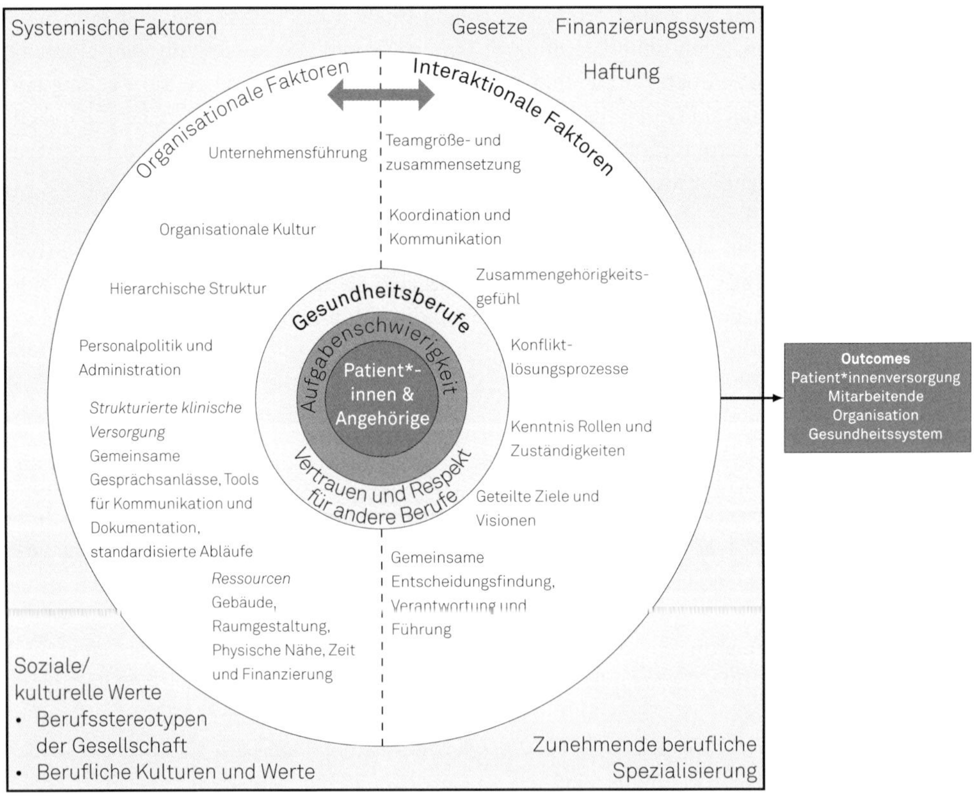

Abbildung 6-3: Postulierte Einflussfaktoren auf die interprofessionelle Zusammenarbeit (zusammengestellt aus Bundesamt für Gesundheit, 2013; D'Amour & Oandasan, 2005; Gerber et al., 2018; McInnes et al., 2015; Muchinsky, 2009; Mulvale, 2016; San Martín-Rodríguez, 2005)

der bereits aufgezeigten Einflussfaktoren visualisiert. Derzeit ist aber noch keine ausreichende Evidenz verfügbar, um die Einflussfaktoren zu gewichten und eine Aussage darüber zu treffen, wie stark sie interprofessionelle Kooperation begünstigen oder unter welchen Umständen sie überhaupt relevant sind (Mulvale, 2016). Da alle Beteiligten das Ziel einer optimalen Versorgung gemeinsam mit der/dem Patient*in verfolgen, stehen im Zentrum des Modells die Patient*innen und ihre Angehörigen. Ist ein gemeinsames Ziel nicht erkennbar oder wird es durch Machtkämpfe maskiert (untergraben), hat das negative Folgen für die interprofessionelle Teamarbeit (WHO, 2013).

Kann innerhalb des Teams eine abgestimmte Sichtweise auf die/den Patient*in hergestellt werden und wird den Beteiligten eine ähnliche Art der Informationsgewinnung, Analyse und Reaktion ermöglicht, dann wirkt sich das eher vorteilhaft auf die interprofessionelle Teamarbeit aus. Im Detail verfügen alle Beteiligten über geteilte aufgabenspezifische Informationen, aufgabenbezogenes Wissen, Wissen über Teammitglieder und ihre Rollen und über geteilte Einstellungen und Überzeugungen (Muchinsky, 2009). Unterschiedliche Einstellungen/Auffassungen, Konzepte oder Prioritäten wie z. B. eine pathogenetische gegenüber einer salutogenetischen Perspektive, können hingegen eine Herausforderung für die interprofessionelle Zusammenarbeit sein.

Der benachbarte Ring (neben Patient*innen und Angehörige) steht für die Aufgabenschwierigkeit und meint, dass die Intensität der interprofessionellen Zusammenarbeit an die Komplexität der Situation und an den Kontext angepasst werden muss. Des Weiteren ist interprofessionelle Zusammenarbeit entscheidend von den beteiligten Professionen abhängig. Grundlegend sind die Bereitschaft zur Kooperation und die Wertschätzung für das Wissen und für die Kompetenzen anderer Fachleute. Mithilfe interprofessioneller Inhalte in Aus- und Weiterbildung sowie Studium sollen die Beteiligten am besten von Anfang an und fortführend die nötigen Kompetenzen, Fähigkeiten, Strategien und das nötige Verständnis für interprofessionelle Zusammenarbeit erwerben (WHO, 2010).

Der größte Ring umfasst weitere Faktoren, die interprofessionelle Zusammenarbeit (IPZ) beeinflussen können. Das sind verschiedene interaktionale Faktoren innerhalb des Teams, organisationale sowie systemische Faktoren auf den bereits erwähnten Ebenen der Patient*innenversorgung, des Managements und der politischen Ebene. Ein bedeutender Faktor ist die Kommunikation zwischen den Teammitgliedern, sei es, dass relevante Informationen von allen Teammitgliedern geäußert und einbezogen werden (Muchinsky, 2009) oder dass interprofessionelle Meetings optimal geleitet und moderiert werden (Gerber et al., 2018). Vorteilhaft für den gegenseitigen Austausch haben sich nach Atzenti et al. (2017) und Samuelson et al. (2012) kontinuierliche Beziehungen der Teammitglieder, räumliche Nähe am Arbeitsort, standardisierte Prozesse und IPZ unterstützende Organisationsstrukturen, wie z. B. Tumorboards oder Qualitätszirkel erwiesen. Um IPZ umzusetzen, gibt es viele verschiedene Möglichkeiten. Oft sind sie Teil von komplexen Interventionen oder auch ein Teil von Case Management oder integrierter Versorgung (Trivedi et al., 2013). Vorschläge für bildungsbasierte, organisationale und praxisbasierte Interventionen nach Reeves et al. (2011, 2017) finden sich in der **Tabelle 6-2**.

6.2.1 Strategische Planung und Analyse

Da es in der Zusammenarbeit zwischen den Gesundheitsberufen immer mal wieder zu Spannungen kommen kann, ist es empfehlenswert, diesen auf den Grund zu gehen, etwaige Konflikte aufzulösen und gemeinsame Stärken auszubauen. Dafür steht das Analyseinstrument „**SWOT**“ zur Verfügung, das in der Wirtschaft weit verbreitet ist, zunehmend aber auch im Gesundheitswesen genutzt wird.

Tabelle 6-2: Interventionsarten für die Umsetzung interprofessioneller Kooperation (in Anlehnung an Reeves et al., 2011, 2017)

Interventionsarten		
Bildungsbasiert	**Organisational**	**Praxisbasiert**
Aus- /Weiter- und Fortbildung: Seminare, Kurse, OSCE*-Stationen Simulation, Rollenspiel, Workshop Praktika, Hospitation	Veränderung auf der Ebene der Organisation: Richtlinien, Personalbestimmungen Organisationskultur Arbeitsplatz, Konsultationsarrangements	Implementierung eines Tools oder Routine am Arbeitsplatz: Interprofessionelle Visiten, Teamsitzungen, Übergaben, Briefings, Debriefings, Tumorboards, Qualitätszirkel Kommunikationstools Checklisten, Patient*innenpfade, Audits, Peer- Review, Supervision Überweisungsprozesse

*Objective Structured Clinical Examination: beschreibt eine Stationsprüfung, um die berufliche Handlungskompetenz der Lernenden zu erfassen.

Hinter dem englischen Akronym „SWOT“ verbergen sich die Anfangsbuchstaben der Begriffe Strengths (Stärken), Weaknesses (Schwächen), Opportunities (Chancen) und Threats (Risiken) (Letter & Letter, 2006). In der deutschsprachigen Literatur findet sich die entsprechende Verwendung des Akronyms SSCR. Mit SWOT erhalten die Anwender*innen Hinweise auf Felder, in denen Handlungsbedarf besteht. Grundsätzlich sollten Stärken weiter ausgebaut und nach außen kommuniziert, Schwächen und – soweit beeinflussbar – Risiken gemindert werden. Chancen können die Anwender*innen detailliert prüfen. Die Analyse erlaubt zugleich differenziertere Aussagen: Aus der Beurteilung der internen Stärken und Schwächen sowie der externen Chancen und Risiken wird eine Entscheidungsmatrix mit strategischen Entscheidungsoptionen abgeleitet (Betz, 2014).

Beispielhafte SWOT-Analyse für die Analyse der Zusammenarbeit von Pflege und Physiotherapie

Die beiden Funktionsbereiche Pflege und Physiotherapie arbeiten in der Regel sehr eng, aber nicht immer optimal miteinander zusammen. Eine Zusammenarbeit wird gemäß der Richtlinien, z. B. der OPS-Komplexpauschalen und der DRGs, verlangt. Sie stärkt einerseits den Zusammenhalt unter den Professionen und andererseits vermittelt sie Patient*innen ein Gefühl von Sicherheit und Verlässlichkeit. Winkelmann führte 2013 mit ihrem Team eine SWOT-Analyse mit je fünf Physiotherapeut*innen und Gesundheits- und Krankenpfleger*innen durch, um die Zusammenarbeit auf den Prüfstand zu stellen. Die SWOT-Analyse erfolgte dabei in zwei Teilanalysen, die im Abstand von zwei Wochen durchgeführt wurden. Dafür kamen die Teilnehmer*innen aus verschiedenen Bereichen und gehörten unterschiedlichen Hierarchieebenen an (Winkelmann et al., 2013). Innerhalb der ersten Teilanalyse haben die Teilnehmer*innen zu Beginn die Innenperspektive eingenommen und Stärken und Schwächen ihrer Zusammenarbeit ermittelt. Dafür wurden sie gebeten, zu benennen, was sie an der Zusammenarbeit besonders schätzen und welche Vorteile sich daraus ergeben. Um die Schwächen herauszuarbeiten, sollten die Teilnehmer*innen reflektieren, was die Zusammenarbeit behindert und welche Folgen sich daraus ergeben. Danach erfolgte eine Gewichtung der Ergebnisse durch die Teilnehmer*innen. Die zweite Teilanalyse richtete den Fokus der Teilnehmer*innen nach außen auf die Chancen und Risiken der

Zusammenarbeit. Auch hier wurden die Teilnehmer*innen durch gezieltes Nachfragen ermutigt, Chancen und Risiken zu äußern. Welche Verbesserungen könnten sich durch den Ausbau der Zusammenarbeit ergeben? Welche Schwierigkeiten sind zu erwarten? Nach der Beantwortung der Fragen erfolgte erneut eine Priorisierung (Winkelmann et al., 2013). Die Ergebnisse der beiden Teilanalysen illustriert die **Tabelle 6-3**.

Der letzte Schritt umfasste eine logische Kombination der Hauptaspekte aus den ermittelten Stärken, Schwächen, Chancen und Risiken (Winkelmann et al., 2013). Hierbei wurde von innen nach außen vorgegangen. Unter anderem wurde nach Stärken gesucht, mit denen die durch interprofessionelle Zusammenarbeit möglichen Chancen in der Zukunft genutzt werden können.

Die Ergebnisse der SWOT-Analyse bilden die Basis für konkrete Maßnahmen. Der finale Schritt bestand im Suchen nach realistischen Lösungen, denen der Grundgedanke obliegt, Chancen zu nutzen, Risiken zu begrenzen, Stärken auszubauen und Schwächen zu minimieren. Als Lösungsstrategie wurde vorgeschlagen, Standards einzuführen und gemeinsame Schulungen zu organisieren, damit jedem deutlich ist, was mit wem wann zu tun ist und was wann zu dokumentieren ist. In der Zusammenschau wurde deutlich, dass interprofessionelle Zusammenarbeit zwischen Physiotherapie und Pflege gewünscht ist und diese die Ergotherapie, Logopädie und Sozialarbeit miteinschließt (Winkelmann et al., 2013). Die **Tabelle 6-4** zeigt die Ergebnisse aus den Verknüpfungen im Detail.

Anhand des Patientenbeispiels von Herrn S. wird im Folgenden die interprofessionelle Zusammenarbeit im klinischen Setting der Erstrehabilitation nach Erwerb einer Querschnittlähmung (QSL) vorgestellt. Dies geschieht unter Anwendung des Modells der International Classification of Functioning Disability and Health (ICF), mit dem die Auswirkungen des aktuellen Gesundheitsproblems auf den Betroffenen in seiner Lebenswelt erfasst werden. Die Notwendigkeit der interprofessionellen Kooperation zeigt sich im Besonderen bei der Hilfsmittelversorgung mit einem mechanisch anzutreibenden Rollstuhl, da hier berufsfeldübergreifend die individuellen Bedürfnisse des Betroffenen im Vordergrund stehen.

Tabelle 6-3: Beispielhafte SWOT-Analyse (in Anlehnung an Winkelmann et al., 2013)

Stärken + Ein gemeinsames Ziel bei der Patientenversorgung • Wichtige Zusatzinformationen liegen vor z. B. zur Medikation, zur Vorbereitung bei geplanten Eingriffen oder Untersuchungen. • Zeiteinsparung • Gemeinsame Fortbildung, Verständigung auf ein gemeinsames Vorgehen • Verbesserte Handlungsqualität	**Schwächen – Kompetenzgerangel** • Eingeschränkte Erreichbarkeit und fehlende Verlässlichkeit bei Terminabsprachen • Fehlende Standards im Vorgehen (personenspezifische Techniken und Entscheidungen) • Fachliche Defizite • Demotivation, Unzufriedenheit
Chancen ^ • Höhere Patient*innen- und Mitarbeiter*innenzufriedenheit • Positive Außenwirkung, „guter Ruf" • Gemeinsames Auftreten als nichtärztliche Gesundheitsberufe • Schnellere Fortschritte bei der Rehabilitation und geringere Komplikationsrate • Gemeinsame Standards und Handlungsrichtlinien, „Versorgung aus einer Hand"	**Risiken!** • Unklare Zuständigkeiten, Haftungsfragen • Familie leidet (Ausweitung auf Wochenend- und Feiertagsdienst) • Berufsbild „verwischt" • Mangelnde Zeit für die Patient*innenversorgung durch neu geplante Teambesprechungen • (Angst vor) Arbeitsplatzverlust, da andere Berufsgruppe „meine" Arbeit macht

Tabelle 6-4: Ergebnisse der SWOT-Analyse (Winkelmann et al., 2013)

Mit welchen Stärken können wir welche Chancen optimal nutzen? Gemeinsames Ziel bei Patient*innenversorgung Für eine gemeinsame Zielerreichung bei der Patient*innenversorgung mit der Umsetzung von jeweils berufsspezifischen Methoden, sind folgende Maßnahmen sinnvoll: • Einführung einer für alle einsehbaren und verbindlichen gemeinsamen Patientendokumentation • Verständigung auf ein Ziel auf Basis der Befunde • Information über die berufsgruppenspezifischen Prozesse und Strukturen • Perspektivenwechsel, Hospitation bei der jeweils anderen Berufsgruppe • Etablierung standardisierter, interdisziplinärer Teambesprechungen zum Soll-Ist-Abgleich.	**Mit welchen Stärken können wir welche Risiken verringern?** Gemeinsame Fortbildungen Um künftig haftungsrechtliche Fragen und Fragen nach Zuständigkeiten oder Verantwortlichkeiten zu vermeiden oder zu begrenzen, sind gemeinsame Fortbildungen dann eine Option, wenn sie: • mit Unterstützung der Juristen der Klinik durchgeführt werden, • im Personalwesen erfasst und archiviert werden, • turnusmäßig erfolgen und damit aktuelle Aspekte berücksichtigen, • als Pflichtveranstaltungen auch während der Arbeitszeit stattfinden.
Lassen wir uns aufgrund von Schwachstellen (Schwächen) eine gute Chance entgehen? Bessere Erreichbarkeit und Einhaltung von Absprachen Sind die jeweiligen Teammitglieder nicht erreichbar oder halten Absprachen nicht ein, ist der Rehabilitationserfolg sowie die Patientenentlassung zum Beispiel in die häusliche Umgebung gefährdet. Dies ist vermeidbar durch: • Ausstattung der Teammitglieder mit mobilen Telefonen • Verbesserte Einstellung zu Disziplin und Wertschätzung • ggf. Fortbildung zu den Themenkomplexen Zeitmanagement und Selbstorganisation • Gespräch über die Ursachen nicht eingehaltener Termine • Konsequenzen des Besprechungsleiters.	**Welche Risiken können wir aufgrund unserer internen Schwachstellen nicht abwenden?** Schlüssel zu mehr Motivation und Zufriedenheit Die mögliche Überforderung durch veränderte Vorgehensweisen, die gemeinsam und damit unter Beobachtung durchgeführte Patientenversorgung sowie die angepassten Dienstzeiten (Ausweitung auf das Wochenende) kann sich in Demotivation und Arbeitsunzufriedenheit ausdrücken. Gleichzeitig kann die selbst als reduziert wahrgenommene Handlungskompetenz zu Angst um den Arbeitsplatz führen, da die Abläufe und Tätigkeitsinhalte neu und nicht automatisiert sind. Dieser Teufelskreis lässt sich durchbrechen mithilfe von: • Kommunikation der Veränderung und der Hintergründe • Transparenz • Integration aller Teammitglieder • Gemeinsame Anpassung der Aufgaben • Aufzeigen auch kleiner Erfolge, • Feedback, Coaching, Zielvereinbarung.

6.2.2 Interprofessionelle Kooperation im Setting der klinischen Erstbehandlung von Menschen mit erworbener Querschnittlähmung

Wie kann interprofessionelle Kooperation am Beispiel der ICF geleiteten, individuellen Rollstuhlversorgung für Menschen mit Querschnittlähmung umgesetzt werden? In Deutschland erleiden ca. 2000 Personen jährlich eine Querschnittlähmung (QSL) (Thietje et al., 2011). Dies ist für Betroffene und deren Umfeld ein einschneidendes Ereignis mit schwerwiegenden Konsequenzen für das tägliche Leben

(World Health Organization (WHO), Schweizer Paraplegiker Forschung & The International Spinal Cord Society, 2014). So benötigen etwa 90 Prozent der Menschen mit QSL für ihre grundlegende Mobilität und Teilhabe am gesellschaftlichen Leben einen Rollstuhl, der individuell an den Menschen und seine Bedürfnisse angepasst sein sollte. Aus dem Prinzip der Teilhabe am gesellschaftlichen Leben lässt sich in Deutschland der Rechtsanspruch zur Versorgung mit geeigneten Hilfsmitteln als Behinderungsausgleich durch die gesetzliche Krankenversicherung (GKV) ableiten (vgl. SGB V, § 33). Grundlage einer gelungenen Rollstuhlversorgung im klinischen Setting der Erstrehabilitation von Menschen mit QSL ist die individuelle Beratung und Erprobung von Hilfsmitteln, die an die jeweilige Lebenssituation, das familiäre und das berufliche Umfeld angepasst sind. Diese Hilfsmittel werden in interprofessioneller Kooperation des Behandler*innenteams unter Partizipation des/der Betroffenen evaluiert (Deutsche Gesetzliche Unfallversicherung, 2020). Der **Fall von Herrn S.** soll exemplarisch die interprofessionelle Kooperation des Behandler*innenteams anhand der Hilfsmittelversorgung mit einem mechanisch anzutreibenden Rollstuhl verdeutlichen.

Geleitet von der Internationalen Klassifikation für Funktionsfähigkeit, Behinderung und Gesundheit (ICF) (WHO, 2005) werden berufsfeldübergreifende Schnittstellen im Reha Prozess identifiziert, die sich bei der Rollstuhlversorgung ergeben und interprofessionelle Kooperation erfordern. In diesem Zusammenhang werden im Folgenden die Einflüsse der interprofessionellen Kommunikation und der Digitalisierung im klinischen Setting auf die interprofessionelle Zusammenarbeit analysiert.

Klinischer Fall: Herr S. nach dem ICF-Modell

Bei Herrn S. liegt als Gesundheitsproblem eine durch einen Fahrradunfall auf dem Weg zur Arbeitsstelle entstandene Fraktur des neunten Brustwirbels mit Verletzung der Nerven und des Rückenmarkes auf Thoraxhöhe vor. Dies ist der Ausgangspunkt für die Anwendung der ICF (s. **Abbildung 6-4**) und wird mit Hilfe des ärztlichen Diagnoseschlüssels der Internationalen statistischen Klassifikation von Krankheit und verwandter Gesundheitsprobleme (ICD-10) als „S 24.74 Verletzung der Nerven und des Rückenmarkes in Thoraxhöhe" codiert (Bundesinstitut für Arzneimittel und Medizinprodukte (BfArM), 2019). Die ICF-Ebene der Körperfunktionen und -strukturen beschreibt bei Herrn S. eine komplette Querschnittlähmung unterhalb des Rückenmarksegmentes TH 8, was mit der Lähmung und dem Sensibilitätsausfall im Bereich der Beine und des unteren Rumpfes sowie einer Blasen- und Mastdarmlähmung einher geht. Diese neurologischen Ausfälle bedeuten auf der Aktivitätsebene, dass Herr S. für seine individuelle Mobilität einen Rollstuhl benötigt, mit dem er sich in barrierefreier Umgebung selbstständig fortbewegen kann. Bei der täglichen Körperpflege und Selbstversorgung ist Herr S. nicht auf fremde Hilfe angewiesen und nutzt für Transfers ins Bett oder ins Auto als Hilfsmittel ein Rutschbrett. Größere Distanzen plant er nach dem Klinikaufenthalt mit einem an den Rollstuhl angepassten Handbike oder dem für ihn technisch angepassten Auto zurücklegen zu können. Nach Aspekten der Teilhabe am gesellschaftlichen Leben befragt, beschreibt sich Herr S. als engagierten Ehemann und Vater von drei Söhnen im schulpflichtigen Alter. In seiner arbeits- und familienfreien Zeit habe er bisher als aktives Mitglied im lokalen Fußballverein großes Engagement gezeigt. Außerdem gibt er als Hobbies Radfahren und Wochenendausflüge mit der Familie an. Aus der Anamnese lassen sich folgende personbezogene Faktoren ableiten: Herr S. ist ein 47-jähriger Familienvater, der sein Leben bisher sportlich aktiv und gesundheitsbewusst gestaltet hat. Die neu eingetretene Lähmungssituation schätzt er in Bezug auf die Endgültigkeit der Symptome realistisch ein. Er zeigt eine hohe Motivation, seine Rolle in Familie und Beruf in absehbarer Zeit wieder aktiv gestalten zu können. Diese personbezogenen Fak-

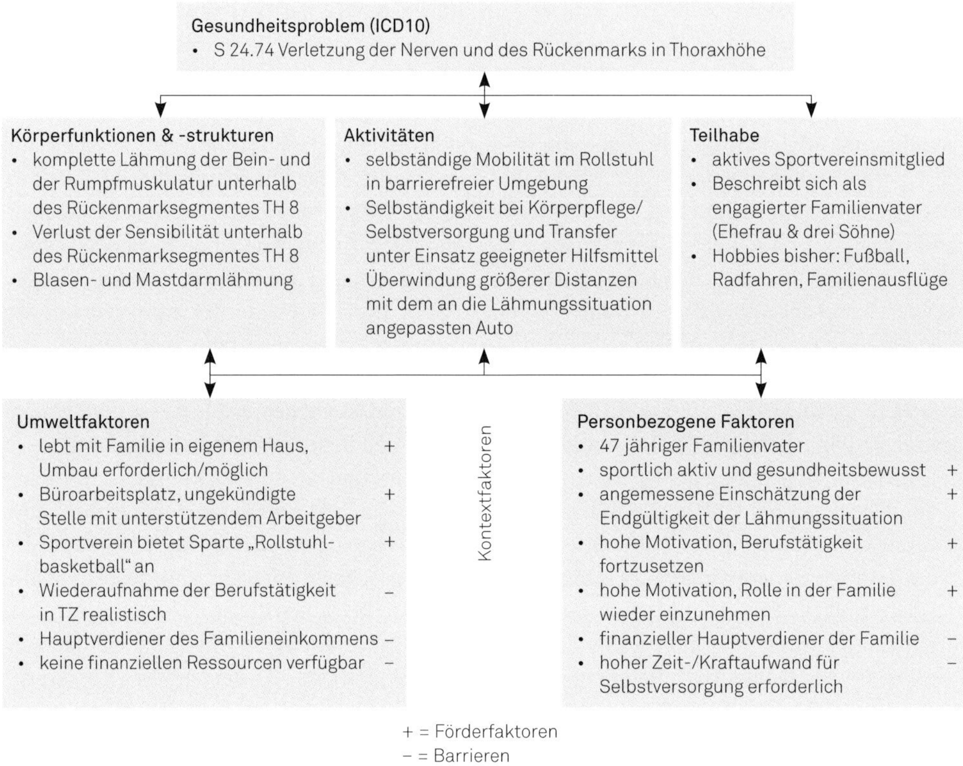

Abbildung 6-4: Fallstrukturierung am Beispiel von Herrn S. nach ICF (eigene Darstellung in Anlehnung an Berling et al., 2015, S. 22)

toren können als fördernde Kontextfaktoren im Rahmen des Konzeptes der funktionalen Gesundheit der ICF gewertet werden. Hingegen stellen sich der erhebliche Zeit- und Kraftaufwand zur Selbstversorgung sowie die Tatsache, der Hauptverdiener des Familieneinkommens zu sein, in diesem System für Herrn S. als Barrieren dar. Weitere Kontextfaktoren sind die Umweltfaktoren, die sich wie folgt zusammenfassen lassen: Herr S. lebt mit seiner Familie im eigenen Haus, dass aktuell nicht barrierefrei ist. Umbauten und technische Lösungen sind vor allem im Bad und zur Erreichbarkeit des Obergeschosses erforderlich.

Herr S. arbeitet als Controller in einem mittelständischen Unternehmen, derzeit in ungekündigter Anstellung und hat von seinem Arbeitgeber signalisiert bekommen, nach Abschluss der Rehabilitation seine Beschäftigung, wenn nötig im Homeoffice und auch in Teilzeit, wieder aufnehmen zu können. Diese Umweltfaktoren, wie auch die Möglichkeit der Fortführung des aktiven Vereinslebens in seinem Sportverein, der die Sparte Rollstuhlbasketball schon seit langer Zeit anbietet, können hier als Förderfaktoren gewertet werden. Als Barrieren wirken die durch eine etwaige Teilzeitbeschäftigung entstehenden finanziellen Einbußen der Familie, da Herr S. bislang der Hauptverdiener des Familieneinkommens war und die Familie über keine finanziellen Ressourcen verfügt.

Interprofessionelle Schnittstellen in der Rollstuhlversorgung im ICF-Kontext

Im Setting der rehabilitativen klinischen Erstbehandlung von Menschen mit erworbener QSL sind verschiedene Berufsgruppen mit unterschiedlichen Kompetenzen und Aufgaben-

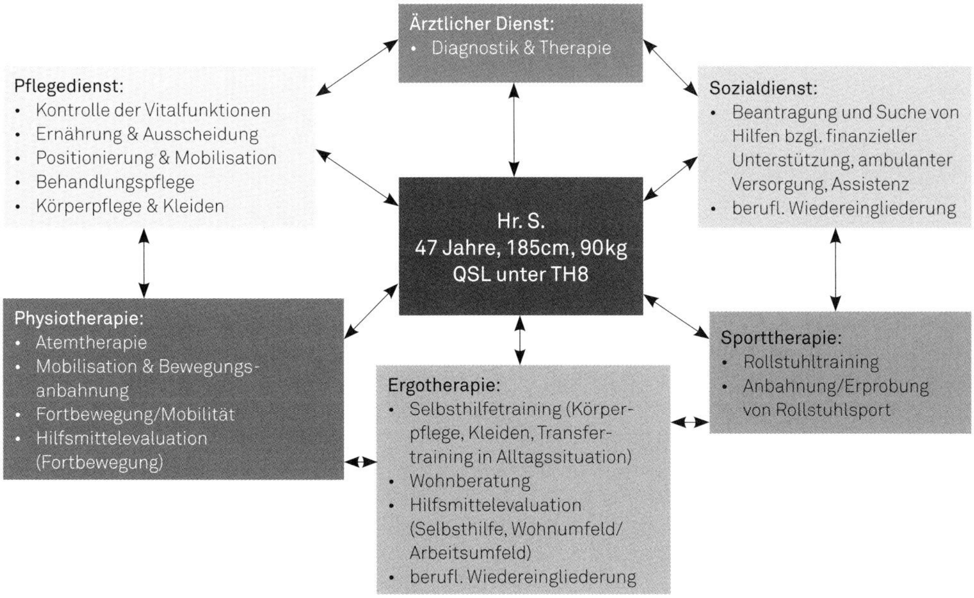

Abbildung 6-5: Aufgabenbereiche der am Reha-Prozess von Herrn S. beteiligten Professionen (eigene Darstellung in Anlehnung an Zäch & Koch, 2006)

bereichen vertreten. Dies ist bezogen auf den Fall von Herrn S. in **Abbildung 6-5** zusammenfassend graphisch dargestellt. Interprofessionelle Kooperation dieser Akteur*innen zeichnet sich dadurch aus, dass alle Teammitglieder und Herr S. ein gemeinsames Ziel für die Rehabilitation vereinbaren und ihre Zusammen- bzw. Mitarbeit unter dieser gemeinsamen Zielsetzung koordinieren (Voelker, 2011). In der täglichen Praxis entstehen so Schnittstellen in Tätigkeitsbereichen verschiedener Professionen, die interprofessionelle Kooperation erforderlich machen. Anhand der einzelnen ICF-Kategorien werden im Folgenden exemplarisch Schnittstellen im Prozess der Rollstuhlerprobung und -versorgung herausgearbeitet.

Interprofessionelle Kooperation abgeleitet aus der ICF-Ebene „Körperfunktionen und -strukturen"

Die körperlichen Auswirkungen der neu erworbenen QSL werden auf der ICF-Ebene „Körperfunktionen und -strukturen" erfasst und zeigen sich im Fall von Herrn S. anhand des Funktionsverlusts der Bein- und Rumpfmuskulatur und einer lähmungsbedingten Rumpfinstabilität im Sitzen. Diese motorischen Einschränkungen können durch die Auswahl und Einstellung von Rollstuhl, Spezialsitzkissen und gegebenenfalls Spezialrückensystem kompensiert werden (Klink et al., 2016). Außerdem entsteht durch den Verlust an Sensibilität im Sitzbereich ein erhöhtes Risiko für den Erwerb von Druckstellen (Flieger, 2021). In der Erprobungsphase neuer Hilfsmittel besteht für Menschen mit QSL aufgrund der veränderten Körperfunktionen und -strukturen ein sehr hohes Risiko Hautschäden zu entwickeln (Fogelberg et al., 2009). Die Auswahl und Einstellung des Rollstuhls und des Kissen- und Rückensystems erfolgen im Rahmen der physiotherapeutischen Behandlung (Bröxkes et al., 2004), während die regelmäßige Hautkontrolle Bestandteil der täglichen Pflegeroutine querschnittgelähmter Menschen ist, um Hautschäden durch Druckbelastung vorzubeugen (European Pressure Ulcer Advisory Panel, National Pressure Injury Advisory Panel & Pan Pacific Pressure Injury Alliance, 2019; Pohlmann & Georg, 2021). Interprofessionelle Kooperation im Sinne von Kommunikation und gegenseitigem, zeitnahem Feedback zur Hautverträglichkeit erprobter Hilfsmittel zwischen Physiotherapeut*in und Pflegefachkraft sowie partizipative Einbindung von Herrn S. in die pflegerisch durchgeführten Hautkontrollen, kann zur Stärkung der Selbstfürsorge und langfristigen Druckstellenprophylaxe von Herrn S. beitragen (Zanini et al., 2019) und ist im Prozess der Hilfsmittelevaluation zielführend, um Fehlversorgungen zu vermeiden.

Interprofessionelle Kooperation abgeleitet aus der ICF-Ebene „Aktivität"

Zu Beginn des Klinikaufenthaltes formuliert das interprofessionelle Team unter Partizipation von Herrn S. seine selbstständige und selbstbestimmte Mobilität im Alltag als vorrangiges Ziel der gesamten klinischen Rehabilitation. Dies umfasst die Fortbewegung mit dem Rollstuhl und das Ein- und Aussteigen aus demselben (Transfer). Das Mobilitätstraining mit dem Rollstuhl erfolgt im Rahmen des von Sporttherapeut*innen angeleiteten Rollstuhltrainings (Zäch & Koch, 2006). Die Fahreigenschaften eines Rollstuhls sind abhängig von der Modellauswahl und der individuellen Einstellung des Rollstuhls. Diese sollte auf den sich entwickelnden Grad der Rollstuhlbeherrschung sukzessive angepasst werden (Bröxkes et al., 2004) und erfordert interprofessionelle Kooperation zwischen den Rollstuhlmobilitätstrainer*innen der Sporttherapie und den Physiotherapeut*innen, die die Rollstuhlerprobung und -versorgung steuern. Transfers in und aus dem Rollstuhl werden in unterschiedlichen Situationen unter Beteiligung unterschiedlicher Professionen gemeinsam mit Herrn S. erarbeitet. Grundlagen der Transfertechnik werden im Rahmen der Physiotherapie vermittelt. Hierauf aufbauend wird in der ergotherapeutischen Behandlung diese Technik in Alltagssituationen (am Bett, im Bad- und Toilettenbereich, am Auto) übertragen (Zäch & Koch, 2006). Nach dem Erwerb ausreichender Transferroutine und -sicherheit in den entsprechenden Alltagssituationen, erfolgt die Integration dieser neu erworbenen Fähigkeiten in den Stationsalltag unter Hilfestellung durch die Gruppe der Pflegenden, die von diesem Zeitpunkt an Herrn S. bei den Transfers im Stationsalltag unterstützt (Kern & Breitegger, 2021). Die Einstellung des Rollstuhls oder auch das von der Klinik zur Verfügung gestellte Rollstuhlmodell können sich während der Transfers in unterschiedlichen Alltagssituationen als förderlich oder hemmend auf die Transfersicherheit und Autonomie von Herrn S. auswirken. Damit dies in der Rollstuhlversorgung, berücksichtigt werden kann und es zu keinen Fehlversorgungen kommt, ist im Prozess der Rollstuhlerprobung und -versorgung interprofessionelle Kooperation von behandelnden Sporttherapeut*innen, Ergotherapeut*innen, Pflegenden und Physiotherapeut*innen unter Partizipation von Herrn S. erforderlich.

Interprofessionelle Kooperation abgeleitet aus der ICF-Ebene „Teilhabe"

Für die Teilhabe am gesellschaftlichen Leben trotz QSL stehen Herrn S. zukünftig unterschiedliche Hilfsmittel zur Kompensation lähmungsbedingter Mobilitätseinschränkungen zur Verfügung.

Ein an seinen Rollstuhl adaptiertes Handbike ermöglicht Herrn S. beispielsweise die Fortführung der familiären Fahrradausflüge und die Überwindung größerer Distanzen. Die Erprobung und Auswahl eines Handbikes erfolgen im Rahmen der sporttherapeutischen Behandlung. Mit dieser Hilfsmittelversorgung wäre auch der lokale Sportverein für Herrn S. selbstständig erreichbar und somit die Teilnahme an Vereinssitzungen oder die Erprobung neuer Sportarten in der Sparte Rollstuhlsport möglich. Die Erprobung und Versorgung eines Handbikes erfordert interprofessionelle Kooperation zwischen Sporttherapeut*innen und Physiotherapeut*innen, damit der zu versorgende Rollstuhl und das Handbike einerseits optimal aufeinander abgestimmt werden und andererseits im Alltag keine hemmenden Einflüsse auf die Selbstständigkeit durch eventuelle Veränderungen der erprobten Grundeinstellung des Rollstuhles entstehen (Bröxkes et al., 2004; Zäch & Koch, 2006). Große Distanzen, wie beispielsweise den Weg zur Arbeitsstelle, plant Herr S. zukünftig mit dem Auto zurückzulegen. Damit er auch hier die größtmögliche Autonomie erwirbt, werden in der ergotherapeutischen Behandlung Möglichkeiten des Rollstuhlverladens in das Auto mit Herrn S. erarbeitet und eingeübt (Römer, 2008). Sollte sich ein selbstständiges Verladen des Rollstuhls im Alltag als nicht praktikabel erweisen, muss gegebenenfalls der Einbau eines Rollstuhlverladesystem am Kraftfahrzeug in Erwägung gezogen werden (Koch & Geng, 2021). Rollstuhlmodell, -abmessungen und -einstellung können über das Gelingen des Rollstuhlverladen ins Auto (manuell oder mit Verladehilfe) entscheiden, so dass sich hieraus eine weitere Schnittstelle in der interprofessionellen Kooperation zwischen Ergotherapie und Physiotherapie im Rahmen der Rollstuhlversorgung ergibt.

Interprofessionelle Kooperation abgeleitet aus der ICF-Ebene „Umweltfaktoren“

Zum Aufgabenbereich der Ergotherapie gehört die möglichst frühzeitige Wohnberatung von Herrn S. und seiner Frau. In diesem Setting ist zu klären, ob eine Rückkehr als Rollstuhlfahrer in das bisher bewohnte Haus möglich ist und welche Anpassungen hierfür im Haus erforderlich sind (Römer, 2008). In diesem Zusammenhang können die Maße des Rollstuhls entscheidend dafür sein, ob Herr S. weiterhin seinen ursprünglichen Wohnraum nutzen können wird oder Umbauten vorgenommen werden müssen.

Dies betrifft Aspekte wie beispielsweise ausreichende Türbreiten und ausreichender Platz für die Zugänglichkeit von Bad, Dusche, Toilette, Bett, Küche und Wohnzimmer mit dem Rollstuhl. Zum Überwinden von Treppenstufen im Haus kann es erforderlich sein, das Rollstuhlmodell so auszuwählen, dass es mit einem Treppenlift oder einer mobilen Treppensteigehilfe kombinierbar ist (Römer, 2008). Damit für Mobilität und Autonomie von Herrn S. im häuslichen Umfeld die bestmögliche Hilfsmittelversorgung erfolgen kann, ist die interprofessionelle Kooperation von Ergotherapeut*innen und Physiotherapeut*innen unter Partizipation von Herrn S. erforderlich und zeigt eine weitere interprofessionelle Schnittstelle dieser Professionen auf.

Interprofessionelle Kooperation abgeleitet aus der ICF-Ebene „personbezogene Faktoren“

Herr S. ist ein sportlich aktiver, gesundheitsbewusst lebender Familienvater, der seit Beginn der Rehabilitation eine große Motivation zeigte, sich aktiv mit der veränderten Lebenssituation durch die QSL auseinanderzusetzen. Bezogen auf den Prozess der Rollstuhlversorgung ist seine Partizipation an der Hilfsmittelevaluation von großer Bedeutung für eine erfolgreiche Versorgung.

Einflussfaktoren auf die interprofessionelle Kooperation

Ziel der klinischen Rehabilitation von Menschen mit Querschnittlähmung ist, für die Betroffenen eine größtmögliche Autonomie anzustreben und dadurch ihre Rückkehr in das familiäre, berufliche und gesellschaftliche Umfeld zu ermöglichen (Deutsche Gesetzliche Unfallversicherung, 2020). Damit dies mit den begrenzten finanziellen und personellen Ressourcen im Gesundheitssektor gelingen kann, besteht für die an der klinischen Rehabilitation beteiligten Berufsgruppen die professionelle Notwendigkeit, mittels interprofessioneller Kooperation eine hohe Versorgungsqualität für den Patienten zu ermöglichen (Voelker, 2011). Im Folgenden wird der Einfluss der Faktoren interprofessionelle Kommunikation und Digitalisierung auf die interprofessionelle Kooperation im klinischen Setting analysiert.

6.2.3 Interprofessionelle Kommunikation

Die Deutsche Gesetzliche Unfallversicherung (2020) empfiehlt für die Rehabilitation von Menschen mit QSL die Behandlung in spezialisierten Behandlungszentren mit qualifizierten und erfahrenen interprofessionellen Behandler*innenteams, die ganzheitlich und patient*innenbezogen agieren. Die Arbeitsweise dieser Teams zeichnet sich durch aufeinander abgestimmte Prozesse und das Beachten guter Kommunikation aus. Teambesprechungen im rehabilitativen Setting, die anhand einer ICF-geleiteten Struktur moderiert werden, weisen zudem eine verbesserte interprofessionelle Kommunikation und Dokumentation sowie einen strukturellen Zugewinn in der Durchführung aus (Rentsch et al., 2003).

Die Forschungsgruppe um Shiney Franz (Franz et al., 2020, S. 150) analysierte im Rahmen einer qualitativen Studie die „Interprofessionelle Kommunikation zwischen therapeutisch Pflegenden und anderen therapeutischen Berufsangehörigen (...) in der neurologischen Frührehabilitation“. Aus Sicht der Autorin*innen sind die Ergebnisse auch auf das klinische Setting der Rehabilitation von Menschen mit QSL anwendbar. Diese Annahme gründet auf der vergleichbaren Zusammensetzung und Zusammenarbeit der Behandler*innen Teams beider Settings (Deutsche Gesetzliche Unfallversicherung, 2020; Franz et al., 2020) und den lebensverändernden Konsequenzen aus den (beiden Settings zugrundeliegenden) neurologischen Schädigungsbildern für die Betroffenen. So werden in beiden Settings in wöchentlich stattfindenden Teambesprechungen, die aktuellen Therapieziele abgestimmt und dokumentiert. Aus Sicht der in der Studie Befragten nehmen oft Aspekte zur Erlössicherung größeren Raum als die patientenorientierte Zielformulierung ein. Auch wirken sich aus ihrer Sicht Faktoren wie Ort, Zeit, Größe der Gruppe und die Sprache der Teammitglieder auf die interprofessionelle Kommunikation aus.

Kernteams von überschaubarer Größe und personeller Kontinuität pflegen überdies durch intensive Kommunikation untereinander einen regelmäßigen Austausch über die Patient*innenbehandlung. Dieser kommunikative Austausch geht über die regelmäßig stattfindenden Teamsitzungen hinaus. Eine grundlegende Offenheit für interprofessionellen Austausch und kommunikationsermöglichende Strukturen sind gemäß Franz et al. (2020) die Basis für interprofessionelle Kooperation. Hingegen wird das Fehlen fester Teams und das Fehlen gemeinsamer Pausenräume als hemmende Faktoren für die interprofessionelle Kommunikation wahrgenommen. Weitere Einflussfaktoren auf die interprofessionelle Teamkommunikation sind die architektonischen und organisatorischen Rahmenbedingungen der Zusammenarbeit. So finden auf großflächigen Stationen seltener interprofessionelle Kommunikation statt als auf kleineren, überschaubareren Stationen. Außerdem geht von der gemeinschaftlichen Nutzung von Aufenthaltsräumen eine positive Wirkung hinsichtlich der Vorbeugung von Fraktionsbildungen innerhalb eines Teams aus.

Darüber hinaus sind für das Gelingen interprofessioneller Teamkommunikation Faktoren wie respektvolle und regelmäßige Kommunikation, Klarheit in der Arbeitsaufteilung und der Respekt der/s Einzelnen vor den Rollen der anderen Teammitglieder relevant (O’Reilly et al., 2017). Hingegen ist mangelhafte Kommunikation, wie auch die fehlende Umsetzung gleichberechtigter Kommunikation auf Augenhöhe aufgrund der historisch gewachsenen hierarchischen Strukturen in klinischen Settings als Hindernis interprofessioneller Teamarbeit zu werten (Amelung et al., 2020, S. 185ff.; Rawlinson et al., 2021; Voelker, 2011).

6.2.4 Digitalisierung in der interprofessionellen Zusammenarbeit

Die rechtliche Grundlage der Digitalisierung in Krankenhäusern findet sich im Krankenhauszukunftsgesetz (KHZG) (Bundesgesundheitsministerium (BMG), 2020), das bereits seit Oktober 2020 in Kraft getreten ist. Ziel dieser Gesetzgebung ist die Förderung der technischen Ausstattung und digitalen Infrastruktur von Krankenhäusern. Zur finanziellen Unterstützung der Krankenhäuser bei der Umsetzung dieser gesetzlichen Anforderungen wurde von der Bundesregierung der Krankenhauszukunftsfond eingerichtet (Jorzig, 2022). Digitalisierung und anwenderfreundliche IT-Lösungen können im Krankenhaus mehr als die reine Dokumentation von Therapie und Diagnostik mittels der digitalen Patientenakte leisten. Sie sind in der Lage, patientenorientierte Prozesse im Krankenhaus effizienter zu gestalten. Teammitgliedern, die in der Lage zur Dokumentation in der digitalen Patientenakte sind, steht ein zeitnaher interprofessioneller Austausch von Informationen und dadurch Transparenz an den interprofessionellen Schnittstellen zur Verfügung. Dies kann Informations- und Zeitverlust in der Patientenbehandlung vorbeugen. Die unmittelbare Aufbereitung und übersichtliche Darstellung von Patientendaten sowie das Nutzen von mobilen Endgeräten in der digitalen Krankenhausinfrastruktur, können jedem Teammitglied den Zugriff auf diese Daten an jedem Standort ermöglichen und so den interprofessionellen Austausch unterstützen. Außerdem bietet diese Form der transparenten Dokumentation die Chance, dass sich alle Behandlungen und Interventionen stärker an den Bedürfnissen der Patient*innen orientieren und dadurch die Betroffenen deutlicher ins Zentrum des interprofessionellen Handelns rücken (Jorzig, 2022). Insofern kann neben der direkten Kommunikation von Angesicht zu Angesicht auch die digitale Kommunikation im Krankenhaus hilfreich für das Gelingen von interprofessioneller Teamarbeit sein, vor allem wenn einzelne Teammitglieder nicht zeitgleich am selben Standort agieren (O'Reilly et al., 2017).

6.2.5 Zusammenfassung

Anhand des Fallbeispiels von Herrn S. wurde die interprofessionelle Zusammenarbeit bei der Rollstuhlversorgung von frischverletzten Menschen mit QSL im klinischen Setting differenziert betrachtet. Hierbei wurden interprofessionelle Schnittstellen entlang der ICF-Struktur für alle an der Behandlung und Rehabilitation von Herrn S. beteiligten Berufsgruppen identifiziert. Die Rollstuhlauswahl, -einstellung und -erprobung erfordert interprofessionelle Kooperation unter Partizipation des von QSL betroffenen Menschen. Sie ist im klinischen Setting ein iterativer Prozess, der sich vor allem an den Ressourcen und den sich entwickelnden Fähigkeiten zu selbstbestimmter Mobilität von Herrn S. und seinem bisherigen und zukünftigen Lebensumfeld orientiert. Damit der Rollstuhl für Herrn S. die querschnittlähmungsbedingten Mobilitätseinschränkungen im Alltag so umfassend wie möglich kompensieren kann, ist interprofessionelle Kooperation während des Prozesses der Rollstuhlversorgung unerlässlich.

Interprofessionelle Kooperation im klinischen Setting steht unter dem Einfluss verschiedener Faktoren von denen exemplarisch bei Herrn S. die interprofessionelle Kommunikation und die Digitalisierung im klinischen Setting hervorzuheben sind. Architektonische und organisatorische Faktoren können einen begünstigenden Einfluss auf die interprofessionelle Kommunikation ausüben, ebenso wie kleine, beständige Teams und die kontinuierliche Betreuung der Betroffenen durch die gleichen Mitarbeiter*innen. Auch eine für alle Beteiligten, von jedem Standort zugängliche IT-Infrastruktur erleichtert interprofessionelle Kooperation durch die Möglichkeit zur transparenten Dokumentation und Kommunikation an den interprofessionellen Schnittstellen.

Die gesetzlichen Rahmendbedingungen, die zur Teilhabe und Kompensation der Folgen von Behinderung einen Rechtsanspruch auf die Kostenübernahme von Hilfsmittel für von QSL betroffene Menschen ableiten (vgl. SGB V, § 33; SGB IX, § 47), erfordern Um- und Weitsicht in der Rollstuhlversorgung, damit Fehlversorgungen zulasten der Solidargemeinschaft der Krankenversicherten und der Betroffenen selbst vermieden werden.

Ein Rollstuhl, der wie im Fall von Herrn S. allen Anforderungen des Alltags gerecht wird und mit allen denkbaren Zusatzgeräten, wie beispielsweise Geräten für das Überwinden von Treppen, Verladen ins Auto, Unterstützen des manuellen Antreibens, kombinierbar ist, existiert in dieser Ausprägung nicht am Markt (Bröxkes et al., 2004). Dies bedeutet, im Prozess der Rollstuhlevaluation, ist es erforderlich, in interprofessioneller Kooperation und Partizipation von Herrn S. abzuwägen und zu priorisieren, welche Funktionen der Rollstuhl notwendigerweise erfüllen muss. Dies ist ein interprofessioneller, partizipativer Entscheidungsprozess, in dem die Priorisierung von Funktionen zur Modellauswahl führt. Fehlversorgungen von Rollstühlen stellen für die Betroffenen einen Verlust an Autonomie, im Extremfall auch die Gefährdung der Gesundheit dar. Außerdem bedeutet die Regulierung einer Fehlversorgung bürokratischen Aufwand in der Auseinandersetzung mit den Kostenträgern und möglicherweise finanzielle Einbußen für die Betroffenen, aufgrund der begrenzten Finanzierungsmöglichkeiten von Hilfsmitteln durch die Kostenträger.

Im Rehabilitationsprozess muss aufgrund der Diskrepanz zwischen Dauer des Aufenthaltes und Langwierigkeit des Erprobungs-, Genehmigungs- und Produktionsprozesses von Hilfsmitteln schon sehr frühzeitig mit der Rollstuhlversorgung begonnen werden. Nur durch intensive interprofessionelle Kooperation, umfassende fachliche Expertise und Weitblick aller Beteiligten, besteht unter diesen vorgegebenen Rahmenbedingungen die Chance, zu einer bestmöglichen Hilfsmittelversorgung für die Betroffenen zu gelangen.

6.2.6 Fallbezogene Schlussfolgerungen und Ausblick

Die Rollstuhlversorgung für Menschen mit neu erworbener QSL im klinischen Setting muss aufgrund der gesundheitspolitischen und organisatorischen Rahmenbedingungen klinischer Rehabilitation frühzeitig umgesetzt werden. Eine definitive Festlegung auf das jeweilige Rollstuhlmodell bleibt trotz erfolgreicher interprofessioneller Kooperation und hoher fachlicher Expertise des Behandler*innenteams auch zukünftig abhängig von individuellen Faktoren in der Entwicklung und dem Umfeld der Betroffenen und birgt generell ein hohes Risiko der Fehlversorgung.

Intensive interdisziplinäre Kooperation und Kommunikation mit dem/der Patient*in im Mittelpunkt aller Bemühungen kann dieses Risiko reduzieren. Hieraus ergibt sich die Notwendigkeit, von intensiver interprofessioneller Kooperation, die nicht an Hindernissen scheitern darf, die aufgrund mangelhafter interprofessioneller Kommunikation, schlechter digitaler Infrastruktur im klinischen Setting oder der in der Ausbildung vernachlässigten interprofessionellen Kooperation entstehen.

Am Beispiel der Rollstuhlversorgung von Menschen mit QSL im klinischen Setting konnte aufgezeigt werden, dass zahlreiche interprofessionelle Schnittstellen existieren, die koordiniert und berücksichtigt werden sollten, damit trotz geringer Ressourcen (Zeit, Personal, Finanzierung der Hilfsmittel) der von QSL betroffene Mensch im Mittelpunkt der interprofessionellen Bestrebungen bleibt und sämtliche anhand der ICF-Struktur dargestellten Aspekte des Gesundheitsproblems Berücksichtigung in der Hilfsmittelversorgung finden.

Hieraus lässt sich politischer Handlungsbedarf ableiten, die rechtlichen Grundlagen für das Bereitstellen angemessener personeller und zeitlicher Ressourcen im klinischen Setting an den Bedarf der Betroffenen anzupassen. Zur Verbesserung der interprofessionellen Kommunikation im klinischen Alltag, sollten bei zukünftigen baulichen und organisatorischen Umstrukturierungsmaßnahmen die Erkenntnisse von Franz et al. (2020) Berücksichtigung finden und im Idealfall von politischer Seite gesetzgeberisch und finanziell unterstützt werden.

In Hinblick auf die sich verändernde Altersstruktur in der deutschen Gesellschaft und dem aktuell schon existierenden Fachkräftemangel in den Gesundheitsberufen scheint es unumgänglich, das Arbeitsfeld der Gesundheitsberufe für junge Menschen so attraktiv zu gestalten, dass sich viele von ihnen für diesen beruflichen Weg entscheiden können. Hierbei sollten den neben den finanziellen Anreizen der Bezahlung auch die Gestaltung der zukünftigen Arbeitsbereiche beitragen, indem die Personalschlüssel so strukturiert werden, dass körperliche Belastungen und Zeitdruck im Arbeitsalltag sowie mangelnde gesellschaftliche Anerkennung dieser Berufe durch unangemessene Vergütung der Vergangenheit angehören. Interprofessionelle Kooperation kann auch hier ihren positiven Beitrag leisten, indem durch ihre Umsetzung Fachpersonen zufriedener sind und auch länger im Beruf verbleiben (Sottas & Kissmann, 2015).

Damit interprofessionelle Kooperation im Gesundheitswesen auch zunehmend in gewachsenen, von Hierarchie geprägten Strukturen des klinischen Settings umgesetzt werden kann, braucht es einerseits kooperationsbegünstigende Strukturen und andererseits die Übung der Umsetzung interprofessioneller Kooperation durch die Beteiligten. Der in Projekten derzeit verfolgte Ansatz, interprofessionelle Kooperation bereits in der Ausbildung medizinischer Berufe zu integrieren, sollte intensiv durch fortgesetzte wissenschaftliche Forschung evaluiert und gestützt werden, damit fundierte Konzepte zur interprofessionellen Kooperation in die Curricula aller Gesundheitsberufe aufgenommen werden können. Dies trifft im gleichen Maße auch auf die Aus- und Weiterbildung von Lehrenden in den Gesundheitsberufen zu, die sich zukünftig an solchen Konzepten orientieren muss.

Zusammenfassend besteht sowohl im Themenkomplex der interprofessionellen Kooperation als auch beim Thema der teilhabeorientierten Rollstuhlversorgung von Menschen mit QSL umfangreicher gesellschaftlicher, politischer und wissenschaftlicher Handlungs- und Forschungsbedarf. Damit auch zukünftig die aus einer QSL resultierenden schwerwiegenden Konsequenzen für das tägliche Leben Betroffener und deren Umfeld nicht gleichbedeutend sind mit dem Verlust an Teilhabe und Lebensqualität.

6.3 Prinzipien und Methoden guter interprofessioneller Teamarbeit, Führung und Kommunikation

Ob ein interprofessionelles Team auf Dauer effektiv miteinander arbeiten kann, wird von mehreren Gegebenheiten bestimmt. Neben den spezifischen fachlichen Kompetenzen der einzelnen Teammitglieder ist die Art und Intensität der fachlichen Kooperation zwischen den einzelnen Akteuren entscheidend. Darüber hinaus spielen nicht nur die sozialen Kompetenzen der einzelnen beteiligten Personen eine Rolle, sondern auch die positiven Führungsfähigkeiten der/des Teamleiter*in (Mokrusch, 2021). Diese umfassen z. B. Strategien für gute Kommunikation, das Sorge tragen für ein unterstützendes Klima im Team bis hin zu der Einhaltung bei den Themen Respekt und Verständnis. Als vorteilhaft hat sich erwiesen, Regeln für den allgemeinen wertschätzenden und respektvollen Umgang miteinander zu vereinbaren und für dessen Einhaltung zu sorgen. Hinzu kommt die Schaffung eines Arbeitsklimas, das von Vertrauen und offener Kommunikation geprägt ist. Dazu gehört auch die Bereitschaft zur Selbstreflexion bei Problemlösungen und die Bereitschaft voneinander zu lernen und ggf. auch transdisziplinär tätig zu werden (Nancarrow et al., 2013).

Regeln für den allgemeinen Umgang miteinander, die als Voraussetzung für erfolgreiche Teamarbeit gelten (Nancarrow et al., 2013)

Regelmäßige Teambesprechung mit Einhaltung der vereinbarten Regeln

Festlegung und Übernahme von Verantwortung samt Stellvertretungsregelung

Formulierung dieser Regeln mit kontinuierlicher Überprüfung der Einhaltung
Zielorientierte Supervision der Teamleitung
Interprofessionelle Kommunikation

„Wichtiger ist doch, dass ich hier das Gefühl habe, dass alle genau wissen, wer ich bin, was ich habe und brauche." (Äußerung eines Patienten; Robert Bosch Stiftung, 2017)

6.3.1 Kommunikationsanlässe

Kommunikation spielt eine zentrale Rolle, weil die komplexe Leistungserstellung einen hohen Bedarf an Informationen auf der Sachebene erfordert und weil die intensive Zusammenarbeit der Mitarbeiter*innen die psychologische und emotionale Kommunikation auf der Beziehungsebene besonders in Anspruch nimmt (Baller & Schaller, 2017). In diesem Zusammenhang sei auf das bekannte Vier-Ohren-Modell oder auch Kommunikationsquadrat von Friedemann Schulz von Thun verwiesen (1981).

Exkurs Vier-Ohren-Modell von Schulz von Thun (1981)

Das Modell geht von der Annahme aus, dass jede Äußerung eines/r Senders/in auf mehreren Ebenen eine Botschaft an die/den Empfänger/in sendet. Schulz von Thun unterscheidet die Ebenen Sachinformation, Selbstkundgabe, Beziehungshinweis und Appell.
Sachinformation: Die Information, die die/der Therapeut/in gibt. Das kann z.B. eine Empfehlung zur Kostform sein.
Selbstkundgabe: Auf die Art und Weise was und wie etwas geäußert wird, gibt die/der Sender/in etwas über sich selbst preis, z.B. Ich bin hier wichtig und habe keine Zeit.
Beziehungshinweis: Die Art und Weise des Sprechens zeigt zudem, was die/der Sender/in von ihrer/seiner Kommunikationspartner/in hält und in welchem Verhältnis sie zueinander stehen.
Appell: Beschreibt das, was die/der Sender/in erreichen möchte. Neben „Passen Sie bitte die Kostform entsprechend der Empfehlung an" kann das auch sein: „Nimm wahr, dass ich höflich und kooperativ bin."

Es gibt viele Anlässe zwischen den Gesundheitsberufen, bei denen Kommunikation stattfindet. Beispielsweise im Krankenhaus bestehen formelle Informationssysteme, wie z.B. periodische und damit tägliche Besprechungen (z.B. Übergabegespräche) und die Dokumentation von Diagnosen und Therapiemaßnahmen sowie aperiodische Konferenzen und Teamsitzungen (Schulz von Thun, 1981). Daneben gibt es die informelle Kommunikation, die sich durch die berufsständische Gliederung ergibt. Sie geht häufig mit erheblichen Koordinationsproblemen einher (Baller & Schaller, 2017). Solche Probleme manifestieren sich in der oft mangelnden Integration, der Bildung von Subkulturen und einem System multipler Autoritäten. Das wird durch die vielen Schnittstellen der Kommunikation im Krankenhaus noch verstärkt. Baller und Schaller (2017) gehen daher von psychologischen Informationsbarrieren aus, die sich im Krankenhaus entwickeln. Diese resultieren aus mangelnder Fähigkeit zum Zuhören, mangelndem Einfühlungsvermögen, mangelndem Vertrauen, Verschlossenheit und Hemmungen, Unaufrichtigkeit, Angst vor Kritik, Macht- und Geltungsstreben, Neigung zum Zurückhalten und aus dem Filtern und Umformen von Informationen.

Die klassische **Übergabe** ist immer noch die bevorzugte Kommunikationsplattform in Teams. Hierbei werden Beobachtungen zum Krankheitsverlauf und zu den Patient*innen i.d.R. täglich besprochen und ausgewertet (Elzer & Sciborski, 2007). Sie dient deshalb dem aktuellen Informationsaustausch über Patient*innen an alle an der Behandlung Beteiligten. Trotz aller Sparzwänge hat sich eine Reduzierung von Übergabezeiten nicht durchgesetzt.

Eine weitere übliche Kommunikationsform ist die **Teamsitzung**, in der gemeinsam mit allen auf der Station tätigen Berufsgruppen die nächsten Schritte für die Patient*innen der Station in einem festgelegten Zeitabstand besprochen werden (Team-AG Querschnittgelähmten-Zentrum, 2023). Damit wird angestrebt, den Patient*innen eine an ihren Bedürfnissen orientierte und effiziente Rehabilitation anzubieten (Elzer & Sciborski, 2007). Bezogen auf das Fallbeispiel Herr S. mit QSL nehmen folgende Berufsgruppen teil: Pflegende, Therapierende aus den Bereichen Sporttherapie, Physiotherapie, Ergotherapie, Ärzt*innen: Oberärztin/-arzt (Moderator*in), Stationsärztin/-arzt sowie Sozialdienst und Psychologie. Dabei führen alle genannten Gesundheitsberufe begleitend Hilfsmittelerprobung und -versorgung und auch Angehörigenberatung durch. Ein/eine Hilfsmittelmanager*in kümmert sich um die administrativen und organisatorischen Belange des Patienten an der Schnittstelle von Patient*in, Therapeut*innen in der Hilfsmittelberatung und -erprobung, Sanitätshaus und Kostenträger. Für Herrn S. ist keine logopädische Behandlungsindikation vorhanden. Bei Betroffenen von zervikaler QSL, vor allem bei Lähmungshöhen oberhalb dem Niveau von C4 (Zwerchfellinnervationshöhe) ist die Logopädie bei Schluckdiagnostik/-therapie v.a. im Zusammenhang mit Weaning (Entwöhnung von der maschinellen Beatmung und der Trachealkanüle) regelhaft mit involviert. Ziele der Teamsitzung sind dabei ein regelmäßiger Informationsaustausch, die Therapiezielformulierung für die nächsten zwei Wochen, die Klärung von Problemen und die Absprache von Arbeitsaufträgen sowie die gemeinsame Planung des weiteren Verlaufs inklusive des Entlassmanagements. Dabei folgt der Verlauf einer Teamsitzung einem festgelegten Schema, bei dem zuerst die Patien*tinnen in der Erstbehandlung und dann die Wiederaufnahmen besprochen werden. Bei den Neuaufnahmen werden zunächst alle bereits vorliegenden relevanten Informationen zusammengetragen. Daran schließt sich die gemeinsame Ausarbeitung eines übergeordneten Teilhabeziels an. Das heißt, es wird gemeinsam eingeschätzt, was die/der Patient*in bis zur Entlassung erreichen kann.

Beispiele

Selbstständige/selbstständiger Rollstuhlfahrer*in in eigener barrierefreier Häuslichkeit
Fußgänger*in mit Hilfsmitteln in eigener Häuslichkeit mit Unterstützung durch einen Pflegedienst
Wohnen in einer Pflegeeinrichtung/betreutes Wohnen

Danach erfolgt die Ausarbeitung der gemeinsamen Ziele für die nächsten zwei Wochen mit der Zielsetzung, sich auf gemeinsame – besonders wichtige – Ziele zu verständigen.

Das übergeordnete Teilhabeziel kann im Reha-Teambogen unter „Medizinische Daten“ nachgelesen werden. Daraus ergeben sich die Zwei-Wochenziele, die spezifisch und überprüfbar formuliert werden. Dabei sollen die Ziele nach Möglichkeit ADL- (Activities of daily living: Aktivitäten des täglichen Lebens) und teilhabeorientiert sein. Dass jede Berufsgruppe üblicherweise parallel weitere Ziele mit den Patient*innen verfolgt, schließt sich nicht aus. Bei Bedarf werden zusätzlich berufsgruppenspezifische Ziele erarbeitet. So können Ziele unter verschiedenen Aspekten formuliert werden, beispielsweise in Bezug auf Körperstrukturen, Funktionen oder Aktivitäten und Teilhabe, als Maßnahme, Fragestellung oder Edukationsziel.

Bei allen anderen Patient*innen wird so verfahren, dass überprüft wird, ob die Ziele der letzten Teamsitzung erreicht wurden. Falls das nicht zutrifft, werden die Gründe geklärt, die Ziele angepasst bzw. neue Ziele formuliert.

Von Vorteil hat sich ein Vorgehen in der Teamsitzung erwiesen, bei dem zunächst nur diejenigen sprechen, die an der Zielerreichung beteiligt sind und für das entsprechende Ziel zuständig sind. Der/die Moderator*in fasst jeweils zum Abschluss die individuell vereinbarten Ziele zusammen.

Eine Liste mit Vorschlägen zur Formulierung der Zwei-Wochen-Ziele findet sich im öffentlich zugänglichen Poketplaner, der von der Team-AG des QL-Zentrums des BG-Klinikums Hamburg 2023 erarbeitet wurde und der sich bei Bedarf an politische, ökonomische und ggf. weitere Begebenheiten fortlaufend anpassen muss. Diese Liste erhebt keinen Anspruch auf Vollständigkeit. Sie soll einen Überblick über etwaige Zwei-Wochenziele geben und Ideengeber dafür sein, weitere Ziele zu entwickeln und gemeinsam mit den Patient*innen und den Angehörigen daran zu arbeiten.

Die vereinbarten Ziele und eine Zusammenfassung des Status quo werden in der klinischen Dokumentation im Reha-Teambogen unter Visiteninfo dokumentiert und können dort nachgelesen werden. Eine Teamsitzung kann je nach Auslastung der Station zwischen 45 und 75 Minuten dauern. Die in der Teamsitzung besprochenen Zwei-Wochen-Ziele werden dann während der Visite vermittelt. So wird sichergestellt, dass alle Behandelnden und die Patient*innen wissen, an welchen Zielen aktuell gemeinsam gearbeitet wird. Akzeptiert ein/eine Patient*in ein Ziel nicht, muss entweder vertieft mit ihm/ihr gesprochen, das Ziel angepasst oder ein anderes Ziel mit ihm/ihr gemeinsam erarbeitet werden.

Der tägliche Besuch am Krankenbett, die **Visite**, stellt einen weiteren Kommunikationsanlass dar. Der Begriff entstammt dem Lateinischen *visito* und bedeutet sehen, besuchen (Duden, 2014). Dabei ist sich zu vergegenwärtigen, dass sich die Patient*innen hier in einer neuen Situation befinden, die oft mit Unsicherheit verbunden ist. Deshalb sollte die Privatsphäre der Patient*innen gewahrt und respektiert werden. An einer interprofessionellen Visite sind mehrere Berufsgruppen beteiligt. Welche das im Einzelnen sind, variiert je nach Disziplin und Anlass für die Visite und ist von weiteren Faktoren abhängig. I.d.R. sind es Pflegekräfte, Ärzt*innen und therapeutische Berufsgruppen. Mindestens aber führt die Stationsärztin/der Stationsarzt und die betreuende Pflegefachkraft gemeinsam die Visite durch. Dabei ist es nicht immer sinnvoll, dass unbedingt alle Personen, die an der Patient*innenbehandlung beteiligt sind, täglich an der Visite teilnehmen. Empfehlenswert sind enge Kooperationen und die Organisation regelmäßiger Treffen für bestimmte Inhalte. Beispielsweise zu Wochenbeginn die Visite mit der/dem Apotheker*in, dann mit dem Therapeut*innenteam und dem Sozialdienst, zum Wochenausgang die mikrobiologische Visite (Forster, 2017). Je nach Anlass der Visite stehen unterschiedliche Beteiligungen des Behandlungsteams an. Damit der Ablauf reibungslos verläuft, ist es notwendig, der Visite von Anfang an die passende Bezeichnung zu geben und die relevanten Gesundheitsberufe einzuladen. Ist beispielsweise die multiple Medikation Schwerpunkt, muss der/die Apotheker*in rechtzeitig eingeladen werden. Weitere übliche Visitenformen sind z.B. die Chefarztvisite mit der Übergabe des Behandlungsstands an den/die Chefarzt/-ärztin der jeweiligen Abteilung, die Schmerzvisite, die das Abfragen der Schmerzintensität, die Anpassung der notwendigen Schmerztherapie oder/und die Qualitätssicherung umfasst oder die Pflegevisite, bei der die durchgeführten Pflegemaßnahmen auf Vollständigkeit und Qualität überprüft werden (Forster, 2017). Um eine interprofessionelle Visite durchführen zu können, sind ein umfassender Kenntnisstand hinsichtlich der aktuellen Diagnosen, relevanten Nebendiagnosen, aktuellen Krankengeschichte, medizinischen, therapeutischen und pflegerischen Verlaufs und ein Überblick über den Behandlungsplan essenziell (Berberat et al., 2013; Ten Cate et al., 2015). Das Ziel besteht darin, eine möglichst vollständige Übersicht über den aktuellen Genesungs- und Gesundheitszustand der Patient*innen und deren Befinden zu bekommen (May et al., 2018). Die Visite dient dabei nicht ausschließlich der Informationsvermittlung über körperliche Belange, sondern bezieht das psychosoziale Lebensumfeld mit ein. Solche Gespräche sind wesentlich dafür, ob sich ein/eine Patient*in gut aufgehoben fühlt (von Campenhausen, 2020). Mithilfe von zielgerichteten Fragen sollte das interprofessionelle Team deshalb gemeinsam mit den Patient*innen auf das aktuelle Befinden eingehen und die Beschwerden, Ängste und Wünsche der Patient*innen beachten. Im Anschluss erfolgt die interprofessionelle Ausarbeitung und gemeinsame Umsetzung eines patient*innenzentrierten Behandlungsplans. Dieser kann bei Bedarf weitere diagnostische, therapeutische, pflegerische und rehabilitative Behandlungen der Patient*innen beinhalten (Berberat et al., 2013; Ten Cate et al., 2015).

Üblicherweise erfolgt eine Visite auf der gesamten Station bei jedem/jeder Patient*in. Es können aber durchaus auch punktuelle Visiten mit den nach der Fragestellung notwendigen Gesundheitsprofessionen umgesetzt werden. Gibt es offene Fragen im weiteren Behandlungsverlauf, kann es vorteilhaft sein, sich nicht nur konsiliarisch unterstützen zu lassen, sondern auch zusammen die Visite durchzuführen. Periodisch andere Abteilungen und Gesundheitsprofessionen einzubinden, bringt den Vorteil mit sich, dass Synergien gebündelt und Fragen in einem gemeinsamen Treffen besprochen werden. So können z.B. bestimmte Behandlungsoptionen besser im direkten Austausch zwischen Ärztin/Arzt, Pflegefachpersonen, der zusätzlichen Gesundheitsprofession und der/dem Patient*in geklärt werden (Forster, 2017).

Alle Beteiligten bei der Visite verbindet der Anspruch sich auf Augenhöhe zu begegnen. Dabei sind die definierten Aufgabenfelder von Pflegenden, Ärzt*innen, Therapeut*innen und allen weiteren Beteiligten zu berücksichtigen (Forster, 2017). Die noch häufig gelebte hierarchisch dominierte Organisationsstruktur erschwert eine reibungslose Zusammenarbeit zwischen den Beteiligten, was dazu führen kann, dass bedeutsame Aspekte für den Behandlungsplan kein Gehör finden. Dem kann z.B. eine interprofessionelle Teamsitzung, bei der die relevanten Informationen und gemeinsamen Ziele aller beteiligten Berufsgruppen für die Visite aufbereitet werden, entgegenwirken. Zudem bestätigte Reynolds bereits 1978, dass Patient*innen die Informationen in der Visite häufig nicht oder nur zum Teil verstehen. Sie erhalten keine zufriedenstellenden Erklärungen und haben oft Hemmungen offene Fragen von sich aus anzusprechen (Reynolds, 1978). In der Klinik bietet die tägliche Visite eine Austauschmöglichkeit zwischen Ärztin/Arzt, Patient*in und weiteren Beteiligten, doch selten gelingt der gewünschte Austausch auch wirklich. Im Mittel dauert eine Visite gerade einmal 3,5 Minuten (von Campenhausen, 2020), davon bestreitet die Ärztin/der Arzt 60 Prozent, die/der Patient*in 30 Prozent und die verbleibende Zeit verteilt sich auf die anderen Teammitglieder (von Campenhausen, 2020). Dabei verteilen sich die Patient*innenäußerungen zu 80 Prozent auf Antworten auf Fragen, die die Ärztin/der Arzt gestellt hat. Auf sechs bis elf Arztfragen kommt nur eine Patient*innenfrage (von Campenhausen, 2020).

Nicht selten berichten Patient*innen immer noch, dass das medizinische Team über ihre Köpfe hinweg miteinander spricht; nicht wenige erleben sich hilflos in Bezug auf Entscheidungen – sie werden einfach nicht einbezogen. Das ist nicht mehr zeitgemäß. Den Ärzt*innen dient die Visite als kurze Überprüfung, ob alles läuft wie vorgesehen bzw. der Absprache von Behandlungsänderungen. Sie bietet Raum für fachliche Diskussionen über Diagnose und Therapie und dient der Verteilung von Anordnungen (von Campenhausen, 2020). Ein Input des/der Patient*in, der die Runde vielleicht auch noch verzögert, wird eigentlich nicht erwartet. Dass Patient*innen eigene Interessen wahrnehmen möchten, wird oft noch nicht eingerechnet. Hinzukommen, ob nun bewusst oder unbewusst, Abschottungs- und Abweisungsstrategien. Diese helfen den Teams, die Visite sachorientiert zu halten und effizient und fokussiert die wesentlichen Punkte anzusprechen. Eine

Schlussfolgerung aus verschiedenen Studien von Arztvisiten lautet, dass eine personenbezogene Ärztin/Arzt-Patient*in-Information nur in Minimalform vorliegt und im Wesentlichen nur erfolgt, um die Patient*innencompliance aufrechtzuerhalten (Fehlenberg et al., 2008). Damit wird eine große Chance vertan, denn findet eine partizipative Patient*innenbeteiligung nicht statt, werden die eigentlichen Expert*innen außen vor gelassen. Denn nur der/die Patient*in weiß, was sich wie anfühlt, wann und möglicherweise warum etwas schlimmer oder besser wird. Nur, wenn Sorgen, Nöte, Bedürfnisse und Befindlichkeiten adäquat mitgeteilt werden können, wird ersichtlich, was den Genesungsprozess bremst oder was ihn fördern könnte (von Campenhausen, 2020).

Ein **Gedankenexperiment**: Vollziehen Sie einmal einen gedanklichen Rollentausch. Stellen Sie sich vor, Sie wären der/die Patient*in. Sie sitzen für eine gewisse Zeit fest in diesem Krankenzimmer mit einer nachts schnarchenden Mitpatientin, die dauernd merkwürdig gesprächigen Besuch bekommt und zudem ständig auf ihrem Handy rumtippt. Gestern haben Sie den gesamten Vormittag auf dem Flur verbracht, weil Sie auf eine MRT-Untersuchung gewartet haben – im Nachthemd. Als die MRT-Aufnahmen endlich fertig waren, sprach keiner mit Ihnen über das Ergebnis. Sie haben keine Ahnung, wann Sie nach Hause dürfen und ob Ihre Katzen auch wirklich ordnungsgemäß von ihrem Partner versorgt werden und Ihre Tochter wirklich regelmäßig ihre Englischvokabeln lernt. Seit Sie hier sind, haben Sie einen Blasenkatheter, der nicht angenehm ist. Sie haben Rückenschmerzen, wie Sie sie noch niemals zuvor hatten und abends beim Einschlafen schreckliches Herzrasen, von dem Sie nicht wissen, ob es noch normal ist, von den neuen Medikamenten oder der Anspannung herrührt. Um sich zu beruhigen, probieren Sie es immer mal wieder mit vertrauten meditativen Yogatechniken. Heute um 6 Uhr, eine Zeit zu der Sie für gewöhnlich noch schlafen, wurden Sie mit Brötchen, die den Namen nicht verdienen, geweckt und warten seitdem auf die Visite, die seit 75 Minuten „gleich“ kommt. Und nun ist sie doch tatsächlich da. Sie lugen unter der Bettdecke hervor. Die Ärzt*innen und Therapeut*innen bauen sich an ihrem Bett auf: „Na, wie fühlen Sie sich?“

May und Kolleg*innen (2018) empfehlen, vorbereitet in die interprofessionelle Visite zu gehen und sich ggf. Unklarheiten und Fragen zu notieren, um später darauf zurückzukommen. Bewahren Sie einen respektvollen und wertschätzenden Umgang mit allen Kolleg*innen und Patient*innen.

Die Visite sollte ein Gespräch auf Augenhöhe sein. Dafür begibt sich der/die leitende Ärztin/Arzt in eben diese, indem sie sich auf einen Stuhl neben das Bett setzt (von Campenhausen, 2020). Die übrigen Teammitglieder halten höflichen Abstand, hören zu und beobachten das Gespräch vom Fußende des Bettes aus (von Campenhausen, 2020). Der Austausch innerhalb des Teams findet vor dem Patient*innenzimmer statt oder während eines vorgeschalteten Gesprächsformats (vgl. Teamsitzung). Von Campenhausen (2020) rät, die Visite im Dialog durchzuführen, dabei sprechen die Ärztin/der Arzt bzw. weitere Gesprächspartner*innen deutlich und verständlich. Sie macht dafür bewusst Pausen, um der/dem Patient*in zu signalisieren, dass sie eingeladen ist, sich zu äußern. Fragen weicht sie nicht aus und gibt der/dem Patient*in Zeit dafür. Verwendet sie Fachtermini, erklärt sie diese. Es werden W-Fragen und offene Fragen gestellt (May et al., 2018). Bei kurzen Antworten hakt sie nach: „Ihnen geht es gut, sagen Sie? Gibt es etwas, was Sie gern besser hätten?“ (von Campenhausen, 2020). Zudem wird auf die non-verbale Kommunikation des/der Patient*in geachtet und offen auf Emotionen des/der Patient*in eingegangen. Darüber hinaus wird Verständnissicherung betrieben, indem geklärt wird, ob die Informationen verstanden wurden. Zum Schluss wird empfohlen, das Ergebnis der Visite im Team zu reflektieren (May et al., 2018).

Fehlende oder ineffektive Kommunikation zwischen den Gesundheitsberufen und mit den Patient*innen wird als häufigste Ursache dafür genannt, dass es in der Behandlung zu Fehlern und Komplikationen kommt (Forster, 2017). Eine Kommunikationskultur, die von Wertschätzung, Empathie und Kongruenz (Rogers & Schmid, 1991) zwischen allen Involvierten in der Visite geprägt ist, ist deshalb die Basis einer jeden guten Teamkommunikation. Nur durch die Wahrung einer guten Kommunikation ist eine gemeinsame Zielerreichung möglich, damit Patient*innen in ihrer Selbstständigkeit während Krankheit und Rehabilitation gefördert und ihre Gesundheit wiederhergestellt werden kann. Interprofessionelle Pilotprojekte, wie z. B. HIPSTA (Heidelberger Interprofessionelle Ausbildungsstation, https://www.uni-heidelberg.de/studium/journal/2017/10/hipsta.html) oder MIA (Mannheimer Interprofessionelle Ausbildungsstation, https://www.umm.uni-heidelberg.de/studium/lehrentwicklung/interprofessionelles-lernen/mia-/-mica/), zeigen bereits, dass diese Ansätze erfolgreich umgesetzt werden können. MIA vereint dabei Auszubildende der Berufsgruppen Physiotherapie, Medizin und Pflege im Team. Kann eine Visite nicht wie geplant stattfinden, kann das ungünstige Folgen haben, z. B. das sich wichtige Untersuchungstermine auf den nächsten Tag verschieben (von Campenhausen, 2020). Ineffiziente Übergaben, unbedachte Terminplanung, widersprüchliche Informationen von verschiedenen Stellen und bürokratische Hürden sogen für Frust bei allen Beteiligten. Nicht selten folgen „Schuldzuweisungen“ und Kompetenzgerangel und Vorwürfe schaden dem Miteinander. Das hat Auswirkungen sowohl auf den Behandlungserfolg als auch auf die Patient*innen- und Mitarbeiter*innenzufriedenheit. Um eine wertschätzende und effiziente Kommunikation der verschiedenen Gesundheitsprofessionen auf Augenhöhe zu erreichen, braucht es mehr als gegenseitige Absichtsbekundungen. Es braucht Strukturen und Prozesse, die es den Beteiligten ermöglichen gemeinsam eine qualitative hochwertige Patient*innenversorgung umzusetzen. Dafür sind nicht nur gemeinsame Gesprächsformate und berufsgruppenübergreifende Fort- und Weiterbildungen, sondern vor allem das gesicherte Wissen um Kompetenzen, Zuständigkeiten und Arbeitsabläufe der anderen Gesundheitsprofessionen notwendig (von Campenhausen, 2020).

Nachdem gängige Kommunikationsanlässe beleuchtet wurden, erfolgt eine Auseinandersetzung mit drei hilfreichen Methoden, die die Kommunikation (**Motivierende Gesprächsführung** und **Gewaltfreie Kommunikation**) oder Verhandlungen (**Harvard-Konzept**) zwischen den Gesundheitsberufen erleichtern können.

6.3.2 Motivierende Gesprächsführung

Gerade der Gesundheitsbereich ist Veränderungsprozessen unterworfen. Kliniken und ambulante Einrichtungen müssen sich darauf einstellen, wenn sie wettbewerbsfähig bleiben möchten. Das erfordert von Mitarbeiter*innen sich auf Veränderungsprozesse einzulassen. Diese können verschiedene Ebenen betreffen. Das sind bei strukturellen Veränderungen die organisationale Ebene und bei Veränderungen, die die Mitarbeiter*innen selbst betreffen, die individuelle Ebene (Klonek & Kauffeld, 2012). Hinzu kommen beispielsweise im Rahmen des kontinuierlichen Veränderungsprozesses die Arbeit an der Optimierung von Arbeitsprozessen durch ein oder mehrere Teams aus Mitarbeiter*innen. Sollen Veränderungen umgesetzt werden, kann das treibende und bremsende Impulse auslösen (Lewin, 1963). Deshalb sind Methoden willkommen, die Veränderungsprozesse in Organisationen mit ihren Teams begleiten und zum Erfolg führen. Organisationale, teambezogene- oder auch individuelle Veränderungsprozesse sind in hohem Maß von der Motivation der involvierten Mitarbeiter*innen abhängig (Klonek & Kauffeld, 2012). Hier setzt die Motivierende Gesprächsführung an.

> Motivierende Gesprächsführung ist eine klientenzentrierte, direktive Gesprächsmethode zur Verbesserung der intrinsischen Motivation für eine Veränderung mittels der Erforschung und Auflösung von Ambivalenz (Miller & Rollnick, 2015).

Bei der **Motivierenden Gesprächsführung** (Motivational Interviewing, nachfolgend kurz MI), handelt es sich um ein Gesprächsführungskonzept, das dabei helfen soll, Menschen zu Veränderungsprozessen zu motivieren. MI spricht dabei eine Einladung zur Veränderung aus und vermeidet ausdrücklich Lösungsvorschläge, direkte Anweisungen oder gar Schuldzuweisungen. Dabei versteht sich MI als eine partnerschaftliche, personenzentrierte Form der Anleitung und Begleitung zum Hervorlocken und zum Fördern von Veränderungsmotivation. Seinen Ursprung fand MI in der Arbeit mit therapieunwilligen Suchtkranken, die für eine weiterführende Behandlung motiviert werden sollten. Der amerikanische Suchtforscher und Psychologieprofessor William Miller und sein britischer Kollege Steven Rollnick entwickelten aus ihrer praktischen Arbeit mit Suchtpatient*innen diesen Ansatz, der sich in zahlreichen empirischen Untersuchungen als effizient erwiesen hat. Ursprünglich entwickelt als Vorbereitung für weitere Maßnahmen, führte MI oft ohne weiterführende Behandlung zu signifikanten positiven Veränderungen.

Den Begründern Miller und Rollnick (2015) folgend, ist MI eine klientenzentrierte, direktive Methode zur Verbesserung der intrinsischen Motivation für eine Veränderung mittels der Erforschung und Auflösung von Ambivalenz. Ambivalenz meint in diesem Zusammenhang zwiespältige Gefühle bezüglich eines Verhaltens oder einer Sache. Der Schwerpunkt des MI liegt im ‚Change Talk', dem Gespräch über eine mögliche Verhaltensänderung.

Veränderung im Kontext interprofessioneller Teamarbeit im Gesundheitsbereich bedeutet beispielsweise auch kommunikative Gewandtheit unter Anwendung von Gesprächstechniken im Sinne der Aufrechterhaltung der Gesprächsmotivation gegenüber Kolleg*innen, Führungspersonen und Patient*innen, um Veränderungen zu begleiten und stetige Optimierungen vornehmen zu können. Diese Kommunikationsprozesse wollen professionell geschult werden.

Die Entstehung von MI ist auf Beobachtungen von Wirkfaktoren in der klinischen Beratungspraxis zurückzuführen. Rückwirkend lassen sie sich dem Rogers-Ansatz der non-direktiven, klientenzentrierten Gesprächsführung und den Prinzipien Echtheit, Empathie und Akzeptanz (Rogers, 1985) zuordnen. Nach Miller und Rollnick (2015) werden aus diesem Grund drei Grundhaltungen unterschieden:

1. Partnerschaftlichkeit zwischen Therapeut*in und Patient*in
2. Ausbilden der intrinsischen Motivation aus den Ressourcen der Person im Gegensatz zur reinen Vermittlung von Wissen und
3. Berücksichtigung von Autonomie und Selbstbestimmung einer Person.

Aus der Motivationspsychologie wird das **Rubikon-Modell** verwendet, das verdeutlicht, wie Menschen sich für Veränderungen entscheiden oder vor Entscheidungen abwarten (Heckhausen & Heckhausen, 2006). Heckhausen und Heckhausen (2006) verdeutlichen in der **Erwartungs-mal-Wert-Theorie**, dass Menschen sich nach der Wichtigkeit eines Verhaltens und der Überzeugung, es umsetzen zu können, ausrichten und dementsprechend motivieren. Darüber hinaus nutzt MI auch aktivere kognitive und verhaltensorientierte Strategien. Diese wirken direktiv und arbeiten auf ein erwünschtes Zielverhalten hin. Damit steht MI der Theorie der ‚kognitiven Dissonanz' von Festinger (1995) nahe, da im MI Personen auch dazu aufgefordert werden, sich kontrastiv zum gegenwärtigen Problemverhalten zu äußern. Aus der erzeugten Diskrepanz soll das Bedürfnis generiert werden, das Verhalten zu ändern (Miller & Rollnick, 1991). Die zugrundeliegende Idee von MI, Menschen zu Veränderungen zu bewegen, und entsprechend vorzubereiten, kann mit dem Modell der Stadien der Veränderung (Transtheoretisches Modell) von Prochaska und DiClemente (1982) erklärt werden. Dieses Modell beschreibt menschliche Veränderung in Stadien und unterschiedliche Stadien verlangen nach unterschiedlichen Interventionen. Der Veränderungsprozess im Transtheoretischen Modell wird als das Durchschreiten von zeitlich und inhaltlich aufeinander aufbauenden Stufen der Verhaltensänderung (stages of change) beschrieben (Keller, 1999). Es bietet damit eine wertvolle Orientierungsstruktur nicht nur für all diejenigen Berufsgruppen, die in gesundheitliche Interventionen involviert sind, sondern auch für diejenigen die an Gesprächs-, Veränderungs- oder Lernprozessen beteiligt sind.

Die Stadien der Veränderung sind (1) Absichtslosigkeit, d. h. kein Nachdenken über Veränderung, (2) Absichtsbildung, in der Nachdenken erfolgt, (3) Vorbereitung oder Zielfindung, in der eine Zielklärung erfolgt, (4) Handlung, zum Erwerb neuer Kompetenzen und (5) Aufrechterhaltung, für die Integration in den Alltag. Ein Zurückfallen in alte Gewohnheiten ist auf jeder Stufe möglich. Gehen beide Gesprächspartner von unterschiedlichen Phasen der Veränderung aus, kann das zu Missverständnissen führen.

Die **Kernelemente oder auch Prinzipien** von MI gelten nach Miller und Rollnick (2015) als das Vermittlungsstück zwischen der zugrundeliegenden Philosophie und den Methoden des MI (siehe auch **Abbildung 6-6**). Sie umfassen den ‚Change-Talk', der sich aus dem Erkennen der Motivation und entsprechender Auflösung von Ambivalenzen beim Gesprächspartner ergibt, das MI-Prinzip ‚RULE' und die grundlegenden Gesprächsstrategien ‚OARS'.

- Das **MI-Prinzip RULE** steht für *resist* (R): hier soll dem Reflex widerstanden werden, den Gesprächspartner zu korrigieren, *understand* (U): damit ist gemeint, die Motivation des Gesprächspartners zu verstehen, *listen* (L): hier soll dem Gesprächspartner zugehört werden, *empower* (E): hierbei soll der Gesprächspartner befähigt werden.
- **OARS** steht für *open questions* (offene Fragen) (O), *affirmation* (Bestätigen) (A), *reflecting* (reflektierendes Zuhören) (R) und *summarise* (zusammenfassen) (S) (Rosengren, 2012).

Nachfolgend werden die wesentlichen Kernelemente ausführlicher dargestellt.

Motivation ist ein entscheidender Faktor für ein gelingendes Gespräch und der Motor für eine Verhaltensänderung. Man unterscheidet hierbei extrinsische von intrinsischer Motivation (Rheinberg & Vollmeyer, 2018).

- Von intrinsischer Motivation spricht man, wenn eine Tätigkeit um ihrer selbst Willen oder aus Gründen des Selbstzwecks im Sinne von Sinnstiftung oder Spaß, unternommen wird.
- Extrinsisch meint, wenn die Ausübung nicht um ihrer selbst willen, sondern beispielsweise für Anerkennung oder Geld aus Gründen des Mittels zum Zweck oder zum Zweck des Ausbleibens einer Strafe oder anderweitiger negativer Folgen ausgeübt wird.

Motivation wird in diesem Konzept nicht als Eigenschaft einer Person, sondern als Ergebnis einer Interaktion zwischen Personen, z. B. eines/einer Therapeut*in und eines/einer Klient*in verstanden. Es ist also nicht entscheidend, ob ein/eine Interaktionspartner*in motiviert ist oder nicht, sondern wozu, denn Motivation ist stets auf ein bestimmtes Ziel bezogen.

Eine der Grundannahmen von MI ist, dass genau dann Motivation zu einer Verhaltensänderung entsteht, wenn eine Diskrepanz zwischen einem aktuell bestehenden und einem gewünschten Zustand besteht. Die Aufgabe von MI ist es dann, die **Ambivalenz** hinsichtlich des Verhaltens, das zur Auflösung der Diskrepanz führen würde, zu identifizieren. Hierfür werden

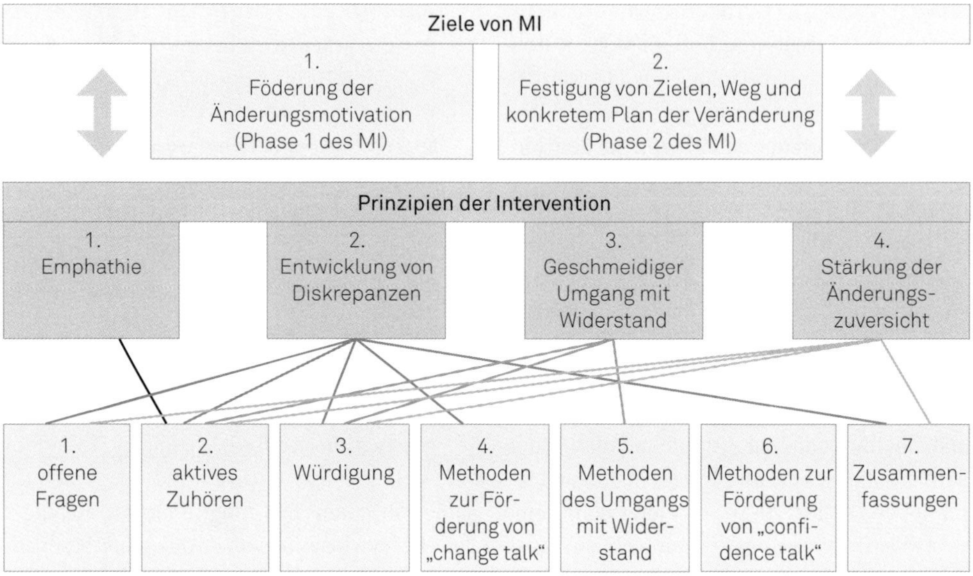

Abbildung 6-6: Ziele, Prinzipien und Strategien Motivierender Gesprächsführung in Anlehnung an Miller und Rollnick (2015) und Körkel (2012)

u. a. auch bisher unbewusste Bewertungen des gegenwärtigen und des gewünschten Verhaltens verbalisiert und während des Gesprächs analysiert. Den Ausführungen von Paarz und Beushausen (2015) folgend, wird eine Veränderung erleichtert, wenn persönliche Gründe und Vorteile, die sich eine Person von der Verhaltensänderung verspricht, aufgedeckt werden können. Einerseits spricht viel dafür ein bestehendes Verhalten aufrechtzuerhalten, andererseits aber auch viel für eine Änderung des Verhaltens. Der Betroffene befindet sich in einer Zwickmühle, einem Entscheidungsdilemma. Ambivalenz wird hier als natürlicher Schritt im Veränderungsprozess angesehen. Das von Therapeut*innen und auch Interviewer*innen oft beklagte Fehlen von Motivation kann demnach als nicht identifizierte Ambivalenz verstanden werden.

Sobald die Ambivalenz exploriert und damit intensiviert wurde, wird versucht ‚Change-Talk' zu provozieren. Unter **Change-Talk** werden im MI positive Aussagen hinsichtlich einer Verhaltensänderung verstanden. MI soll dazu anregen, Argumente für eine Veränderung zu verbalisieren und nicht mit Mitteln der Konfrontation zu arbeiten. Den Ausführungen von Rosengren (2012) folgend, erhöht ein Change-Talk die Wahrscheinlichkeit einer Verhaltensänderung. Demnach dient MI als Anregung zum „sanften Selbstwiderspruch". Es bleibt offen, ob das nicht (a) doch konfrontativ, (b) nur bei Amateur*innen wirkt, und (c) von Profis abgeleitet ist.

Bezugnehmend auf Rollnick et al. (2012) können beim Change-Talk verschiedene Formen unterschieden werden, die durch Fragen, Informieren und Zuhören elizitiert werden sollen. So können Äußerungen zu Wünschen, Fähigkeiten, Gründen, Bedürfnissen, Notwendigkeiten und Selbstverpflichtungen erste Schritte zum Einleiten von verhaltensänderndem Change-Talk sein. Mit dem Change-Talk soll erreicht werden, dass die zuvor explorierte Ambivalenz mittels einer Verhaltensänderung aufgelöst wird. So ist es Aufgabe des Gesprächspartners Change-Talk wahrzunehmen und diesen entsprechend den Gesprächsstrategien mittels Reflexion, Zusammenfassen und Bestätigen weiter zu entfalten. Die Formen von Change-Talk (Wunsch, Gründe, Fähigkeit, Bedürfnis oder Notwendigkeit) sollen hierbei eine Bereitschaft zur Selbstverpflichtung aufbauen. Final wird dann eine permanente Verhaltensänderung angebahnt. Im Format eines Teamgesprächs nimmt das Informieren der Mitbehandler*innen eine tragende Rolle ein. Dies sollte sich im Kommunikationsstil des Geleitens vollziehen. Informationen werden nur dann gegeben, wenn die Gesprächspartner*innen diese einfordern oder einer Informationsgabe zustimmen. Die Autonomie der Beteiligten kann dabei gewahrt werden, indem Wahlfreiheiten angeboten oder aber Informationen nicht als konkrete Empfehlung gegeben werden.

Laut Miller und Rollnick (2015) werden alle Äußerungen als **Widerstand** bezeichnet, die von einer Verhaltensänderung (also auch einer kommunikativen Verhaltensänderung) wegführen. Von der erhofften Richtung der Veränderung ist es demnach abhängig, ob eine Äußerung als Change-Talk oder als Widerstand gewertet wird. Durch das bewusst ausgewählte Reagieren auf Change-Talk gelingt es, den/die Gesprächspartner*in in Richtung einer Veränderung zu begleiten. Diese Beeinflussung ist nicht im Sinne einer Manipulation zu verstehen, da MI nur zielführend ist, wenn schon eine Diskrepanz zwischen bestehendem und erwünschtem Verhalten existiert. Somit ist ausgeschlossen, den/die Gesprächsteilnehmer*in mit MI in eine Richtung zu beeinflussen, die entgegen seinen eigenen Werten und Überzeugungen stehen. Das ist auch dann nicht der Fall, wenn der Betreffende diese Diskrepanz nicht merkt, damit nicht umgehen kann, sie nicht im Kontext weiterer Ziele auflösen kann, politisch auslegen kann, usw. Den Ausführungen von Demmel (2005) folgend, verzichtet der/die Gesprächspartner*in auf ein konfrontatives, vehementes Vorgehen. Sie versucht die Gesprächsbarrieren zu umgehen und wendet dafür eine Reihe verschiedener Strategien an, die deeskalierend wirken sollen.

Die Ambivalenz einer Person kann z. B. mit Hilfe einer Kosten-Nutzen-Analyse visualisiert werden, indem auf einer Entscheidungswaage auf beiden Seiten der Waage der Nutzen und die Kosten eines Verhaltens repräsentiert werden. Derartige Kosten-Nutzen-Analysen können widersprüchlich sein. Deshalb ist eine bloße Rationalisierung der Ambivalenz nicht ausreichend, um diese entsprechend aufzulösen. Darüber hinaus ist ein Explorieren der dazugehörigen ambivalenten Gefühle erforderlich. Als hilfreich hierbei hat sich die Anwendung von verschiedenen **Gesprächsstrategien** erwiesen. Miller und Rollnick (2015) setzen sie vorrangig in der Phase der Entscheidungsfindung (Stadium 3 im Veränderungsprozess gemäß Transtheoretischen Modells) ein und fassen sie unter dem Begriff ‚opening strategies' zusammen. Dabei handelt es sich um: (1) ‚offene Fragen', das sind neutrale Fragen oder Fragen nach den Vor- und Nachteilen einer Verhaltensänderung. (2) ‚Aktives Zuhören', das man signalisiert durch eine im Aussagesatz formulierte Reflexion des Gehörten, Paraphrasierungen, Hypothesen und Weiterführungen oder auch Abschwächung, Betonung oder Intensivierung einzelner Aspekte, um damit zu beeinflussen. Beim aktiven Zuhören ist auf sogenannte Kommunikationssperren, wie Lösungsvorschläge, Interpretationen oder auch Zustimmung zu verzichten. (3) ‚Wahrnehmung und Bestätigung von Stärken und Bemühungen des Patienten' durch Verstärken offener Exploration und durch den Aufbau eines positiv besetzten Verhältnisses. (4) ‚Zusammenfassungen' mit der Wirkung, dass sie den Gesprächsverlauf verstärken und den/die Gesprächsteilnehmer*in zum Fortfahren ermutigen. Zudem werden dadurch bestimmte Aspekte betont, und damit in eine Richtung gelenkt. Es werden unterschiedliche Arten von Zusammenfassungen unterschieden. Die sammelnden Zusammenfassungen enden mit einer offenen Frage und fördern so weitere Ausführungen, wohingegen verbindende Zusammenfassungen ermutigen, über Zusammenhänge nachzudenken und Ambivalenzen zu verdeutlichen. (5) ‚Hervorrufen von Change-Talk' mittels offenen Fragen, die zu den Nachteilen des Status quo, den Vorteilen einer

Veränderung und der Zuversicht bezüglich einer Veränderung und Veränderungsabsicht gestellt werden. Das kann mithilfe von Explorieren über die Entscheidungswaage erfolgen oder man entwickelt Diskrepanzen durch Zurückblicken in die Vergangenheit oder durch Vorausschauen in die Zukunft.

In vielen Studien, z.B. Burke et al. (2003) und Hettema et al. (2005) konnte die generelle **verhaltensändernde Wirkung** von MI nachgewiesen werden. Darunter befinden sich über 200 randomisiert kontrollierte Studien (RCTs), darunter 10 multizentrische Studien aus dem Suchtbereich, ein Bereich, in dem die Personen nicht so einfach die Kontrolle über die Diskrepanz (s.o.) erlangen, aber auch aus vielen anderen Bereichen (Körkel, 2012). Da die Wirksamkeit in mehreren dieser Studien belegt werden konnte, wurde MI im April 2008 in die National Registry of Evidenced-based Programs and Practices aufgenommen (Miller, 2008).

Es lassen sich Ergebnistrends aus den Studien zusammenfassen. Mit dem Einsatz von MI werden größere Veränderungen herbeigeführt als ohne den Einsatz einer Intervention oder als mit dem Einsatz einer Intervention, die auf keinem spezifischen Ansatz basiert. Die Autoren Lundahl und Burke (2009) konstatieren den Umfang der Überlegenheit von MI auf 10 bis 20 Prozent. MI zeigt sich mindestens so effektiv wie starke andere Interventionen, wie z.B. die kognitive Verhaltenstherapie, kommt aber mit einer geringeren Durchführungszeit als diese aus (Lundahl et al., 2010). Dabei scheint sich MI besonders auf die intrinsische Motivation auszuwirken. Dacey und Newcomer (2005) fanden Evidenz dafür, dass sich gerade ältere Menschen eher über intrinsische als extrinsische Faktoren motivieren. Zur Motivationssteigerung könnte deshalb auch MI nicht nur in der Beratung und Therapieplanung, sondern auch als aktivierende Gesprächsmethode in Teamformaten mit erfahrenen Kolleg*innen eingesetzt werden.

Für die meisten der MI-Anwendungsbereiche ist die Anzahl der Wirksamkeitsstudien jedoch immer noch zu niedrig, um den tatsächlichen Nutzen von MI als evident anzusehen. Studien für das Anwendungsfeld von MI in interprofessionellen Kontexten im Gesundheitsbereich liegen bislang nicht vor. Die Mehrzahl der vorliegenden RCTs weisen zudem methodische Schwächen auf, wie beispielsweise das Fehlen adäquater Kontrollgruppen oder die fehlende Überprüfung der qualitativ korrekten MI-Umsetzung. Die erwähnte qualitative Umsetzung gilt aber als Voraussetzung für die Wirkentfaltung von MI. So wäre denkbar, dass bei einer ausreichenden MI-Durchführungsqualität sich eine noch ausgeprägtere Wirkung einstellt.

Mit Blick auf die Praxis kann man aus der bisherigen MI-Wirksamkeitsforschung ableiten, dass es als gesichert gilt, dass im MI-Sinne geführte Motivationsgespräche in verschiedener Hinsicht mehr bewirken, als entweder gar nichts zu tun oder intuitiv vorzugehen. So kann man MI als wirkungsvolle Bereicherung für viele Arbeitsfelder (medizinische, psychosoziale und pädagogische) einstufen. Den Ausführungen von Körkel (2012) folgend, stellt sich in der Praxis gar nicht das Problem, wenn mehr als eine intentionale Motivationsförderung zur Anwendung kommen soll, ob man nun MI oder eine andere Methode einsetzen sollte, sondern ob man beides gewinnbringend miteinander verknüpfen kann. MI kann aber ergänzend sinnvoll sein, um für eine Teilnahme zu motivieren und währenddessen die Gespräche leicht und konstruktiv zu führen. Außerdem scheint MI geeignet, die Motivation durch permanente Förderung von Change-Talk aufrechtzuerhalten, die Durchhaltequote zu verbessern und durch Förderung von Confidence-Talk, das ist eine Sprechweise, die Zuversicht ausstrahlt, Rückfälle in alte Gewohnheiten zu vermeiden. Hier lässt sich demnach mit MI ein zusätzlicher Nutzen ableiten. Darüber hinaus spricht für den Einsatz von MI nach Körkel (2008, 2009), selbst wenn es sich nur als gleich effektiv wie eine andere Intervention herausgestellt hat, seine Zeitökonomie und zudem das zugrundeliegende Menschenbild, das von Autonomiewahrung, Partnerschaftlichkeit und Mitgefühl geprägt ist. Auch scheinen Gespräche, die im Geiste und mithilfe der MI-Methoden geführt werden, weniger belastend für Fachkräfte zu sein, weil sie auf kräftezehrenden Widerstand hervorrufende und häufig auf vergebliche Überzeugungs- und Überredungsversuche bzw. Druckausübung verzichten können.

Im **Teamgespräch** sind Mitarbeiter*innen gefordert, Veränderungsbedarf in ihrem unmittelbaren Tätigkeitsfeld zu erkennen und geeignete Verbesserungsmaßnahmen zu initiieren. Um Probleme effizient zu lösen, Optimierungen vorzunehmen und Teamprozesse entsprechend erfolgreich zu begleiten und zu steuern, bietet sich MI als Zusatzqualifikation an (Kauffeld, 2006). MI bietet die Möglichkeit, verschiedene Sichtweisen von Teammitgliedern über ein Problem zu integrieren, um Ambivalenzen aufzudecken bzw. diese aufzulösen. Ambivalenzen können Ausdruck intraindividueller Konflikte sein, d.h. der wahrgenommenen Vor- und Nachteile einer Veränderung oder des Status Quo (Janis & Mann, 1977).

MI bietet damit die Chance interindividuelle Konflikte im Team besser zu klären. So kann beispielsweise der/die Moderator*in einer Teamentwicklungsmaßnahme mit Empathie und aktivem Zuhören Teilnehmer*innen helfen, verschiedene Sichtweisen auf ein Problem herauszuarbeiten. Mithilfe von MI kann zudem der Umgang mit schwierigen Teilnehmer*innen von Teambesprechungen erleichtert werden. So können z.B. Querulant*innen gestoppt oder eine Schuldigensuche abgebrochen werden, indem z.B. „Killerphrasen" überzogen reflektiert und die Änderungszuversicht gestärkt werden, vgl. nachfolgendes Beispiel (Klonek & Kauffeld, 2012).

Beispiel

Teilnehmer*in: „Das kann doch so nicht funktionieren, dass wir das schaffen." (Sustain-Talk oder Killerphrase)

Moderator*in: „Sie denken, dass wir als Team diese Veränderungen niemals umsetzen können?"
Teilnehmer*in: „Also, so meine ich das auch nicht. Ich kann mir schon vorstellen, dass wir hier etwas umsetzen können." (Chance Talk-Fähigkeit) (Klonek & Kauffeld, 2012)

Steht die Frage an, ob ein Team grundsätzlich eine Veränderung will und was für eine das sein soll, kann MI als Instrument zur Entscheidungsfindung genutzt werden (Klonek & Kauffeld, 2012). Es soll geklärt werden, ob eine Veränderung überhaupt willkommen ist. Für die Klärung dieser Frage eignet sich die Methode der Entscheidungswaage, die im Rahmen von MI wie bereits unter dem Absatz Gesprächsstrategien auf der Seite 213 erwähnt auch mit Klient*innen eingesetzt wird, um Vor- und Nachteile einer Veränderung sowie des Status Quo zu besprechen.

MI kann für den/die Moderator*in **herausfordernd** und kognitiv überlastend sein. Das kann beispielsweise vorkommen, wenn die Erfahrung mit der Methode noch gering ist und verschiedene Ambivalenzen von mehreren Teilnehmer*innen herausgearbeitet und gegenübergestellt werden. Hier kann der Einsatz von Visualisierungsmethoden hilfreich sein, um intra- und auch interindividuelle Ambivalenzen sichtbar zu machen. Durch die Verschriftlichung und Darstellung von Konflikten auf einem Whiteboard oder einer Flipchart oder auch durch die Unterstützung von einer/einem Komoderator*in kann der kognitive Arbeitsspeicher eines Einzelnen reduziert werden (Klonek & Kauffeld, 2012). Der Einsatz von Pro/Kontra-Matritzen ist in der Moderation von Gruppen ein weiteres hilfreiches Instrument, das vorrangig in der Sammel- oder Bearbeitungsphase von Moderationszyklen Verwendung empfohlen wird (Seifert, 1995).

6.3.3 Gewaltfreie Kommunikation

Eine weitere, für den Einsatz im klinischen und auch ambulanten Setting geeignete Methode, ist die Gewaltfreie Kommunikation (GFK). Marshal B. Rosenberg entwickelte sie in den 1960er Jahren auf Basis seines Modells der gewaltfreien Kommunikation. Dabei handelt es sich um eine Kommunikations- und Konfliktlösungsmethode (Rosenberg, 2007). Sie versetzt Menschen in die Lage, mehr Empathie für andere zu entwickeln, indem sie sich ihrer eigenen Gefühle und Bedürfnisse besser bewusstwerden (Sears, 2012). Mithilfe von GFK wird versucht, die Anliegen aller am Konflikt Beteiligten aufzuspüren und diese zu berücksichtigen, damit eine positive Bearbeitung des Konflikts möglich ist (Baller & Schaller, 2017). Rosenberg nutzt für die GFK auch die Bezeichnungen „language of the heart“ oder „Giraffensprache“. Die Giraffe steht dabei für das Landtier mit dem größten Herzen und damit für einfühlsame Kommunikation (Baller & Schaller, 2017). Mit ihrem langen Hals hat sie den Überblick und nimmt aufmerksam auf, was geschieht. Zudem besitzt sie die Fähigkeit mit ihrem Speichel Dornen aufzuweichen. Demgegenüber steht die „Wolfssprache“. Wolfsgeheul steht symbolisch für Abwertung, Psychologisierung, Vorwürfe und Schuldzuweisung an andere und auch an sich selbst. Zugleich macht der Wolf mit seinem Geheul lautstark darauf aufmerksam, dass ihm etwas fehlt. Wölfe äußern: „Du hast schon wieder …“ oder „Nie, kannst du…“ oder „Ich bin einfach ein Looser“. Giraffen hingegen hören aufmerksam zu. Sie erkennen sowohl die eigenen Bedürfnisse als auch die der anderen. Sie können sogar bei Wolfsgeheul die Aggression ausblenden und die Bedürfnisse darunter aufdecken. Für Giraffen ist klar: „Nein“, ist das „Ja“ zu etwas anderem. Die Wut Anderer deuten sie als Bereitschaft, den zugrundeliegenden Schmerz teilen zu wollen. Giraffen sagen: „Ich brauche“ oder „Mir ist wichtig, dass …“ oder sie fragen: „Was möchtest du?“, „Könntest du bitte?“. Giraffensprache steht symbolhaft für eine achtsame und klare Ausdruckweise, die es Menschen erleichtern soll, zuzuhören und in Verbindung zu bleiben.

Die Methode erlaubt im Verlauf von Konflikten viele positive Veränderungen, z. B. ein verbessertes Verständnis auf beiden Seiten oder die Transparenz von Absichten und Motiven. Ein solcher Verlauf macht infolge eine Abwehrreaktion oder sogar Aggression überflüssig. Wesentliche Merkmale der GFK sind Selbstbehauptung und Einfühlung. Es wird verbalisiert, was einen beschäftigt und was gewünscht ist. Darüber hinaus spielt das Üben von empathischem Zuhören eine wichtige Rolle und auch das Einfühlen in eine andere Person, um zu ergründen, wie es ihr geht und was sie wünscht.

Das Ziel dieses Prozesses ist nach Rosenberg (2007) ein Ort, an dem alle Bedürfnisse erfüllt sind. Das heißt, weder die eigenen Bedürfnisse zu verleugnen noch die Bedürfnisse anderer zu ignorieren. In jedem Gespräch ist vorgesehen, die vier Komponenten, Beobachtungen, Gefühle, Bedürfnisse und Bitten klar auszusprechen und zu verstehen. Dabei ist zu beachten, Beobachtungen nicht mit Bewertungen zu vermischen. Dafür ist es nötig, in Kontakt mit den Gefühlen zu kommen, Bedürfnisse zu erkennen und Bitten mit adäquater Sprache zu äußern (Baller & Schaller, 2017).

Bevor die vier Schritte der Methode GFK erläutert werden, wird zunächst erklärt, was es zu vermeiden gilt, nämlich (negative) Bewertungen vorzunehmen. Bewertungen sind neben Zynismus, Ironie und Vorwürfen eine Form von destruktiver Sprache, eine perfide, aber weit verbreitete Variante von Gewalt in der Kommunikation (Baller & Schaller, 2017). So ist beispielsweise die Aussage „Du hättest ja mal kurz zu mir kommen und mich fragen können“, als destruktiv einzustufen. Denn für beide Kommunikationspartner*innen bringt sie keinen Nutzen und verstärkt lediglich ein schlechtes Gewissen auf Seiten des einen Gesprächspartners. Ein Gespräch funktioniert aber nur wechselseitig und verläuft nur positiv, wenn beide Seiten es mit einem guten Gefühl verlassen. Ständige Bewertungen sind hier nicht zielführend. Bereits Carl Rogers bemängelte, dass unsere natürliche Tendenz, die Formulierungen anderer Personen fortwährend Beurteilungen, Bewertungen, Gutheißungen oder Missbilligungen zu unterziehen, die größten Barrieren für eine gelingende Kommunikation darstellen (Rogers & Schmid, 1991). Baller und Schaller (2017) unterscheiden vier Arten des Beurteilens: Kritisieren, Beschimpfen, Analysieren und Loben.

Vier Arten des Beurteilens mit Beispielen

Kritisieren: „So geht das nicht!"
Beschimpfung: „Du Idiot!"
Analysieren: „Du sagst das nur, um mich zu ärgern!"
Loben: „Du bist heute aber gut!" (Baller & Schaller, 2017)

Dabei sind die ersten drei Arten in einer Kommunikation ausdrücklich nicht gewünscht. Aber auch das Loben kann verletzend wirken. Z. B., wenn es übertrieben erfolgt und damit nicht authentisch und glaubwürdig ist. Es kann aber auch eine Aussage betreffen: „Na, geht doch!" Oder noch schlimmer: „Super, ein blindes Huhn findet auch mal ein Korn", was impliziert, dass es die anderen Male nicht so gut umgesetzt wurde oder sogar, dass das Ergebnis dem Zufall und nicht der Kompetenz des Ausführenden, zugeschrieben wird. Gespräche können abhängig von Situation, Umgebung und beteiligten Personen großen Einfluss auf das psychische und emotionale Wohlbefinden der Beteiligten haben. Eine rechtzeitige Klärung eines Konflikts kann im besten Fall zu einer Entlastung und einem Abbau des Stresslevels bei den Beteiligten führen (Baller & Schaller, 2017).

Das GFK-Modell gliedert die Kommunikation in **vier Schritte**. Das sind

1. Beobachtungen anstelle von Bewertungen oder Interpretationen
2. Gefühle, diese sind wahrzunehmen und zu benennen
3. Bedürfnisse, diese sind wahr- und ernst zu nehmen und
4. Bitten, diese sind auf der Grundlage der Bedürfnisse klar und erfüllbar zu äußern (**Tabelle 6-5**).

Schritt 1: Beobachtungen: Zu Beginn werden Beobachtungen klar formuliert, ohne sie dabei mit Urteilen oder Bewertungen zu vermischen. Als Beobachtungen werden dabei sichtbare Tatsachen verstanden. Werden sie mit Gefühlen vermischt, entstehen Bewertungen oder Beurteilungen (Sears, 2012).

Beispiel

„Du bist anscheinend zu faul, um deine Dienstkleidung wegzuräumen", ist eine Aussage, die zweifelsohne eine Beobachtung mit einem Urteil zusammenbringt.
Die Aussage „Ich sehe, dass du heute deine Dienstkleidung noch nicht weggeräumt hast", ist hingegen eine Beobachtung.

Schritt 2: Gefühle: Im nächsten Schritt werden Gefühle eindeutig ausgedrückt. Dabei wird darauf verzichtet, Andere zu beschuldigen oder sie zu analysieren. Das ist sicher nicht einfach und erfordert entsprechend Übung, da nicht unbedingt jede Person über einen „Gefühlswortschatz" verfügt. Oft benutzte Wörter, die Gefühle und Urteile vermischen, sind zum Beispiel: benutzt, missbraucht, betrogen, angegriffen, manipuliert, vernachlässigt, abgelehnt und bedroht (Sears, 2012).

Diese Wörter haben eher die Analyse als Das-Gefühle-Ausdrücken zum Ziel. Es ist eher im Fokus, was ein anderer falsch gemacht hat. Wird das entsprechend geäußert, folgt darauf nicht selten eine Abwehrreaktion. Ein Gefühlswortschatz, der beispielsweise Wörter wie verletzt, ängstlich, traurig, begeistert, froh, verärgert, verwirrt und überrascht enthält, schafft dagegen Verbundenheit zwischen den Kommunikationspartner*innen (Sears, 2012).

Schritt 3: Bedürfnisse: Der dritte Schritt betrifft die Bedürfnisse. Merkt man während eines Gesprächs, welches Bedürfnis hinter der Äuße-

Tabelle 6-5: Komponenten des GFK-Modells von Marshall B. Rosenberg (2007)

1. Beobachtung: Beobachten, welche konkreten Handlungen in einer Situation tatsächlich geschehen, diese konkreten Handlungen ohne Beurteilung und Bewertung beschreiben.	**2. Gefühle:** Aussprechen, wie wir uns fühlen, wenn wir diese Handlung beobachten.
4. Bitte/Wunsch: Spezifische Bitten oder Wünsche äußern, bezieht sich darauf, was wir vom anderen wollen, damit sich unsere Lebensqualität bzw. unser Wohlbefinden verbessert.	**3. Bedürfnisse:** Wir sagen, welche unserer Bedürfnisse hinter diesen Gefühlen stecken.

rung einer Person steht, kann man eine Verbindung zu ihr herstellen. Von dieser Verbindung ausgehend, kann angefangen werden, die unbewussten Motive der Person zu entschlüsseln und ihr zu mehr Selbsterkenntnis verhelfen. Oft ist es jedoch so, dass man sich der Bedürfnisse nicht bewusst ist, die man zum Ausdruck bringen will bzw. es nicht gelernt hat, sie entsprechend deutlich zu äußern. Um die Bedürfnisse anderer aber verstehen zu können, ist es zunächst notwendig, sich der eigenen Bedürfnisse bewusst zu werden. Richtet man nun den Fokus auf die Bedürfnisse von Personen, anstatt sie zu verurteilen, weil sie etwas sagen oder tun, was einem nicht gefällt, sieht man ihr wirkliches Selbst. Ist allerdings die Verbindung zu den eigenen Bedürfnissen und denen anderer Personen nicht zugänglich, entsteht Disharmonie und die Lösung von Konflikten wird erschwert oder sogar verhindert (Sears, 2012).

Schritt 4: Bitte/Wunsch: Im letzten Schritt wird eine spezifische Bitte bzw. ein Wunsch geäußert. Dabei bezieht sich die Äußerung auf das, was wir vom anderen erwarten. Ziel ist dabei die Verbesserung unserer Lebensqualität bzw. unseres Wohlbefindens.

Die vier Schritte werden anhand des nächsten Beispiels verdeutlicht.

Beispiel: Max kommt zu spät

Um 14:00 Uhr beginnt die interprofessionelle Teambesprechung. Max taucht, wie bereits die beiden letzten Male, 14:20 Uhr auf und sagt gut gelaunt „Hallo miteinander!". Das Team kann nun mit Wut oder Vorwürfen reagieren, wie „Schon wieder, wirklich?! Du bist unzuverlässig und rücksichtslos". Die Wahrscheinlichkeit, dass Max darauf kooperativ reagiert, ist eher als gering einzustufen. Eine Reaktion in vier Schritten, könnte so aussehen.

Schritt 1: Zuerst die Beobachtung: „Max, du kommst heute zum dritten Mal infolge 20 Minuten zu spät zu unserer Teamsitzung".

Es wird konkret benannt, was geschehen ist und was beobachtet wurde. Ausgelassen werden alle Interpretationen, Spekulationen, Verallgemeinerungen und kleine eskalierende Wörter wie z.B. wie immer oder endlich.

Schritt 2: Dann zu den Gefühlen: „Max, das irritiert mich, verärgert mich oder macht mich wütend".

Es wird geäußert, welche Gefühle bei dieser Beobachtung empfunden werden. Es wird nicht gesagt, was der oder die andere falsch macht, sondern wir sprechen über uns. Das ist ungewohnt und erfordert etwas Übung.

Schritt 3: Bedürfnis: „Weil mir Verbindlichkeit, Effizienz oder Gleichheit wichtig ist".

Alles, was wir tun, tun wir zur Erfüllung unserer Bedürfnisse, so die Annahme von Rosenberg (2007). Ärgern wir uns, deutet das auf unerfüllte Bedürfnisse hin – wenn wir uns freuen, ist von erfüllten Bedürfnissen auszugehen. Im dritten Schritt ergründen wir, was uns wichtig ist und das unabhängig vom Verhalten anderer.

Schritt 4: Die Bitte: „Könntest du bitte das nächste Mal 14:00 Uhr kommen?" oder „Kannst du sagen, was dich hindert pünktlich zu kommen?" oder „Können wir das in einem Gespräch nach der Sitzung klären?"

Im letzten Schritt wird geklärt, was andere konkret tun können, damit sich unsere Bedürfnisse erfüllen. Der Gesprächspartner hat die Wahl zu entscheiden, ob er der Bitte nachkommen möchte oder nicht. Das erhöht die Bereitschaft für gemeinsame Lösungen. Ein mögliches „Nein", löst dabei nicht Zwang aus, sondern die gemeinsame Suche nach neuen Lösungen.

Studien zeigen, dass GFK in interprofessionellen Bereichen gleichzeitig die Empathie (Kim et al., 2017; San Martin-Rodrigues et al., 2005), die Rollenklärung, die patientenzentrierte Kommunikation (Museux et al., 2016) und die kommunikative Selbstwirksamkeit verbessert und den erlebten Stresspegel (Kim et al., 2016) verringert. Die Ergebnisse deuten darauf hin, dass GFK bei der Förderung von Empathie, der Bewältigung von Kritik, Ärger, Ablehnung und emotionalem Schmerz sowie der Steuerung dynamischer menschlicher Beziehungen wirksam ist (Nosek & Durán, 2017). Zudem zeigen viele Beispiele aus den USA, dass sich in medizinisch-therapeutischen Einrichtungen die Fluktuationsrate der Mitarbeiter*innen verringert und damit Rekrutierungskosten gesenkt werden können, wenn die Arbeitszufriedenheit ihrer Beschäftigten gesteigert wird. Darüber hinaus zeigt sich, dass bessere Kommunikation ein wichtiger Erfolgsfaktor ist. Insbesondere die Methode der GFK wurde in diesen Einrichtungen implementiert und das mit positiven Ergebnissen. Z. B. etablierte das Mercy Hospital in Baltimore in mehreren großen ambulanten Abteilungen GFK. Es zeigten sich statistisch signifikante Verbesserungen der Patientenzufriedenheit, geringere Personalfluktuation und bessere Arbeitsleistungen (Sears, 2012).

GFK scheint demnach eine hilfreiche Methode, um in interprofessionellen Kontexten des Gesundheitsbereichs wertschätzend und empathisch miteinander umzugehen. Damit wird die Grundlage für eine gelingende Zusammenarbeit geschaffen. Das bedeutet aber nicht, Probleme nicht mehr ansprechen zu dürfen. Es geht vielmehr um die Art und Weise, wie etwas (Unangenehmes) angesprochen wird, ohne dabei zu verletzen oder Schuld zuzuweisen.

Nachfolgend wird ein Konzept mit ähnlichen Prinzipien, wie sie der GFK zugrundliegen, das Harvard-Konzept, beschrieben.

6.3.4 Das Harvard-Konzept

Bei vielen Kommunikationsanlässen im Gesundheitsbereich z. B. zwischen therapeutischer Leitung und Geschäftsführung spielen Verhandlungen eine Rolle. Bei Verhandlungen besteht immer die Gefahr, dass sich die Fronten verhärten und die Situation eskaliert, anstatt dass nach bestmöglichen Lösungen gesucht wird, die für alle akzeptabel sind.

Hier setzt das **Harvard-Konzept** an. Es wurde vor etwa 40 Jahren von Roger Fisher und William Ury (1981) entwickelt, die herausfinden wollten, wie Menschen am besten mit Differenzen umgehen können (Fisher et al., 2015). Die bekannte Verhandlungsmethode, ein Klassiker der Mediation, soll Personen darin unterstützen in Verhandlungen jeglicher Art erfolgreich zu sein. Sie setzt dabei auf Win-Win-Situationen, bei denen alle Beteiligten profitieren. So gehen beide Verhandlungspartner*innen als Gewinner*innen aus dem Gespräch hervor, freuen sich über eine sachbezogene Verhandlung und eine konstruktive Einigung. Die Methode stützt sich auf vier Grundprinzipien (vgl. **Abbildung 6-7**).

Erstes Grundprinzip: Menschen und Interessen trennen: Persönliche Angelegenheiten und Sachfragen sollen getrennt voneinander behandelt werden. Verhandlungspartner*innen sollten also als Menschen mit eigenen Gefühlen, Wahrnehmungen und Wünschen ernst genommen werden. Damit soll vermieden werden, dass Verhandlungen eskalieren und Konflikte ausgetragen werden. Am ehesten gelingt das, wenn das Gegenüber nicht als Gegner*in, sondern als Verhandlungspartner*in für die Lösung eines Problems angesehen wird.

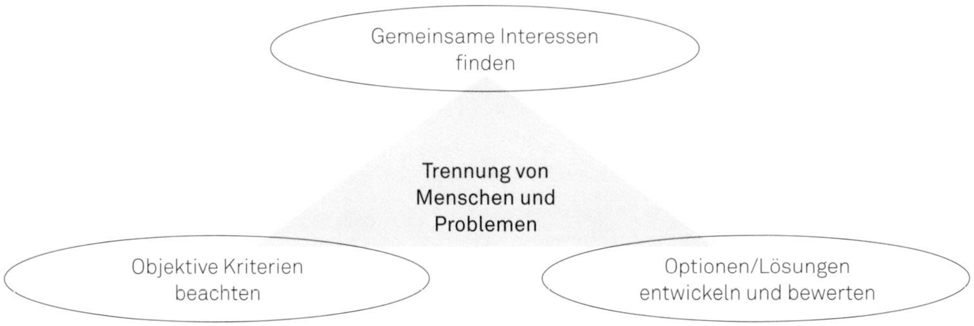

Abbildung 6-7: Harvard-Konzept mit vier Grundprinzipien (in Anlehnung an Fisher et al., 2015)

Zweites Grundprinzip: Interessen verdeutlichen, keine Positionen: Anstatt vorab definierter Positionen, wie beispielsweise Ideologien oder Wertfragen, sollen dahinterliegende Bedürfnisse und Interessen im Zentrum der Verhandlung stehen. Sie dienen als Maßstab zur Bewertung möglicher Verhandlungsergebnisse. Dabei hat es sich als sinnvoll erwiesen, über die Interessen eine Liste zu erstellen und diese in den Verhandlungen klar zu verdeutlichen und offen zu kommunizieren (Baller & Schaller, 2017). Von den Entwicklern der Methode wird in solchen Verhandlungen ein bestimmtes, aber flexibles Auftreten empfohlen, das in der Sache „hart", aber zu den Beteiligten „sanft" sei (Fisher et al., 2015).

Drittes Grundprinzip: Optionen entwickeln zum beiderseitigen Vorteil: Es sollen nach Möglichkeit viele Entscheidungsoptionen entwickelt werden. Dies resultiert aus der Erfahrung, dass es in Konflikten immer weitaus mehr Lösungen gibt, als anfangs vermutet. Bei der Entwicklung von Vorstellungen über Entscheidungsmöglichkeiten ist es empfehlenswert, auf Beurteilungen zu verzichten und die Sache aus der Perspektive verschiedener Expert*innen zu betrachten (Rogowski & Pilartz, 2020). Dafür eignet sich z. B. ein Brainstorming. Im Sinne einer beiderseitigen Win-Win-Situation ist für beide Seiten nach Vorteilen zu suchen. Dafür ist es essenziell, die gemeinsamen Interessen herauszufinden und unterschiedliche Interessen in Einklang zu bringen (Baller & Schaller, 2017).

Viertes Grundprinzip: Objektive Kriterien einsetzen: Bei der Beurteilung möglicher Lösungen ist auf die Anwendung objektiver, möglichst neutraler Kriterien zur Beurteilung der Sachlage zu beharren. Für die Kriterienfindung einigt man sich am besten auf einer prinzipiellen Ebene. Dafür eignet sich die Hinzuziehung früher gelöster Fälle, wissenschaftlicher Evidenz sowie die Berücksichtigung von Auswirkungen, moralischen Kriterien, Tradition und Gegenseitigkeit (Baller & Schaller, 2017).

Und wenn die anderen sich nicht einlassen? Dann kommt das sogenannte **Verhandlungs-Judo** zum Einsatz (Baller & Schaller, 2017). Dabei wird das Gegenüber zu Feedback und zu Empfehlungen gegenüber den eigenen Vorstellungen angeregt, z. B. mit: „Schauen wir mal, ob ich Sie richtig verstanden habe", „Ich möchte Sie auf Probleme hinweisen, die ich bekomme, wenn ich Ihrem Gedankengang folge", „Was passiert, wenn wir uns einigen?", „Was, wenn es uns nicht gelingt?", „Wäre es eine akzeptable Lösung, wenn...?"

Fragen zur Selbstreflexion

- Wie erklären Sie sich die Diskrepanz zwischen allgemeiner Zustimmung und begrenzter Implementierung in Bezug auf interprofessionelle Zusammenarbeit?
- Welche Reformbestrebungen werden aktuell im Bereich der Primär- und Langzeitversorgung und im Bereich der Aus- und Weiterbildung verfolgt und welcher Forschungsbedarf ergibt sich daraus?

- Welche (allgemeinen) Voraussetzungen braucht Interprofessionalität?
- Welche (konkreten) strukturellen Veränderungen unterstützen eine erfolgreiche Implementierung von Interprofessionalität?
- Definieren Sie die Methode der Motivierenden Gesprächsführung nach Rollnik und Miller und nennen Sie zwei Einsatzbereiche.
- Übertragen Sie die GFK auf das folgende Fallbeispiel. Wie würde der Dialog zwischen Oberarzt Dr. Schmidt und Sprachtherapeutin Frau Hempel ablaufen? (ggf. auch als Impuls für ein Rollenspiel zu verwenden.)

Fallbeispiel: Es ist ein ganz normaler Tag auf der Stroke Unit. Die erste sprachtherapeutische Versorgungsrunde der noch jungen Sprachtherapeutin, Frau Selma Hempel, ist schon gelaufen. Zwei Patient*innen sind noch nicht sprachtherapeutisch gescreent. Frau Müller, mit einer rückläufigen nur noch leichten Dysphagie (Schluckstörung), aus Zimmer 236 klingelt und möchte Hilfe beim Frühstücken, weil die Visite bald kommt. Der Notfall in Zimmer 232 hatte den Ablauf ganz schön durcheinandergebracht und die Pflege hatte keine Kapazitäten. Und wieder einmal kommt die Visite viel zu spät. Die teilnehmenden Kolleg*innen der Physio- und Ergotherapie „scharren" bereits ungeduldig mit den Füssen und auch Frau Hempel hat ihren Zeitplan vor Augen, der 3 FEES (Fiberendoskopische Schluckuntersuchung) mit anschließender Befundung und Berichte schreiben sowie sich anschließende reguläre Therapien auf der Station der Frührehabilitation vorsieht. Endlich kommen Oberarzt Dr. Schmidt und Assistenzärztin Meier ins Stationszimmer gestürmt.: „Nun müssen wir uns aber ranhalten. Schnell zur Visite, danach muss Herr X gleich noch zum MRT gebracht werden. Vorher müssen Sie Herrn X unbedingt noch nochmal schnell dysphagiologisch begutachten, Frau Hempel". Und dann stehen ja noch die Schluck-Endos (FEES) an. Frau Hempel schnauft tief durch und verdreht innerlich die Augen. Eigentlich ist nun wirklich keine Zeit. Sie denkt sich: "Eigentlich sollte ich ihm (dem Oberarzt Dr. Schmidt) das gleich sagen, doch in der Stimmung geht er dann gleich wieder hoch". Sie schweigt und nimmt sich ganz fest vor, mit OA Dr. Schmidt morgen früh noch vor der Visite darüber zu sprechen.

Dialog zwischen OA Dr. Schmidt und Sprachtherapeutin Frau Hempel

- Oberarzt Schmidt kommt verspätet zur Visite und erteilt Anweisungen an Sprachtherapeutin Frau Hempel. Gesprächsimpuls: „Nun müssen wir uns aber ranhalten ..."

Was ist die Harvard-Verhandlungsmethode? Beschreiben Sie das Ziel und erklären Sie die vier Grundprinzipien des Konzepts.

Vertiefende Literatur

Baller, G. & Schaller, B. (2017). *Kommunikation im Krankenhaus*. Springer Gabler.
Rollnick, S., Miller, W.R. & Butler, C.C. (2012). *Motivierende Gesprächsführung in den Heilberufen: Core-Skills für Helfer*. Probst.
Rosenberg, B.M. (2007). *Gewaltfreie Kommunikation: Eine Sprache des Lebens*. Junfermann.
Fisher, R., Ury, W. & Patton, B.M. (2015). *Das Harvard-Konzept: die unschlagbare Methode für beste Verhandlungsergebnisse* (25. Aufl.). Campus Verlag.

Literatur

Amelung, V.E., Eble, S., Sjuts, R., Ballast, T., Hildebrandt, H., Knieps, F., Lägel, R. & Ex, P. (2020). *Die Zukunft der Arbeit: Im Gesundheitswesen*. Medizinisch Wissenschaftliche Verlagsgesellschaft. https://doi.org/10.32745/9783954665372

Amelung, V., Ex, P. & Ledeganck, M. (2021). Braucht ein komplexerer Versorgungsbedarf auch komplexere Versorgungsstrukturen? – Herausforderungen der ambulanten Versorgung. *Gesundheitswesen, 83*, 345–348. https://doi.org/10.1055/a-1441-3262

Antoni, C.H. (2010). Interprofessionelle Teamarbeit im Gesundheitsbereich. *Zeitschrift für Evidenz,*

Fortbildung und Qualität im Gesundheitswesen, 104(1), 18–24. https://doi.org/10.1016/j.zefq.2009.12.027

Atzeni, G., Schmitz, C. & Berchtold, P. (2017). Die Praxis gelingender interprofessioneller Zusammenarbeit. Schweizerische Akademie der Medizinischen Wissenschaften. *Swiss Academies Reports, 12*(2). https://college-m.ch/wp-content/uploads/Die-Praxis-gelingender-interprofessioneller-Zusammenarbeit.pdf

Bakker, F.C., Robben, S.H. & Olde Rikkert, M.G. (2011). Effects of hospitalwide interventions to improve care for frail older inpatients: a systematic review. *British Medical Journal Quality & Safety, 20*(8), 680–691.

Baller, G. & Schaller, B. (2017). *Kommunikation im Krankenhaus*. Springer Gabler. https://doi.org/10.1007/978-3-642-55326-4

Becker, S., Konrad, A., Zimmermann, L., Müller, C., Tomcyk, S., Reichler, L. & Körner, M. (2018). Einfluss von Teamarbeit auf Wohlbefinden und emotionale Erschöpfung von Mitarbeitern in der medizinischen Rehabilitation. *Gesundheitswesen, 80*(03), 270–277. https://doi.org/10.1055/s-0042-108581

Berberat, P.O., Harendza, S. & Kadmon, M. (2013). Entrustable Professional Activities – Visualization of Competencies in Postgraduate Training: Position Paper of the Committee on Postgraduate Medical Training of the German Society for Medical Education (GMA). *GMS Zeitschrift für Medizinische Ausbildung, 30*(4), 47.

Berling, J., Breuninger, K., Cibis, W., Goesmann, C., Grotkamp, S., Nebe, A., Niedeggen, A., Schian, H.-M., Schian, M., Seger, W. & Wallrabenstein, H. (2015). *ICF-Praxisleitfaden 1 -Trägerübergreifende Informationen und Anregungen für die praktische Nutzung der Internationalen Klassifikation der Funktionsfähigkeit, Behinderung und Gesundheit (ICF) beim Zugang zur Rehabilitation* (2. Aufl.). Bundesarbeitsgemeinschaft für Rehabilitation.

Betz, B. (2014). *Praxis-Management für Physiotherapeuten, Ergotherapeuten und Logopäden*. Springer. https://doi.org/10.1007/978-3-642-30407-3

Bharwani, A.M., Harris, G.C. & Southwick, F.S. (2012). Perspective: a business school view of medical interprofessional rounds: transforming rounding groups into rounding teams. *Academic Medicine, 87*(12), 1768–1771. https://doi.org/10.1097/ACM.0b013e318271f8da

Boettcher, A., Cording, L., Käuper, K.M. & Busch, S. (2016). Querdenken erlaubt – Interdisziplinarität beginnt in den Köpfen von Lehrenden. *International Journal of Health Professions, 3*(1), 29–36. https://doi.org/10.1515/ijhp-2016-0008

Bröxkes, S., Herzog, U., Dirla, F., Frantzen, S. & Naumann, J. (2004). *Rollstuhlversorgung bei Kindern, Jugendlichen und Erwachsenen: Ein Leitfaden mit rechtlichen Aspekten, Erfahrungsberichten und vielen Tipps rund um den Rollstuhl* (2. Aufl.). Deutscher Rollstuhl-Sportverband.

Bundesinstitut für Arzneimittel und Medizinprodukte (BfArM). (2022). *Operationen- und Prozedurenschlüssel (OPS) 8-552 neurologisch-neurochirurgische Frührehabilitation*. https://www.icd-code.de/ops/code/8-552.html

Bundesinstitut für Arzneimittel und Medizinprodukte (BfArM). (2019). *ICD-10-WHO Version 2019*. https://www.dimdi.de/static/de/klassifikationen/icd/icd-10-who/kode-suche/htmlamtl2019/

Bundesamt für Gesundheit. (2013). *Bericht der Themengruppe „Interprofessionalität"*. https://www.bag.admin.ch/dam/bag/de/dokumente/berufe-gesundheitswesen/medizinalberufe/plattform-zukunft-aerztliche-bildung/bericht-interprofessionalitaet-anhaenge.pdf.download.pdf/bericht-interprofessionalitaet-anhaenge.pdf

Bundesgesundheitsministerium (BMG). (2020). *Krankenhauszukunftsgesetz (KHZG)*. https://www.bundesgesundheitsministerium.de/fileadmin/Dateien/3_Downloads/Gesetze_und_Verordnungen/GuV/K/bgbl1_S.2208_KHZG_28.10.20.pdf

Büscher, A. (2011). Internationale Modelle interdisziplinärer Praxis. In Robert Bosch Stiftung (Hrsg.), *Ausbildung für die Gesundheitsversorgung von morgen* (S. 63–68). Schattauer.

Burke, B.L., Arkowitz, H. & Menchola, M. (2003). The efficacy of motivational interviewing: a meta-analysis of controlled clinical trials. *Journal of Consulting and Clinical Psychology, 71*(5), 843–861. https://doi.org/10.1037/0022-006X.71.5.843

Careau, E., Briere, N., Houle, N., Dumont, S., Vincent, C. & Swaine, B. (2014). Interprofessional collaboration: development of a tool to enhance knowledge translation. *Disability and Rehabilitation, 37*(4), 372–378. https://doi.org/10.3109/09638288.2014.918193

Careau, E., Brière, N., Houle, N., Dumont, S., Maziade, J., Paré, L., Desaulniers, M. & Museux, A.-C. (2018). *Continuum of Interprofessional Collaborative Practice in Health and Social Care – Guide*. Réseau de collaboration sur les pratiques interprofessionnelles en santé et services sociaux (RCPI).

https://www.usherbrooke.ca/travail-social/fileadmin/sites/travail-social/espace-admin/Interpro/Module_3/Activite_1/10._Annexe_10_Continuumdespratiquesdecollaboration.pdf

Carron, T., Rawlinson, C., Arditi, C., Cohidon, C., Hong, Q.N., Pluye, P., Gilles, I. & Peytremann-Bridevaux, I. (2021). An Overview of Reviews on Interprofessional Collaboration in Primary Care: Effectiveness. *International Journal of Integrated Care, 21*(2), 31. https://doi.org/10.5334/ijic.5588

Cichon, I. & Klapper, B. (2018). Interprofessionelle Ausbildungsansätze in der Medizin. *Bundesgesundheitsblatt – Gesundheitsforschung – Gesundheitsschutz, 61*(2), 195–200. https://doi.org/10.1007/s00103-017-2672-0

D'Amour, D. & Oandasan, I. (2005). Interprofessionality as the field of interprofessional practice and interprofessional education: an emerging concept. *Journal of Interprofessional Care, 19*(Suppl 1), 8–20. https://doi.org/10.1080/13561820500081604

Dacey, M.L. & Newcomer, A.R. (2005). A client-centered counseling approach for motivating older adults toward physical activity. *Topics in Geriatric Rehabilitation, 21*(3), 194–205. https://doi.org/10.1097/00013614-200507000-00005

DeKeyser Ganz, F., Engelberg, R., Torres, N. & Randall Curtis, J. (2016). Development of a model of interprofessional shared clinical decision making in the ICU: A mixed-method study. *Critical Care Medicine, 44*(4), 680–689. https://doi.org/10.1097/CCM.0000000000001467

Demmel, R. (2005). Motivational Interviewing. In M. Linden & M. Hautzinger (Hrsg.), *Verhaltenstherapiemanual* (5. Aufl., S. 228–233). Springer. https://doi.org/10.1007/3-540-26425-6_44

Deutsche Gesetzliche Unfallversicherung. (2020). *Querschnittlähmung- Qualitätsstandard in der gesetzlichen Unfallversicherung.* https://publikationen.dguv.de/widgets/pdf/download/article/3935

Dinius, J., Philipp, R. & Ernstmann, N., Heier, L., Göritz, A.S., Pfister-Heise, S., Hammerschmidt, J., Bergelt, C., Hammer, A. & Körner, M. (2020). Inter-professional teamwork and its association with patient safety in German hospitals – A cross sectional study. *PLOS ONE, 15*(5), e0233766. https://doi.org/10.1371/journal.pone.0233766

Dubielzig, F. & Schaltegger, S. (2004). *Methoden transdisziplinärer Forschung und Lehre. Ein zusammenfassender Überblick.* Centre of Sustaibility Management, Leuphana Universität. http://fox.leuphana.de/portal/files/1174825/Dubielzig_Schaltegger_Methoden_transdisziplinaerer_Forschung.pdf

Duden. (2014). *Duden – die deutsche Rechtschreibung* (26. Aufl.). Bibliographisches Institut.

Elzer, M. & Sciborski, C. (2007). *Kommunikative Kompetenzen in der Pflege.* Huber.

European Pressure Ulcer Advisory Panel, National Pressure Injury Advisory Panel & Pan Pacific Pressure Injury Alliance. (2019). *Prevention and Treatment of Pressure Ulcers/Injuries: Quick Reference Guide.* https://static1.squarespace.com/static/6479484083027f25a6246fcb/t/647dc6c178b260694b5c9365/1685964483662/Quick_Reference_Guide-10Mar2019.pdf

Ewers, M. (2012). Interprofessionalität als Schlüssel zum Erfolg. *Public Health Forum, 20*(7), 10.e1–10.e3. https://doi.org/10.1016/j.phf.2012.09.009

Fehlenberg, D., Simons, C. & Kohle, K. (2008). Die Krankenvisite – Chance für ein weiterführendes Gespräch. In T. von Uexkull, R. Adler, J.M. Herrmann, K. Kohle, W. Langewitz & O.W. Schonecke & W. Wesiack (Hrsg.), *Psychosomatische Medizin. Modelle ärztlichen Denkens und Handelns* (6. Aufl., S. 448). Urban & Fischer.

Festinger, L. (1995). *Theorie der kognitiven Dissonanz.* Huber.

Fisher, R. & Ury, W. (1981). *Getting to YES: negotiating agreement without giving in.* Penguin Books.

Fisher, R., Ury, W. & Patton, B.M. (2015). *Das Harvard-Konzept: die unschlagbare Methode für beste Verhandlungsergebnisse* (25. Aufl.). Campus Verlag.

Flieger, R. (2021). Einführung in das Thema Querschnittlähmung. In U. Haas (Hrsg.), *Pflege von Menschen mit Querschnittlähmung* (S. 59–82). Hogrefe.

Fogelberg, D., Atkins, M., Blanche, E., Carlson, M. & Clark, F. (2009). Decisions and Dilemmas in Everyday Life: Daily Use of Wheelchairs by Individuals with Spinal Cord Injury and the Impact on Pressure Ulcer Risk. *Topics in Spinal Cord Injury Rehabilitation, 15*(2), 16–32. https://doi.org/10.1310/sci1502-16

Forster, A. (2017). *Visite! – Kommunikation auf Augenhöhe im interdisziplinären Team.* Springer https://doi.org/10.1007/978-3-662-53699-5

Franz, S., Muser, J., Thielhorn, U., Wallesch, C.-W. & Behrens, J. (2020). Interprofessionelle Kommunikation zwischen therapeutisch Pflegenden und anderen therapeutischen Berufsangehörigen (Physiotherapie, Ergotherapie und Logopädie) in der neurologischen Frührehabilitation. *Die Rehabilitation, 59*(03), 149–156. https://doi.org/10.1055/a-1024-8271

Gerber, M., Kraft, E. & Bosshard, C. (2018). Interprofessionelle Zusammenarbeit aus Qualitätssicht. *Schweizerische Ärztezeitung, 99*(44), 1524–1529. https://doi.org/10.4414/saez.2018.17276

Grumbach, K. & Bodenheimer, T. (2004). Can health care teams improve primary care practice? *JAMA, 291*(10), 1246–1251. https://doi.org/10.1001/jama.291.10.1246

Grunwald, L. & Höppner, H. (2014). Die physiotherapeutische Sicht auf Interdisziplinarität in der Komplexleistung Frühförderung Ergebnisse aus drei Experteninterviews. *Physioscience, 10*, 8–14. https://doi.org/10.1055/s-0034-1365973

Heckhausen, J. & Heckhausen, H. (2006). *Motivation und Handeln*. Springer. https://doi.org/10.1007/3-540-29975-0

Hettema, J., Steele, J. & Miller, W. R. (2005). Motivational Interviewing. *Annual Review of Clinical Psychology, 1*(1), 91–111. https://doi.org/10.1146/annurev.clinpsy.1.102803.143833

Janis, I. L. & Mann, L. (1977). *Decision making. A psychological analysis of conflict, choice, and commitment*. Free Press.

Jorzig, A. (2022). Digitalisierung von Krankenhäusern und Krankenhauszukunftsgesetz. *Die Gynäkologie, 55,* 880–884. https://doi.org/10.1007/s00129-022-05019-z

Jünger, J. (2019). *Berufsübergreifend Denken – Interprofessionell Handeln. Empfehlung zur Gestaltung der interprofessionellen Lehre an den medizinischen Fakultäten*. Institut für medizinische und pharmazeutische Prüfungsfragen. https://www.impp.de/files/PDF/RBS_Berichte/Berufs%C3%BCbergreifend%20Denken%20Interprofessionell%20Handeln.pdf.

Jungert, M., Romfeld, E., Sukopp, T. & Voigt, U. (2013). *Interdisziplinarität. Theorie, Praxis, Probleme* (2. Aufl.). WBG.

Kaap-Fröhlich, S., Ulrich, G., Wershofen, B., Ahles, J., Behrend, R., Handgraaf, M., Herinek, D., Mitzkat, A., Oberhauser, H., Scherer, T., Schlicker, A., Straub, C., Waury Eichler, R., Wesselborg, B., Witti, M., Huber, M. & Bode, S. F. N. (2022). Position paper of the GMA Committee Interprofessional Education in the Health Professions – current status and outlook. *GMS Journal for Medical Education, 39*(2), 17.

Kälble, K. (2004). Berufsgruppen- und fachübergreifende Zusammenarbeit – Terminologische Klärungen. In L. Kaba-Schönstein & K. Kälble (Hrsg.), *Interdisziplinäre Kooperation im Gesundheitswesen* (S. 29–41). Mabuse.

Karam, M., Brault, I., Van Durme, T. & Macq, J. (2018). Comparing interprofessional and interorganizational collaboration in healthcare: A systematic review of the qualitative research. *International Journal of Nursing Studies, 79*, 70–83. https://doi.org/10.1016/j.ijnurstu.2017.11.002

Kauffeld, S. (2006). *Kompetenzen, messen, bewerten, entwickeln. Ein prozessanalytischer Ansatz für Gruppen*. Schäffer-Poeschel.

Keller, S. (1999). *Motivation zur Verhaltensänderung: Das Transtheoretische Modell in Forschung und Praxis*. Lambertus.

Kern, K. & Breitegger, K. (2021). Funktionelles Gesundheitsverhaltensmuster „Aktivität und Bewegung"- Selbstversorgung. In U. Haas (Hrsg.), *Pflege von Menschen mit Querschnittlähmung* (2. Aufl., S. 223–245). Hogrefe.

Kim, C.S., Lee, M.O. & Lee, S.B. (2016). Effects of nonviolent communication (NVC) program consist of communication competency, communication self-efficacy and stress in nurses. *Health Service Management Review, 10*(3), 9–17.

Kim, K.H., Joo, K.J. & Yun, J.Y. (2017). An analysis of the effects and experiences of the communication skill training program on medical students. *Korean Journal of Health Communication, 12*(1), 41–50.

Klapper, B. (2017). Zusammenarbeit für den Patienten – noch keine Selbstverständlichkeit. *Gesundheit Gesellschaft Wissenschaft (GGW), 3*, 16–22. https://www.wido.de/fileadmin/Dateien/Dokumente/Publikationen_Produkte/GGW/wido_ggw_0317_klapper.pdf

Klein, J.T. (2010). A Taxonomy of Interdisciplinarity. In R. Frodeman, J.T. Klein & C. Mitcham (Eds.), *The Oxford Handbook of Interdisciplinarity* (pp. 15–30). Oxford University Press.

Klink, R., Schempp, A. & Habert, K. (2016). Alltag im Rollstuhl – die passende Rollstuhlversorgung für Querschnittgelähmte. *neuroreha, 08*(03), 139–142. https://doi.org/10.1055/s-0042-112125

Klonek, F. & Kauffeld, S. (2012). Muss, kann ...oder will ich was verändern? Welche Chancen bietet die Motivierende Gesprächsführung in Organisationen? *Wirtschaftspsychologie, 4*, 58–71.

Koch, H.G. & Geng, V. (2021). *Querschnittlähmung verständlich erklärt Band 2 – Leben mit Querschnittlähmung: Therapie, Pflege, Rehabilitation, Integra-*

tion. Selbstverlag Manfred-Sauer-Stiftung und Schweizer Paraplegiker-Vereinigung.

Körkel, J. (2008). Motivational Interviewing: Ethische Betrachtungen. *Suchttherapie, 9*(4), 181–184. https://doi.org/10.1055/s-0028-1102957

Körkel, J. (2009). *Seminarunterlagen: Einladung zur Veränderung: Motivierende Gesprächsführung*. G. Q. Akademie.

Körkel, J. (2012). 30 Jahre Motivational Interviewing: Eine Übersicht und Standortbestimmung. *Suchttherapie, 13*(3), 108–118. https://doi.org/10.1055/s-0032-1321782

Körner, M. & Becker, S. (2017). Reha-Team und Interprofessionalität. *Rehabilitation, 56*(6), 361–364. https://doi.org/10.1055/s-0043-121412

Koloff, A.K. & Schmitz, D. (2021). Interprofessionelle Kooperation auf der Stroke Unit. *Pflegezeitschrift, 74*, 59–61. https://doi.org/10.1007/s41906-021-1014-x

Kraus, S. & Koch, R. (2018). Interprofessionalität in der Rehabilitation. *Rehabilitation* (S. 281–286). Springer Reference Medizin. https://doi.org/10.1007/978-3-662-54250-7_26

Kuhlmey, A., Höppner, K. & Schaeffer, D. (2014). Neue Aufgabenzuschnitte, Arbeitsteilungen und Ko-Operationsformen. In D. Schaeffer & K. Wingenfield (Hrsg.), *Handbuch Pflegewissenschaft* (S. 661–679). Juventa.

Lauer, N. (2022). Interprofessionelle Zusammenarbeit im klinischen Setting. *Logos, 30*(4), 266–276.

Letter, K. & Letter, M. (2016). Die SWOT-Analyse. *Deutsches Ärzteblatt, 103*(33), A2204.

Lewin, K. (1963). *Feldtheorie in den Sozialwissenschaften. Ausgewählte theoretische Schriften* (1. Aufl.). Huber.

Lücking, C. (2022). Interprofessionelles Arbeiten der Gesundheitsberufe: Schlüssel für eine bessere Gesundheitsversorgung? *á propos, 2022*(1), 116–131.

Lüftl, K. & Schmidt, E. (2021). Physiotherapie und Pflege: Schlüsselprobleme interprofessioneller Kooperation bewältigen. In A. Kerres, C. Wissing & B. Wershofen (Hrsg.), *Skillslab in Pflege und Gesundheitsfachberufen* (S. 127–141). Springer. https://doi.org/10.1007/978-3-662-61928-5_10

Lundahl, B.W. & Burke, B.L. (2009). The effectiveness and applicability of motivational interviewing: A practice friendly review of four meta-analyses. *Journal of clinical Psychology, 65*(11), 1232–1245. https://doi.org/10.1002/jclp.20638

Lundahl, B.W., Kunz, C., Brownell, C., Tollefson, D.R. & Burke, B.L. (2010). A metaanalysis of motivational interviewing: Twenty-five years of empirical studies. *Research on Social Work Practice, 20*(2), 137–160. https://doi.org/10.1177/1049731509347850

Malmendier, M., Klas, T. & Lücking, C. (2024). Gestaltung der interdisziplinären Zusammenarbeit in der ambulanten Therapie: Resultate eines Fokusgruppeninterviews mit Ergotherapeut*innen, Logopäd*innen und Physiotherapeut*innen. *International Journal of Health Professions, 11*(1), 1–14. https://doi.org/10.2478/ijhp-2024-0001

May, H.S., Druck, A.-C., Kenngott, T., Götsch, B., Trierweiler-Hauke, B. & Mihaljevic, A. (2018). TEAM – Together everyone achieves more. In J. Jünger (Hrsg.), *Ärztliche Kommunikation. Praxisbuch zum Masterplan Medizinstudium 2020* (S. 229–235). Schattauer.

Mayrhofer, W., Schneidelhofer, T. & Steyer, J. (2009). T.E.A.M. – „Together Eyeryone Achieves More“ oder „Toll, ein anderer macht's“? Teams in Organisationen. In H. Kasper & W. Mayrhofer (Hrsg.), *Personalmanagement, Führung, Organisation* (4. Aufl., S. 189–214). Linde.

McGrath, J. & Davis, A. (1992). Rehabilitation: Where are we going and how do we get there? *Clinical Rehabilitation, 6*(3), 225–235. https://doi.org/10.1177/026921559200600307

McInnes, S., Peters, K., Bonney, A. & Halcomb, E. (2015). An integrative review of facilitators and barriers influencing collaboration and teamwork between general practitioners and nurses working in general practice. *Journal of Advanced Nursing, 71*(9), 1973–1985. https://doi.org/10.1111/jan.12647

Mette, M., Dölken, M., Hinrichs, J., Narciß, E., Schüttpelz-Brauns, K., Weihrauch, U. & Fritz, H.M. (2016). Comprehension through cooperation: Medical students and physiotherapy apprentices learn in teams – Introducing interprofessional learning at the University Medical Centre Mannheim, Germany. *GMS Journal for Medical Education, 33*(2), 31.

Mickan, S.M. & Rodger, S.A. (2005). Effective Health Care Teams: A model of six characteristics developed from shared perceptions. *Journal of Interprofessional Care, 19*, 358–370. https://doi.org/10.1080/13561820500165142

Miller, W.R. (2008). *Motivational Interviewing. SAMHSA's National Registry of Evidence based Programs und Practices. Spotlight on PATH Programs and Practices: Motivational Interviewing.* https://store.samhsa.gov/sites/default/files/PEP20-02-02-014.pdf

Miller, W.R. & Rollnick, S. (1991). *Motivational interviewing: preparing people to change addictive behavior*. Guilford Press.

Miller, W.R. & Rollnick, S. (2015). *Motivierende Gesprächsführung* (3. Aufl.). Lambertus.

Mokrusch, T. (2021). Das Team in der Neurorehabilitation. *Neurologie & Rehabilitation, 27*(4), 215–222. https://doi.org/10.14624/NR2104001

Muchinsky, P.M. (2009). *Psychology applied to work* (9. Aufl.). Hypergraphic Press.

Mulvale, G., Embrett, M. & Razzave, S.D. (2016). „Gearing Up" to improve interprofessional collaboration in primary care: A systematic review and conceptual framework. *BMC Family Practice, 17*, 83. https://doi.org/10.1186/s12875-016-0492-1

Museux, A.C., Dumont, S., Careau, E. & Milot, É. (2016). Improving interprofessional collaboration: The effect of training in nonviolent communication. *Social Work in Health Care, 55*(6), 427–439. https://doi.org/10.1080/00981389.2016.1164270

Nancarrow, S.A., Booth, A., Ariss, S., Smith, T., Enderby, P. & Roots, A. (2013). Ten principles of good interdisciplinary teamwork. *Human Resources for Health, 11*, 19. https://doi.org/10.1186/1478-4491-11-19

Nock, L. (2020). *Interprofessionelles Lehren und Lernen in Deutschland—Entwicklung und Perspektiven*. Robert Bosch Stiftung. https://www.bosch-stiftung.de/sites/default/files/publications/pdf/2021-02/Interprofessionelles%20Lehren%20und%20Lernen%20in%20Deutschland%202020.pdf

Nosek, M. & Durán, M. (2017). Increasing empathy and conflict resolution skills through nonviolent communication (NVC) training in Latino adults and youth. *Progress in Community Health Partnerships: Research, Education, and Action, 11*(3), 275–283. https://doi.org/10.1353/cpr.2017.0032

Oberwöhrmeier, F., Lücking, C. & Gaede-Illig, C. (2021). Interdisziplinarität in der Akutklinik – eine Befragung von Logopäden, Ergo- und Physiotherapeuten. *Therapie, Lernen, 10*(10), 72–79.

O'Reilly, P., Lee, S.H., O'Sullivan, M., Cullen, W., Kennedy, C. & MacFarlane, A. (2017). Assessing the facilitators and barriers of interdisciplinary team working in primary care using normalisation process theory: An integrative review. *PLoS ONE, 12*(5), e0177026. https://doi.org/10.1371/journal.pone.0177026

Paarz, L. & Beushausen, U. (2015). Motivational Interviewing in der Dysphagietherapie – Eine Kommunikationsmethode zum Aufbau intrinsischer Motivation. *Forum Logopädie, 3*(29), 20–25.

Paradis, E. (2019). Diskurse über interprofessionelles Lernen, Lehren und Arbeiten. In M. Ewers, E. Paradis & D. Herinek (Hrsg.), *Interprofessionelles Lehren, Lernen und Arbeiten. Gesundheits- und Sozialprofessionen auf dem Weg zur kooperativen Praxis* (S. 38–54). Beltz Juventa.

Pfisterer-Heise, S. (2020). Warum Interprofessionalität unverzichtbar ist. In V.E. Amelung, S. Eble, R. Sjuts, T. Ballast, H. Hildebrandt, F. Knieps, R. Lägel & P. Ex (Hrsg.), *Die Zukunft der Arbeit im Gesundheitswesen* (S. 199–214). Medizinisch Wissenschaftliche Verlagsgesellschaft.

Piers, R.D., Versluys, K. & Devoghel, J., Vyt, A. & Van Den Noortgate, N. (2019). Interprofessional teamwork, quality of care and turnover intention in geriatric care: A cross-sectional study in 55 acute geriatric units. *International Journal of Nursing Studies, 91*, 94–100. https://doi.org/10.1016/j.ijnurstu.2018.11.011

Pohlmann, K. & Georg, J. (2021). Funktionelles Gesundheitsverhaltensmuster „Ernährung und Stoffwechsel"-Haut. In U. Haas (Hrsg.), *Pflege von Menschen mit Querschnittlähmung* (2. Aufl., S. 117–126). Hogrefe.

Prochaska, J.O. & DiClemente, C.C. (1982). Transtheoretical therapy: Toward a more integrative model of therapy. *Psychotherapy: Theory, Research, and Practice, 19*, 267–288. https://doi.org/10.1037/h0088437

Rawlinson, C., Carron, T., Cohidon, C., Arditi, C., Hong, Q.N., Pluye, P., Peytremann-Bridevaux, I. & Gilles, I. (2021). An Overview of Reviews on Interprofessional Collaboration in Primary Care: Barriers and Facilitators. *International Journal of Integrated Care, 21*(2), 32. https://doi.org/10.5334/ijic.5589

Reeves, S., Zwarenstein, M., Goldman, J., Barr, H., Freeth, D., Koppel, I. & Hammick, M. (2010). The effectiveness of interprofessional education: Key findings from a new systematic review. *Journal of Interprofessional Care, 24*(3), 230–241. https://doi.org/10.3109/13561820903163405

Reeves, S., Goldman, J., Gilbert, J., Tepper, J., Silver, I., Suter, E. & Zwarenstein, M. (2011). A scoping review to improve conceptual clarity of interprofessional interventions. *Journal of Interprofessional Care, 25*(3), 167–174. https://doi.org/10.3109/13561820.2010.529960

Reeves, S., Fletcher, S. & Barr, H., Birch, I., Boet, S., Davies, N., McFadyen, A., Rivera, J. & Kitto, S.

(2016). A BEME systematic review of the effects of interprofessional education: BEME Guide No. 39. *Medical Teacher, 38*(7), 656–668. https://doi.org/10.3109/0142159X.2016.1173663

Reeves, S., Pelone, F., Harrison, R., Goldman, J. & Zwarenstein, M. (2017). Interprofessional collaboration to improve professional practice and healthcare outcomes. *Cochrane Database Systematic Review, 6*(6), CD000072. https://doi.org/10.1002/14651858.CD000072.pub3

Rentsch, H.P., Bucher, P., Dommen Nyffeler, I., Wolf, C., Hefti, H., Fluri, E., Wenger, U., Wälti, C. & Boyer, I. (2003). The implementation of the „International Classification of Functioning, Disability and Health" (ICF) in daily practice of neurorehabilitation: An interdisciplinary project at the Kantonsspital of Lucerne, Switzerland. *Disability and Rehabilitation, 25*(8), 411–421.

Reynolds, M. (1978). No news is bad news. Patient's views about communication in hospital. *The British Medical Journal, 1*(6128), 1673–1676.

Rheinberg, F. & Vollmeyer, R. (2018). *Motivation*. Kohlhammer. https://doi.org/10.17433/978-3-17-032955-3

Robert Bosch Stiftung GmbH (Hrsg.). (2011). *Memorandum Kooperation der Gesundheitsberufe. Qualität und Sicherung der zukünftigen Gesundheitsversorgung*. Robert Bosch Stiftung. https://www.bosch-stiftung.de/sites/default/files/publications/pdf_import/Memorandum_Kooperation_der_Gesundheitsberufe.pdf

Robert Bosch Stiftung GmbH (Hrsg.). (2017). Im Rampenlicht. *Mitstreiter Magazin, 23*, 4–8. https://www.bosch-stiftung.de/sites/default/files/publications/pdf/2018-02/Magazin_Mitstreiter_Robert_Bosch_Stiftung.pdf

Rogers, C.R. (1985). *Die nicht-direktive Beratung*. Fischer.

Rogers, C.R. & Schmid, P.F. (1991). *Person-zentriert: Grundlagen von Theorie und Praxis*. Grünewald.

Rogowski, W. & Pilartz, H. (2020). Die Harvard-Verhandlungsmethode. In W. Rogowsi (Hrsg.), *Management im Gesundheitswesen* (S. 33–43). Springer. https://doi.org/10.1007/978-3-658-26982-1_4

Rollnick, S., Miller, W.R. & Butler, C.C. (2012). *Motivierende Gesprächsführung in den Heilberufen: Core-Skills für Helfer*. Probst.

Römer, U. (2008). Ergotherapie bei Querschnittlähmung. *Trauma und Berufskrankheit, 10*(3), 411–415. https://doi.org/10.1007/s10039-007-1346-9

Rosenberg, B.M. (2007). *Gewaltfreie Kommunikation. Eine Sprache des Lebens*. Junfermann.

Rosengren, D.B. (2012). *Arbeitsbuch Motivierende Gesprächsführung*. Probst.

Sachverständigenrat zur Begutachtung der Entwicklung im Gesundheitswesen (SVR). (2007). *Kooperation und Verantwortung – Voraussetzungen einer zielorientierten Gesundheitsversorgung*. https://www.svr-gesundheit.de/fileadmin/Gutachten/Gutachten_2007/Kurzfassung_2007.pdf

Sachverständigenrat zur Begutachtung der Entwicklung im Gesundheitswesen (SVR). (2009). *Koordination und Integration – Gesundheitsversorgung in einer Gesellschaft längeren Lebens*.https://www.svr-gesundheit.de/fileadmin/Gutachten/Sondergutachten_2009/Kurzfassung_2009.pdf

Sachverständigenrat zur Begutachtung der Entwicklung im Gesundheitswesen (SVR). (2018). *Bedarfsgerechte Steuerung der Gesundheitsversorgung. Gutachten 2018*. https://www.svr-gesundheit.de/gutachten/gutachten-2018/

Samuelson, M., Tedeschi, P., Aarendonk, D., de la Cuesta, C. & Groenewegen, P. (2012). Improving interprofessional collaboration in primary care: position paper of the European Forum for Primary Care. *Quality in Primary Care, 20*(4), 303–312.

San Martín-Rodríguez, L., Beaulieu, M.D., D'Amour, D. & Ferrada-Videla, M. (2005). The determinants of successful collaboration: A review of theoretical and empirical studies. *Journal of Interprofessional Care, 19*(Suppl 1), 132–147. https://doi.org/10.1080/13561820500082677

Schaeffer, D. & Hämel, K. (2016). Kooperative Versorgungsmodelle. Eine international vergleichbare Betrachtung. In M. Jungbaer-Gans & P. Kriwy (Hrsg.), *Handbuch Gesundheitssoziologie* (S. 1–18). Springer VS.

Schmitz, C, Berchthold, P., Cichon, I., Klapper, B. & Amelung, V.E. (2020a). Stand und Zukunft der interprofessionellen Zusammenarbeit in Deutschland. In V. E. Amelung, S. Eble, R. Sjuts, T. Ballast, H. Hildebrandt, F. Knieps, R. Lägel & P. Ex (Hrsg.), *Die Zukunft der Arbeit im Gesundheitswesen* (S. 183–198). Medizinische Verlagsgesellschaft.

Schmitz, C., Atzeni, G. & Berchtold, P. (2020b). Interprofessionelle Zusammenarbeit in der Gesundheitsversorgung: Erfolgskritische Dimensionen und Fördermaßnahmen. Differenzierung, Praxis und Implementierung. *Swiss Academies Communications, 15*(2). https://www.samw.ch/dam/jcr:65cc818b-77d5-425a-8927-54e349d88c5b/studie_

samw_interprofessionelle_zusammenarbeit_2020.pdf

Schouten, L., Haensch, M., Lüddecke, I., Petrovic, S., Haase, L., Zimmermann, F. & Schäfer, A. (2021). Digital unterstützte interprofessionelle Zusammenarbeit im ambulanten Setting: Bedarfe, Erwartungen und Barrieren in der Ergotherapie, Logopädie und Physiotherapie – eine qualitative Studie. *International Journal of Health Professions, 8*(1), 20–36.

Schulz von Thun, F. (1981). *Miteinander Reden: Störungen und Klärungen* (Bd. 1). Rowohlt Taschenbuch.

Sears, M. (2012). *Gewaltfreie Kommunikation im Gesundheitswesen*. Junfermann

Seifert, J.W. (1995). *Visualisieren – Präsentieren – Moderieren* (8. Aufl.). GABAL.

Singh, R., Kucukdeveci, A.A., Grabljevec, K. & Gray, A. (2018). The role of Interdisciplinary Teams in Physical and Rehabilitation Medicine. *Journal of Rehabilitation Medicine, 50*, 673–678. https://doi.org/10.2340/16501977-2364

Sottas, B. & Kissmann, S. (2015). *Übersichtsstudie zu Nutzen und Wirksamkeit der interprofessionellen Praxis (IPP), Teilbericht 1.* https://formative-works.ch/wp-content/uploads/2020/01/2016_2_Bericht-BAG-Best-Practice-IPE-IPP.pdf

Sottas, B. (2016). Interprofessionelle Teams sind effizienter und senken die Kosten – Zur Evidenzlage bei einem kontroversen Innovationsthema. In S. Müller-Mielitz, B. Sottas & A. Schachtrupp (Hrsg.), *Innovationen in der Gesundheitswirtschaft* (S. 44–56). Bibliomed. https://www.curaviva.ch/files/DBOMKWX/evidenzlage_interprofessionelle_teams_artikel__sottas__2016.pdf

Spaulding, E.M., Marvel, F.A., Jacob, E., Rahman, A., Hansen, B.R., Hanyok, L.A., Martin, S.S. & Han, H.R. (2021). Interprofessional education and collaboration among healthcare students and professionals: a systematic review and call for action. *Journal of Interprofessional Care, 35*(4), 612–621.

Stock-Homburg, R. (2013). *Personalmanagement – Theorien, Konzepte, Instrumente*. Springer Gabler.

Supper, I., Catala, O., Lustman, M., Chemla, C., Bourgueil, Y. & Letrilliart, L. (2015). Interprofessional collaboration in primary health care: a review of facilitators and barriers perceived by involved actors. *Journal of Public Health, 37*(4), 716–727.

Team-AG Querschnittgelähmten-Zentrum. (2023). *Poketplaner*. https://www.bg-kliniken.de/fileadmin//01_hamburg/_content/PDFs/Pocketplaner_Ziele.pdf

Ten Cate, O., Chen, H.C., Hoff, R.G., Peters, H., Bok, H. & van der Schaaf, M. (2015). Curriculum development for the workplace using Entrustable Professional Activities (EPAs): AMEE Guide No. 99. *Medical Teacher, 37*(11), 983–1002. https://doi.org/10.3109/0142159X.2015.1060308

Thietje, R., Kowald, B. & Hirschfeld, S. (2011). Woran sterben Querschnittgelähmte heute? – Eine Nachuntersuchung von 102 Fällen. *Die Rehabilitation, 50*(04), 251–254. https://doi.org/10.1055/s-0031-1273774

Trivedi, D., Goodman, C., Gage, H., Baron, N., Scheibl, F., Iliffe, S., Manthorpe, J., Bunn, F. & Drennan, V. (2013). The effectiveness of interprofessional working for older people living in the community: a systematic review. *Health and Social Care in the Community, 21*(2),113–128. https://doi.org/10.1111/j.1365-2524.2012.01067.x

Tuckman, B. (1965). Development Sequence in Small Groups. *Psychological Bulletin, 63*(06), 384–399. https://pdfs.semanticscholar.org/cd78/c763010e6eb856250b939e4eec438e14ef8f.pdf?_ga=2.241383682.1433922178.1586129174-711966987.1586129174

Voelker, C. (2011). *Physiotherapie: Berufliches Selbstverständnis*. Cornelsen.

Von Campenhausen, J. (2020). *Ärztliche Kommunikation für Medizinstudierende*. Springer. https://doi.org/10.1007/978-3-662-61749-6

Walkenhorst, U., Mahler, C., Aistleithner, R., Hahn, E.G., Kaap-Fröhlich, S., Karstens, S., Reiber, K., Stock-Schröer, B. & Sottas, B. (2015). Position statement GMA Committee – "Interprofessional Education for the Health Care Professions". *GMS Journal for Medical Education, 32*(2), 22.

Wang, Z., Feng, F., Gao, S. & Yang, J. (2019). A Systematic Meta-Analysis of the Effect of Interprofessional Education on Health Professions Students' Attitudes. *Journal of Dental Education, 83*(12), 1361–1369. https://doi.org/10.21815/JDE.019.147

Winkelmann, C., Aigner, B., Renner, E. & Schlund, M. (2013). SWOT – eine Möglichkeit, Zusammenarbeit zu analysieren. *Physiopraxis, 11*(11/12), 50–55. https://doi.org/10.1055/s-0033-1363436

Wissenschaftsrat. (2018). *Neustrukturierung des Medizinstudiums und Änderung der Approbationsordnung für Ärzte—Empfehlungen der Expertenkommission zum Masterplan Medizinstudium 2020* (DRS 7271-18). https://www.wissenschaftsrat.de/download/archiv/7271-18.pdf?__blob=publicationFile&v=4

World Health Organization (WHO). (2005). *ICF-Internationale Klassifikation der Funktionsfähigkeit, Behinderung und Gesundheit*. WHO. https://www.dimdi.de/static/de/klassifikationen/icf/icfhtml2005/

World Health Organization (WHO). (2010). *Framework for Action on Interprofessional Education & Collaborative Practice*. WHO.

World Health Organization (WHO). (2013). *Interprofessional Collaborative Practice in Primary Health Care: Nursing and Midwifery Perspectives. Six Case Studies.* WHO. https://www.who.int/publications/i/item/9789241505857

World Health Organization (WHO), Schweizer Paraplegiker Forschung & The International Spinal Cord Society. (2014). *Querschnittlähmung—Internationale Perspektiven. Kurzfassung.* https://apps.who.int/iris/bitstream/handle/10665/94192/WHO_NMH_VIP_13.03_ger.pdf;sequence=7

Xyrichis, A. & Ream, E. (2008). Teamwork: a concept analysis. *Journal of Advanced Nursing, 61*(2), 232–241. https://doi.org/10.1111/j.1365-2648.2007.04496.x

Zäch, G.A. & Koch, H.G. (2006). *Paraplegie: Ganzheitliche Rehabilitation*. Karger Medical and Scientific Publishers.

Zanini, C., Rubinelli, S., Lustenberger, N., Koch, H.G., Scheel-Sailer, A. & Brach, M. (2019). *Challenges to building and maintaining partnership in the prevention and treatment of pressure injuries in spinal cord injury: A qualitative study of health professionals' views.* Swiss Medical Weekly. https://doi.org/10.4414/smw.2019.20086

Zimmermann, L., Michaelis, M., Quaschning, K., Müller, C.A. & Körner, M. (2014). Die Bedeutung der internen und externen Partizipation für die Patientenzufriedenheit. *Rehabilitation, 53*, 219–224. https://doi.org/10.1055/s-0033-1357116

7
Digitale Transformation der Gesundheitsversorgung: Grundlagen aus therapiewissenschaftlicher Perspektive

Anika Thurmann

Lernziele

- Sie entwickeln ein erweitertes Verständnis für Prozesse der digitalen Transformation und deren Relevanz für die Ergotherapie (ET), Physiotherapie (PT) und Logopädie (LP).
- Sie können Schlüsselbegriffe der digitalen Transformation definieren und differenzieren.
- Sie verstehen Faktoren, welche die Implementierung von digitalen Prozessen beeinflussen, ordnen Digitalisierungsstrategien in Forschung und Praxis und verstehen sich als aktive Mitgestalter*innen des digitalen Prozesses.

Zusammenfassung

Ohne dass es zu stoppen wäre, durchdringt die digitale Transformation sämtliche Lebensbereiche und Arbeitswelten. Auch in der Medizin und Therapie verändert die Digitalisierung die Gesundheitsversorgung und schafft neue Möglichkeiten, Modelle und Perspektiven für Diagnostik, Therapie und Prävention. Im Vergleich zu den Bereichen Wirtschaft und Industrie schreitet die Digitalisierung im Gesundheitswesen jedoch nur recht langsam voran und steht somit noch in den Anfängen einer umfassenden digitalen Transformation (Expertenkommission Forschung und Innovation (EFI), 2022). Vor diesem Hintergrund gibt dieser Teil des Buches zunächst Einblicke in das Vokabular der digitalen Transformation, skizziert den aktuellen Stand der Digitalisierung für die Gesundheitsfachberufe aus Forschungs- und Praxissicht und zeigt auf, welche multiperspektivischen Denkmuster es für eine nachhaltige Etablierung smarter Technologien in die Arbeitswelt der Therapieberufe LP, ET und PT braucht.

Die Anwendung smarter Technologien in der Therapie sowie die Forschung zu Digitalisierungsprozessen rücken zunehmend in das Bewusstsein der Akteur*innen des Gesundheitswesens. Im Kontext der Therapieberufe (TB) finden diese Entwicklungsschritte bisher jedoch am Rande statt. Es fehlt an Systematik, Best-Practice Beispielen, Rahmenbedingungen, Leitlinien und Standards zum Einsatz smarter Technologien. In Deutschland findet das Thema Digitalisierung im Sektor Therapie, Forschung und Lehre erst seit wenigen Jahren Beachtung, was sich verzögernd auf die Etablierung auswirkt. Zudem fehlt es bisher an Übersichtsarbeiten und einer systematischen Darstellung des Status Quo in Deutschland. Im Folgenden werden die Gesundheitsfachberufe ET, PT, LP im Kontext der digitalen Entwicklung in den Mittelpunkt gerückt. Diese Betrachtung erfolgt aus einer therapiewissenschaftlichen Sicht, die sich als multiperspektivisch versteht.

7.1 Einordnung der Therapieberufe im Gesundheitswesen

Das deutsche Gesundheitssystem entwickelte sich über einen langen Ausgestaltungsprozess. Keine andere Branche verfügt über ein vergleichbar differenziertes System. Zu diesem System gehören Diagnose-, Behandlungs-, Abrechnungs- und Kommunikationsprozesse zwischen vielen kleinen und großen, öffentlichen, freiberuflichen und unternehmerischen Akteur*innen bis hin zu den Patient*innen. Das Gesundheitswesen ist damit zum einen die größte Herausforderung für einen erfolgreichen digitalen Transformationsprozess, zum anderen aber auch ein Anwendungsbereich mit vielen Potenzialen für Prozessoptimierungen durch Digitalisierung. Im Gegensatz zu anderen Branchen bestehen im Gesundheitswesen jedoch Rahmenbedingungen, die eine digitale Transformation ausbremsen. Getrennte Vergütungsbudgets für den ambulanten und den stationären Sektor, fehlende finanzielle Anreize und ein oftmals ungewisser Return on Invest aufgrund wenig verlässlicher gesetzlicher Rahmenbedingungen und Standards machen die Investition in die digitale Zukunft unattraktiv (Matusiewicz et al., 2018). Zudem nehmen Therapieberufe eine Rolle in der Gesundheitswirtschaft ein, die bestimmt ist von Abhängigkeiten, Desinformation, hierarchischen Strukturen und einem Identitäts- und Selbstwirksamkeitskonflikt. All diese Faktoren hemmen den Fokus auf die Digitalisierung bewährter Prozesse und die Innovationsbereitschaft im Arbeitsalltag.

In Deutschland arbeiten schätzungsweise 350 000 Heilmittelerbringer*innen (HME) (Physiotherapie, Ergotherapie, Sprachtherapie und Podologie) (**Abbildung 7-1**). In der beruflichen Autonomie unterliegen die Therapieberufe dem Heilpraktikergesetz aus dem Jahr 1936, welches die Ausübung der Heilkunde auf Ärzt*innen und Heilpraktiker*innen begrenzt. Demnach können sie – ohne eine Heilpraktiker*innenzulassung – ausschließlich auf ärztliche Verordnung behandeln (Reichsjustizministerium, 1939).

Im System der Heilmittelversorgung agieren die HME in einem komplexen Rahmen. Die

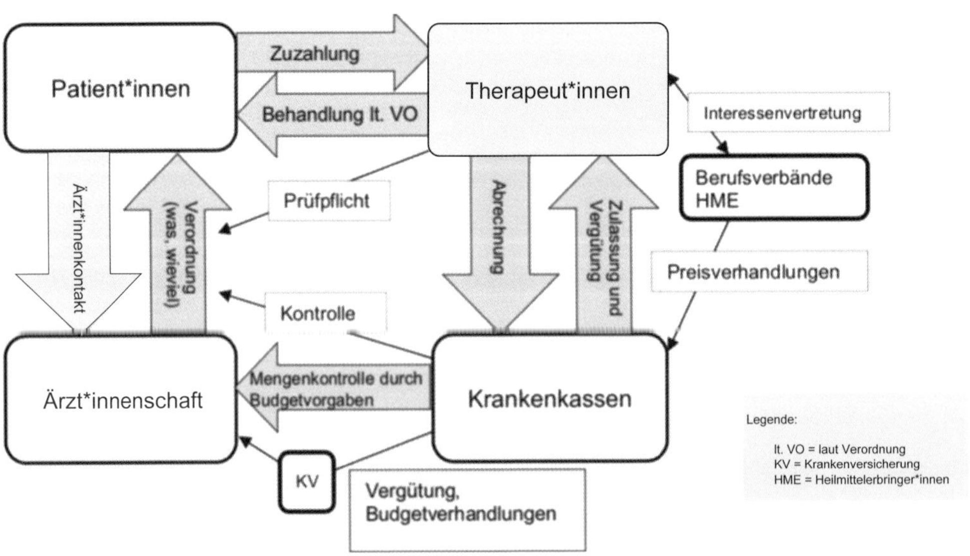

Abbildung 7-1: System der Leistungserbringung und -vergütung in der Heilmitttelversorgung (in Anlehnung an Schuster, 2015, S. 20)

Versorgung der Patient*innen wird in den Gesundheitsfachberufen als Dienstleistung erbracht, gemäß dem Sachleistungsprinzip nehmen die Patient*innen HME-Leistungen in Anspruch, ohne dafür eine Rechnung der Leistungserbringenden zu erhalten. Somit erfolgen Leistungserbringung und Leistungsvergütung getrennt voneinander. Die Versorgungsleistung wird zum Ende jeden Monats von den Heilmittelerbringenden mit den Krankenkassen direkt oder über ein Abrechnungszentrum abgerechnet. Dabei erfolgt die Abrechnung zu festgelegten Vergütungssätzen, die auf einer definierten Preiskomponente basieren. Diese Preiskomponente wird zwischen den Berufsverbänden und den gesetzlichen Krankenversicherungen verhandelt. Wie häufig eine Heilmittelleistung durch Ärzt*innen verschrieben werden kann, wird als Mengenkomponente zwischen den Krankenkassen und der Kassenärztlichen Vereinigung verhandelt.

Die Versorgungsregularien für ET, PT und LP werden in der Heilmittelrichtlinie festgelegt, sie bildet die Basis auf der Leistungen verordnet und abgerechnet werden können. Die Ausgestaltung der Heilmittelrichtlinie wird im Gemeinsamen Bundesausschuss (G-BA, 2023) durch Vertreter*innen der Ärzt*innen, Zahnärzt*innen, Psycholog*innen, Krankenhäuser und Krankenkassen verabschiedet, Therapeut*innen sind hier nicht mitbestimmungsberechtigt. Die berufliche Interessenvertretung der HME liegt bei den Berufsverbänden. Aufgrund ihres Status als Körperschaft nicht öffentlichen Rechts beschränkt sich ihre Funktion auf ein Verhandlungsmandat ohne Entscheidungsbefugnis (Nationaler Wirtschaftsblock (nwb), 2016).

In den Heilmittelberufen vertreten mehr als 20 unterschiedliche Berufsverbände die Interessen der Therapeut*innen, schätzungsweise sind 30 Prozent der Berufsangehörigen Mitglied in einem dieser Verbände (SHV, 2023). Da sich die Verbände durch Mitgliedsbeiträge finanzieren, ist der Aktionsspielraum durch geringe finanzielle Mittel begrenzt. Vertreter*innen aus Politik und Gesundheitswesen sehen zudem in der unübersichtlichen Verbandslandschaft eine Ursache dafür, dass die Interessen der HME unzureichend durchgesetzt werden (Bischof et al., 2019). Die Gesundheitspolitik der HME wird von einer Vielzahl an Interessenverbänden beeinflusst, der Erfolg dieser Gruppen hängt in erster Linie von den verfügbaren finanziellen Mitteln ab, d.h. letztlich von der Anzahl an Beitragszahlenden.

In den vergangenen 100 Jahren gab es eine große Ausdifferenzierung und Spezialisierung der Gesundheitsfachberufe – aktuell ist die Entwicklungsdynamik in den Therapieberufen sehr hoch. Bisher erfolgte die Ausbildung nach Ausbildungs- und Prüfungsverordnungen, die auf Berufsgesetzen aus den Jahren 1980 (LP), 1994 (PT) und 1999 (ET) basierten. Die aktuelle Änderung erfolgte im Juni 2023 und ließ damit ab Oktober 2023 Lehrformate, die selbstgesteuertes Lernen oder E-Learning beinhalten zu. Diese Formate können zielgerichtet bei der Konzeption des theoretischen und praktischen Unterrichts in einem angemessenen Umfang berücksichtigt werden (Bundesministerium der Justiz, 1994, 2023). Seit 2009 kam es durch die Einführung einer Modellklausel zur Entwicklung erster primärqualifizierender Studiengänge. Zudem existieren zahlreiche Angebote zu nicht-primärqualifizierenden Studiengängen für die zusätzliche Qualifizierung von HME. Die Folge ist eine sehr heterogene Ausbildungslandschaft. Fraglich bleibt dabei, ob so die Weichen für die Ausbildung der Therapieberufe richtiggestellt werden, um künftigen Kompetenzanforderungen gerecht zu werden. Dies führt zur Frage, wer die Verantwortung für eine bedarfs- und nicht nur beschäftigungsadäquate Ausbildung der Gesundheitsfachberufe trägt. Bei der zukunftsorientierten Ausrichtung der Gesundheitsfachberufe sind nicht nur strukturelle Anpassungen in den Bildungsinstitutionen zu leisten, vielmehr geht es um die Entwicklung digitaler Reife. Dazu gehören u.a. der Ausbau einer Digitalisierungskultur und eines digitalen Mindsets um einen institutionellen und kulturellen Wandel herzuleiten. Damit können die realen Bedarfe der Versorgung in Bildungskonzepte übertragen und Therapieberufe auf Veränderungen im Kontext des digitalen Wandels und der gesellschaftlichen Umbrüche zukunftsorientiert vorbereitet werden.

Eine Entwicklung und Etablierung digitaler Leitlinien und Standards in die fachliche Ausbildung der ET, PT und LP lässt sich schwer abbilden, ein Grund dafür sind diverse Sonderwege, auf denen die Therapieberufe laut Gesundheits(Bildungs-)politik in Deutschland abgestellt sind (Sottas, 2019). In allen Berufen bestehen unterschiedlichste Zertifikate auf Fachschul- und Hochschulebene, an denen die Strukturvielfalt deutlich wird. In Deutschland existieren 450 bis 500 Ausbildungsorte für die PT, ET und LP. Die Träger der Ausbildungen der Gesundheitsfachberufe sind nicht systematisch miteinander verzahnt – in der Regel handelt es sich um Bildungssilos (Sottas et al., 2013). Zudem wird die Heterogenität durch unterschiedliche Zulassungsverfahren, eine länderspezifische Ausbildungsverantwortung und divergierende Anforderungen an Lehrende für Gesundheitsfachberufe verstärkt. Das Nebeneinander der schulischen und hochschulischen Ausbildung gilt nach Einschätzung des Hochschulverbands der Gesundheitsfachberufe (HVG) als Hemmnis für die Weiterentwicklung der Therapieberufe (DVE, 2020). Im internationalen Vergleich fällt auf, dass im Gegensatz zu Deutschland die hochschulische Ausbildung in Europa, USA, Kanada und Australien seit Jahrzehnten Standard ist.

Die Curricula bspw. in Australien sind auf Bedarfe einer zukunftsorientierten Versorgung ausgerichtet. Brunner et al. (2018) beschreiben die Entwicklung eines Frameworks zur Etablierung digitaler Technologien in der therapeutischen Versorgung in Australien. Dieses Rahmenwerk beschreibt einen *Capability* Ansatz, also digitale Fähigkeiten als Grundlage einer digitalen Transformation der Therapieberufe (Brunner et al., 2018). Dieser Ansatz berücksichtigt den sich stetig verändernden Charakter von E-Health in der Praxis. Dabei stehen nicht nur die Komplexität und der sich entwickelnde Kontext im Mittelpunkt, sondern auch die Aspekte der kritischen Analyse und der ethischen Praxis im Gesundheitswesen (Lester, 2014).

In Deutschland basieren Bildungskonzepte oftmals auf professionellen Rollenmodellen aus der Vergangenheit (Sottas et al., 2013). Diese sind durch einen ausgeprägten Hands-on-Charakter gekennzeichnet. Dies führt zur Vermittlung konservativer Vorstellungen über die Therapieberufe.

Die Bildungsstrukturen sollten demnach den Anforderungen an Innovation und künftiger Patient*innenversorgung reformiert werden. Diese neuen Herausforderungen erfordern agile, innovationsfreundliche und verantwortungsbewusste Therapeut*innen, die mit einer neuen professionellen Haltung auf die veränderten Verhältnisse und Patient*innen zugehen. Nach dem Vorbild der Medizin können digitale Assistent*innen und Roboter in hybriden Ansätzen zu Arbeitspartner*innen werden. Beispielsweise werden roboterassistierte Chirurgiesysteme wie „Da Vinci" in der Urologie eingesetzt oder ein robotergestütztes Gangtraining in der Physiotherapie mit „Lokomat". Dies bringt neue Fragestellungen zur Mensch-Technik-Interaktion, zu beruflichen Wertevorstellungen, therapeutischer Identität und zu technikgestützten Entscheidungsprozessen hervor. Eine logische Folge wäre eine Reformation des Lernens und Arbeitens. Diese Neuerungen sind in der Welt der Gesundheitsbildung bisher nicht umfassend abgebildet (Sottas, 2019). Empfehlungen zielen lediglich auf notwendige Skills zur Nutzung von Daten und digitalen Instrumenten ab. Das Gelingen der digitalen Transformation der Gesundheitsfachberufe erfordert Akzeptanz und *Empowerment* in der Bildungswelt, aber auch das Engagement der Gesundheitswirtschaft (beim Zugang zu Infrastruktur und Hardware). Der Wissenschaftsrat (2022) beschreibt, dass eine

Weiterentwicklung der Gesundheitsfachberufe mit der üblichen Ausbildung an Berufsfachschulen nicht ausreicht, um die erforderlichen Fähigkeiten und Kompetenzen zu vermitteln – Voraussetzung stellt eine kohärente Gesundheitspolitik, die mit konstantem Reformdruck Entwicklungen der Gesundheits- und Bildungssysteme antreibt, dar. Grundlegend befördern Prozesse der Digitalisierung eine weitere Anpassung: Nach dem Wechsel von traditioneller Arbeit zu *evidence-based* practice folgt nun der Übergang zu *algorithm-based* practice (Sottas, 2019).

7.1.1 Patient*innenzentrierung im Kontext der digitalen Transformation

Der Schritt von der heutigen Gesundheitsversorgung in eine Patientenversorgung 4.0 wird zunehmend die bestehenden Sektorengrenzen auflösen und sich an individuellen Bedürfnissen der Patient*innen orientieren. Die Versorgung wird suprasektoral und individualisiert, damit rücken die Themen Eigenverantwortung, Prävention und Lebensqualität in den Mittelpunkt (Freiberg, 2018). Das Institute of Medicine definiert die patient*innenzentrierte Gesundheitsversorgung (2001, S. 6) als „… eine Versorgung, die die individuellen Präferenzen, Bedürfnisse und Werte der Patient*innen respektiert und dabei sicherstellt, dass die Werte der Patient*innen alle klinischen Entscheidungen leiten.“ Wesentliche Aspekte der patient*innenzentrierten Versorgung sind die koordinierte, proaktive, integrierte und kontinuierliche Versorgung durch gut vernetzte und proaktive Teams sowie der Prozess des *shared decision making*, also die gemeinsame Entscheidungsfindung zwischen Akteur*innen des Gesundheitswesens und Patient*innen (Lehnert et al., 2011) (siehe auch Kapitel 5 zum Clinical Reasoning).

Gesundheit beginnt weit vor jedem Arztbesuch, denn die Konfrontation mit den eigenen Gesundheitsdaten und dem eigenen Verhalten durch Feedback-Systeme via Smartphone/-watch/-home fördert beim Einzelnen das Gesundheitsbewusstsein und kann zu einem gesundheitsförderlichen Verhalten beitragen (BMG, 2019). Moderne, unmittelbar wirkende Technologien können helfen, mehr Eigenverantwortung zu übernehmen und die Compliance zu stärken.

Durch die Daten aus medizinischer und therapeutischer Behandlung sowie aus dem Self-Monitoring entstehen immer mehr Gesundheitsparameter, die durch smarte Technologien erhoben, in Clouds gespeichert und von dort autorisiert durch die Patient*innen zur Verfügung gestellt werden können. Dadurch wird eine Informationsdichte generiert, die nicht ohne technische Analysetools und Bewertungsinstrumente interpretierbar sein wird. Durch den Zuwachs an digitalen Gesundheitsinformationen wächst die Anspruchshaltung der Patient*innen in Bezug auf die bestmögliche individuelle Diagnose und Therapie (Freiberg, 2018). Patient*innen spielen zukünftig eine führende Rolle als Quelle und Verwalter*in eigener Gesundheitsdaten. Somit werden die Patient*innen zur zentralen Figur im Gesundheitswesen (Matusiewicz et al., 2018).

7.1.2 Politische Rahmenbedingungen

Grundlegend für den Einsatz digitaler Technologien sind politische Entscheidungen und Rahmenbedingungen. Vergleicht man den europäischen Digital Economy and Society Index (DESI) liegt Deutschland 2022 eher im Mittelfeld auf Rang 13 von insgesamt 28 Plätzen (European Commission, 2022a). Der Index betrachtet die Dimensionen Humankapital, Konnektivität, Integration digitaler Technologien und digitale öffentliche Dienste (European Commission, 2022b). Als Ursache für die deutsche Platzierung werden Interessenkonflikte der Beteiligten innerhalb der Selbstverwaltung, Bürokratie aber auch erhöhte Kosten genannt.

Die Digitalisierung ist Voraussetzung für eine effektive Weiterentwicklung innerhalb der deutschen Gesundheitsversorgung.

Erste Pläne zur Digitalisierung des deutschen Gesundheitssystems gab es bereits zur Jahrtausendwende, ausgelöst durch einen Medikamentenskandal, bei dem Wechselwirkungen eines Medikamentes mit anderen Arzneimitteln weltweit zu mehr als 50 Todesfällen führten (Digitales Gesundheitswesen, 2022). 2002 entstand daraufhin seitens der Spitzenverbände des deutschen Gesundheitswesens der Plan, eine elektronische Gesundheitskarte (eGK) einzuführen, um die Medikamenteneinnahme von Patient*innen umfassend zu dokumentieren und damit sicherer zu machen. 2004 folgte das Gesetz zur Modernisierung der gesetzlichen Krankenversicherung, dies enthielt den offiziellen Beschluss zur Einführung der eGK im Jahr 2006. Die erste Generation der eGK wurde allerdings erst im Jahr 2011 herausgegeben, ihr folgten später die Generation G1+ und G2. Zudem beförderte das Modernisierungsgesetz 2005 die Gründung der Betriebsgesellschaft *Gematik* zum Aufbau und Einführung der Telematik-Infrastruktur (Digitales Gesundheitswesen, 2022).

Erst im Jahr 2016 gab es neue Dynamiken in der Digitalisierung des deutschen Gesundheitssystems, ausgelöst durch die Einführung des E-Health Gesetzes. Zunächst beschränkte sich der Inhalt auf den Ausbau der Funktionen der eGK. Als eine zentrale Anwendung der eGK war das Versichertenstammdatenmanagement (VSDM) geplant. Niedergelassene Ärzt*innen wurden damit verpflichtet, ihre Praxis bis zum Sommer 2018 an die Telematik-Infrastruktur (siehe **Tabelle 7-1**) anzubinden und das VSDM einzuführen. Die neueren Generationen G1+ und G2 ermöglichten erstmals den Online-Abgleich der Versichertenstammdaten. Später folgte die Erweiterung des E-Health Gesetzes um Apps auf Rezept (Digitale Gesundheitsanwendungen – DiGA), um die elektronische Terminvereinbarung (E-Appointments), um die elektronische Patientenakte (ePA) sowie um das elektronische Rezept (E-Rezept). Lange Zeit war die *Gematik* hauptverantwortlich für die Ausgestaltung und die Entwicklungen des digitalen Transformationsprozesses im deutschen Gesundheitssystem. 2019 beschloss der Deutsche Bundestag die Übernahme von 51 Prozent der Gematik-Anteile. Mit dieser mehrheitlichen Übernahme kann der Bund seitdem eigenständige Mehrheitsentscheidungen treffen. Die Gematik benannte sich in „Gematik GmbH“ um und fokussierte sich neben der eGK nun auch auf die Digitalisierung des Gesundheitswesens im Allgemeinen. Um es Patient*innen zu ermöglichen, digitale Angebote schnell und flächendeckend zu nutzen, trat Anfang 2020 das Digitale-Versorgung-Gesetz (DVG) in Kraft. Apotheken und Krankenhäuser waren damit zur Anbindung an die Telematik-Infrastruktur bis Ende 2020 verpflichtet. Weitere Gesetze folgten, wie z. B. das Patientendaten-Schutz-Gesetz (PDSG), dass die Nutzung digitaler Angebote durch die Patient*innen regelt. Vorgaben zum Schutz der Patient*innendaten und zu Haftungsfragen sind darin formuliert. Die **Abbildung 7-2** beschreibt die Meilensteine der Digitalisierung im Allgemeinen und markiert wichtige Meilensteine der Therapieberufe (Digitales Gesundheitswesen, 2022).

Trotz aller Bemühungen auf politischer Ebene entwickelt sich die Digitalisierung im Kontext der Routineversorgung durch die Therapieberufe nur schleppend. Die Vermutung, dass die Corona-Pandemie mit all ihren beschleunigten Verfahren zum Einsatz technischer Hilfen, der Digitalisierung im Gesundheitswesen Auftrieb verschafft hat, bestätigt sich nur bedingt. Der Digitalindex der Initiative D21 weist darauf hin, dass die Corona-Pandemie den Transformationsprozess nicht entscheidend verändert hat (Schifferdecker-Hoch et al., 2021). Dieser Digitalindex misst den deutschen Digitalisierungsgrad anhand eines Indexwertes, welcher sich aus dem Zugang zu Digitalisierung, dem Nutzungsverhalten, der

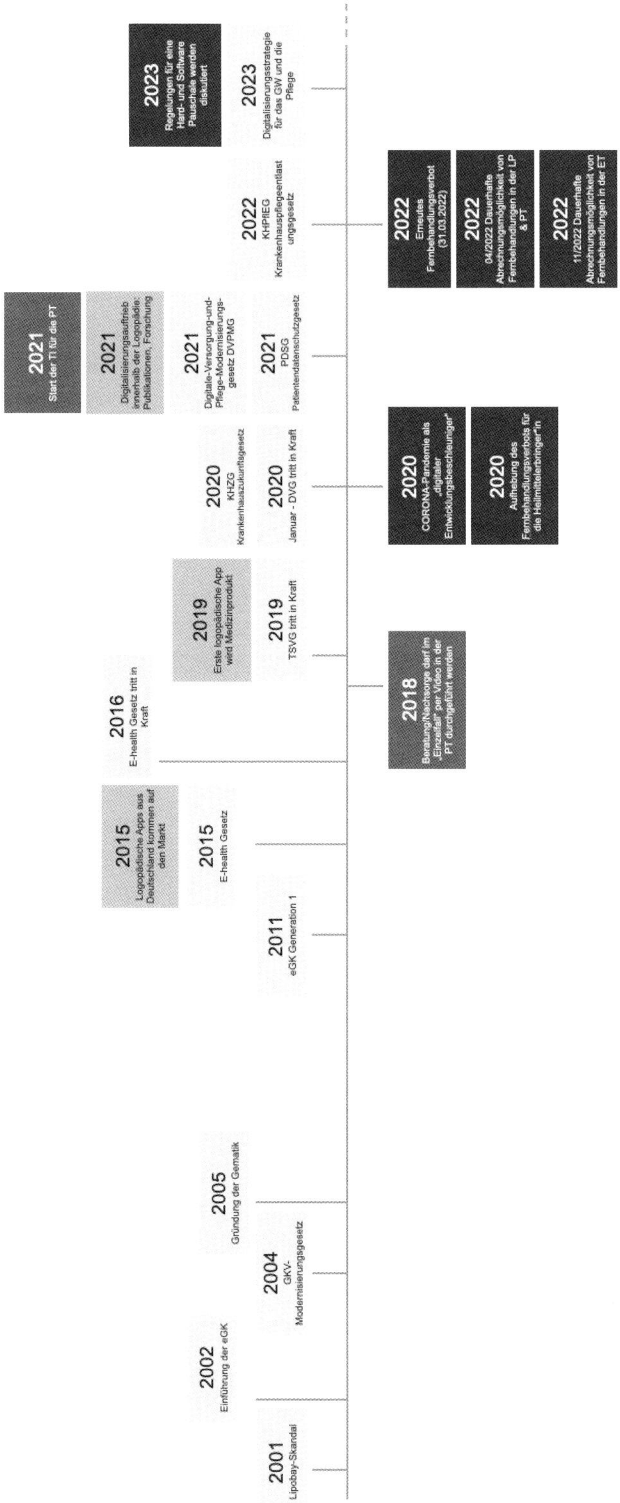

Abbildung 7-2: Meilensteine der Digitalisierung in Deutschland sowie Meilensteine für die HME

digitalen Kompetenz und der Offenheit gegenüber Digitalthemen ergibt. Im Pandemiejahr 2020 stieg der Wert auf 60 von insgesamt 100 Punkten. Im Vorjahr betrug der Wert 58 Punkte, was eine Steigerung von lediglich zwei Punkten ausmacht (Initiative D21, 2021). Nach D21 ist zwischen der Digitalisierung im Gesundheitswesen (GW) und dem Verlauf der Pandemie kein direkter Zusammenhang nachweisbar.

Um die Gesundheitsversorgung in Deutschland insgesamt zu verbessern, hat das Bundesministerium für Gesundheit in den letzten Jahren die digitale Transformation forciert. Im Zuge dessen entwickelten sich politische Instrumente zur Ausgestaltung einer digitalen Gesundheitsversorgung. Relevante Gesetze und Innovationen sind in der folgenden Tabelle zusammengefasst und beschrieben. Zusätzlich werden die Auswirkungen und die Relevanz auf die Therapieberufe skizziert.

Das Thema digitale Gesundheit wird zudem global diskutiert. Bereits im Jahr 2005 forderte die Weltgesundheitsversammlung in ihrer Resolution WHA 58.28, mittels digitaler Technologien die Zukunft der globalen Gesundheit zu gestalten. 2020 entstand unter Aufsicht der World Health Organization (WHO) ein umfassender Strategieentwurf unter dem Stichwort „Digitale Gesundheit 2020 bis 2024" (Angerer & Berger, 2023). Diese Vision soll Orientierung und Koordinierung für die globale digitale Transformation der Gesundheit bieten und Synergien zwischen Initiativen und Akteur*innen stärken.

Neben politischen Neuerungen auf der Metaebene lassen sich auch auf dem Gesundheitsmarkt viele neue Entwicklungen beobachten. Der Boom telemedizinischer Leistungen und Services im Zuge der Pandemie stellte die Anbieter digitaler Gesundheitslösungen immer stärker in den Fokus von Investor*innen (Müller et al., 2022). Technische Innovationen der letzten Jahre bieten viele neue Möglichkeiten der therapeutischen Versorgung. Konnte in der Vergangenheit moderne Diagnostik- und Therapietechnik entwickelt werden, eröffnet heute der Einsatz moderner, smarter Informations- und Kommunikationstechnologie allen Beteiligten des Gesundheitssystems neue Perspektiven. Diese Technologien lassen einen völlig neuen Umgang mit gesundheitsrelevanten Daten und Informationen zu und stellen damit die Forschung, die Versorgung und die Leistungserbringenden vor neue Möglichkeiten, aber auch Herausforderungen. Zusammengefasst werden diese neuen Entwicklungen unter dem Begriff **E-Health**, dabei steht die Verarbeitung von patient*innenbezogenen Daten und Informationen sowie deren Austausch zwischen den beteiligten Akteur*innen im Fokus.

7.2 E-Health

Im Zuge des Digitalisierungsprozesses werden die Akteur*innen des Gesundheitswesens mit vielen neuen Begriffen konfrontiert, diese werden nachfolgend im Kontext der Therapieberufe beschrieben und eingeordnet.

Die bekannten und viel genutzten Schlagwörter wie Digitalisierung, smarte Technologien, Künstliche Intelligenz (KI) und digitale Transformation werden unter dem Oberbegriff **E-Health** zusammengefasst. Die World Health Organization (WHO) beschrieb E-Health als „[...] the use of information and communication technologies for health. Examples include treating patients, conducting research, educating the health workforce, tracking diseases and monitoring public health" (World Health Organization, 2016, S. 7). Im Mittelpunkt dieser Beschreibung steht der Einsatz von Informations- und Kommunikationstechnologien im Gesundheitswesen zur Behandlung von Patient*innen, in der Forschung und zur Kompetenzentwicklung. E-Health lässt sich darüber hinaus weitaus umfassender definieren: es geht nicht nur um die Nutzung von Technologien, sondern um geeignete Konzepte und Methoden der Bereitstellung. Agier-

Tabelle 7-1: Zusammenfassung digitale Transformation

Jahr	Gesetz/ Innovation	Beschreibung	Relevanz für die Therapieberufe
2004	TI – Telematikinfrastruktur	Die TI ist ein geschlossenes, sicheres Netz, über das Patient*innen, Ärzt*innen, Apotheker*innen, Krankenhäuser und andere Leistungserbringenden miteinander kommunizieren und Dokumente sicher, schnell und unkompliziert teilen können. Mehrfachuntersuchungen, Bürokratie und eine unvollständige Datenbasis zur Entscheidungsfindung sollen vermieden und zu mehr Effizienz des Gesundheitswesens führen.	Bis 12/2023 sollen alle technischen Voraussetzungen für die TI-Anbindung aller HME geschaffen werden Ab 01/2026 gilt ein verpflichtender Anschluss an die TI aller HME, die Heilmittelverordnungen werden dann ausschließlich in elektronischer Form erteilt.
01/2015	eGK – elektronische Gesundheitskarte	Die eGK gilt als einziger Berechtigungsnachweis, um Leistungen der gesetzlichen Krankenversicherung in Anspruch zu nehmen. Anwendungen der eGK werden seit Herbst 2020 schrittweise eingeführt. • eGK bildet den Zugang zur TI und erlaubt gesicherten Zugriff zur elektronischen Patientenakte (ePA). • Stärkung der Qualität der medizinischen Versorgung und Rolle der Patient*innen im eigenen Gesundheitsmanagement.	Der/die informierte Patient*in wird aktiver Teil des Shared Decision Making in Therapieprozessen.
12/2015	E-Health Gesetz	Das „Gesetz für sichere digitale Kommunikation und Anwendungen im Gesundheitswesen" steht für den Aufbau der sicheren TI und die Einführung medizinischer digitaler Anwendungen. • Es soll Chancen der Digitalisierung für die Gesundheitsversorgung nutzbar machen. • Es regelt klare Vorgaben, Fristen und Richtlinien zur digitalen Transformation der Gesundheitsfachberufe. Schwerpunkte sind: • Öffnung der TI und perspektivische Weiterentwicklung einer sicheren Infrastruktur für das deutsche Gesundheitswesen. • Erstellung eines Interoperabilitätsverzeichnisses zur Verbesserung der Kommunikation verschiedener IT-Systeme im Gesundheitswesen. • Förderung telemedizinischer Leistungen (Online-Videosprechstunde, telekonsiliarische Befundbeurteilung).	Grundstein für Videotherapien- und Beratungen in den Therapieberufen Zur Videotherapie (VT) bei den HME: • Vorläufige Erlaubnis für die Durchführung von VT während der Corona-Pandemie. Diese endete zunächst am 03/2022. • Seit 04/2022 wurde die VT final in den Heilmittel-Katalog der Physiotherapie und Logopädie aufgenommen – dauerhafte Abrechnungsmöglichkeit. • Seit 11/2022 gilt das auch für die Ergotherapie.

Tabelle 7-1: *Fortsetzung*

Jahr	Gesetz/ Innovation	Beschreibung	Relevanz für die Therapieberufe
07/2017	Inter-Operabilitäts-verzeichnis	Das Interoperabilitätsverzeichnis „vesta" sorgt für Standardisierung und Transparenz von den verschiedenen IT-Systemen im Gesundheitswesen • Informationsportal für telemedizinische Anwendungen und elektronische Anwendungen. • Es dient als Wissensplattform für Bedarfe, Standardisierung, Empfehlungen, Profilen und Leitfäden im Kontext neuer Technologien.	Es unterstützt bei der Auswahl geeigneter Hard- und Software für die HME-Praxis.
05/2019	TSVG-Terminservice- und Versorgungsgesetz	Ziele des „Gesetzes für schnellere Termine und bessere Versorgung": • Ausbau der Terminservicestellen, zentrale, dauerhaft besetzte, auch online verfügbare Anlaufstellen für Patient*innen. • Erhöhung des Mindestsprechstundenangeboteder Vertragsärzt*innen. • Verbesserung der ländlichen Versorgung u. a. durch mobile und telemedizinische Versorgungs-Alternativen. • Digitale Arbeitsunfähigkeits-Bescheinigungen (AU).	• Für die HME bedeutete das TSVG eine Erhöhung der Vergütung für erbrachte Leistungen bundesweit auf dem höchsten Niveau. • Freiere Entscheidungen bei der therapeutischen Versorgung bspw. durch die sog. Blankoverordnung. • Regelt den Anschluss an die TI: für die Physiotherapie zunächst auf freiwilliger Basis, ab 2026 verpflichtend für alle HME.
12/2019	DVG – Digitale-Versorgung-Gesetz	• Vorantreiben des Digitalisierungsprozesses im deutschen Gesundheitswesen. • Patient*innen können damit die „App auf Rezept" nutzen. • Flächendeckender Einsatz digitaler Gesundheitsangebote z. B. die elektronische Patientenakte (ePA). • Anschluss der Krankenhäuser und Apotheken 2020/2021 an die TI. • Ermöglicht freiwilligen Anschluss an die TI von Hebammen und Physiotherapeuten sowie Pflege- und Rehabilitationseinrichtungen. • Ziel: Videosprechstunden sollen Alltag werden. • Ziel: weniger Bürokratie durch e-Rezept (Medikamente & Heilmittel), elektronische AU- Bescheinigungen und Arztbriefe. • Datennutzung zur Verbesserung der Gesundheitsversorgung. • Festschreibung von IT-Sicherheitsstandards. • Vernetzung des Gesundheitswesens: Legen von Grundlagen zur Datenkompatibilität, offene und standardisierte Schnittstellen.	• Förderung einer zukunftsorientierten therapeutischen Versorgung. • Vereinfachung von Dokumentations- und Abrechnungsprozessen. • Schließen von Versorgungslücken in Zeiten des Fachkräftemangels.

Tabelle 7-1: *Fortsetzung*

Jahr	Gesetz/ Innovation	Beschreibung	Relevanz für die Therapieberufe
12/2019	DiGA – Digitale Gesundheitsanwendungen	• DiGAs sind Produkte, die bei der Erkennung, Überwachung, Behandlung, Linderung oder Kompensierung von Krankheiten, Verletzungen oder Behinderungen unterstützen. • Digitale Medizinprodukte mit geringem Risiko, die unmittelbar den/die Patient*in unterstützen den eigenen Krankheitsverlauf besser zu erkennen und zu verstehen. • Zu den DiGA zählen unter anderem Apps, oder auch browserbasierte Anwendungen. • Patient*innen haben Anspruch auf die „App auf Rezept“. • Der Verordnung einer DiGA muss mindestens eine medizinische Indikation zu Grunde liegen. • Nicht für Personen vorgesehen, die Prävention oder Gesundheitsförderung suchen. • Wichtig: Die Benutzung einer DiGA ersetzt keinen Arztbesuch oder die Einnahme eines Arzneimittels. • DiGAs unterliegen dem Bewertungsverfahren des Bundesinstituts für Arzneimittel und Medizinprodukte (BfArM).	Ein Verzeichnis der geprüften DiGAs informiert transparent und unterstützt Leistungserbringer*innen bei der Auswahl einer geeigneten DiGA. • 02/2022 steht in der Logopädie die DiGA „neolexon“ für die Therapie von Schlaganfallpatient*innen zur Verfügung. • In der physiotherapeutischen Begleitung steht unter sechs weiteren DiGAs seit 02/2023 die App „Kaia Rückenschmerzen“ zur Verfügung.
10/2020	PDSG – Patientendatenschutzgesetz	Mit dem PDSG werden digitale Angebote wie das E-Rezept oder die elektronische Patientenakte nutzbar – und sensible Gesundheitsdaten gleichzeitig bestmöglich geschützt.	Es gibt u. a. Hinweise zur datenschutzkonformen Dokumentation und Kommunikation in der HME Praxis.
01/2021	ePA – elektronische Patientenakte	Seit 01/2021 können alle gesetzlich Versicherten eine elektronische Patientenakte (ePA) von ihrer Krankenkassen erhalten. Enthaltene Informationen sind: • Medizinische Befunde über ambulante und stationäre Grenzen hinweg, Doppeluntersuchungen und Zeit für Informationsbeschaffung können so vermieden/reduziert werden, was zur Entlastungen der Patient*innen, der Leistungserbringenden und dem Budget beiträgt. • Patient*innen kontrollieren und entscheiden selbst, welche Daten in der ePA gespeichert oder gelöscht werden sollen und wer Zugriffsrechte erhält.	• Patient*innenzentrierte therapeutische Versorgung • Weniger Bürokratie, vereinfachte multiprofessionelle Kommunikation im Behandlungsprozess. • Therapiedaten haben damit Zugang zur Forschung, was die therapeutische Versorgung positiv beeinflussen kann.

Tabelle 7-1: *Fortsetzung*

Jahr	Gesetz/ Innovation	Beschreibung	Relevanz für die Therapieberufe
		• Versicherte haben ab 2023 die Möglichkeit, die in der ePA abgelegten Daten freiwillig pseudonymisiert und verschlüsselt der medizinischen Forschung zur Verfügung zu stellen.	
06/2021	DVPMG – Digitale-Versorgung-und-Pflege-Modernisierungs-Gesetz	• Ermöglicht digitale Anwendungen auch in der Pflege (DiPAs). • Ausbau der DiGAs (z. B. komfortabler Transfer der Daten aus den DiGAs in die ePA, Stärkung des Datenschutzes und Informationssicherheit von DiGAs, Telemedizinische Leistungen werden auch für HME und Hebammen möglich).	• Leistungen von HME, die im Zusammenhang mit DiGAs erbracht werden, werden vergütet. • Versicherte und HME erhalten ab 2023 digitale Identitäten, um sich z. B. für eine Videosprechstunde oder bei DiGAs sicher zu authentifizieren. • Seit 10/2022 gibt es einen konkreten Zeitrahmen zur Umsetzung einer „Hardware Pauschale“ für HME, d. h. eine zeitgemäße Praxis-Ausstattung wird finanziell unterstützt.
2022	e-Rezept	• Flächendeckender Einsatz des e-Rezeptes und damit Ersetzung des Rezeptes in Papierform. • Neben verschreibungspflichtigen Arzneimitteln sollen zukünftig auch weitere Leistungen wie Heilmittel, Hilfsmittel, häusliche Krankenpflege und DiGAs schrittweise elektronisch verordnet werden. • Für die Übermittlung des E-Rezepts wird die sichere TI im Gesundheitswesen verwendet.	Mit dem Anschluss an die TI der HME wird die Heilmittelverordnung ausschließlich über das e-Rezept erfolgen Vorteile liegen in der vereinfachten Abrechnung und Dokumentation.
05/2022	EHDS – European Health Data Space	• Austausch von Daten der Gesundheitsberufe in und zwischen den Mitgliedstaaten der europäischen Gesundheitsunion zur Verbesserung der Gesundheitsversorgung. • Erstellen und akzeptieren von Patient*innen-Kurzakten, elektronische Verschreibungen, Bilddaten und Bildberichte, Laborergebnisse und Entlassungsberichte in einem gemeinsamen europäischen Format. • Interoperabilität und Sicherheit werden verbindliche Anforderungen. • Deutschland ist auf dieser Plattform noch nicht vertreten.	Förderung der evidenzbasierten Praxis in der Logopädie, Physiotherapie und Ergotherapie durch Datenaustausch in der europäischen Gesundheitsunion.

Tabelle 7-1: *Fortsetzung*

Jahr	Gesetz/ Innovation	Beschreibung	Relevanz für die Therapieberufe
03/2023	Digitalisierungsstrategie für das Gesundheitswesen und die Pflege	Bundesgesundheitsministerium veröffentlicht Strategie, wichtigste Eckpunkte sind ein Opt-Out-Verfahren (Nutzer*innen müssen der Datenverarbeitung aktiv widersprechen) für die ePA sowie die Umwandlung der Gematik in eine Bundesagentur.	Beschleunigung und Nutzbarmachung der digitalen Transformation der Gesundheitsfachberufe.

ten bisher technische Systeme, digitale Anwendungen und menschliche Expertise im Gesundheitswesen getrennt voneinander, gilt es hier deren fachliche und insbesondere patient*innenorientierte Prozesse zu vernetzen und damit nutzbar zu machen. Somit sind nach Lux et al. (2017) die wesentlichen Eigenschaften von E-Health die *Vernetzung* der Akteur*innen, *Integration* interdisziplinärer Patient*innenprozesse sowie Interoperabilität von IT-Systemen. E-Health ermöglicht damit neue, innovative Technologien in einem zukunftsweisenden, crossprofessionellen Gesundheitswesen. Hinter E-Health steht die „Big Idea", Patient*innen sowie Akteur*innen des Gesundheitswesens ein zukunftsfähiges Gesundheitssystem zu ermöglichen.

Von der *„Big Idea"* zu **BIG DATA**, der Basis für Informations- und Kommunikationstechnologien. In der Medizin und Therapie werden täglich große Datenmengen erfasst, die gespeichert und analysiert werden sollen. Quellen, aus denen Gesundheitsdaten entstehen, sind z.B. ePA, medizinische Geräte, Forschungsdaten und sozioökonomische Informationen. Mit Hilfe dieser Gesundheitsdaten können neue Erkenntnisse über Krankheiten, ihre Ursachen und Behandlungsmöglichkeiten gewonnen sowie präzise Diagnosen- und Behandlungsmethoden erstellt werden. Herausfordernd dabei sind die Gewährleistung des Datenschutzes, der Datensicherheit sowie die Sicherung der Datenqualität. Mit Hilfe von Systemen, die auf KI basieren, kann *BIG DATA* nützlich sein, um Gesundheitstrends, Muster und Zusammenhänge zu identifizieren, Ausbrüche von Krankheiten zu überwachen und Präventionsmaßnahmen zu planen. Eine Herausforderung für die gezielte Nutzung von *BIG DATA* in den Therapieberufen ist meist die Bereitstellung der Daten sowie die Interoperabilität der Systeme. Hierzu fehlen derzeit noch die dazu notwendigen verbindlichen internationalen Standards (Leitungsgruppe des NFP 75, 2023). Mit den Möglichkeiten der KI stehen mittlerweile viele innovative Ansätze zur Verfügung, um die Potenziale von *BIG DATA* voll auszuschöpfen und die Vision eines sinnvoll digitalisierten Gesundheitssystems zu realisieren (Matusiewicz, 2023).

7.2.1 Künstliche Intelligenz

Die Idee der maschinellen Informationsverarbeitung reicht fast 200 Jahre zurück. Dennoch steht die Entwicklung von KI noch am Anfang. Will man KI definieren, kommt man zu der Erkenntnis, dass der Intelligenzbegriff selbst noch nicht umfassend definiert werden kann. Generell ist die KI die Nachahmung menschlicher Problemlösungsstrategien mithilfe von Technik (Krüger, 2021). Fragt man den KI-basierten Sprachgenerator ChatGPT wie KI zu definieren ist, entsteht zum Beispiel folgende Konversation zwischen Mensch und KI:

Definition der KI durch Sprachgenerator ChatGPT

Mensch: Definiere künstliche Intelligenz!

ChatGPT: Künstliche Intelligenz (KI) bezieht sich auf die Entwicklung von Computern oder Computersystemen, die in der Lage sind, Aufgaben auszuführen, die normalerweise menschliches Denken erfordern. KI zielt darauf ab, Maschinen mit der Fähigkeit auszustatten, zu lernen, Probleme zu lösen, Entscheidungen zu treffen, Sprache zu verstehen, Muster zu erkennen und komplexe Aufgaben zu bewältigen. Sie basiert auf Algorithmen und Modellen. KI wird in vielen Bereichen eingesetzt, darunter maschinelles Lernen, natürliche Sprachverarbeitung, Robotik, autonomes Fahren, medizinische Diagnose, Sprach- Bilderkennung, Empfehlungssysteme und vieles mehr. Sie hat das Potenzial, die Art und Weise, wie wir leben und arbeiten, grundlegend zu verändern und neue Möglichkeiten für Fortschritt und Innovation zu eröffnen.

Mensch: Welche unterschiedlichen Formen der künstlichen Intelligenz gibt es?

ChatGPT: Es gibt verschiedenen Formen der künstlichen Intelligenz (KI), die sich in Bezug auf ihre Fähigkeiten und ihr Funktionsniveau unterscheiden. Hier sind einige Hauptarten von KI:

- Schwache künstliche Intelligenz (Weak AI): Schwache KI bezieht sich auf KI-Systeme, die auf spezifische Aufgaben oder Probleme spezialisiert sind. Diese Systeme können Aufgaben wie Spracherkennung, Bilderkennung oder Datenanalyse bewältigen. Schwache KI ist darauf beschränkt, eine spezifische Aufgabe zu erfüllen.
- Starke künstliche Intelligenz (Strong AI): Diese Art von KI ist in der Lage, eine Vielzahl von Aufgaben zu bewältigen und komplexe Probleme zu lösen. Sie wird als potenziell in der Lage angesehen, jedes intellektuelle menschliche Problem zu lösen.
- Maschinelles Lernen (Machine Learning): Maschinelles Lernen ist eine Disziplin der künstlichen Intelligenz, bei der Algorithmen und Modelle entwickelt werden, um aus Daten zu lesen und Vorhersagen oder Entscheidungen zu treffen, ohne explizit programmiert zu werden. Es basiert auf dem Konzept, dass Maschinen aus Erfahrungen lernen und ihre Leistungen mit der Zeit verbessern können.
- Neuronale Netze: Neuronale Netze sind Modelle, die von der biologischen Struktur des menschlichen Gehirns inspiriert sind. Diese Modelle werden für maschinelles Lernen verwendet und können Muster erkennen, komplexe Zusammenhänge erkennen und Entscheidungen treffen.
- Natürliche Sprachverarbeitung (Natural Language Processing, NLP): NLP bezieht sich auf die Fähigkeit von KI-Systemen, menschliche Sprache zu verstehen, zu interpretieren und zu generieren. NLP wird verwendet, um Spracherkennung, maschinelle Übersetzung, Chatbots und andere sprachbasierte Anwendungen zu entwickeln.

Dieser Text entstand auf Grundlage der Datenbasis, die ChatGPT zum Zeitpunkt der Nutzung im August 2023 zur Verfügung stand. Hinweis: ChatGPT erhebt keinen Anspruch auf Vollständigkeit und Korrektheit der generierten Antworten. Zudem können keine validen Quellenangaben durch ChatGPT ausgegeben werden.

Diese sind nur einige der unterschiedlichen Formen der KI, und es gibt noch viele weitere Ansätze und Techniken, die entwickelt werden, um unterschiedliche Aspekte der menschlichen Intelligenz zu simulieren. KI wird synonym für maschinelles Lernen verwendet und steht für den Rechenprozess, den eine Maschine auf Basis von eingegebenen Daten durchläuft. Je nach Algorithmus, also Befehl der/des Programmierer*in, berechnet die Maschine auf Basis dieser Daten ein Ergebnis und filtert dabei die für sie relevanten Daten. In der Vergangenheit wurden immer schnellere Prozessoren entwickelt und immer größere Datenmengen (BIG DATA) gesammelt, die von einem menschlichen Gehirn allein nicht mehr erfasst bzw. verarbeitet werden können. Gesundheitsdaten liegen in großen Datenmengen vor, diese können in strukturierter, aber auch in unstrukturierter Form, wie z. B. in Gesprächsprotokollen und Bilddaten vorliegen. In der Auswertung überführt KI diese Daten in eine strukturierte Form und macht Schlussfolgerungen möglich (Matusiewicz, 2023). Grundsätzlich ist die KI nur so intelligent, wie es die Datengrundlage und der Befehl vorgibt.

In der Forschung wird seit Langem darüber diskutiert, was bei der Auswertung bestimmter Ergebnisse besser ist: KI oder das menschliche Gehirn. Diese Debatte wurde immer wieder durch bemerkenswerte technologische Fortschritte im Bereich der KI entfacht, etwa bei der Lösung von Aufgaben wie der Objekt- und Spracherkennung durch Deep-Learning-Algorithmen (Goodfellow et al., 2014) oder beim Einsatz von Technologien wie ChatGPT zum Schreiben von Texten. Der Kern, der dieser Debatte zugrunde liegt, ist, dass Maschinen eines Tages in der Lage sein werden, komplexe Aufgaben auszuführen und sogar den Menschen bei der Ausführung dieser Aufgaben ablösen können (Brynjolfsson & Mcafee, 2017). KI beweist, dass in klar definierten Aufgaben wie dem Schachspiel, der Textverarbeitung über ChatGPT oder der Identifizierung von Objekten auf Bildern gute Leistungen erbracht werden (Russell & Norvig, 2016). Aktuell ist KI zur Lösung komplexer Probleme hauptsächlich in Laborumgebungen statt in der Praxis zu finden. Vertrauen, Akzeptanz und Best-Practice-Beispiele dazu, wie KI mehr Raum für kreatives Denken der Menschen schafft, sind nötig, um die Anwendung von KI in der Arbeitswelt zu etablieren. Das wahrscheinlichste Paradigma für die Arbeitsteilung zwischen Mensch und Maschine in den nächsten Jahrzehnten ist die hybride Intelligenz. Dieses Konzept zielt darauf ab, die sich ergänzenden Stärken der menschlichen Intelligenz und der KI zu nutzen, so dass sie bessere Leistungen erbringen können, als es jede der beiden für sich könnte (Kamar, 2016). In der Forschung wird deshalb der Fokus auf die Entwicklung humanzentrierter oder nutzer*innenzentrierter KI-Anwendung gelegt.

Was bedeutet KI für die Therapieberufe? KI hat das Potenzial die Versorgung von Patient*innen zu verbessern und wird als ein wichtiges Instrument zur Unterstützung und Entlastung im Gesundheitswesen gesehen (Matusiewicz, 2023). Es geht dabei jedoch nicht darum, therapeutische Fachkräfte zu ersetzen, sondern sie dabei zu unterstützen, schneller und präziser Therapieentscheidungen auf Basis von Evidenz zu treffen. Nächste Schritte in Politik, Forschung und Praxis konzentrieren sich auf das rechtskonforme Nutzbarmachen bisher unstrukturierter Gesundheitsdaten zum Wohle der Patient*innen (siehe Abschnitt 6.5.1).

7.2.2 Smarte Technologien

Der KI liegen smarte Technologien zugrunde, die Daten erheben. Durch eine Verbindung zum Internet wird Interoperabilität, also die Vernetzung verschiedener Soft- und Hardware, möglich. Sie sind damit eine Schnittstelle zwischen KI und Big Data und somit von großem Wert für die Generierung und Verarbeitung von Gesundheitsdaten. Smarte Technologien können von Nutzen sein, um Herausforderungen, wie die Behandlungszunahme einer immer älter werdenden Bevölkerung und chronisch kranker Patient*innen, die Bezahlung kostenintensiver medizinischer Neuerungen sowie die fortlaufende gute Versorgung strukturschwacher ländlicher Gebiete, besser zu bewältigen (Bertschek et al., 2017). Bisher nutzte man den Terminus „neue Technologien". Dieser schloss sowohl Automatisierungstechnik aber auch Technologien mit algorithmusbasierter Technologie ein. Heute differenziert man die Begriffe neue Technologien und smarte Technologien. Smarte Technologien meinen Tools, die auf Basis von Daten Ergebnisse generieren und nicht nur verwalten. Der Begriff „smart" wird synonym mit intelligent, schlau oder gewitzt verwendet. In der Welt der Digitalisierung werden grundlegend Geräte, die die Möglichkeit haben, sich mit dem Internet zu verbinden, als smart bezeichnet. Diese sind meist mit Sensoren wie z. B. Biosensoren, Temperatursensoren oder einer Kamera ausgestattet. Mit Hilfe dieser Sensoren können Geräte Daten messen, erkennen und intelligent verarbeiten. Gängige Beispiele von smarten Technologien sind in **Abbildung 7-3** aufgeführt.

In der Rehabilitation von **Physiotherapie-Patient*innen** bedeutet der Einsatz smarter Technologien vor allem, dass Patient*innen dazu ermutigt werden, sich mehr zu bewegen und hochfrequent zu trainieren – auch außerhalb der Praxis. Ein digitaler Schrittzähler ist beispielsweise eines der Tools, Patient*innen darin zu unterstützen, dieses Ziel zu erreichen. Zunehmend gibt es aber auch Sensoren, die nicht nur die Quantität der Bewegungen, sondern auch deren Qualität aufzeichnen und bewerten können. Sensorgebundene Systeme werden immer präziser und einfacher in der Anwendung – ein entscheidender Faktor für das Eigentraining zu Hause. Auch dauerhaft getragene Wearables liefern ein kontinuierliches Feedback im Alltag. Die meisten Sensoren für die Anwendung zu Hause schließen eine App mit ein, die Patient*innen ein direktes Feedback gibt, den Behandlungsfortschritt dokumentiert und so die Adhärenz steigern kann.

In der Rehabilitation von **Logopädie-Patient*innen** bedeutet der Einsatz smarter Technologien vor allem, dass Patient*innen dazu ermutigt werden, zu kommunizieren und notwendige Bedingungen für eine gelingende Kommunikation hochfrequent zu trainieren – auch außerhalb der Praxis. Digitale Kommunikationsplattformen zur Nutzung der Schriftsprache oder zur Videotelefonie sind beispielsweise Tools, Patient*innen darin zu unterstützen, dieses Ziel zu erreichen. Zunehmend gibt es Apps, mit denen grundlegende Fähigkeiten trainiert und die Qualität des Sprechens und der Sprache, der Stimme und des Schluckens positiv beein-

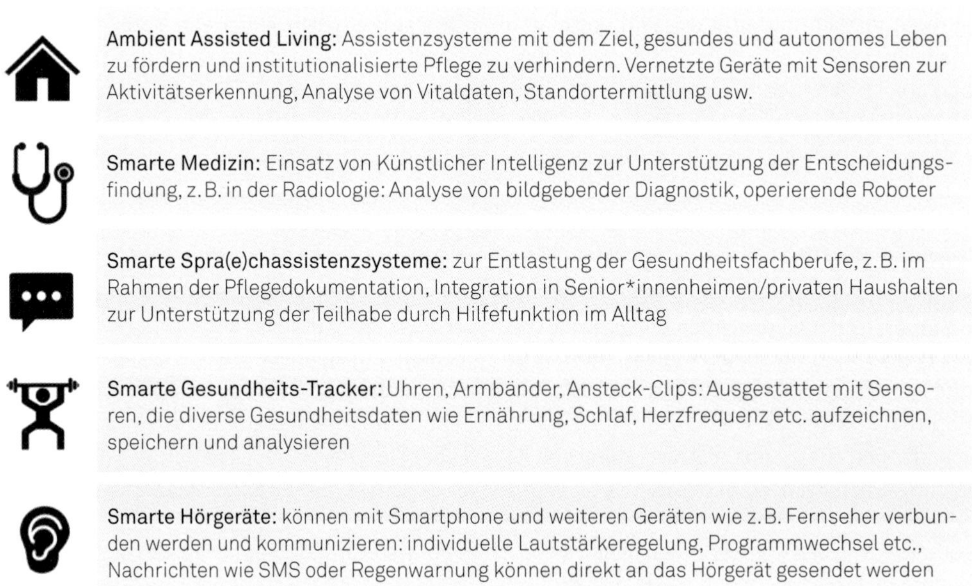

Abbildung 7-3: Beispiele für smarte Technologien im Gesundheitswesen (eigene Darstellung)

flussen können. Durch Audio- und Videofeedback ist es Patient*innen möglich, individuelles Material zu erstellen oder zu erhalten, welches die Quantität logopädischer Maßnahmen erhöhen kann. Durch Funktionen, wie dem technischen Feedback, können Patient*innen selbstwirksam Einfluss auf den Verlauf der Behandlung nehmen und damit Aspekte der Teilhabe am gesellschaftlichen Leben erhöhen.

In der Rehabilitation von **Ergotherapie-Patient*innen** bedeutet der Einsatz smarter Technologien vor allem, dass Patient*innen dazu ermutigt werden, Entscheidungen und Handlungen des Alltags unabhängig zu treffen und die erforderlichen Fähigkeiten hochfrequent zu trainieren – auch außerhalb der Praxis. Apps zur Strukturierung des Tagesablaufes und der Trainingsplanung sind beispielsweise Tools, Patient*innen darin zu unterstützen, diese Ziele zu erreichen. Zunehmend gibt es Apps und Software, die Patient*innen mehr Autonomie in der Bewältigung des Alltags ermöglichen. Technik kann einen weiteren Impulsgeber für die täglichen Übungen, als Hilfestellung im Alltag oder als erweiterte Kommunikationsmöglichkeit für Menschen mit Beeinträchtigung darstellen. Patient*innen erleben sich so unabhängig und nehmen sich dadurch selbstwirksam im Alltag wahr.

7.2.3 Application-App

Eine Applikation, kurz App genannt, ist eine ergänzende Software, die nach Installation auf mobilen Endgeräten meist sofort verfügbar ist. Seitdem das Potenzial dieser smarten Zusatzprogramme erkannt wurde, entwickelten sich für den Bereich Gesundheit eine Vielzahl von Apps. Man unterscheidet in Gesundheits-Apps, Medizin-Apps und Apps als Medizinprodukt (DiGA) (Kramer, 2017). Gesundheits-Apps sind auf gesunde Personen ausgerichtet und dienen der gesundheitlichen Aufklärung und Ressourcenstärkung, also der Prävention (Albrecht, 2016). Medizin-Apps sollen Patient*innen und Angehörige beim Krankheitsmanagement unterstützen, Informationen liefern, Selbsthilfe ermöglichen und damit Einfluss auf den Gesundheitszustand der Anwender*innen nehmen. Als zertifizierte Medizinprodukte unterliegen diese Apps Regularien zur Einhaltung rechtskonformer Standards. Einige Apps sind zusätzlich zertifiziert und können als DiGA, wie bereits in 1.3 beschrieben, seit 2019 als „App auf Rezept“ verschrieben werden.

Die Entwicklung von Apps stellt mittlerweile einen erfolgreichen Wirtschaftszweig dar, bspw. standen im 3. Quartal 2022 weltweit 82633 gesundheitsbezogene Apps zum Download bereit (Statista, 2022). Jede zehnte davon ist in deutscher Sprache verfügbar. Die HME können frei wählen, welche App für die Therapie oder für das Eigentraining ihrer Patient*innen eingesetzt werden soll. Durch die gesetzlichen Krankenkassen werden vorrangig Apps vergütet, die vom Bundesministerium für Arzneimittel und Medizinprodukte (BfArM) zur DiGA erklärt wurden. Im DiGA Verzeichnis gibt es aktuell im Bereich der Logopädie eine App, in der Physiotherapie sieben und in der Ergotherapie bisher keine App, die den Standards des BfArM (2023) entspricht. Für die Therapieberufe gibt es bisher eine Vielzahl nicht-zertifizierter Apps, für diese stehen meist keine unabhängig geprüften Informationen zu Datenschutz, Anwendungsfreundlichkeit und Leistungsfähigkeit aus objektiver Perspektive zur Verfügung, die eine Bewertung und Auswahl erleichtern. Die Arbeitsgemeinschaft der Wissenschaftlichen Medizinischen Fachgesellschaften (AWMF, 2019) verweist daher auf einen Kriterienkatalog von Albrecht (2019), um die Qualität einer App für den therapeutischen Einsatz bewerten zu können (siehe Abschnitt 6.5.2).

7.2.4 Telerehabilitation, Telemedizin und Teletherapie

Seit November 2022 schloss der Gesetzliche Krankenversicherungen (GKV) Spitzenverband (2023a) gemäß § 125 Abs 1 SGB V für jeden Heilmittelbereich einen Vertrag zu den Einzelheiten der digitalen Versorgung ab. Mit der Anlage 7 wurden in den Heilmittelkatalogen der Physiotherapie, der Logopädie und der Ergotherapie die Aufnahme und der Umgang mit telemedizinischen Leistungen geregelt. Unter telemedizinischer Leistung wird die Erbringung von Therapie in Echtzeit über Videokonferenz zwischen Therapeut*in und Patient*in definiert. In der therapeutischen Praxis und in der Therapiewissenschaft existiert eine Vielzahl von Begriffen, die eine Fernbehandlung mittels Technologien beschreiben. Häufig genutzte Begriffe sind Telemedizin, Telerehabilitation, Videotherapie sowie Teletherapie. Diese werden im Gesundheitswesen häufig synonym verwendet Es gibt viele Definitionen digitaler Interventionen und verwandter Begriffe, die uneinheitlich sind und oft nur geringe Unterschiede aufweisen (Bashshur et al., 2011a). Zum besseren Verständnis werden sie im Folgenden eingeordnet und definiert. Bereits 1995 lieferten Perednia und Allen (1995) eine der ersten Definitionen der Telemedizin, die bis heute zitiert wird: „Nutzung der Telekommunikation zur Bereitstellung medizinischer Informationen und Dienstleistungen". Im Jahr 2009 legten Brennan und Kolleg*innen dann eine weit verbreitete Definition von Telemedizin und Telerehabilitation fest. Telemedizin ist demnach definiert als die Übertragung oder der Austausch von medizinischen oder gesundheitlichen Informationen unter Verwendung von Informations- und Kommunikationstechnologien (Brennan et al., 2009). Unter Telerehabilitation wird die Nutzung dieser Technologien für Rehabilitationsdienste verstanden. Lai et al. (2004, S. 199) definierten Telerehabilitation als „die Bereitstellung von Fernunterstützung, -beurteilung und – Intervention fur Menschen mit Behinderungen über Telekommunikation" und als „eine Unterkomponente des umfassenderen Bereichs der Telemedizin". Auch für Pitt et al. (2017, S. 23) fällt die Telerehabilitation „unter den umfassenden Begriff der Telemedizin". Eine aktuelle Definition von Nikolaev und Nikolaev (2022) beschreibt Telerehabilitation als die Bereitstellung von Rehabilitationsdiensten über Telemedizin, d.h. unter Verwendung von Informations- und Kommunikationstechnologien, einschließlich Video-/Telekonferenzen, Ferndatenerfassungsgeräte, Telemonitoring, Computer, Mobiltelefone, Robotikgeräte, Exergames, virtuelle Realität (VR), die auf Menschen mit Behinderungen, ihre Familien, Kliniker*innen, Betreuer*innen und die Gemeinschaft zugeschnitten sind. Der Begriff der Teletherapie bezieht sich auf therapeutische Interventionen und ermöglicht es Therapeut*innen, mit ihren Patient*innen zu interagieren, um Diagnosen zu formulieren, Beratung anzubieten, Behandlungspläne zu erstellen und therapeutische Übungen anzuleiten. Die Videotherapie ist eine Option, diese Leistungen in Echtzeit über Videoplattformen bereitzustellen. Teletherapie ist ein Anwendungsbereich der Telemedizin und wird in Bereichen wie der psychologischen Therapie, Sprachtherapie, Physiotherapie und Ergotherapie eingesetzt (Goldgruber et al., 2021).

7.3 Durchdringungswege: Ebenen der digitalen Transformation am Beispiel von KI

In der Forschung wird zunehmend deutlich, dass eine ganzheitliche und multiperspektivische Betrachtung bei der Entwicklung, Implementierung und Nutzung von smarten Technologien für den Erfolg einer digitalen Transformation im Gesundheitswesen förderlich ist. Die Durchdringungswege machen deutlich auf welchen Ebenen eine Digitalisierungskultur entwickelt werden muss. Sollen smarte Technologien in Deutschland nachhaltig Einzug in das Gesundheitswesen halten, gilt es verschiedene Bereiche, Akteur*innen, Denkweisen und Handlungen zu durchdringen. Um Potenziale dieser Technologien auszuschöpfen, ist eine innovationsförderliche Kommunikation erforderlich. Diese muss auf den Ebenen der Politik, Gesellschaft, Forschung, Lehre und in der Praxis stattfinden. In der folgenden Grafik sind mögliche Stationen eines Durchdringungsweges am Beispiel von KI dargestellt. Je nach Kontext können Schwerpunkte und Reihenfolge der Betrachtung einzelner Ebenen variieren. Alle Teile müssen bei einer erfolgreichen Digitalisierung mit gleichem Stellenwert beachtet werden (Lux et al., 2017). Die Grafik (**Abbildung 7-4**) zeigt einen zirkulären Durchdringungsweg, dies impliziert das Start- und Endpunkt der Betrachtung individuell sind, Wirkungsmechanismen der einzelnen Bereiche sich gegenseitig beeinflussen und damit Schnittstellen entstehen.

Die Forschung nimmt auf dem Weg zur Nutzung smarter Technologien und KI im Gesundheitswesen die Rolle ein, systematisch neue Erkenntnisse und Verfahren zu identifizieren und diese in verschiedenen Settings zu evaluieren. Der Forschungsprozess verläuft dabei nicht immer geradlinig, sondern zirkulär (Kienzle et al., 2018), das heißt, dass Methoden so lange modifiziert werden, bis sie bedarfsgerechte Erkenntnisse hervorbringen. In kooperativen Anwendungsstudien zwischen Forschung und Praxis konnten bereits Bedarfe zur Nutzung smarter Technologien im therapeutischen Setting ermittelt werden. Aktuelle Studien zeigen, dass durch multiperspektivische Betrachtungen von Durchdringungswegen förderliche oder hindernde Aspekte zur Akzeptanz smarter Technologien im Gesundheitswesen umfassender identifiziert werden können (Pfannstiel, 2022).

Hochschulen und die *Lehre* bilden ebenfalls Bereiche, die es zu durchdringen gilt, wenn es um eine dauerhafte Etablierung von KI-Innovationen geht. Hochschulen setzen sich für ein verbessertes Verständnis von KI in der Öffentlichkeit ein und können damit Treiber und Ge-

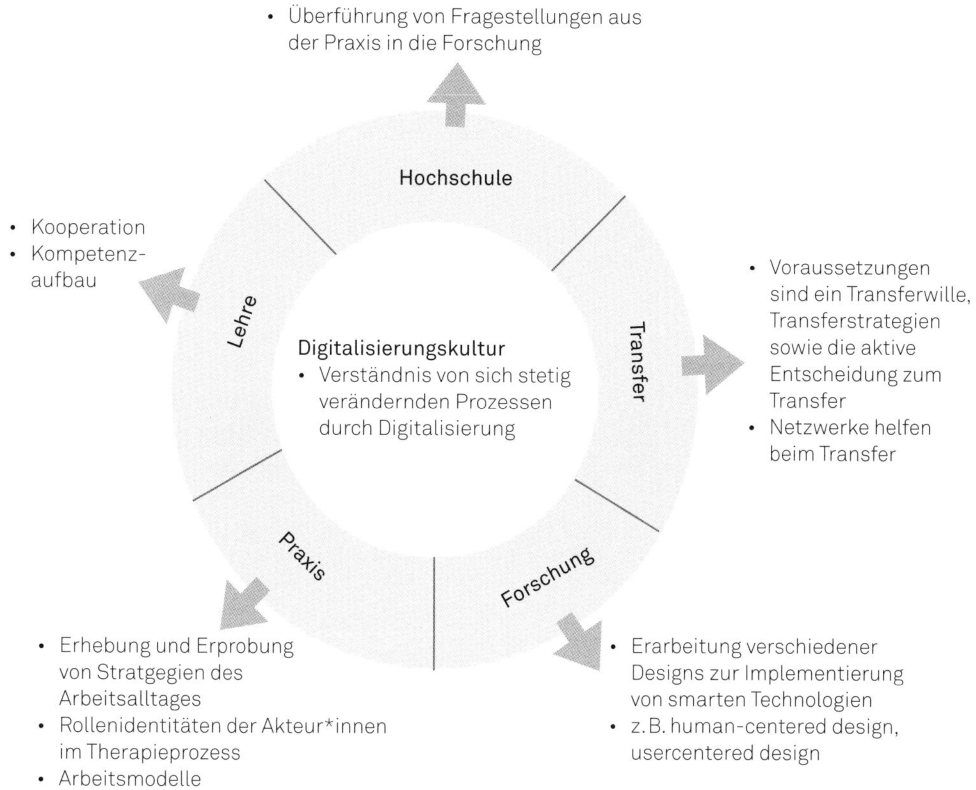

Abbildung 7-4: Zirkuläre Durchdringungswege in Anlehnung an Lux et al. (2017)

stalter sein (Bundesministerium für Gesundheit, 2023). Die Ebene der Lehre hilft, die Theorie hochkomplexer Systeme und Prozesse zu vereinfachen, geeignete Kompetenzprofile zu entwickeln, um sie dann in die Praxis zu integrieren. Auf Grundlage der Theorie können die großen Herausforderungen, Trends und Strategien zu KI untersucht und Handlungsempfehlungen für Gesellschaft, Wirtschaft und Politik gegeben werden (Hamm & Koschatzky, 2020). Der Weg durch die Lehre unterstützt den Aufbau digitaler Kompetenzen und Fähigkeiten und fördert damit die Anwendung von KI im Arbeitskontext. Damit smarte Technologien in den Versorgungsalltag des Gesundheitswesens integriert werden können, sind Strategien zum *Transfer* zu vermitteln. Ein erfolgreicher, nachhaltiger Transfer setzt verschiedene Aktivitäten voraus z. B. die Entwicklung einer Transferstrategie, die Erschließung eines Transferfeldes, die Inanspruchnahme von Transfernetzwerken, die Bildung von Transferpartnerschaften und die Evaluation von Transferaktivitäten (Kienzle et al., 2018). Transferaktivitäten und Projekte zu KI setzen eine Übernahme von Verantwortung verschiedener Akteur*innen im Bereich der Lehre, Forschung und Praxis voraus. Eine nachhaltige Entwicklung und Anwendung von smarten Technologien erfordert selbstwirksames und KI-förderliches Handeln der beteiligten Akteur*innen. Eine weitere Durchdringungsebene ist die *Praxis*, diese ist hoch individuell zu betrachten. Die Praxis fördert maßgeblich das Verständnis zur Anwendung von KI im Gesundheitswesen. Hier werden Anwendungsbeispiele, Einsatzgebiete und Zukunftsperspektiven aufgezeigt, Kompetenzen und vorhandenes Wissen erprobt und demonstriert. Forschungsergebnisse und Transfermodalitäten werden auf der Ebene der Praxis sichtbar und resultieren in Best-Practice-Beispielen. KI nimmt Einfluss auf bestehende Berufsfelder: Es entstehen neue Bereiche und alte Berufsfelder verschwinden. KI nimmt Einfluss auf etablierte Arbeits- und Versorgungsroutinen der Therapieberufe. Bereits in der Industrie zeigt sich, dass Prozesse, die Routinearbeiten beinhalten, durch KI automatisiert bzw. ersetzt werden (Wilkens et al., 2020). Im Gesundheitswesen sind viele sensible Aktivitäten zu beachten, bei denen KI nicht einschränken oder belasten darf. Durch den Einsatz von KI kann es zu einer veränderten Wahrnehmung der Arbeitsprozesse, der Verantwortlichkeiten und der individuellen Arbeitsrolle kommen (Berretta et al., 2023). KI kann als unterstützende Innovation wahrgenommen werden. Die Sorge vor dem Ersatz durch Technik gilt es aber auch auf der Ebene des Arbeitsfeldes zu hinterfragen. Über die Durchdringungswege der Grafik hinausgehend können weitere Perspektiven wie Gesellschaft, Wirtschaft und Politik entscheidend zur erfolgreichen digitalen Transformation beitragen (Hamm & Koschatzky, 2020).

7.4 Digitale Transformation der Therapieberufe

Eine systematische Betrachtung des Digitalisierungsprozesses für die Heilmittelerbringenden (HME) findet auf den Ebenen der Politik, Praxis und auf individueller Ebene der Therapeut*innen statt und trägt damit dazu bei, digitalisierte Prozesse nachhaltig zu ermöglichen. Detailliert betrachtet, eröffnet jede einzelne Ebene weitere Bereiche, Stufen und Wege, die es zu bewältigen gilt.

7.4.1 Systematisierung der Digitalisierung in den Therapieberufen auf Ebene der Politik

Auf die therapeutische Praxis bezogen geht es bei der digitalen Transformation um die Weiterentwicklung von Praxisprozessen, des Patient*innenerlebnisses und der Arbeitsmodelle. Für Fachkräfte des Gesundheitswesens bringt die digitale Transformation Herausforderungen mit sich (Zinke, 2018). Bis das volle Potenzial für die Therapieberufe ausgeschöpft werden kann, gilt es, zunächst die Basis für einen standardisierten Digitalisierungsprozess zu schaffen. Hemmend wirken der begrenzte Aktionsrahmen der Therapeut*innen im komplexen System des Gesundheitswesens, tradierte Rollenbilder von Therapeut*innen, weisungsgebundene Kernprozesse der therapeutischen Arbeit, eine uneinheitliche Digitalisierungskultur in der Arbeitswelt der Heilmittelerbringenden sowie heterogene Bildungsstandards zu digitalen Kompetenzen in der therapeutischen Praxis. Im Vergleich zu ärztlichen Praxen, Apotheken und Krankenhäusern machen Heilmittelerbringer*innen nur kleine digitale Fortschritte (DigiPro Physio, 2021). Mit dem DVG (Abschnitt 7.3) wurde 2019 eine bessere Patient*innenversorgung angestrebt und der Ausbau der digitalen Transformation auch für die HME befördert. Akteur*innen des Gesundheitswesens konnten sich damit an die Telematikinfrastruktur (TI) (Abschnitt 7.3) anschließen und die Vorteile der interdisziplinären Versorgung nutzen. Zunächst wurde mit diesem Gesetz ausschließlich den Physiotherapeut*innen unter den HME ein freiwilliger Anschluss an die TI eröffnet. Mit Erweiterung durch das DVPMG wurde der Anschluss aller HME beschlossen. Dieser ist ab Januar 2026 für alle Heilmittelerbringer*innen verpflichtend. Das verfolgte Ziel ist eine Vernetzung aller Akteur*innen des Gesundheitswesens und damit eine optimierte Patient*innenversorgung. Zudem verspricht die Nutzung der TI eine hohe Gewährleistung der Datensicherheit. Für Physiotherapeut*innen, Logopäd*innen und Ergotherapeut*innen sagt die TI weniger Bürokratie, eine optimierte Patient*innenversorgung und eine verbesserte Kommunikation mit Ärzt*innen und Krankenkassen zu (Gematik, 2023). Das DVPMG ermöglicht den Therapeut*innen zudem Videosprechstunden, die eine zeit- und ortsunabhängige, ressourcenschonende sowie zukunftsorientierte Versorgung möglich machen (Bothner, 2021).

Die Corona-Pandemie 2020 veränderte den Fokus: gab es bisher ein Fernbehandlungsverbot für die HME, forderten die Kontaktbeschränkungen der Coronabestimmungen ein Umdenken (Plotz & Lins, 2022). Auch wenn die Nutzung digitaler Leistungen nicht signifikant zunahm, veränderte sich doch die Digitalisierungskultur und brachte die Thematik vermehrt in die Debatten von Politik, Berufsverbänden und nicht zuletzt in die Praxen der HME. Mit der Corona-Pandemie ergab sich, zunächst durch eine Sonderregelung für die LP, PT und ET, erstmals die Möglichkeit zur Durchführung von Videotherapien (DVE, 2022; Lauer, 2020; ZVK, 2022). Festgehalten werden kann, dass die Corona-Pandemie digitale Angebote in der ambulanten Gesundheitsversorgung vorangetrieben hat (Alt & Fassian, 2021). Laut einer Umfrage in der Schweiz nutzte die Mehrheit der befragten Physiotherapeut*innen während des Lockdowns digitale Möglichkeiten. Vor allem fanden digitale Behandlungen, Patient*innenedukationen und Nachsorgebehandlungen statt (Rausch et al., 2021). Der Deutsche Bundesverband für Logopädie e. V. (dbl, 2020) äußerte, dass Videotherapie fortschrittlich und erforderlich für die Zukunft der logopädischen Versorgung ist. In der Studie von Richter et al. (2022) zeigen die Ergebnisse eine Tendenz, dass Videotherapie und smarte Technologien aus Sicht der Befragten HME Vorteile als ergänzende Form innerhalb der Therapie mit sich bringen. 89 Prozent der befragten Logopäd*innen waren der Meinung, dass die Bedeutung der Teletherapie im Gesundheitswesen generell zunehmen wird. Weiter sagten 74 Prozent der Befragten, dass die Teletherapie auch nach der Corona-Pandemie Vorteile mit sich bringt (Richter et al., 2022). Weitere Studien legen ebenfalls dar, dass in der Logopädie eine hohe Akzeptanz der Teletherapie besteht (Bilda et al., 2020; Lauer, 2020; Schwinn et al., 2020). Auch nach der Corona-Pandemie wird die Teletherapie als neuer Standard gesehen (Seron et al., 2021).

Im Zuge der Corona-Pandemie entstanden neue Anforderungen an die therapeutische Praxis. Dies löste Debatten zum Leistungskatalog der HME aus. Im Rahmen von Pilotierungsphasen wurden telemedizinische Leistungen erlaubt und damit abrechnungsfähig. Kritiker*innen dieser Entwicklungen erwirkten im Frühjahr 2022 eine kurzzeitige Aufhebung der

Regelung. Final konnten die Potenziale und Vorteile telemedizinischer Leistungen den Gemeinsamen Bundesausschuss (G-BA) überzeugen, so dass eine dauerhafte Zulassung dieser Position beschlossen wurde. Diese ist seit der Änderung der Heilmittel-Richtlinie im April 2022 rechtskräftig geworden (G-BA, 2022). Im November 2022 wurde in den Versorgungsverträgen der HME gemäß § 125 Absatz 1 SGB V mit der Anlage 7 (GKV Spitzenverband, 2023b) die Nutzung und die Umsetzung von telemedizinischen Leistungen aufgenommen und geregelt. Seitdem können in Form der Videotherapie Therapeut*innen der ET, PT, LP telemedizinische Leistungen anbieten und über die Krankenkassen abrechnen. Rahmenbedingungen hinsichtlich der Qualität, Sicherheit und Umsetzung wurden darin formuliert, um eine störungsfreie, datengeschützte und vor allem patient*innenzentrierte Versorgung zu gewährleisten. Auch mit ganz praktischen Hilfen unterstützt beispielsweise der GKV Spitzenverband (2023a) das Angebot telemedizinischer Leistungen und stellt finanzielle Mittel zur Anschaffung geeigneter Hard- und Software für die HME bereit. Nach Beantragung erhalten therapeutische Einrichtungen die Möglichkeit, ihre Investitionen in moderne Technik erstatten zu lassen. Mit einer Pauschale von 1000 Euro jährlich für die Jahre 2023 bis 2025 gilt dies für die Ergotherapie. Logopädische Praxen erhalten für den gleichen Zeitraum jeweils 750 Euro jährlich. Bei physiotherapeutischen Praxen wird die Zulage differenziert ausgezahlt, somit werden Investitionen in Software mit 300 Euro jährlich erstattet und Hardware mit 950 Euro für die Jahre 2022 bis 2024 begünstigt (Schwabe-Fleitmann, 2023; Gesetzliche Krankenversicherungen (GKV), 2022). Weitere Maßnahmen zur praktischen Unterstützung der HME sind Informationsportale des Bundesministeriums für Gesundheit, welche z.B. die Auswahl von Videodiensten oder DiGAs erleichtern (Bundesinstitut für Arzneimittel und Medizinprodukte, 2023; GKV Spitzenverband, 2023c). Eine Liste des GKV Spitzenverbandes (2023c) erleichtert die Auswahl geeigneter Videodienste für die Logopädie, Physiotherapie und Ergotherapie aus Sicht datenschutzrechtlicher Bestimmungen und im Sinne der Kompatibilität. Auch Dokumente zur Absicherung des Datenschutzes werden zur Nutzung in der Praxis bereitgestellt (https://www.gkv-spitzenverband.de/media/dokumente/krankenversicherung_1/telematik/Liste_Videodienstanbieter.pdf).

Innovationen führen zu Neuerungen und Herausforderungen in bestehenden Prozessen. Um diesen veränderten Prozessen zu begegnen, sind ein Ausbau und eine Vertiefung bestehender Kompetenz- und Fähigkeitsanforderungen der therapeutischen Fachberufe unumgänglich. Kompetenzprofile der HME sind konkret auf die veränderten Bedarfe einer digitalisierten Arbeitswelt anzupassen, um zukunftsfähig zu bleiben. Bisher fehlt es an systematischen Strategien zur Transformation von Kompetenzanforderungen in der Aus-, Fort- und Weiterbildung. Ein Blick nach Australien verdeutlicht, wie eine systematische Aufnahme der digitalen Kompetenzentwicklung in die Curricula die digitale Transformation vielschichtig fördern kann. Die Vermittlung von digitalen Kompetenzen in der Ausbildung von Therapeut*innen führt zu einer Selbstverständlichkeit in der Anwendung und schafft damit das nötige Vertrauen in smarte Technologien. Ausgelöst durch die Nutzung in der Routineversorgung können anschließend weitere bedarfsgerechte Technologien entwickelt werden (Brunner et al., 2018).

7.4.2 Systematisierung der Digitalisierung in den Therapieberufen auf Ebene der Praxis

Für die Digitalisierung von therapeutischen Fachpraxen gibt es bisher keine Standards oder Best-Practice-Beispiele, auch Leitlinien für das therapeutische Handeln mit smarten Technologien fehlen. Das führt zu Unsicherheiten, fehlender Akzeptanz sowie zu unsystematisiertem Vorgehen. In der **Abbildung 7-5** wird eine Möglichkeit der Systematisierung der Digitalisierung in der Therapie dargestellt. Diese wird in fünf Stufen beschrieben. Der fließende Aufbau zeigt, wie eine Digitalisierung der Praxis und Implementierung von smarten Technologien schrittweise erfolgen kann sowie welche Prozesse des praktischen therapeutischen Arbeitsprozesses (Workflows) betroffen sein können. Die Stufen 1 bis 3 konzentrieren sich auf angrenzende Prozesse rund um die Therapie, d. h. um Datenerhebung- und Verarbeitung, organisatorische und therapieübergreifende Abläufe.

In Stufe 1 werden angrenzende Begleitprozesse und dessen Digitalisierung thematisiert. Hierbei spielen bspw. die Online-Terminvergabe, die Anmeldung, die Unterstützung und die Leistungsabrechnung mit Hilfe von Praxissoftware und Abrechnungsstellen eine Rolle. Stufe 2 befasst sich mit der Digitalisierung zentraler Begleitprozesse durch den Einsatz von Praxissoftware, um biometrische Daten, wie z. B. Beweglichkeit, Kraft und Ausdauer sowie Befunde mittels einer Hardware erheben zu können. Das Ziel dabei ist, Befunde transparent und objektiv zu erheben und zu verarbeiten. Objektiv erhobene Daten können zu einer patient*innenzentrierten Versorgung beitragen und die gemeinsame Kommunikation zwischen Therapeut*innen, behandelnden Ärzt*innen und den Patient*innen fördern. In Stufe 3 geht es um die Betrachtung und den Austausch von Kernprozessen in der Praxis. Unter Berücksichtigung einer ressourcenschonenden Versorgung mit Heilmitteln steht hier die Effizienz von Praxisabläufen im Fokus. Mit Hilfe von Praxissoftware und smarten Technologien kann dazu beigetragen werden, Praxisprozesse zu vereinfachen und zu beschleunigen, die Therapiefrequenz zu erhöhen, Barrieren zu überbrücken und therapeutische Ressourcen effektiver und effizienter zu nutzen. Der Einsatz von modernen technischen Kommunikationsmitteln, wie z. B. die Videotherapie, kann den Kernprozess der Präsenztherapie erweitern und zur Unterstützung der HME beitragen. Mit der Stufe 4 beginnt die eigentliche digitale Therapie, die Patient*innen erhalten Heilmittelleistungen digital unter Begleitung der/des Therapeut*in. Der Begriff der „hybriden Therapie" wird hier erwähnt, bei der sich digitale Elemente mit analogen Elementen sowie die Videotherapie und Präsenztherapie ergänzen und eine ortsunabhängige Therapie ermöglichen. Patient*innen und Therapeut*innen interagieren dabei zumeist in Echtzeit mit Hilfe von digitalen und analogen Medien. Für die Stufen 1 bis 4 ergibt sich mit dem Einsatz smarter Technologien eine veränderte technologische Auseinandersetzung und Darbietung von Informationen bzw. Therapiekomponenten. Die Stufe 5 befasst sich mit der automatisierten Therapie ohne Personaleinsatz. An dieser Stelle werden Technologien der künstlichen Intelligenz eingesetzt. Charakteristisch für diese Stufe sind Aufgaben zum eigenverantwortlichen Training der Patient*innen. Der Einsatz solcher Technologien kann zur Verbesserung der sozialen Teilhabe von Betroffenen beitragen und die Therapiefrequenz erhöhen. Zudem werden unabhängige Gesundheitsmessungen und die Einleitung von Verbesserungsmaßnahmen möglich (Schifferdecker-Hoch et al., 2021).

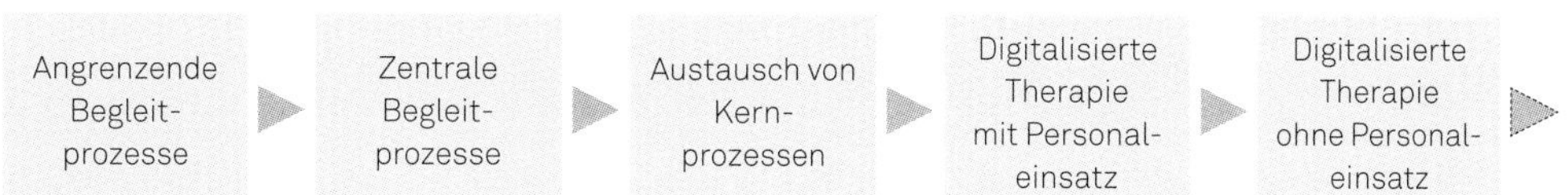

Abbildung 7-5: Digitalisierungsstufen im therapeutischen Setting (in Anlehnung an Schifferdecker-Hoch et al., 2021)

7.4.3 Arbeitsmodelle – Systematisierung der Digitalisierung in den Therapieberufen auf individueller Ebene

Die Interaktion der Akteur*innen miteinander spielen eine entscheidende Rolle bei der Transformation von einer analogen zu einer digitalen Praxis. Auf der Akteur*innenebene im Gesundheitswesen zeigt sich ein sehr komplexes System, was die Integration von E-Health Strukturen erschwert. Gerade im Gesundheitswesen lassen sich Projekte zu technischen Lösungen zur Akteur*innenvernetzung mit hohem Innovationspotenzial erkennen, häufig werden diese jedoch an den Anforderungen der Nutzenden vorbei entwickelt. E-Health Lösungen sollten daher als sozio-technisches System betrachtet werden, welches die Nutzenden mit in den Gestaltungs- und Entwicklungsprozess einbezieht. Ziel sollte es sein, den Menschen bei der Erfüllung seiner Aufgaben durch Technik zu unterstützen (Lux et al., 2017). Mit der Betrachtung aus der sozio-technischen Perspektive wird deutlich, wie sehr sich der Einsatz smarter Technologien auf die Rolle der Therapeut*innen im Berufsfeld und deren Berufsidentität auswirken kann. Menschen fürchten sich davor, dass ihre traditionellen Arbeitsplätze überflüssig werden und nicht abschätzbar ist, in welchem Ausmaß neue entstehen (Schifferdecker-Hoch et al., 2021). Veränderungen erfolgen stetig und erfordern eine hohe Anpassungsfähigkeit. Im Rahmen einer Studie zur Wahrnehmung von KI im Gesundheitswesen berichteten Angehörige unterschiedlicher Gesundheitsberufe von Unsicherheiten hinsichtlich der Auswirkungen von smarten Technologien auf die eigene Arbeitsrolle (Beretta et al., 2023). Eine Positionierung zum Einsatz von smarten Technologien im eigenen Arbeitsfeld fiel den Befragten schwer (Shinners et al., 2022). Werden job-identitätsrelevante Merkmale als gefährdet betrachtet, kann dies zu Ablehnung gegenüber digitalen Lösungen führen (Berretta et al., 2023). Eine Änderung der beruflichen Identität durch den Einsatz smarter Technologien in den Gesundheitsfachberufen der LP, ET und PT ist absehbar. Um eine positive Wahrnehmung der berufsspezifischen Rollenidentität bei der Implementierung von technologie-basierten Systemen zu gewährleisten, muss Implementierung so gestaltet werden, dass sie die Arbeit der Therapeut*innen unterstützt und ergänzt. Das gelingt durch eine klare Zuweisung von Aufgaben und Verantwortlichkeiten, die sich identitätsstiftende Fachkenntnisse und Erfahrung der Anwendenden zunutze machen. Bestimmt wird die persönliche Identität unter anderem durch Arbeitsleistungen, Arbeitszufriedenheit, Erfolgserlebnisse als auch durch die Belastung oder Überforderung durch die Arbeit (Grohnfeldt, 2018; Marhuenda et al., 2004; Petzold, 2012; Scheichenberger & Scharb, 2018). Verschiedene Studien legen dar, dass ein Zusammenhang zwischen der Digitalisierung und der Arbeitszufriedenheit existiert (Fabbri, 2018; Rüttgers & Hochgürtel, 2017). Darauf aufbauend erläutert Schlüter (2022) in seiner Arbeit, dass mit zunehmender Digitalisierung ein positiver Effekt auf die Arbeitszufriedenheit beobachtet werden kann und Beschäftigte mit digital unterstütztem Arbeiten verhältnismäßig zufriedener sind. Des Weiteren zeigen Untersuchungen, dass durch die Digitalisierung eine Steigerung der Handlungsspielräume erreicht wird z. B. durch erweiterte Optionen in der selbstständigen Arbeitsplanung, -koordination und -einteilung (Arnold et al., 2016; Kirchner, 2015).

In der folgenden Box werden beispielhaft Veränderungen der therapeutischen Arbeitswelt vorstellbar. Eine moderne Patient*innen-Journey zeigt, wie sich Patient*innen und Therapeut*innen bereits jetzt und in naher Zukunft in der therapeutischen Praxis bewegen. Die digitale Transformation der therapeutischen Praxen ist somit keine Frage des Ob, sondern des Wie. War bisher die therapeutische Kompetenz an Fachleute geknüpft, teilt man diese nun mit Sensoren und Algorithmen des eigenen Handys (Schifferdecker-Hoch et al., 2021).

Patient*innen-Journey

Frau Mustermann braucht nach wie vor ein Rezept des Arztes. Dazu meldet sie sich bei ihrer Arztpraxis online für eine Videosprechstunde an.
Während der Videosprechstunde führt der behandelnde Arzt eine Anamnese durch und entscheidet gemeinsam mit der Patientin, ein Heilmittelrezept für eine physiotherapeutische Behandlung in Form einer Videophysiotherapie auszustellen.
Das E-Rezept versendet der Arzt aus der Praxis-Software auf das Handy der Patientin.
Frau Mustermann sucht sich online bei einem Physiotherapeuten einen Termin und wählt diesen Termin in der (App-)Terminkalender-Funktion der Praxis-Website aus.
Ihr ausgestelltes Rezept lädt sie entweder als QR-Code oder als Datei hoch: Ihre Stammdaten sowie die Art der medizinischen Verordnung sind nun für die PT Praxis verfügbar.
Die BOT-Technologie ordnet der Patientin einen Physiotherapeuten zu, der die Valenzen und Kompetenzen hat, das ausgestellte Rezept zu erfüllen.
Online können nun relevante Fragebögen zur Verfügung gestellt werden: Frau Mustermann füllt diese aus und schickt diese wieder an das behandelnde Therapiezentrum.
ONLINE: Die Patientin hat sich für eine Video-Physiotherapie entschieden. Zum Termin loggt sie sich mit ihrem Tablet in ihren „Online-Behandlungsraum" ein und führt mit dem Therapeuten das erste Kennenlerngespräch.
Der Therapeut bespricht noch einmal die Informationen und legt basierend auf seiner Einschätzung eine Therapie fest.
Der Therapeut stellt der Patientin online ihr Therapieprogramm zusammen, das sie über ihren angelegten Account abrufen kann.
Nach absolvierter 30-minütiger Online-Therapie unterzeichnet sie digital die Inanspruchnahme der Leistung.
Die abgerechnete Leistung wird der Abrechnungsstelle direkt elektronisch überführt.
VOR ORT: In der physiotherapeutischen Praxis ist kein persönlicher Empfang. Im Eingangsbereich steht ein Terminal. Durch das Auflegen des Smartphones wird die Information gegeben, in welcher Kabine und durch welchen Therapeuten die Behandlung angeboten wird.
In diesem Modell bleibt die Kernkompetenz des Therapeuten erhalten, lediglich bisher notwendige Begleitprozesse werden ersetzt.
Qualitative Ergebnisse der Praxis sind darstellbar: Das Auffinden einer Praxis wird zukünftig nicht mehr nur nach Geodaten, sondern nach Qualitätsparametern bestimmt.

Potenziell können Technologien Entscheidungsfindungen begünstigen, Arbeitsabläufe verbessern und fehlerhafte Diagnosen verringern (Penter & Pfaffner, 2017). Arbeitsabläufe werden auch als Workflow bezeichnet. Zu einem guten Workflow gehören eine optimierte Organisationsstruktur, das Umgehen von Wartezeiten und eine schnelle Analyse sowie Entscheidungsfindung. Durch einen vereinfachten Informationszugang kann die Kommunikation und Zusammenarbeit verbessert werden. Insgesamt ergeben sich aufgrund der Optimierung des Workflows deutlich mehr Effizienz und Qualität (MM New Media GmbH, 2023). Vor dem Hintergrund des Fachkräftemangels ist dies besonders hervorzuheben, denn laut der Fachkräfteengpassanalyse der Bundesagentur für Arbeit vom Mai 2022 existiert ein Engpass in der Physio- und Ergotherapie sowie in der Logopädie (Schwarzmann et al., 2018; Bundesagentur für Arbeit, 2022). Ein wesentlicher Faktor, der einen Umbruch in der Arbeitswelt der HME bewirkt und neue Lösungsansätze erfordert (Niemann, 2022).

Durch veränderte Workflows in der therapeutischen Praxis ergeben sich zudem gravierende Veränderungen der Rollen, Kompetenzen und Kooperationen für die Therapeut*innen selbst, aber auch interdisziplinär. Therapeut*-innen müssen entsprechend qualifiziert sein, um einen bedürfnisorientierten Patient*innenumgang und zukunftsorientiertes Arbeiten zu gewährleisten (Kuhn et al., 2019). Kompetenzbereiche von Heilmittelerbringer*innen erweitern sich und neue digitale Qualifikationen werden erforderlich (Alber et al., 2020). Am Beispiel der Logopädie ist bislang ungeklärt, wie sich das Berufsbild durch die Digitalisierung verändert (Leinweber & Dockweiler, 2020). Zinke (2018) legt dar, dass sich mit der Digitalisierung Arbeitsaufgaben und Qualifikationsanforderungen von Fachkräften verändern (Tisch & Meyer, 2020; Zinke, 2018). Mit der rasant fortschreitenden Entwicklung smarter Technologien ist es wichtig, dass die HME diese Veränderungen mitgestalten und damit die eigene Rolle im Berufsfeld ausbauen und festigen.

7.5 Smarte Technologien in Forschung und Praxis

Das Bewusstsein für den digitalen Wandel, die sogenannte Digitalisierungskultur, wächst. Forschung und Praxis leisten dazu einen wesentlichen Beitrag. Sie widmen sich den Fragen der therapeutischen Praxis und kommunizieren diese auf verschiedenen Ebenen (siehe Abschnitt 7.3.). Das Bundesministerium für Gesundheit (BMG) fördert verschiedene Forschungsvorhaben, die die Gewährleistung einer verantwortungsvollen und gemeinwohlorientierten Entwicklung und Nutzung von smarten Technologien erarbeiten. Dabei ist von zentraler Bedeutung, dass die ausgewählten Fördermaßnahmen einen Beitrag zur Verbesserung der patient*innenzentrierten Versorgung leisten z. B. durch das rechtskonforme Nutzbarmachen großer Datenmengen oder das ressourcenschonende Versorgungswege geschaffen werden (BMG, 2023).

7.5.1 Smarte Technologien in der Forschung

Dieser Themenbereich nimmt zunehmend einen festen Platz in der Forschung ein. Die Fragen zu smarten Technologien sind vielfältig, wie die folgende **Abbildung 7-6** zeigt.

Grundlegend widmet sich die Forschung zunächst einmal den Begriffsbestimmungen, wenn es um die Verwendung smarter Technologien in der therapeutischen Praxis geht. Wie in Abschnitt 7.4 dargestellt, gibt es viele Definitionen digitaler Interventionen und verwandter Begriffe, die uneinheitlich sind und oft nur geringfügige Unterschiede aufweisen (Bashshur et al., 2011b). Damit eine digitale Transformation gelingen kann, ist es erforderlich, eine einheitliche Sprache und ein gemeinsames Begriffsverständnis für den Bereich der Therapieberufe zu entwickeln und zu etablieren (siehe Abschnitt 7.2.4). Lange wurden unterschiedliche Definitionen und Begriffe verwendet, 2018 führte daraufhin die WHO eine Taxonomie ein, die eine gemeinsame Sprache zur Beschreibung der Nutzung digitaler Technologien in der Gesundheitsbranche fördern sollte (World Health Organization (WHO), 2018). Darin werden mit Hilfe einer Kategorisierung der digitalen Gesundheitsinterventionen die verschiedenen Arten der Nutzung digitaler und mobiler Technologien klassifiziert. In der Forschungspraxis lassen sich jedoch noch uneinheitliche Verwendungen der Definitionen feststellen. Die unklare Verwendung sowie die Heterogenität der Begriffe, der zugrunde liegenden technologischen Konzepte und der Standortkontexte erschwert den Vergleich der Erkenntnisse verschiedener Studien und deren Bewertung. In einer Übersichtsarbeit von Stangenberg-Gliss et al. (2023) wird die Vielfalt der Begriffe am Beispiel der Schlaganfall-Rehabilitation deutlich. Im Rahmen eines Scoping-Reviews wurden den Professionen Logopädie, Ergotherapie und Physiotherapie im Kontext der Schlaganfallrehabilitation digitale Maßnahmen systematisch zugeordnet. Diese Darstellung unterstützt bei der gezielten Auswahl von smarten Technologien für die Therapie.

Im Folgenden werden Beispiele aus der Forschung der LP, PT und ET skizziert. Dies soll einen Eindruck über Forschungsthemen und

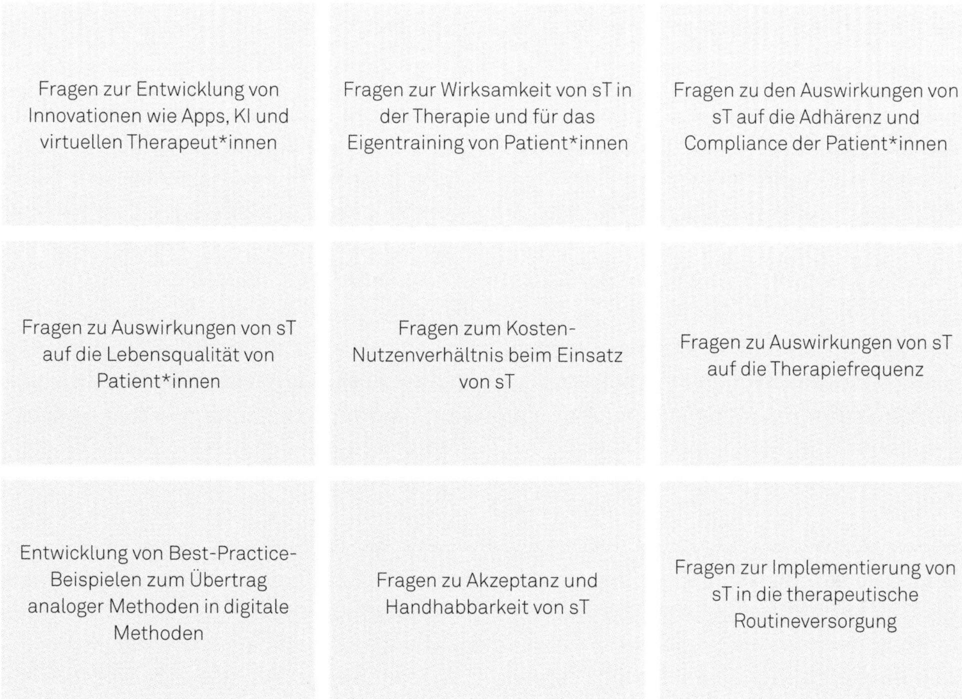
Fragen zur Entwicklung von Innovationen wie Apps, KI und virtuellen Therapeut*innen
Fragen zur Wirksamkeit von sT in der Therapie und für das Eigentraining von Patient*innen
Fragen zu den Auswirkungen von sT auf die Adhärenz und Compliance der Patient*innen
Fragen zu Auswirkungen von sT auf die Lebensqualität von Patient*innen
Fragen zum Kosten-Nutzenverhältnis beim Einsatz von sT
Fragen zu Auswirkungen von sT auf die Therapiefrequenz
Entwicklung von Best-Practice-Beispielen zum Übertrag analoger Methoden in digitale Methoden
Fragen zu Akzeptanz und Handhabbarkeit von sT
Fragen zur Implementierung von sT in die therapeutische Routineversorgung

Abbildung 7-6: Vielfalt der Forschung zu smarten Technologien (s T) in der Therapie

Ergebnisse der therapeutischen Fachberufe ermöglichen.

In der **Logopädie** konzentrieren sich die derzeitigen Forschungsvorhaben auf die verschiedenen Optionen und Effekte der Teletherapie, auf die Entwicklung, Nutzung und Machbarkeit von Apps, auf Fragen zur Wirtschaftlichkeit smarter Technologien in der Praxis sowie auf Aspekte der Compliance der Patient*innen.

Nach Definition des amerikanischen Berufsverbandes ASHA wird der Begriff Teletherapie als Oberbegriff für eine Vielzahl digitaler Versorgungsmöglichkeiten in der Therapie verwendet und lässt sich synchron, asynchron und hybrid durchführen (American Speech-Language-Hearing-Association, 2023). Die synchrone Teletherapie wird in der Forschung am häufigsten thematisiert, zentraler Baustein ist dabei die Videotherapie. International gilt die synchrone Teletherapie als anerkanntes Versorgungsmodell (Agostini et al., 2014). Analoge Therapieansätze werden mitunter für die Videotherapie zunehmend in digitale Formate übertragen. Das zeigen Beispiele für die Therapie von Aphasien:

- Benenntraining mit Cueing Strategien (Agostini et al., 2014)
- Skripttraining (Rhodes & Isaki, 2018)
- Gruppentherapie (Pitt et al., 2019)
- Constraint-induced language therapy -CIAT (Pitt et al., 2017)
- Konzept Pace – Promotion Aphasics Communicative Effectiveness (Macoir et al., 2017)

Darüber hinaus gibt es verschiedene Übersichtsarbeiten zur Wirksamkeit der Teletherapie im Vergleich zur Präsenztherapie bei neurologischen Erkrankungen (Cordes et al., 2020; Nikolaev & Nikolaev, 2022; Teti et al., 2023; Weidner & Lowman, 2020). Beispielsweise stellte der systematische Review von Cacciante et al. (2021) die Teletherapie und die konventionelle Präsenztherapie im Rahmen der Behandlung von Aphasien gegenüber. In den

Punkten funktionelle Kommunikationsfähigkeit der Betroffenen und Benenngenauigkeit konnten in dieser Übersichtsarbeit vergleichbare Ergebnisse erzielt werden. Die Teletherapie scheint daher ebenso wirksam zu sein. Weitere randomisiert kontrollierte Studien sind nötig, um Aussagen zur Wirksamkeit der Teletherapie zu stützen.

Auch zur asynchronen Teletherapie, bei der digitale Medien (z. B. M-Health-Anwendungen oder Apps) zum Datentransfer genutzt werden, stehen im Fokus der Forschung. Für das eigenständige häusliche Üben werden hier Apps eingesetzt oder Textmaterial via E-Mail oder Chat versendet. In den letzten Jahren wurden dazu zahlreiche Trainings-Apps und Softwareprogramme entwickelt und evaluiert. Ein Review fasst zusammen, das allein für die Aphasietherapie im Jahr 2020 2680 Apps erhältlich waren, die das Eigentraining von Betroffenen unterstützen sollen (Vaezipour et al., 2020). Neueste Innovationen zeigen eine hohe Zufriedenheit von Aphasie-Patient*innen, bei denen der Einsatz einer Virtual Reality App zur Rehabilitation eingesetzt wurde (Bu et al., 2022).

Der hohe Bedarf an therapeutischer Versorgung, unter anderem ausgelöst durch den strukturellen Wandel der Bevölkerung und einem voranschreitenden Fachkräftemangel, wirft immer wieder die Frage auf, ob smarte Technologien zur Überbrückung zwischen stationärer und ambulanter Versorgung geeignet sind. Aufgrund von langen Wartezeiten auf geeignete Therapieplätze führt die Suche nach Lösungen zunehmend zu digitalen Ideen. In einer randomisiert kontrollierten Studie von Mallet et al. (2023) stand die Erforschung der Machbarkeit einer Tablet-basierten Teletherapie für Menschen mit Aphasie als Überbrückung zwischen der stationären und ambulanten Behandlung im Fokus. Die Ergebnisse wurden anhand standardisierter Assessments vor und nach der Intervention erhoben, dabei wurden positive Effekte bei der Kommunikationsfähigkeit der Betroffenen festgestellt. Außerdem berichteten die Teilnehmenden der Studie, dass die Intensität des Trainings ausreichend war und dass sie die Anwendung auch nach dem Studienzeitraum weiter nutzen würden.

Ein Beispiel zur Forschung in Deutschland ist die Durchführung der Studie AddiThA (Additive digitale Therapie bei Aphasie). Dabei wird die bereits als DiGA zertifizierte App *neolexon Aphasie* eingesetzt. Diese App bietet ein individuelles digitales Eigentraining für das häusliche Üben von Patient*innen mit Aphasie. Für eine dauerhafte Erstattung der App durch die Krankenkassen muss die Wirksamkeit in einer randomisierten kontrollierten Untersuchung nachgewiesen werden. Zum Zeitpunkt der Erstellung dieses Kapitels werden die Ergebnisse noch ausgewertet (Neolexon, 2023).

Für den Bereich der Dysarthrietherapie konnten 2022 durch die Studie *Be Clear?* von Whelan et al. (2022) positive Ergebnisse eines teletherapeutischen Intensivprogramms verzeichnet werden. Die Betroffen erhielten die gleichnamige Studien-App und ein zusätzliches tägliches Training in Form einer synchronen Videotherapie. Die Ergebnisse zeigten neben einer hohen Zufriedenheit und Therapie-Compliance eine verbesserte Sprechverständlichkeit sowie einen signifikanten Anstieg in den Punktzahlen der verwendeten Diagnostikinstrumente.

In Deutschland wird im Rahmen des Verbundprojektes HUMAINE in Nordrhein-Westfalen an Strategien zur Entwicklung und Nutzung von KI gearbeitet. Der Fokus liegt dabei auf der Entwicklung von Methoden und Modellen zur Implementierung von KI in die Arbeitswelt der Zukunft. Ein Pilotprojekt beschäftigt sich konzentriert mit der Implementierung eines Sprechassistenzsystems in die Regelversorgung von Parkinson Patient*innen mit Dysarthrie. Als Anwendungsbeispiel wird das Sprechassistenzsystem *ISi-Speech* im Rahmen einer Machbarkeitsstudie eingesetzt. *ISi-Speech* ist ein webbasiertes Trainingssystem, welches auf Basis von Machine-Learning Algorithmen individuelles Feedback zur Sprechleistung der Betroffenen generieren kann. Um ein möglichst effektives Eigentraining der Parkinson-Patient*-innen zu ermöglichen, wird der Fokus auf einen nutzer*innenzentrierten Ansatz bei der Implementierung gelegt. Zu erwartende Ergebnisse sind Erkenntnisse zur Umsetzbarkeit und Akzeptanz KI-basierter Systeme in der Therapie sowie Hinweise zu Kompetenz- und Fähigkeitsbedarfen der Therapierenden (Bilda et al., 2022; HUMAINE, 2023).

In der berufspolitischen Diskussion um die Anwendung von Teletherapie in der Logopädie in Deutschland wurden aus Sicht der Therapeut*innen Grenzen zum Einsatz benannt, die sich auf die Machbarkeit und die Genauigkeit von Teletherapie bezogen. Ein kritisches Beispiel dieser Diskussion war die Anwendung von Teletherapie bei Schluckstörungen (Dysphagie) (Pitt et al., 2023). Ein systematischer Review von Reverberi et al. (2022) berichtet über das Dysphagie-Management via Teletherapie. Die meisten eingeschlossenen Studien bezogen sich auf klinische Schluckdiagnostiken mittels synchroner Teletherapie bei Patient*innen nach Schlaganfall. Die systematische Bewertung ergab eine hohe Übereinstimmung zwischen der Beurteilung in Präsenz und via Teletherapie sowie eine hohe Akzeptanz seitens der Therapeut*innen und Patient*innen (Reverberi et al., 2022). Im Anwendungsbereich der Stimmtherapie lassen sich ebenfalls Studien finden, die Aspekte der Teletherapie untersuchten. Eine Befragungsstudie von Kim et al. (2022) evaluierte die Zufriedenheit von Patient*innen (n=55) mit dem Angebot der synchronen Teletherapie während der COVID-19-Pandemie. 86 Prozent der Patient*innen zeigten eine hohe Zufriedenheit und 73 Prozent der Patient*innen bevorzugten sogar die Teletherapie gegenüber einer Präsenztherapie.

Das therapeutische Spektrum der Therapieberufe ist umfassend, allein etwa 48 Prozent der logopädischen Therapien in Deutschland werden an und mit Kindern durchgeführt (Rommel et al., 2018; Waltersbacher, 2017). In der Literatur existieren einige systematische Reviews, in denen der Einsatz von smarten Technologien in der Therapie mit Kindern evaluiert wird. In einem Review von Sutherland et al. (2018) wurden 14 Studien einbezogen und systematisch ausgewertet. Die gefilterte Literatur enthielt Daten zu teletherapeutischen Angeboten für Kinder mit Autismus-Spektrum-Störung, darunter Studien zu digitaler Diagnostik, Frühförderung und Sprachtherapie. Die Ergebnisse des Reviews deuteten darauf hin, dass telemedizinische Leistungen vergleichbar zu Präsenzleistungen sind.

In einem weiteren Review stellten sich Finestack et al. (2022) die Frage, ob Teletherapie in der Behandlung kindlicher Sprechapraxie vergleichbar wirksam ist wie eine Präsenztherapie. Zwei Fallberichte konnten eingeschlossen und beurteilt werden. Trotz der geringen Aussagekraft von Fallbeispielen werden die Ergebnisse als vielversprechend bewertet.

Eine systematische Übersichtsarbeit untersuchte den Forschungsstand zu aktuellen Anwendungen von KI in der Behandlung von Lippen-Kiefer-Gaumenspalten (LKGS). Die Ergebnisse legten dar, dass KI in der Spaltenbehandlung vor allem in drei Bereichen eingesetzt wird: in der Diagnose, in der Operationsplanung und in der Prognose der Ergebnisse. Die meisten Anwendungen wurden in den Bereichen Diagnose und Operationsplanung entwickelt und verwendet. Im Ergebnis wurde KI in der Behandlung von LKGS als wertvolles Tool zur Verbesserung der Versorgung eingestuft (Dhillon et al., 2021). Eine weitere vielversprechende Studie untersuchte die Nutzung von Mobilgeräten zur Unterstützung von Interaktionen zwischen Kindern mit Autismus-Spektrum-Störungen und Robotern. Die Forschenden gestalteten drei verschiedene Roboter-Apps, die emotionales Engagement und Interaktionen fördern sollten. Die Ergebnisse zeigten positive Reaktionen der Kinder auf die Roboter-Apps. Diese stellten sich zudem als hilfreich für die Entwicklung sozialer Fähigkeiten heraus. Es wurde geschlussfolgert, dass die Verwendung von Roboter-Apps ein geeignetes Verfahren zur Unterstützung der sozialen Entwicklung von Kindern mit Autismus-Spektrum-Störungen ist (Zorcec et al., 2021). Schaut man sich den Trend der Nutzung von Apps in der Therapie von Kindersprachstörungen an, wird mit einem Blick in die USA deutlich, dass bereits 83 Prozent von 485 Logopäd*innen im Rahmen einer Befragungsstudie aus dem Jahr 2022 angaben, Apps in ihrem therapeutischen Alltag einzusetzen. Besonders bei der Intervention und in der Elternberatung werden Apps als nützlich eingestuft und hauptsächlich angewendet. Daneben wurden eine bisher unzureichende Evidenzbasierung und Kostenstruktur der Apps kritisch angemerkt (Attwell et al., 2022).

Neben der Wirksamkeit smarter Technologien gegenüber der klassischen Präsenztherapie stehen Fragen zur Compliance und zum Einfluss digitaler Innovationen auf die Lebensqualität der Patient*innen auf der Agenda der Forschung. Patient*innen in logopädischer Behandlung sind häufig von Einschränkungen der Lebensqualität betroffen, zu beobachten ist dies z.B. bei Menschen mit Aphasie nach Schlaganfall. Sie haben eine signifikant höhere Depressionsrate als Betroffene ohne Aphasie. Daher sollten auch die psychosozialen Auswirkungen der Teletherapie untersucht werden. Erste Studien zeigten eindeutig positive Auswirkungen der Teletherapie auf die Lebensqualität (Gauch et al., 2023). Auch zum Thema Motivation durch Technik wiesen Ergebnisse eines Reviews von Hajesmaeel-Gohari et al. (2023) darauf hin, dass der Gamificationfactor – die Anwendung spieltypischer Elemente in einem spielfremden Kontext – in der Therapie von Dysarthrie, Sprechapraxie, Stimmstörungen oder phonologischen Störungen eine signifikant positive Wirkung auf die Motivation der Patient*innen hatte (Hajesmaeel-Gohari et al., 2023). Außerdem zeigten bisherige Forschungsergebnisse einen Zusammenhang zwischen der Durchführung synchroner Teletherapie und Therapieausfällen. In der Studie Cutchin et al. (2023) wurde die Anwesenheitsrate bei der Stimmtherapie im Vergleich zwischen Präsenztherapie und synchroner Teletherapie retrospektiv analysiert. Man verglich die Teilnahme von Patient*innen über drei Monate und wertete insgesamt 157 Datensätze der Präsenztherapie und 176 Datensätze der Teletherapie aus. Im Verlauf der Teletherapie wurden deutlich mehr Termine wahrgenommen, damit nahm die Therapieadhärenz signifikant zu. Im klinischen Setting einer Rehabilitationsklinik konnten die Ergebnisse der Studie von Covert, Slevin und Hatterman (2018) ebenfalls einen positiven Effekt der Teletherapie auf die Therapieteilnahme darlegen.

In der **Physiotherapie** ist Technik seit langem angekommen. Mit dem digitalen Wandel werden zunehmend die Möglichkeiten von vernetzten und intelligenten Technologien in den Fokus der Forschung gerückt. Ein Beispiel dafür ist die Studie von Campo-Prieto et al. (2022) zur Machbarkeit und zu Auswirkungen eines immersiven, virtuellen Realitäts-Exergame-Programms auf körperliche Funktionen von älteren Menschen. Exergames sollen hier spielerisch zur Bewegung anregen. Immersiv ist ein Begriff, der viel Anwendung in der virtuellen Realität findet. Werden z.B. Virtual-Realtity-Brillen (VR) verwendet, um eine künstliche Welt zu schaffen, verschwimmen meist Realität und Virtualität. Die Immersion beschreibt dabei das Eintauchen in die virtuelle Welt, was bei den Nutzenden auch körperliche Reaktionen hervorrufen kann (Dengel & Mägdefrau, 2020). Die Ergebnisse zeigten, dass das Programm sicher und machbar ist sowie positive Effekte auf körperliche Funktionen hat (Campo-Prieto et al., 2022). Wie Technik und Versorgungsrealität miteinander agieren, untersuchte die Studie von Simeoni et al. (2021). In der Evaluation stand das Zusammenwirken von Robotik und Physiotherapie im Fokus der Untersuchung, um Patient*innen eine effiziente Rehabilitation zu ermöglichen. Die übergeordnete Frage lautete, ob der Soziale Roboter und der digitale Physiotherapeut für das Teamplay bereit sind. Die Haltung dazu wurde von Physiotherapeut*innen (n = 323) mit Hilfe eines Fragebogens erhoben.

Darüber hinaus setzten die Forschenden zusätzlich qualitative Fokusgruppen ein. Die Studie zeigte, dass Roboter eine wichtige Rolle bei der Rehabilitation von Patient*innen der Zukunft spielen werden und dass die Physiotherapie bereit ist, diese Zusammenarbeit einzugehen. Durch die Kombination von Robotik und menschlichem Fachwissen können neue Wege für die Rehabilitation von Patient*innen eröffnet und die Behandlungsergebnisse verbessert werden (Simeoni et al., 2021).

Im Rahmen der Studie von Blanchard et al. (2022) wurde die technische Umsetzbarkeit eines humanoiden Roboter-Trainers untersucht, der chronische Rückenschmerzen durch Dehnübungen lindern soll. Die Ergebnisse dieser randomisierten, kontrollierten Studie zeigten, dass der humanoide Roboter in der Lage ist, Dehnübungen zu überwachen, so dass diese Übungen eine positive Wirkung auf die Schmerzintensität und Funktionsfähigkeit der Patient*innen haben können.

In der Studie von Belas Dos Santos et al. (2018) wurde darüber hinaus die Wirksamkeit der Verbindung aus konventioneller Physiotherapie und robotergestützter Gangtraining-Therapie bei Personen mit Ataxie nach einem Schlaganfall (n = 18) untersucht. Die Resultate machten signifikante Verbesserungen der Funktion der unteren Extremitäten und der Gangstörungen sichtbar. Die Kombination stellte sich als eine wirksame Methode heraus.

Eine weitere randomisiert kontrollierte Studie untersuchte die klinischen Auswirkungen von roboterunterstütztem Gangtraining und klassischem Laufbandtraining bei Patient*innen mit Morbus Parkinson (n = 96). In den Ergebnissen wurde ersichtlich, dass beide Techniken zur Verbesserung der Gangqualität und motorischer Funktionen beitragen können. Als Fazit wurden beide Trainingsmethoden als gleichermaßen effizient eingestuft (Capecci et al., 2019). Ob Videoberatung eine Alternative zur Präsenzberatung darstellt, wurde in einer randomisiert kontrollierten Studie untersucht. Diese Beratung bezog sich auf Patient*innen mit Kniegelenk-Arthrose (n = 394). Die Faktoren Patientenzufriedenheit, Lebensqualität und körperliche Funktion standen im Fokus der Betrachtung. Als Ergebnis konnten beide Formate gleichwertige Resultate bei den Faktoren erzielen (Hinman et al., 2020).

Forschung im Bereich der **Ergotherapie** zu smarten Technologien wird bisher noch weniger spezifisch adressiert als in der Logopädie oder Physiotherapie. In einem Projekt von Ienaga et al. (2022) ging es um die Entwicklung und Überprüfung einer smarten Technologie zur posturalen Kontrollbewertung. In dieser Studie untersuchten die Forschenden, wie KI-basierte Technologien bei der Einschätzung von Bewegungs- und Standposen eingesetzt werden können. Sie verwendeten eine Kombination aus Kameras und Sensoren, um die Bewegung des Körpers überwachen zu können. Die Ergebnisse der Studie zeigten, dass das entwickelte System die posturale Kontrolle zuverlässig bewerten konnte und somit eine vielversprechende Anwendung im klinischen Kontext darstellt (Ienaga et al., 2022).

Ein weiteres Projekt untersuchte die Effektivität der robotergestützten Therapie als Ergänzung zur konventionellen Rehabilitation bei Patient*innen mit Schulterfrakturen (n = 48) kurz nach der Operation. Im Rahmen einer multizentrischen, kontrollierten, randomisierten Studie erhielt eine Patient*innengruppe eine Kombination aus konventioneller Rehabilitation und robotergestützter Therapie, während eine weitere Patient*innengruppe ausschließlich konventionelle Rehabilitation in Anspruch nahm. Als primäres Ziel wurde die Funktionsverbesserung der Schulter gemessen. Die Ergebnisse zeigten keine Unterschiede zwischen den Interventionen. Die robotergestützte Therapie konnte als sicher eingestuft werden und wurde von den Teilnehmenden akzeptiert (Kröger et al., 2021).

Ist die Rede von Robotern in der Therapie, wird meist auch der Einsatz von Haustierrobotern diskutiert. Die Robbe *Paro* aus Japan ist ein solches Beispiel. Paro ist die technische Kopie einer Babyrobbe, die über zahlreiche Sensoren verfügt. Der Roboter kann Berührungen, Geräusche und Stimmen erkennen und darauf reagieren. Paro soll auf emotionaler Ebene ansprechen und Patient*innen beruhigen und Stress abbauen, aber auch zum Sprechen anregen und Erinnerungen wecken. In Deutschland wird Paro bislang hauptsächlich in der Altenpflege zur Therapie demenzkranker Menschen und in der Behandlung autistischer Kinder eingesetzt. In der Studie von Chiu et al. (2021) wurden die Bedürfnisse und Präferenzen hinsichtlich Begleitrobotern und Haustieren bei Erwachsenen in Taiwan untersucht. Die Ergebnisse zeigten, dass die meisten Befragten Interesse an einem Begleitroboter oder einem Haustier hatten. Die Mehrheit der Teilnehmenden bevorzugten Begleitroboter, da sie einfacher zu pflegen und kostengünstiger als Haustiere sind.

In einer spezifischen Studie zum Einsatz von robotischen Haustieren wurde die Auswirkung auf Betroffene von Demenz analysiert. Dabei wurde festgestellt, dass die Verwendung von „Robo-Haustieren" zu einer Verbesserung der emotionalen und psychischen Gesundheit führte. Die Ergebnisse zeigten auch eine Verringerung des Stressniveaus, eine Erhöhung der sozialen Interaktionen und eine Steigerung der Vitalität und des Wohlbefindens (Petersen et al., 2017).

Neben Wirksamkeitsstudien in der Ergotherapie werden auch hier Studien zur Entwicklung eines digital-orientierten Mindsets und Akzeptanz smarter Technologien durchgeführt. Beispielsweise beschäftigte sich die Studie von Tobis et al. (2017) mit der Einstellung von Studierenden der Ergotherapie gegenüber robotergestützter Technik im Prozess der Pflege. Insgesamt nahmen dazu Studierende (n = 133) an einer Online-Umfrage teil. Die Ergebnisse machten deutlich, dass die Mehrheit der Teilnehmenden Robotik in der Pflege positiv gegenüberstand. Nach Einschätzung der Befragten können Roboter den Pflegekräften helfen, Pflegeprozesse zu unterstützen und zu vereinfachen sowie die Lebensqualität pflegebedürftiger Menschen zu verbessern. Die Studierenden identifizierten jedoch auch Herausforderungen, wie z. B. die Implementierung von Robotern in Pflegeprozesse, da diese viele soziale, ethische und bildungspolitische Überlegungen erfordern.

Forschung ist entscheidend, um die Wege und Hürden der Implementierung zu durchdringen (siehe Abschnitt 7.3). Aktuell werden neue smarte Behandlungsoptionen, Apps und Systeme entwickelt und untersucht, bisher fehlt es an der konsequenten und nachhaltigen Implementierung in die alltägliche Praxis der Heilmittelerbringenden (Bilda et al., 2022; HUMAINE, 2023). Der Fokus der Forschung sollte daher auf die Implementierung in die Routinepraxis, auf die Handhabbarkeit, die Akzeptanz seitens der Endanwender*innen sowie auf den Aufbau von digitalen Kompetenzen und Fähigkeiten gerichtet werden.

7.5.2 Smarte Technologien in der Praxis der Therapieberufe

Heute stehen uns eine Fülle von digitalisierten und vernetzten Hilfsmitteln zur Verfügung und auch die Annäherung von Robotik und Informatik eröffnen neue Horizonte (Meyer, 2018). Unabhängig von der Einstellung zur Digitalisierung der Therapieberufe hat, der Wandel bereits begonnen. Während auf der gesundheitspolitischen Metaebene weitgehend unbestritten ist, dass die Digitalisierung ein zentrales Instrument zur Verbesserung von Qualität und Effizienz darstellt, sieht dies in der Patient*innenversorgung noch etwas anders aus. Die Fülle der smarten Technologien und die Einordnung der Qualität und des Nutzens kann zu Überforderung führen. Nicht selten fällt die Wahl auf bewährte konventionelle Konzepte im therapeutischen Alltag. Aber es lohnt sich im Sinne der patient*innenzentrierten Versorgung schrittweise smarte Technologien zu integrieren. In der **Abbildung 7-7** sind wesentliche Potenziale für den Einsatz smar-

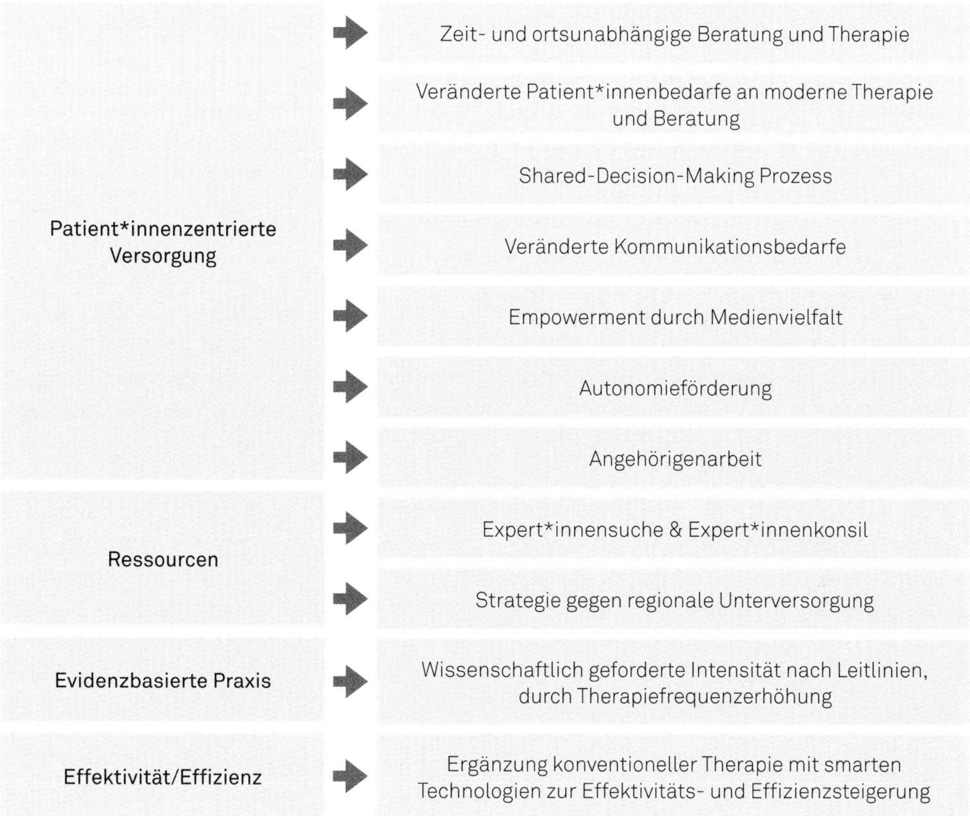
Patient*innenzentrierte Versorgung
Zeit- und ortsunabhängige Beratung und Therapie
Veränderte Patient*innenbedarfe an moderne Therapie und Beratung
Shared-Decision-Making Prozess
Veränderte Kommunikationsbedarfe
Empowerment durch Medienvielfalt
Autonomieförderung
Angehörigenarbeit
Ressourcen
Expert*innensuche & Expert*innenkonsil
Strategie gegen regionale Unterversorgung
Evidenzbasierte Praxis
Wissenschaftlich geforderte Intensität nach Leitlinien, durch Therapiefrequenzerhöhung
Effektivität/Effizienz
Ergänzung konventioneller Therapie mit smarten Technologien zur Effektivitäts- und Effizienzsteigerung

Abbildung 7-7: Vorteile von smarten Technologien in der patient*innenzentrierten Versorgung durch Heilmittel

ter Technologien in der Arbeitswelt der ET, PT und LP zusammengefasst.

Der Einsatz smarter Technologien kann eine zukunftsorientierte Ergänzung des therapeutischen Portfolios sein, ohne dabei die therapeutische Leistung zu ersetzen. Durch Entlastung von Routineaufgaben durch Technik können Ressourcen für die identitätsstiftende, therapeutische Arbeit frei werden. Geht es um die patient*innenzentrierte Versorgung, können Patient*innen zeit- und ortsunabhängig über die Videotherapie, Chats oder Tutorials beraten und angeleitet werden. Patient*innen lassen sich durch die digitale Verwaltung ihrer Daten in die Prozesse der Therapieentscheidungen stärker einbeziehen. Smarte Technologien schaffen neue Formate, mit denen Patient*innen eigenständig trainieren können und zudem ein Feedback ihrer Leistungen erhalten, was zur Steigerung der Motivation, der Selbstwirksamkeit und mehr Lebensqualität beitragen kann. Weitere Potenziale beziehen sich auf die Therapeut*innen selbst. Als Expert*innen des eigenen Arbeitsfeldes sind sie eine wertvolle Ressource, die sorgsam und gezielt eingesetzt werden sollte (Berretta et al., 2023). Zeitintensive Dokumentationsarbeit und Praxisorganisation können durch Technologie vereinfacht werden. Zudem können evidenzbasierte Therapieempfehlungen mit Hilfe von smarten Technologien eingehalten und damit die Qualität und Übungshäufigkeit des Eigentrainings von Patient*innen gesteigert werden. Für die Dokumentation und Erstellung von Abschlussberichten gibt es bis dato keine separate Vergütung, das bedeutet, dass die Dokumentation während der Behandlungszeit der Patient*innen erfolgt, um die Wirtschaftlichkeit zu gewährleisten (Griefhahn, 2020). Durch digitale Diagnostikformate wie der Einsatz von webbasierten Anwendungen, Diagnostik in der virtuellen Realität oder die Diagnostik über eine Videoplattform kann die klassische Face-to-Face Diagnostik erweitert werden. Zum einen entlasten digitale Diagnostikformate durch Effizienz. Zum anderen agieren Patient*innen bei der Telediagnostik in ihrem persönlichen Umfeld, somit entsprechen die Ergebnisse der Alltagsrealität der Betroffenen.

Trotz des hohen Potenzials digitaler Angebote wird der Einsatz kritisch betrachtet, da die PT, ET und LP sehr durch ihren „Hands-on“-Charakter geprägt sind. Die Herausforderung besteht deshalb darin, die kontextspezifischen Bedingungen bei der Implementierung in die alltägliche Praxis zu berücksichtigen. Die digitale Transformation einer therapeutischen Einrichtung hängt oft von der Eigeninitiative und technischen Affinität der Therapeut*innen selbst ab. Dies führt zu einer Ambivalenz zwischen Forschungsebene, politischer Ebene und der Realität in der ambulanten und stationären Praxis. Digitalisierung bedeutet zunächst immer eine zusätzliche Belastung der Praxis, die in der Regel die Inhaber*innen tragen müssen. Die Digitalisierung kann nur dann als echter Mehrwert angesehen werden, wenn sie die Patient*innenversorgung nachweislich verbessert (Müller et al., 2022). Ziel in diesem Abschnitt ist es daher, einen Überblick zu verschiedenen Anwendungsszenarien zu geben.

„Digital versorgt – gesünder vernetzt“ war die Grundidee des Digitale-Versorgungsgesetz auf politischer Ebene. Alle derzeit verfügbaren smarten Technologien haben eines gemeinsam: Patient*innen weitere Möglichkeiten über digitale Formate zu bieten um Therapiepotenziale auszuschöpfen. Smarte Technologien stellen somit eine Option dar, das Portfolio der therapeutischen Fachberufe zu erweitern damit möglichst viele Patient*innengruppen barrierefrei erreicht werden können.

Smarte Systeme lassen sich je nach Zweck in verschiedene Gruppen einteilen. In der **Tabelle 7-2** sind Beispiele zum Einsatz digitaler Tools und smarter Technologien aufgeführt. Die Inhalte der Tabelle dienen als Anreiz, das Medien-Portfolio für die therapeutische Arbeit zu erweitern.

Im Portfolio der smarten Angebote erweist sich die Auswahl geeigneter Tools teilweise als komplex und zeitaufwendig. Hilfestellung dazu bieten öffentliche Informationsplattformen im Internet. Der GKV Spitzenverband (2023c) gibt Auskunft über geeignete Videodienstanbieter und fasst Informationen zu IT-Sicherheit, zum Datenschutz und Eignung für die Therapie zusammen (https://www.gkv-spitzenverband.de/media/dokumente/krankenversicherung_1/telematik/Liste_Videodienstanbieter.pdf)

Wird sich für die Nutzung der Videotherapie entschieden, ist neben der Auswahl der passenden Plattform auch das Verhalten während der Videotherapiesitzung und die Rolle als Therapeut*in von Bedeutung. Mit dem Projekt *Vitamin B – Videotherapie in der ambulanten Logopädie/Sprachtherapie in Berlin/ Brandenburg* legten Hecht et al. (2022) einen umfassenden Katalog zu Handlungsempfehlungen für die Videotherapie vor. Diese Empfehlungen lassen sich auch auf die Fachbereiche Physiotherapie und Ergotherapie übertragen. Durch dreißig Handlungsempfehlungen soll es den Therapierenden leichter fallen, Videotherapien durchzuführen und diese schrittweise im therapeutischen Alltag zu etablieren. Deutlich erklärt werden Indikationen für die Videotherapie, an welchen Stellen Unterstützung bei der Techniknutzung eingeholt werden kann und wie die Beziehung zwischen Therapeut*in und Patient*in trotz Onlineformat gelingen kann.

Mit dem digitalen Format verändern sich Rollen und Aufgaben. Eine Handlungsempfehlung weist auf die Weiterentwicklung der Rollen der Therapiebeteiligten hin. So werden die Angehörigen verstärkt in den Therapieprozess als Motivator und Unterstützer (z. B. bei technischen Problemen) einbezogen. Auch Patient*in-

Tabelle 7-2: Beispielanwendungen smarter Technologien und digitaler Tools für die HME Praxis

Kommunikation	Austausch: Mail, Chat, Telefon, Videotelefonie (Zoom, Teams, Alve, Agaplesion Videosprechstunde u.v.m.) Chatbot: Technisches Dialogsystem, das den Dialog zwischen Mensch und technischem System ermöglicht via gesprochener Sprache oder Textausgabe Praxissoftware: zur Kommunikation, Terminierung, Austausch von Dokumenten, als Erinnerungssystem für Termine ePA: datenschutzkonformer Austausch von Patient*innendokumenten und -informationen Q & A: ressourcenschonende Möglichkeit, basale Fragen zu beantworten z.B. zur Therapie, zu DiGAs, zu Diagnosen, zur Abrechnung
Dokumentation	Grundfunktionen des Smartphones: Foto, Video, Scan, Skript, e-Portfolio, geteilte Dokumente ePA: Anlage und Austausch von Daten Praxissoftware: zur Organisation von Dokumenten und Kommunikation, Unterstützung in der Erstellung von Therapieberichten
Diagnostik	Digitale Diagnostik: z.T. sind evidenzbasierte Diagnostiken in digitaler Form erhältlich, diese erleichtern den Durchführung- und Auswertungsprozess, Ergebnisse können digital abgelegt und geteilt werden, können Barrieren überwinden (z.B. Sprachbarrieren, Ortsgebundenheit der Patient*innen) Digitale Diagnostik über Videotherapie: Nutzung eines Expert*innenkonsils; aktive Tests zu Bewegungs- und Handlungsausführungen; Telediagnostik entspricht der Alltagsrealität der Patient*innen Grundfunktionen des Smartphones: Foto/Video/Audio Übersetzungstools: Diagnostik bei Sprachbarrieren
Prävention	Wearables: wie z.B. die Smart Watch, Smarte Brillen, Armbänder, Shirts u.v.m. zur Aufzeichnung der körperlichen Aktivität, der Schlafqualität, Gesundheitsparameter oder als Erinnerungshilfe für Übungen oder Medikamente Gesundheits-Apps: Ernährung, Schlaf, Bewegung, mentale und psychische Gesundheit
Therapie	Plattformen zur Videotherapie: (siehe Verzeichnis des GKV Spitzenverbandes, 2023c) Geteilte Dokumente nutzen Digitale Spiele ChatGPT: Erstellen von Übungsplänen oder Materialien wie z.B. Wortlisten, Textmaterial, Übungseinheiten, Tagespläne etc. Grundfunktionen des Smartphones: Foto/Video/Audio zur Erstellung von digitalen Tagebüchern, Bildergeschichten, Übungsausführungen etc. Virtual Reality oder Augmented Reality (VR/AR-Brillen: Schaffung von Szenarien für das Training im virtuellen Raum (Bewegunsszenarien, Rollenspiele etc.) Digitale Dokumente: Skripte, Tutorials, Handouts Apps: zu gezielten Störungsbildern
Motivation/ Empowerment	Grundfunktionen: Foto/Video zum Monitoring der Erfolge – Förderung der Selbstwirksamkeit Apps: Bewegungsspiele, Konzentrationsspiele, Spiele zum Experimentieren mit der Stimme (neolexon, physiotec, multidingsda u.v.m.) Individuell: Spiele zum Zuordnen, Benennen, Suchen, Unterscheiden... (über geteilte Dokumente wie Google Docs, EtherPad, Miro, CryptPad, Simple Mind u.v.m.) Smart Home: smarte Technologien zur Stärkung der eigenen Handlungsfähigkeit im eigenen Lebensumfeld (Steuerung von Licht, Heizung, Musik, Notruf und Erinnerungsfunktion über eine Spracherkennung (z.B. Alexa)

Tabelle 7-2: *Fortsetzung*

Kollaboration	Interaktion: auf digitalen Mindmaps, geteilten Dokumenten Spiele: Apps mit Therapeut*in/ Patient*in-Version, Fortschritte werden dort für Therapeut*in einsehbar und können angepasst werden Gruppen-Austausch: in virtuellen Welten können sich Betroffene vernetzen (z.B. Eva's Park u.v.m.), Selbsthilfegruppen treffen sich per Videotelefonie
Feedback/ Monitoring	Wearables: wie z.B. die Smart Watch, Smarte Brillen, Armbänder, Shirts u.v.m. zur Aufzeichnung der körperlichen Aktivität, der Schlafqualität, Gesundheitsparameter oder als Erinnerungshilfe für Übungen oder Medikamente Grundfunktionen des Smartphones: Foto/ Video/Audio KI: Generierung von Feedback auf Basis von eigenen Eingabedaten sowie einem pathologischen und nichtpathologischen Datenpool (Spracherkennung, Ganganalysedaten, Mustererkennung für die psychische Gesundheit)
Eigentraining	Grundfunktionen des Smartphones: Foto/Video/Audio Geteilte Dokumente: Mindmap, Präsentation, Tutorial, e-Portfolio, Tests, Quizz, VR/ AR App: Übungen durchführen, Aufgaben lösen, Trainingsprogramm durchführen und Feedback erhalten

nen übernehmen zusätzliche Aufgaben, indem sie Materialien und Technik einrichten und bereitstellen. Im Setting der Videotherapie erweitert sich zudem das Aufgabenfeld der Therapeut*innen, sie müssen digitale Räume einrichten und Materialien digitalisieren und teilweise neugestalten. Außerdem gehören nun Beratungsleistungen zu technischen Bedingungen und zum Einsatz von smarten Technologien zum Portfolio der Heilmittelerbringenden (Hecht et al., 2022; https://www.hawk.de/sites/default/files/2022-12/handlungsempfehlungen_vitaminb.pdf)

Expert*innengruppen haben außerdem Möglichkeiten entwickelt, Software und vor allem Apps bewerten zu können. Apps, die bereits im DiGA-Verzeichnis gelistet sind, entsprechen bereits den Vorgaben der Sicherheit, der Handhabung und der Wirksamkeit (Bundesinstitut für Arzneimittel und Medizinprodukte (BfArM), 2023).

Neben den DiGAs gibt es Apps, die kontextspezifischen Anforderungen der Therapie entsprechen, bisher jedoch nicht über eine Zertifizierung verfügen. Um diese ebenfalls nach Eignung und Qualität bewerten und auswählen zu können, wurden in den letzten Jahren verschiedene Bewertungsinstrumente entwickelt. Die Arbeitsgemeinschaft der Wissenschaftlichen Medizinischen Fachgesellschaften (AWMF, 2019) verweist auf einen Kriterienkatalog von Albrecht (2019), um die Qualität einer App für den therapeutischen Einsatz bewerten zu können. Auch der international anerkannte DISCERN-Katalog, der zur Bewertung von Patient*inneninformationen entwickelt wurde, kann zur Evaluation von Apps herangezogen werden und ermöglicht die Einteilung in Risikoklassen (Kramer, 2017). Mit der Mobile Application Rating Scale (MARS) von (Stoyanov et al., 2015) liegt eine literaturbasierte und validierte Skala zur Qualitätsbewertung von Gesundheits-Apps vor (Terhorst et al., 2020). Im Deutschen wird diese als MARS-G verwendet, um Apps hinsichtlich ihrer Reliabilität und Validität zu evaluieren (Messner et al., 2020). Da die Skala für die Bewertung psychotherapeutischer Apps entwickelt wurde, müssen einzelne Items inhaltlich auf den Bereich der Logopädie, Physiotherapie und Ergotherapie übertragen werden. In der **Tabelle 7-3** werden zwei Logopädie-Apps und eine Physiotherapie-App durch je zwei Fachpersonen A und B mit Hilfe von MARS-G bewertet.

Alle Apps zeigen jeweils einen Gesamtmittelwert von > 3,6 von 5 möglichen Punkten. In

Tabelle 7-3: Bewertung der Therapie-Apps zur Logopädie und Physiotherapie anhand von MARS- G (in Anlehnung an: (Messner et al., 2020)

	Logopädie				**Physiotherapie**	
Therapie-App	neolexon Aphasie		ISi-Speech		Physiotec	
Bewertung	A	B	A	B	C	D
Sektion A – Engagement und Spaß						
Unterhaltung	4	4	3	3	3	3
Interesse	5	5	4	4	3	3
Individuelle Anpassbarkeit	4	4	3	3	5	5
Interaktivität	4	4	3	3	2	2
Zielgruppenansprache	5	5	4	4	4	4
Mittelwert Sektion A	4,4		3,4		3,4	
Sektion B – Funktionalität						
Leistung	5	5	3	3	5	5
Usability	4	4	4	4	4	4
Navigation	5	5	4	4	3	3
Motorisches, gestisches Design	5	5	4	3	5	5
Mittelwert Sektion B	4,75		3,63		4,25	
Sektion C – Ästhetik						
Layout	5	5	3	3	5	5
Grafik	5	5	4	4	4	4
Visueller Anreiz	5	4	4	4	4	4
Mittelwert Sektion C	4,83		3,67		4,33	
Sektion D – Inhalt						
Genauigkeit der App- Beschreibung	5	5	N/A	N/A	5	5
Ziele	4	4	4	4	3	3
Qualität der Information	5	5	4	4	4	3
Quantität der Informa- tionen	5	5	4	4	4	4
Visuelle Informationen	4	4	3	3	4	5
Glaubwürdigkeit	5	4	4	5	3	3
Evidenzbasierung	3	3	2	2	N/A	N/A
Mittelwert Sektion D	4,36		3,58		3,83	

Tabelle 7-3: *Fortsetzung*

	Logopädie				Physiotherapie	
Sektion T – Therapie – Gütekriterien						
Gewinn für Patient*innen	5	5	4	4	5	5
Gewinn für Therapeut*innen	5	4	4	4	5	5
Mögliche Risiken, Nebenwirkungen und schädliche Effekte	5	5	4	4	4	4
Übertragbarkeit in die Routineversorgung	4	3	3	3	2	2
Mittelwert Sektion T	4,50		3,75		4,00	
Gesamtmittelwert	**4,57**		**3,61**		**3,96**	

den einzelnen Sektionen gibt es keinen Mittelwert unter 3,2. Der höchste Wert einer Sektion lag bei 4,83 Punkten. Den höchsten Gesamtmittelwert weist die App neolexon Aphasie auf. Insgesamt zeigen sich über alle Apps hinweg überwiegend zufriedenstellende und gute, mehrfach auch sehr gute Bewertungen.

Neue Formate wie Apps und Videotherapie haben Änderungen in organisatorischen Prozessen zur Folge. Wie in Abschnitt 7.3 beschrieben, wurden telemedizinische Leistungen in die Heilmittelkataloge der ET, PT und LP aufgenommen und beinhalten bisher die Erbringung von Videotherapie im Rahmen eines synchronen Eins-zu-Eins-Settings über Videoplattformen. Für die Leistungserbringung gelten verschiedene Grundsätze und Voraussetzungen (Allgemeine Ortskrankenkasse (AOK), 2023), diese sind in der **Tabelle 7-4** zusammengefasst.

Die digital erbrachten Formate Einzeltherapie und Gruppentherapie lassen sich durch die regulären Positionsnummern abrechnen, müssen jedoch durch die Abkürzung TML auf der Heilmittelverordnung gekennzeichnet werden. Wurde ein Hausbesuch verordnet, kann diese Leistung auch telemedizinisch erbracht werden. Die Abrechnung der Hausbesuchsposition ist dann jedoch nicht zusätzlich möglich. Aktuell gibt es keine Bestimmungen bezüglich der zu verwendenden Hardware, lediglich Empfehlungen zur technischen Ausstattung. Nach Erhalt der telemedizinischen Leistung muss die digitale Therapieeinheit durch die Patient*innen digital oder per Fax bestätigt werden.

Mit der Aufnahme von telemedizinischen Leistungen und DiGAs in die therapeutische Arbeit ergeben sich neue Fragen zum Schutz persönlicher Daten von Patient*innen und Therapeut*innen. Gleichermaßen wie bei der Erbringung konventioneller Therapie ist auch die digitale Therapie datenschutzkonform zu gestalten. Dabei ist ein hohes Maß an Sorgfalt bei der Erhebung, Verarbeitung und Übermittlung von Patient*innendaten zu gewährleisten. DiGA's unterliegen den Prüfkriterien des Bundesinstitut für Arzneimittel und Medizinprodukte (BfArM). Dazu müssen die Hersteller*innen digitaler Anwendungen verschiedene Kriterien des Datenschutzes nachweisen. Diese sind nach § 139e Absatz 11 SGB V und § 78a Absatz 8 SGB XI geregelt. Sie umfassen sowohl die Anforderungen der europäischen Datenschutz-Grundverordnung als auch die erweiterten Anforderungen für DiGAs. Fallen Datenschutzmängel bei der Anwendung auf, müssen diese modifiziert werden, um den Status einer DiGA zu bewahren. Das BfArM ist europaweit eine der ersten Behörden, die ein spezielles Datenschutzzertifikat entwickelt haben, um so die Rechte von Patient*innen und damit den Datenschutz gezielt zu stärken (Bundesministerium für Gesundheit, 2023; GKV Spit-

Tabelle 7-4: AOK-Standards für die Erbringung telemedizinischer Leistungen (AOK, 2023)

Grundsätze	Voraussetzungen
Die Erbringung als TML ist möglich, sofern das Therapieziel im gleichen Maße wie bei der Präsenztherapie erreicht werden kann.	Die erste Therapieeinheit muss immer als Präsenztermin im unmittelbaren persönlichen Kontakt erfolgen. Das gilt auch für jede Erst-und Bedarfsdiagnostik.
TML erfolgen in Form einer „Videotherapie" – somit in Echtzeit und nicht als abgespielte Aufzeichnung. Altersunabhängig ist prozessimmanente Beratung als Videotherapie oder telefonisch möglich.	TML sind ausschließlich aus den zugelassenen Praxisräumen abzugeben.
Die TML kann auf der Heilmittelverordnung durch den Verordnenden im Feld „ggf. Therapieziele/weitere medizinische Befunde und Hinweise" ausgeschlossen werden.	Für die Erbringung von TML sind ausschließlich zertifizierte Videodienstanbieter zu verwenden.
Therapeut*innen sind nicht verpflichtet, TML anzubieten. Eine Videotherapie erfolgt stets auf freiwilliger Basis und im gegenseitigen Einvernehmen zwischen Therapeut*innen und Versicherten.	Versicherte müssen physisch und psychisch in der Lage sein, die Videobehandlung in Anspruch zu nehmen, sowie über eine ausreichende Medienkompetenz verfügen. Bei Versicherten, die das 4. Lebensjahr noch nicht vollendet haben, ist das Bestehen einer Medienkompetenz besonders sorgfältig zu prüfen und in der Patient*innenakte zu dokumentieren. Hilfs- und pflegebedürftige Personen benötigen zur Unterstützung eine benannte Betreuungsperson.
Die Erbringung einer Therapie als TML darf keine Voraussetzung für die Annahme einer Heilmittelverordnung sein.	Hat die Behandlungsserie bereits begonnen, können sowohl Therapeut*innen, als auch die Versicherten die Videotherapie jederzeit ablehnen.

zenverband, 2023c). Wird Videotherapie eingesetzt, sollten Plattformen verwendet werden, die datenschutzrechtlichen Standards entsprechen. Eine Liste zertifizierter Videodienste wird durch den GKV Spitzenverband (2023c) bereitgestellt. Bei der Erbringung von Videotherapien müssen sich Heilmittelerbringer*innen insbesondere an die Vorschriften des SGB V § 139e Absatz 11 und SGB XI § 78a Absatz 8 der Datenschutzgrundverordnung (DSGVO) und des Bundesdatenschutzgesetzes (BDSG, Bundesamt der Justiz, o.J.b) halten. Darüber hinaus sind im Hinblick auf die Datensicherheit erforderliche technische und organisatorische Maßnahmen zu berücksichtigen. Vor Beginn der TML ist eine informierte Zustimmung der Patient*innen durch die Heilmittelerbringenden einzuholen, dabei willigen die Patient*innen schriftlich in die Datenverarbeitung des genutzten Videodienstanbieters ein. Die bei dem GKV Spitzenverband (2023c) gelisteten Videodienstanbieter stellen dazu bereits Einwilligungsdokumente zur Verfügung. Darüber hinaus muss die Teilnahme an TML seitens der Patient*innen und Therapeut*innen immer freiwillig sein, auch die Aufzeichnung einer Videotherapiesitzung darf nur nach Einwilligung beider Parteien erfolgen. Um einen störungsfreien Ablauf einer Videotherapie zu gewährleisten, ist die TML in geschlossenen Räumen durchzuführen, um eine angemessene Privatsphäre sicherzustellen. Finden Gruppenberatungen oder -therapien statt, müssen alle Beteiligten einer Zuschaltung via Internet zustimmen, ansonsten ist eine Teilnahme nicht möglich. Eine datenschutzkonforme Verarbeitung und Verwaltung schützenswerter Daten kann durch die Nutzung von Praxissoftware sichergestellt werden. Anbietende von Praxissoftware zur Verwaltung und Organisation von PT- LP- und ET-Praxen unterliegen bei der Zertifizierung hohen Sicherheitsstandards. Praxissoftware ermöglicht eine sichere Verwahrung von Patient*innendaten und hilft dabei, Prozesse der Terminplanung, Dokumenterstellung, Abrechnung und Bilanzierung zu vereinfachen. Die Verwendung von Praxissoftware im Rahmen der Heilmittelpraxen erledigt Routineaufgaben und wirkt damit ressourcenschonend, so dass der Fokus auf die patient*innenzentrierte Versorgung gelegt werden kann. Das Angebot hilfreicher Praxissoftware ist ein Entwicklungsprozess. Durch die Mitgestaltung der Anwendenden kann diese stets verbessert und auf die Bedürfnisse der HME angepasst werden. Zum Beispiel hat das Projekt *„DigiPro Physio“*, welches sich hauptsächlich auf digitale Verordnungs- und Abrechnungsprozesse spezialisiert, mit Hilfe eigener Projekterfahrungen und Resultaten an der Digitalisierung der Physiotherapie aktiv mitgewirkt. Dabei flossen erkannte Wünsche und Bedarfe aus Therapeut*innenperspektive in die Entwicklung geeigneter Praxissoftware ein. Aktuelle digitale Praxissoftwares bieten hilfreiche Dokumentationsstrukturierung zur Entlastung der Therapeut*innen (Griefahn et al., 2020).

Zur Veranschaulichung der beschriebenen Themen aus Forschung und Praxis, sind im Fallbeispiel, Herr L. (Kapitel 1), 69 Jahre ausgewählte Möglichkeiten zur Integration digitaler Technologien in die interdisziplinäre Versorgung skizziert.

Im Fallbericht ist beschrieben, dass die Fortschritte in der Therapie von Herrn L. stagnieren und dass dem therapeutischen Team die Ideen für eine optimale Versorgung ausgehen. Eine Möglichkeit zur Steigerung der Attraktivität der Therapieangebote kann die Einbindung von Apps sein, die Herr L. herausfordern, spielerisch begleiten und neue Anreize schaffen. Eigenständiges Üben mit Hilfe von Apps kann zur Erhöhung der Übungsfrequenz in den Bereichen LP, ET und PT beitragen. Dies gibt Herr L. die Chance, den Therapieverlauf mitzugestalten und die Erfolge aktiv zu beeinflussen. Zur Erweiterung therapeutischer Perspektiven kann der interdisziplinäre digitale Austausch via Telekonsilen mit anderen Expert*innen nützlich sein, um neue Impulse für die Therapiegestaltung zu erhalten. Spezifische Störungsbilder wie Morbus Parkinson erfordern spezialisierte Fort- und Weiterbildungen, diese können zeit- und ortsunabhängig im Onlineformat besucht werden.

Herr L. wird als stolzer Mensch beschrieben, der seine Eigenständigkeit bewahren möchte. Für den Erhalt der Selbstwirksamkeit lassen sich Ideen des Smart Home einsetzen. Eine smarte Sturzerkennung kann dazu beitragen, dass sich Herr L. sicher im eigenen Umfeld fühlt, was ihn und seine Angehörigen entlastet. Zudem bieten digitale Selbsthilfeformate wie Online-Gesprächsgruppen oder themenbezogene Chats eine ortsunabhängige Möglichkeit Herr L., seine Angehörigen und andere Betroffene zu vernetzen. Allgemein bieten smarte Technologien die Chance, die Umweltfaktoren der Patient*innen einzubeziehen. Im konkreten Fall des Herrn L. können die Kinder und Enkel bei der Beschaffung, Einrichtung und Begleitung der Technik unterstützen. Herr L. nimmt sich damit als Teil der modernen Gesellschaft wahr, was sich positiv auf familiäre Beziehungen und die eigene Lebensqualität auswirken kann. Durch Apps, Exergames, VR und AR-Brillen, Robotik und auch Videotelefonie erhalten Inhalte der Therapie vermehrt Einzug in das persönliche Umfeld der Patient*innen. Dies kann dazu beitragen, die Kommunikation innerhalb der Familie zu stärken, das Verständnis für Prozesse der Therapie zu fördern und durch neue Herausforderungen die Zufriedenheit des Patienten zu erhöhen. Herr L. zeigt Freude und Erfolge an Bewegung bei Spaziergängen mit seiner Partnerin, zum Monitoring der Schrittanzahl, der Bewegungsintensität und zur Motivation ist hier der Einsatz von Wearables wie z.B. einer Smart Watch empfehlenswert. Diese kann gegebenenfalls auch die Compliance des Patienten bei der Medikation unterstützen und als Erinnerungshilfe für die regelmäßige Medikamenteneinnahme dienen. Der Betroffene singt im Chor und beschreibt eine zunehmend eingeschränkte Leistungsfähigkeit bei der Ausübung seines Hobbys. Aus logopädischer Perspektive können auch hier verschiedene smarte Tools zum Einsatz kommen. Für die Förderung der Eigenwahrnehmung und zur Verlaufsdiagnostik eignen sich Video- und Audioaufnahmen. Die Bereitstellung kurzer Tutorials, also kurzen Übungsvideos zum Eigentraining, unterstützen den Patienten bei der Ausführung verschiedener Übungen. Darüber hinaus lassen sich Apps zum Atemtraining einsetzen, die bei der Atemregulation zur Stimmgebung unterstützen. Weitere Apps helfen bei der Wahrnehmung der Tonhaltedauer, Qualität und Varianz. Für die Bereitstellung von individuellem Textmaterial aus den persönlichen Interessengebieten des Herrn L. lassen sich durch die Eingabe in KI-basierter Textgenerierungssoftware Wortlisten und Texte erstellen. Für die logopädische Therapie aber auch für die physiotherapeutische und ergotherapeutische Begleitung des beschriebenen Patienten eignet sich das Format der telemedizinischen Leistung in Form einer Videotherapie. Herr L. kann dadurch die Therapie im gewohnten Umfeld wahrnehmen, Angehörige in den Prozess der Therapie einbeziehen, die Therapiefrequenz ortsunabhängig erhöhen und damit viele Fahrtwege einsparen. Dieses Therapieformat erfordert ein gewisses Maß an Eigeninitiative und Übernahme von Verantwortung für den Therapieprozess. Die aktive Haltung und Persönlichkeit des Herr L. wird durch initiative Formate wie die Videotherapie gestützt.

In der Symptombeschreibung wurden Einschränkungen auf physischer Ebene diagnostiziert. Zur Förderung der Bewegungsaktivität lassen sich ebenfalls Videos zur Übungsanleitung durch den/die behandelnde Physiotherapeut*in einsetzen. Die Ausführungen im Eigentraining können dann durch Herrn L. aufgezeichnet und mit dem/der Therapeut*in ausgewertet werden. Mit Hilfe von Apps zur Regulation seiner Rückenschmerzen kann Herr L. eigeninitiativ unter Anleitung eines Übungsprogramms trainieren. Solche Übungsprogramme lassen sich meist durch eine Therapeut*innenversion individuell anpassen und einsehen, so dass ein objektives und datengestütztes Feedback durch den/die Therapeut*in erfolgen kann. Vor dem Hintergrund der eingeschränkten Selbstwahrnehmung bei Patient*innen mit Morbus Parkinson, können digitale Therapieangebote besonders das Eigentraining im häuslichen Setting unterstützen. KI kann hier ein direktes, therapeut*innenunabhängiges Feedback generieren und effektives Üben fördern. Die Verwendung eines digitalen Tagebuchs lässt sich ebenfalls im Rahmen der Physiotherapie einsetzen, z.B. zur Reflexion und Dokumentation der Schmerzintensität, der Aktivität und Intensität von Bewegungen. Das Tagebuch stellt damit ein wertvolles Instrument im Prozess des Shared Decision Making dar. Herrn L. erhält damit die Möglichkeit, den Therapieverlauf und eigene Therapieerfolge aktiv mitzugestalten.

Wie bereits im Fallbeispiel angedeutet, können smarte Technologien den interdisziplinären Austausch im Sinne einer patient*innenzentrierten Versorgung fördern. Ergebnisse zeigen, dass durch die Verwendung digitaler Technologien die interprofessionelle Zusammenarbeit verbessert und langfristig unterstützt (Schouten, 2021). Die Leistungserbringung der Gesundheitsfachberufe [...] ist meist in multiprofessionelle Versorgungskonzepte eingebunden. Digitalisierung verspricht in dieser Hinsicht neue Impulse für die intersektorale Versorgung (Rausch et al., 2021). Interdisziplinärer oder crossprofessioneller Austausch kann das Verständnis für die verschiedenen Therapiebereiche begünstigen, die Verzahnung der therapeutischen Maßnahmen fördern und damit das Therapieergebnis steigern. Digitale Formate zur Kommunikation und Therapiegestaltung machen den Expert*innenaustausch und eine Kollaboration ortsunabhängig möglich und erweitern therapeutische Netzwerke im Sinne der Versorgung.

7.6 Zukunftsorientierte Gestaltung der therapeutischen Fachberufe

Insgesamt sind die Gesundheitsfachberufe in einer Phase des Wandels, in der Technologie und Innovation zunehmend eine immer größere Rolle spielen. Die aktive Mitgestaltung, die Förderung von digitalen Fähigkeiten und die Bereitschaft zur kontinuierlichen Weiterbildung werden entscheidend sein, um den zukünftigen Anforderungen im Gesundheitswesen gerecht zu werden. Technologische Integration, individualisierte Therapie, interdisziplinäre Zusammenarbeit, Forschung und evidenzbasierte Praxis, präventive Ansätze und Nachhaltigkeit sind u. a. wichtige Treiber der digitalen Transformation des Gesundheitswesens. Bisher fehlt es an einer flächendeckenden, nachhaltigen Umsetzung einer digitalen Strategie für die HME. Der Transfer von Innovationen aus Forschung und Entwicklung in die Routinepraxis gilt als Herausforderung (Bilda et al., 2022). Bisher verbleiben die meisten in der Forschung entwickelten smarten Lösungen im Bereich der „Innovationen" außerhalb der Kernprozesse, welche die Gesundheitsversorgung steuern (Schulman, 2019; Gama, 2022). Diese viel beschriebene Lücke zwischen Forschung und Umsetzung in der Praxis lässt sich weitestgehend auf Herausforderungen bei der Implementierung von smarten Technologien ins Gesundheitswesen zurückführen (He et al., 2019; Li et al., 2020; Shaw et al., 2019; Smith et al., 2021). Ursachenforschung zum Problem des fehlenden digitalen Transfers in die Praxis konzentriert sich mehrheitlich auf die Entwicklung von technischen Tools (Tulk Jesso et al., 2022). Zahlreiche Studien zeigen, dass Misserfolge bei der Anwendung smarter Technologien im komplexen Setting der Heilmittelpraxis oft in einer unzureichenden Übereinstimmung zwischen der Innovation und den Nutzenden sowie Prozessen und Kontexten, in denen sie angewandt werden soll, begründet liegen (Beres et al., 2019; Jacobs et al., 2021; Strohm et al., 2020; Tulk Jesso et al., 2022). Humanzentriertes Design (HCD) gilt als evidenzbasierter Lösungsansatz, um diese Lücke zu überwinden und smarte Technologien zu entwickeln, die den Bedürfnissen der Endnutzer*innen entsprechen (Beres et al., 2019; Tulk Jesso et al., 2022; Wiens et al., 2019). Die Anwendung von HCD im Entwicklungsprozess smarter Technologien für die Heilmittelpraxis führt zu erhöhter Akzeptanz bei Endanwender*innen (Cai et al., 2019; Zhang et al., 2021). Dabei bietet die Anwendung des HCD die Möglichkeit eine kontextgerechte Implementierung zu gestalten und so zum nachhaltigen Transfer von smarten Technologien beizutragen (Fineout-Overholt et al., 2005; He et al., 2019; Shaw et al., 2019; Webster & Gardner, 2019).

Ein Kernthema bei der humanzentrierten und anwenderzentrierten Implementierung ist das fehlende Konzept zur Ausbildung digitaler Kompetenzen und Fähigkeiten sowie einer Digitalisierungskultur im Fachbereich der HME. Die Hochschulbildung muss sich verstärkt auf die Vorbereitung der Studierenden für die Nutzung von E-Health-Technologien konzentrieren. Dies erfordert nicht nur technisches Wissen, sondern auch die Fähigkeit, digitale Tools kritisch zu analysieren, in der Praxis einzusetzen und ihre Wirksamkeit zu bewerten. Der Mangel an Vertrauen und Wissen in Bezug auf smarte Technologien stellt nach wie vor eine Herausforderung dar und muss durch gezielte Bildungsinitiativen überwunden werden (Nordholt & Busch, 2022). Die Gestaltung von Lehrplänen sollte sich auf die Anwendung von Informations- und Kommunikationstechnologie-Fähigkeiten im Gesundheitskontext konzentrieren. Ein Fähigkeitsrahmen, der digitale Technologien, klinische Praxis, Datenanalyse und Technologieimplementierung abdeckt, sollte als Grundlage dienen, um sicherzustellen, dass Absolvent*innen in der Lage sind, die aktuellen Anforderungen der PT, LP und ET zu erfüllen (Keep et al., 2021). Die derzeitige Hochschulausbildung bereitet die Studierenden nicht angemessen auf die Arbeit mit E-Health-Tools als Kliniker*innen vor (Greenhalgh et al., 2004; Li et al., 2020). Die Ausbildung digitaler Kompetenzen und Fähigkeiten stellt sicher, den Gegebenheiten eines sich stetig wandelnden digitalen Angebotes sicher zu begegnen. Von Brunner et al. (2018) wurde beispielsweise ein Framework zu Fertigkeiten und Kenntnissen beschrieben, die für die E-Health-Praxis als entscheidend gelten. Die vier Lernbereiche beziehen sich auf (1) digitale Technologien, Systeme und Strategien, (2) klinische Praxis, (3) Datenanalyse und Wissensaufbau und (4) Technologieimplementierung und Mitgestaltung (Brunner et al., 2018). Die Entwicklung smarter Technologien erfordert die Mitgestaltung und das Expert*innenwissen der Berufsgruppen ET, LP und PT. Die Implementierung von Innovationen ist komplex und erfordert klare Strategien und Standards, die den Bedarfen der Berufsgruppen entsprechen. Eine aktive Einbringung der Therapieberufe in den digitalen Gestaltungsprozess ist förderlich bei der Ausbildung einer digitalen Reife in einem ständig fortschreitenden Prozess, der kontinuierliches Lernen erfordert. Mit der Integration digitaler Konzepte in die Ausbildung, das Studium und die Fort- und Weiterbildung kann eine Digitalisierungskultur und damit ein innovationsförderliches Mindset/ Umfeld wachsen. Smarte Technologien können als wichtiges Instrument zur Unterstützung und Entlastung im Gesundheitswesen dienen, ohne die menschliche Expertise zu ersetzen. Es geht darum, schnelle und präzise Entscheidungen auf Basis von Evidenz zu ermöglichen. Eine offene Haltung der ET, PT und LP lässt Räume für Innovationen und neue Versorgungsformen entstehen. Orientierung bieten erste internationale Lehrkonzepte und bereits etablierte Best-Practice-Beispiele zum Einsatz smarter Technologien in den Therapieberufen (Brunner et al., 2018). Prozesse der digitalen Transformation können so beschleunigt werden und die Rolle Deutschlands bei der Entwicklung innovativer digitaler Lösungen für das Gesundheitswesen stärken.

Bildungsoffensiven sind entscheidend, wenn es um den Umgang mit BIG DATA geht. Unter Anderem mit der Einführung der ePA und der Nutzung von smarten Technologien in der therapeutischen Routineversorgung steigt das Volumen wertvoller Gesundheitsdaten. Für die zukunftsorientierte Versorgung haben die generierten Daten aus smarten Technologien eine hohe Relevanz. Beispielsweise für die Entwicklung neuer KI-gesteuerter Diagnoseinstrumente, wie eine Übersichtsarbeit von Straub (2022) zeigt. Im Rahmen dieser Arbeit werden Ansätze beschrieben, wie pathologische Sprachdaten von Patient*innen mit Morbus Parkinson mithilfe einer KI-basierten Spracherkennung auf die Erkennung von pathologischen Sprachmustern trainiert und damit die Diagnosestellung vereinfacht wird. Grundsätzlich werden mit dem Sammeln, Verwalten und Verarbeiten von Daten, die Fähigkeiten mit diesen umzugehen noch wichtiger (Brunner et al., 2018). Das Verständnis von Datenflüssen und der gezielte Einsatz von Daten in der patient*innenzentrierten Versorgung sind der Schlüssel für eine bedarfsgerechte Anwendung smarter Technologien. Die Forschung macht deutlich, welche Potenziale in dem Einsatz von smarten Technologien wie z. B. KI, Robotik, Apps und weitere stecken. Für die Zukunft gilt es, Standards zum patient*innenzentrierten, ethischen Einsatz dieser Technologien zu etablieren, um so einen einheitlichen Konsens in der Best-Practice für die Fachbereiche der LP, ET und PT zu erreichen. Zusammenfassend bedarf es Strategien zur Ausbildung einer einheitlichen, flächendeckenden digitalen Reife des Heilmittelsektors sowie Konzepte, die den Umgang mit smarten Technologien fördern. Die digitale Transformation der Therapieberufe ist kein statisches Konzept. Durch ein zukunftsorientiertes Mindset aller Beteiligten kann der Wandel gelingen.

Fragen zur Selbstreflexion

- Welche Maßnahmen können selbstwirksam getroffen werden, um smarte Technologien in der Heilmittelbranche zu etablieren?
- Welchen Beitrag leisten smarte Technologien für eine patient*innenzentrierte Versorgung mit Heilmitteln?
- Welcher politische Rahmen kann für die Implementierung von smarten Technologien in die Versorgung mit Heilmitteln hilfreich sein?
- Welche Vorteile bringen Big Data und KI für die Heilmittelbranche?
- Differenzieren Sie die Begriffe Telemedizin, Telerehabilitation, Teletherapie und Videotherapie.
- Auf welchen Ebenen muss der Einsatz von smarten Technologien für die Therapie kommuniziert werden, um nachhaltig implementiert werden zu können?
- Wie wirken sich smarte Technologien auf den Workflow in therapeutischen Settings aus?
- Wo sehen Sie Forschungsbedarf zu smarten Technologien in den Fachberufen Ergotherapie, Logopädie und Physiotherapie?
- Welche Bereiche der Therapie können durch den Einsatz smarter Technologien profitieren?
- Was ist eine DiGA und wie kann die Gemeinschaft der Heilmittelbranche die Entwicklung von DiGAs fördern?
- Welcher Mehrwert ergibt sich für Patient*innen die smarte Technologien in der Therapie zulassen?

Literatur

Agostini, M., Garzon, M., Benavides-Varela, S., De Pellegrin, S., Bencini, G., Rossi, G., Rosadoni, S., Mancuso, M., Turolla, A., Meneghello, F. & Tonin, P. (2014). Telerehabilitation in poststroke anomia. *BioMed research international, 2014*, 706909. https://doi.org/10.1155/2014/706909

Alber, B., Starke, A., Griffel, J. & Leinweber, J. (2020). Qualität von Apps in der Logopädie/Sprachtherapie. *Forum Logopädie, 34*(3), 12–13.

Albrecht, U.-V. (2016). Kapitel: Kurzfassung. In U.-V. Albrecht (Ed.), *Chancen und Risiken von Gesundheits-Apps (CHARISMHA)* (S. 14–47). Medizinische Hochschule Hannover.

Albrecht, U.-V. (2019). *Einheitlicher Kriterienkatalog zur Selbstdeklaration der Qualität von Gesundheits-Apps*. eHealth Suisse. https://www.e-health-suisse.ch/upload/documents/Kriterienkatalog_Selbstdeklaration_Gesundheits_Apps.pdf

Allgemeine Ortskrankenkasse (AOK). (2023). *Videobehandlung: Telemedizinische Leistungen in der Stimm-, Sprech-, Sprach- und Schlucktherapie.* https://www.aok.de/gp/stimm-sprech-sprach-und-schlucktherapie/videobehandlung

Alt, A. & Fassian, N. (2021). Die Digitalisierung in der Physiotherapie schreitet voran: Effektiv, multidisziplinär und autonom. *pt Zeitschrift für Physiotherapeuten.* https://physiotherapeuten.de/artikel/die-digitalisierung-in-der-physiotherapie-schreitet-voran/

American Speech-Language-Hearing-Association. (2023). *Telepractice*. https://www.asha.org/practice-portal/professional-issues/telepractice/

Angerer, A. & Berger, S. (2023). *Der Digital Health Report 2023/2024: mehr Digitalisierung im Gesundheitswesen wagen!* Medizinisch Wissenschaftliche Verlagsgesellschaft. https://doi.org/10.32745/9783954668342

Arbeitsgemeinschaft der Wissenschaftlichen Medizinischen Fachgesellschaften (AMWF). (2019). *Stellungnahme der Arbeitsgemeinschaft der Wissenschaftlichen Medizinischen Fachgesellschaften (AWMF) zu Qualitätsprinzipien für Gesundheits-Apps.* https://www.awmf.org/fileadmin/user_upload/dateien/stellungnahmen/2019/20191120_AWMF_QualPrinzipien_GesundheitsApps.pdf

Arnold, D., Butschek, S., Steffes, S. & Müller, D. (2016). *Digitalisierung am Arbeitsplatz: Bericht.* (Forschungsbericht/Bundesministerium für Arbeit und Soziales, FB468). Bundesministerium für Arbeit und Soziales, Institut für Arbeitsmarkt- und Berufsforschung der Bundesagentur für Arbeit, Zentrum für Europäische Wirtschaftsforschung GmbH, Universität Köln. https://nbn-resolving.org/urn:nbn:de:0168-ssoar-47712-7

Attwell, G.A., Bennin, K.E. & Tekinerdogan, B. (2022). A Systematic Review of Online Speech Therapy Systems for Intervention in Childhood

Speech Communication Disorders. *Sensors, 22* (24), 9713. https://doi.org/10.3390/s22249713

Bashshur, R., Shannon, G., Krupinski, E. & Grigsby, J. (2011a). The taxonomy of telemedicine. *The Official Journal of the American Telemedicine Association, 17*(6), 484–494. https://doi.org/10.1089/tmj.2011.0103

Bashshur, R., Shannon, G., Krupinski, E. & Grigsby, J. (2011b). The taxonomy of telemedicine. *Telemedicine and e-Health, 17*(6), 484–494. https://doi.org/10.1089/tmj.2011.0103

Belas Dos Santos, M., Barros de Oliveira, C., Dos Santos, A., Garabello Pires, C., Dylewski, V. & Arida, R.M. (2018). A Comparative Study of Conventional Physiotherapy versus Robot-Assisted Gait Training Associated to Physiotherapy in Individuals with Ataxia after Stroke. *Behavioural neurology, 2018*, 2892065. https://doi.org/10.1155/2018/2892065

Beres, L.K., Simbeza, S., Holmes, C.B., Mwamba, C., Mukamba, N., Sharma, A., Munamunungu, V., Mwachande, M., Sikombe, K., Bolton Moore, C., Mody, A., Koyuncu, A., Christopoulos, K., Jere, L., Pry, J., Ehrenkranz, P.D., Budden, A., Geng, E. & Sikazwe, I. (2019). Human-Centered Design Lessons for Implementation Science: Improving the Implementation of a Patient-Centered Care Intervention. *Journal of acquired immune deficiency syndromes, 82*(3), 230–243.

Berretta, S., Tausch, A., Peifer, C. & Kluge, A. (2023). The Job Perception Inventory: considering human factors and needs in the design of human-AI work. *Frontiers in Psychology, 14*, 1128945. https://doi.org/10.3389/fpsyg.2023.1128945

Bertschek, I., Erdsiek, D., Kesler, R., Niebel, T. & Rasel, F. (2017). *Metastudie: Chancen und Herausforderungen der Digitalisierung in Baden-Württemberg.* https://www.zew.de/publikationen/metastudie-chancen-und-herausforderungen-der-digitalisierung-in-baden-wuerttemberg

Bilda, K., Dörr, F., Urban, K. & Tschuschke, B. (2020). Digitale logopädische Therapie: Ergebnisse einer Befragung zum aktuellen Ist-Stand aus Sicht von LogopädInnen. *LOGOS, 28*(3), 176–183.

Bilda, K., Thurmann, A. & Dörr, F. (2022). *Artificial intelligence solutions in Parkinson therapy* (Paper presentation). AHFE International Conference, Venice.

Bischof, K., Blöck, A., Clobes, N., Deschner, A., Frigge, G., Reckziegel, N. & Hammer, S. (2019). Ab in die Zukunft!" – Studie der Hochschule Fresenius zur Zukunft der Therapieberufe. *Forum Logopädie, 33*(3), 2–3.

Blanchard, A., Nguyen, S.M., Devanne, M., Simonnet, M., Le Goff-Pronost, M. & Rémy-Néris, O. (2022). Technical Feasibility of Supervision of Stretching Exercises by a Humanoid Robot Coach for Chronic Low Back Pain: The R-COOL Randomized Trial. *BioMed research international, 2022*, 5667223. https://doi.org/10.1155/2022/5667223

Bothner, F. (2021). *News – Die elektronische Patientenakte (ePA) und die Digitalisierung der Physiotherapie.* https://physio.de/community/news/die-elektronische-patientenakte-epa-und-die-digitalisierung-der-physiotherapie/99/103361

Brennan, D.M., Mawson, S. & Brownsell, S. (2009). Telerehabilitation: enabling the remote delivery of healthcare, rehabilitation, and self management. *Advanced technologies in rehabilitation, 145*, 231–248.

Brunner, M., McGregor, D., Keep, M., Janssen, A., Spallek, H., Quinn, D. & Togher, L. (2018). An eHealth capabilities framework for graduates and health professionals: mixed-methods study. *Journal of medical Internet research, 20*(5), e10229. https://doi.org/10.2196/10229

Brynjolfsson, E. & Mcafee, A. (2017). Artificial intelligence, for real. *Harvard Business Review, 1*, 1–31.

Bu, X., Ng, P.H., Tong, Y., Chen, P.Q., Fan, R., Tang, Q., Cheng, Q., Li, S., Cheng, A.S. & Liu, X. (2022). A Mobile-based Virtual Reality Speech Rehabilitation App for Patients With Aphasia After Stroke: Development and Pilot Usability Study. *JMIR serious games, 10*(2), e30196. https://doi.org/10.2196/preprints.30196

Bundesagentur für Arbeit. (2022). *Fachkräfteengpassanalyse.* https://statistik.arbeitsagentur.de/SiteGlobals/Forms/Suche/Einzelheftsuche_Formular.html?topic_f=fachkraefte-engpassanalyse

Bundesinstitut für Arzneimittel und Medizinprodukte (BfArM). (2023). *DiGA Digitale Gesundheitsanwendungen.* https://www.bfarm.de/DE/Medizinprodukte/Aufgaben/DiGA-und-DiPA/DiGA/_node.html

Bundesministerium der Justiz. (1994, 2023). *Ausbildungs- und Prüfungsverordnung für Physiotherapeuten (PhysTh-APrV).* https://www.gesetze-im-internet.de/physth-aprv/BJNR378600994.html

Bundesministerium für Gesundheit (BMG). (2019). *Empfehlungen für ein modernes Vergütungssystem.* https://www.bundesgesundheitsministerium.de/fileadmin/Dateien/3_Downloads/K/KOMV/Bericht_der_Honorarkommission__KOMV__-_Dezember_2019.pdf

Bundesministerium für Gesundheit (BMG). (2023). *Digitalisierung im Gesundheitswesen*. https://www.bundesgesundheitsministerium.de/e-health-initiative.html

Cacciante, L., Kiper, P., Garzon, M., Baldan, F., Federico, S., Turolla, A. & Agostini, M. (2021). Telerehabilitation for people with aphasia: A systematic review and meta-analysis. *Journal of Communication Disorders, 92*, 106111. https://doi.org/10.1016/j.jcomdis.2021.106111

Cai, C. J., Reif, E., Hegde, N., Hipp, J., Kim, B., Smilkov, D., Wattenberg, M., Viegas, F., Greg, S., Corrado, G. S., Stumpe, M. C. & Terry, M. (2019). *Human-centered tools for coping with imperfect algorithms during medical decision-making* (Paper presentation). Chi conference on human factors in computing systems, Glasgow. https://doi.org/10.1145/3290605.3300234

Campo-Prieto, P., Cancela-Carral, J. M. & Rodríguez-Fuentes, G. (2022). Feasibility and effects of an immersive virtual reality exergame program on physical functions in institutionalized older adults: a randomized clinical trial. *Sensors, 22*(18), 6742. https://doi.org/10.3390/s22186742

Capecci, M., Pournajaf, S., Galafate, D., Sale, P., Le Pera, D., Goffredo, M., De Pandis, M. F., Andrenelli, E., Pennacchioni, M., Ceravolo, M. G. & Franceschini, M. (2019). Clinical effects of robot-assisted gait training and treadmill training for Parkinson's disease. A randomized controlled trial. *Annals of physical and rehabilitation medicine, 62*(5), 303–312.

Chiu, C.-J., Hsieh, S. & Li, C.-W. (2021). Needs and preferences of middle-aged and older adults in Taiwan for companion robots and pets: survey study. *Journal of medical Internet research, 23*(6), e23471. https://doi.org/10.2196/23471

Cordes, L., Loukanova, S. & Forstner, J. (2020). Scoping review of the effectiveness of screen-to-screen-therapy compared to face-to-face-therapy on naming performance for patients with aphasia. *Zeitschrift für Evidenz, Fortbildung und Qualität im Gesundheitswesen, 156–157*, 1–8.

Covert, L. T., Slevin, J. T. & Hatterman, J. (2018). The effect of telerehabilitation on missed appointment rates. *International journal of telerehabilitation, 10*(2), 65. https://doi.org/10.5195/ijt.2018.6258

Cutchin, G. M., Shelly, S., Petty, B., van Leer, E., Tripp, R. M., Klein, A. M. & Gillespie, A. I. (2023). A Comparison of Voice Therapy Attendance Rates Between In-Person and Telepractice. *American Journal of Speech-Language Pathology, 32*(3), 1154–1164. https://doi.org/10.1044/2022_AJSLP-22-00113

Deutscher Bundesverband für Logopädie e.V. (dbl). (2020). *Videobehandlungen in der Logopädie*. https://www.klinikkompass.com/kliniken-mit-einem-da-vinci-roboter/

Deutscher Berufsverband für Physiotherapie (ZVK). (2022). *Einigung zur Videotherapie in der Physiotherapie*. https://www.physio-deutschland.de/fachkreise/news-bundesweit/einzelansicht/artikel/einigung-zur-videotherapie-in-der-physiotherapie.html

Dengel, A. & Mägdefrau, J. (2020). *Immersive Learning Predicted: Presence, Prior Knowledge, and School Performance Influence Learning Outcomes in Immersive Educational Virtual Environments* (pp. 163–170). 6th International Conference of the Immersive Learning Research Network (iLRN), San Luis Obispo, California. https://doi.org/10.23919/iLRN47897.2020.9155084

Dhillon, H., Chaudhari, P. K., Dhingra, K., Kuo, R.-F., Sokhi, R. K., Alam, M. K. & Ahmad, S. (2021). Current applications of artificial intelligence in cleft care: a scoping review. *Frontiers in Medicine, 8*, 676490. https://doi.org/10.3389/fmed.2021.676490

DigiPro Physio. (2021). *Pilotprojekt zum digitalen Verordnungsprozess in der Physiotherapie*. https://physiotherapeuten.de/news/2021/03/digipro-physio-pilotprojekt-zum-digitalen-verordnungsprozess-in-der-physiotherapie/

Digitales Gesundheitswesen. (2022). *Chronik der Telematikinfrastruktur – 2001 bis 2023*. https://magazin.digitales-gesundheitswesen.de/telematikinfrastruktur-chronik/

Deutscher Berufsverband Ergotherapie e.V. (DVE). (2020). *Stellungnahme zur Neuordnung der Gesundheitsberufe*. https://buendnis-therapieberufe.de/wp-content/uploads/2020/10/DVE-Stellungnahme-zur-BL-AG-Neuordnung-de-Gesundheitsberufe.pdf

Deutscher Berufsverband Ergotherapie e.V. (DVE). (2022). *Blitzumfrage zur Teletherapie in der Ergotherapie*. https://dve.info/service/aktuelles/3384-teletherapie-in-der-ergotherapie

Expertenkommission Forschung und Innovation (EFI). (2022). *Gutachten zu Forschung, Innovation und technologischer Leistungsfähigkeit Deutschlands. Gutachten 2022*. https://www.e-fi.de/fileadmin/Assets/Gutachten/2022/EFI_Gutachten_2022.pdf

European Commission. (2022a). *The Digital Economy and Society Index (DESI)*. https://digital-strategy.ec.europa.eu/en/policies/desi

European Commission. (2022b). *Digital Economy and Society Index (DESI) 2022: Methodological Note*. https://digital-strategy.ec.europa.eu/en/policies/desi

Fabbri, T. (2018). Digital Work: An Organizational Perspective. In E. Ales, Y. Curzi, T. Fabbri, O. Rymkevich, I. Senatori & G. Solinas (Eds.), *Working in Digital and Smart Organizations* (pp. 29–38). Palgrave Macmillan. https://doi.org/10.1007/978-3-319-77329-2_3

Fineout-Overholt, E., Melnyk, B.M. & Schultz, A. (2005). Transforming health care from the inside out: advancing evidence-based practice in the 21st century. *Journal of Professional Nursing, 21*(6), 335–344. https://doi.org/10.1016/j.profnurs.2005.10.005

Finestack, L.H., Potter, N., VanDam, M., Davis, J., Bruce, L., Scherer, N., Eng, L. & Peter, B. (2022). Feasibility of a Proactive Parent-Implemented Communication Intervention Delivered via Telepractice for Children With Classic Galactosemia. *American journal of speech-language pathology, 31*(6), 2527–2538. https://doi.org/10.1044/2022_AJSLP-22-00107

Freiberg, L. (2018). Patientenversorgung 4.0 – Suprasektoral und individualisiert. In D. Matusiewicz, C. Pittelkau & A. Elmer (Hrsg.), *Die Digitale Transformation im Gesundheitswesen: Transformation, Innovation, Disruption* (S. 134–138). MWV Medizinisch Wissenschaftliche Verlagsgesellschaft.

Gama, F., Tyskbo, D., Nygren, J., Barlow, J., Reed, S. & Svedber, P. (2022). Implementation frameworks for artificial intelligence translation into health care practice: scoping review. *Journal of medical Internet research, 24*(1), e32215. https://doi.org/10.2196/32215

Gauch, M., Leinweber, J., Plath, A., Spelter, B. & Corsten, S. (2023). Quality of life outcomes from aphasia telepractice: A scoping review. *Aphasiology, 37*(7), 1112–1136. https://doi.org/10.1080/02687038.2022.2079604

Gematik – Nationale Agentur für Digitale Medizin (2023). *Telematikinfrastruktur*. https://www.gematik.de

Gemeinsamer Bundesausschuss (G-BA). (2022). *Heilmittelrichtlinie*. https://www.g-ba.de/richtlinien/12/

Gemeinsamer Bundesausschuss (G-BA). (2023). *Über den GBA – wer wir sind*. https://www.g-ba.de/ueber-den-gba/wer-wir-sind/

Gesetzliche Krankenversicherungen (GKV) Spitzenverband. (2022). *Vereinbarung zur pauschalen Abgeltung der in der Stimm-, Sprech-, Sprach- und Schlucktherapie entstehenden Kosten im Rahmen der telemedizinischen Leistungen gemäß § 125 Abs. 2a SGB V i. V. m. § 7a des Vertrags nach § 125 Absatz 1 SGB V*. https://www.gkv-spitzenverband.de/media/dokumente/krankenversicherung_1/ambulante_leistungen/heilmittel/vertraege_125abs1/sssst/20230228_SSSST__Vereinbarung_Telemedizin_barrierefrei.pdf

Gesetzliche Krankenversicherungen (GKV) Spitzenverband. (2023a). *Technische Anlage zu Verträgen der Heilmittelerbringer*. https://www.gkv-spitzenverband.de/krankenversicherung/ambulante_leistungen/heilmittel/heilmittelrichtlinie/heilmittel-richtlinie.jsp

Gesetzliche Krankenversicherungen (GKV) Spitzenverband (2023b). *Verträge nach § 125 Abs.1 SGB V*. https://www.gkv-heilmittel.de/fuer_heilmittelerbringer/vertraege/vertraege.jsp

Gesetzliche Krankenversicherungen (GKV) Spitzenverband. (2023c). *Liste der Videodienstanbieter*. https://www.gkv-spitzenverband.de/media/dokumente/krankenversicherung_1/telematik/Liste_Videodienstanbieter.pdf

Goldgruber, J., Kratky, W. & Löffler, K. (2021). Teletherapie—eine innovative Therapiemöglichkeit (auch) für ältere Menschen. *ProCare, 26*(4), 48–51. https://doi.org/10.1007/s00735-021-1341-6

Goodfellow, I., Pouget-Abadie, J., Mirza, M., Xu, B., Warde-Farley, D., Ozair, S., Courville, A. & Bengio, Y. (2014). Generative adversarial networks. *Communications of the ACM, 63*(11), 139–144. https://doi.org/10.1145/3422622

Greenhalgh, T., Robert, G., Macfarlane, F., Bate, P. & Kyriakidou, O. (2004). Diffusion of innovations in service organizations: systematic review and recommendations. *The milbank quarterly, 82*(4), 581–629. https://doi.org/10.1111/j.0887-378X.2004.00325.x

Griefahn, A., Wolf, E. & Zalpour, C. (2020). Wie kann die Dokumentation in der Physiotherapie durch die Digitalisierung effektiver und effizienter werden? – Eine Delphi-Studie. *physioscience, 16*(03), 101–110. https://doi.org/10.1055/a-1113-6688

Grohnfeldt, M. (2018). Zur Identität der Logopädie und akademischen Sprachtherapie in Deutschland. *Forum Logopädie, 32*(4).

Hajesmaeel-Gohari, S., Goharinejad, S., Shafiei, E. & Bahaadinbeigy, K. (2023). Digital games for rehabilitation of speech disorders: A scoping review. *Health Science Reports, 6*(6), e1308. https://doi.org/10.1002/hsr2.1308

Hamm, R. & Koschatzky, K. (2020). Kanäle, Determinanten und Hemmnisse des regionalen Transfers aus Hochschulen. In L. B. R.-D. Postlep & M. Hülz (Hrsg.), *Hochschulen und ihr Beitrag für eine nachhaltige Regionalentwicklung* (S. 24). Academy for Spatial Development in the Leibniz Association.

He, J., Baxter, S. L., Xu, J., Xu, J., Zhou, X. & Zhang, K. (2019). The practical implementation of artificial intelligence technologies in medicine. *Nature Medicine, 25*(1), 30–36. https://doi.org/10.1038/s41591-018-0307-0

Hecht, A., Wargers, I., Borgetto, B. & Leinweber, J. (2022). *Videotherapie in der ambulanten logopädischen Versorgung: Empirisch begründete Handlungsempfehlungen* (Paper presentation). Deutschen Kongress für Versorgungsforschung, Potsdam.

Hinman, R.S., Kimp, A.J., Campbell, P.K., Russell, T., Foster, N.E., Kasza, J., Harris, A. & Bennell, K.L. (2020). Technology versus tradition: a non-inferiority trial comparing video to face-to-face consultations with a physiotherapist for people with knee osteoarthritis: Protocol for the PEAK randomised controlled trial. *BMC musculoskeletal disorders, 21*(1), 522. https://doi.org/10.1186/s12891-020-03523-8

HUMAINE. (2023). *Assistenzsysteme zur Spracherkennung in der Therapie und Pflege.* https://humaine.info/pilotanwendungen/assistenzsysteme-zur-spracherkennung-in-der-therapie-und-pflege/

Ienaga, N., Takahata, S., Terayama, K., Enomoto, D., Ishihara, H., Noda, H. & Hagihara, H. (2022). Development and Verification of Postural Control Assessment Using Deep-Learning-Based Pose Estimators: Towards Clinical Applications. *Occupational Therapy International, 30*, 6952999. https://doi.org/10.1155/2022/6952999

Initiative D21. (2021). *Der D21 Digital Index 2020/21.* https://initiatived21.de/d21index/?utm_source=red&utm_medium=nl&utm_campaign=ada&utm_content=02032021

Institute of Medicine. (2001). *Crossing the quality chasm: a new health system for the 21st century.* The National Academies Press.

Jacobs, M., He, J., Pradier, F.M., Lam, B., Ahn, A.C., McCoy, T.H., Perlis, R.H., Doshi-Velez, F. & Gajos, K.Z. (2021). *Designing AI for trust and collaboration in time-constrained medical decisions: a sociotechnical lens* (Paper presentation). Chi conference on human factors in computing systems. https://doi.org/10.1145/3411764.3445385

Kamar, E. (2016). *Directions in Hybrid Intelligence: Complementing AI Systems with Human Intelligence* (Paper presentation). IJCAI, New York.

Keep, M., Janssen, A., McGregor, D., Brunner, M., Baysari, M., Quinn, D. & Shaw, T. (2021). Mapping eHealth Education: Review of eHealth Content in Health and Medical Degrees at a Metropolitan Tertiary Institute in Australia. *JMIR Medical Education, 7*(3), e16440. https://doi.org/10.2196/16440

Kienzle, S., Horneffer, B. & Jurisch, J. (2018). *Education and culture, research and development at universities: Review of R&D coefficients 2017.* Statistisches Bundesamt (destatis).

Kim, M.E., Sund, L.T., Morton, M., Kim, J., Choi, J.S. & Castro, M.E. (2022). Provider and Patient Satisfaction with Telemedicine Voice Therapy During the COVID-19 Pandemic. *Journal of voice: official journal of the Voice Foundation, S0892-1997*(22), 00211-9. https://doi.org/10.1016/j.jvoice.2022.07.009

Kirchner, S. (2015). Konturen der digitalen Arbeitswelt. *KZfSS Kölner Zeitschrift für Soziologie und Sozialpsychologie, 67*(4), 763–791. https://doi.org/10.1007/s11577-015-0344-3

Kramer, U. (2017). Wie gut sind Gesundheits-Apps? *Aktuelle Ernährungsmedizin, 42*(03), 193–205. https://doi.org/10.1055/s-0043-109130

Kröger, I., Nerz, C., Schwickert, L., Schölch, S., Müßig, J.A., Studier-Fischer, S., Nolte, P.C., Becker, C. & Augat, P. (2021). Robot-assisted training after proximal humeral fracture: A randomised controlled multicentre intervention trial. *Clinical rehabilitation, 35*(2), 242–252. https://doi.org/10.1177/0269215520961654

Krüger, S. (2021). *Was ist KI und was nicht. Die KI-Entscheidung: Künstliche Intelligenz und was wir daraus machen*. Springer.

Kuhn, S., Ammann, D., Cichon, I., Ehlers, J., Guttormsen, S., Hülsken-Giesler, M., Kaap-Fröhlich, S., Kickbusch, I., Pelikan, J., Reiber, K., Ritschl, H. & Wilbacher, I. (2019). *Careum working paper 8-long version: »Wie revolutioniert die digitale Transformation die Bildung der Berufe im Gesundheitswesen?«*. https://backend.careum.ch/sites/default/files/media/file/working-paper-digitale-transformation-bildung-gesundheit.pdf

Lai, J.C., Woo, J., Hui, E. & Chan, W. (2004). Telerehabilitation – a new model for community-based stroke rehabilitation. *Journal of telemedicine and telecare, 10*(4), 199–205. https://doi.org/10.1258/1357633041424340

Lauer, N. (2020). Teletherapie-hat die Logopädie eine digitale Zukunft. *Forum Logopädie, 34*(5), 12–17.

Lehnert, T., Heider, D., Leicht, H., Heinrich, S., Corrieri, S., Luppa, M., Riedel-Heller, S. & König, H.H. (2011). Review: health care utilization and costs of elderly persons with multiple chronic conditions. *Medical care research and review: MCRR, 68*(4), 387–420. https://doi.org/10.1177/1077558711399580

Leinweber, J. & Dockweiler, C. (2020). Perspektiven der Digitalisierung in der Logopädie/Sprachtherapie: Ein Überblick über die Herausforderungen für Theorie, Forschung und Praxis. *Forum Logopädie, 3*, 6–9.

Leitungsgruppe des NFP 75. (2023). *Big Data: Anwendungen, Technologien und gesellschaftliche Aspekte, Résumé des Nationalen Forschungsprogramms «Big Data» (NFP 75)*. Schweizerischer Nationalfonds.

Lester, S. (2014). Professional standards, competence and capability. *Higher Education, Skills and Work-based Learning, 4*(1), 31–43. https://doi.org/10.1108/HESWBL-04-2013-0005

Li, R.C., Asch, S.M. & Shah, N.H. (2020). Developing a delivery science for artificial intelligence in healthcare. *NPJ digital medicine, 3*(1), 107. https://doi.org/10.1038/s41746-020-00318-y

Lux, T., Breil, B., Dörries, M., Gensorowsky, D., Greiner, W., Pfeiffer, D., Rebitschek, F.G., Gigerenzer, G. & Wagner, G.G. (2017). Digitalisierung im Gesundheitswesen – zwischen Datenschutz und moderner Medizinversorgung. *Wirtschaftsdienst, 97*, 687–703. https://doi.org/10.1007/s10273-017-2200-8

Macoir, J., Sauvageau, V.M., Boissy, P., Tousignant, M. & Tousignant, M. (2017). In-home synchronous telespeech therapy to improve functional communication in chronic poststroke aphasia: Results from a quasi-experimental study. *Telemedicine and e-Health, 23*(8), 630–639. https://doi.org/10.1089/tmj.2016.0235

Mallet, K.H., Shamloul, R.M., Lecompte-Collin, J., Winkel, J., Donnelly, B. & Dowlatshahi, D. (2023). Telerehab at Home: Mobile Tablet Technology for Patients With Poststroke Communication Deficits – A Pilot Feasibility Randomized Control Trial. *Journal of Speech, Language, and Hearing Research, 66*(2), 648–655. https://doi.org/10.1044/2022_JSLHR-21-00616

Marhuenda, F., Martínez, I. & Navas, A. (2004). Conflicting vocational identities and careers in the sector of tourism. *Career development international, 9*(3), 222–244. https://doi.org/10.1108/13620430410535832

Matusiewicz, D., Pittelkau, C. & Elmer, A. (2018). *Die Digitale Transformation im Gesundheitswesen: Transformation, Innovation, Disruption*. Medizinisch Wissenschaftliche Verlagsgesellschaft.

Matusiewicz, D. (2023). *Plattformen und Tech-Giganten: Die neuen Player im Gesundheitswesen*. Medizinisch Wissenschaftliche Verlagsgesellschaft. https://doi.org/10.32745/9783954667840

Messner, E.-M., Terhorst, Y., Barke, A., Baumeister, H., Stoyanov, S., Hides, L. & Probst, T. (2020). Development and Validation of the German Version of the Mobile Application Rating Scale (MARS-G). *JMIR mHealth and uHealth, 8*(3), e14479. https://doi.org/10.2196/14479

Meyer, B. (2018). Sozialpsychologie und Digitale Gesundheit – Technosapiens. In D. Matusiewicz, C. Pittelkau & A. Elmer (Hrsg.), *Die Digitale Transformation im Gesundheitswesen: Transformation, Innovation, Disruption* (S. 15–17). Medizinisch Wissenschaftliche Verlagsgesellschaft.

MM New Media GmbH. (2023). *Existenzgründer Lexikon: Workflow*. https://unternehmer.de/lexikon/existenzgruender-lexikon/workflow

Müller, T., Richter, L., Silberzahn, T. & Padmanabhan, P. (2022). *E-Health Monitor 2022: Deutschlands Weg in die digitale Gesundheitsversorgung-Status quo und Perspektiven*. Medizinisch Wissenschaftliche Verlagsgesellschaft.

Neolexon. (2023). *AddiThA-Studie: Es ist geschafft!* https://neolexon.de/additha-es-ist-geschafft/

Niemann, S. (2022). *Gesundheitsberufe im Wandel: Komplexe Herausforderungen, Chancen und Trends*. https://idw-online.de/de/news791524

Nikolaev, V.A. & Nikolaev, A.A. (2022). Recent trends in telerehabilitation of stroke patients: A narrative review. *NeuroRehabilitation, 51*(1), 1–22. https://doi.org/10.3233/NRE-210330

Nordholt, P.U. & Busch, S. (2022). Systematically promoting job-specific digital competencies in the health professions: A teaching concept/Berufsspezifische digitale Kompetenzen in den Gesundheitsfachberufen systematisch fördern: Ein Lehrkonzept. *International Journal of Health Professions, 9*(1), 89–103. https://doi.org/10.2478/ijhp-2022-0010

Nationaler Wirtschaftsblock (nwb). (2016). *Körperschaftssteuer Richtlinien. R 5.7 Berufsverbände ohne öffentlich-rechtlichen Charakter*. https://datenbank.nwb.de/Dokument/883112_5__7/

Penter, V. & Pfaffner, K. (2017). *Digitale Gesundheit-Fluch oder Segen. Die Digitale Transformation im Gesundheitswesen. Transformation, Innovation, Disruption*. Medizinisch Wissenschaftliche Verlagsgesellschaft. https://doi.org/10.32745/9783954663576-10.8

Perednia, D.A. & Allen, A. (1995). Telemedicine technology and clinical applications. *Jama, 273*(6), 483–488. https://doi.org/10.1001/jama.1995.03520300057037

Petersen, S., Houston, S., Qin, H., Tague, C. & Studley, J. (2017). The utilization of robotic pets in dementia care. *Journal of alzheimer's disease, 55*(2), 569–574. https://doi.org/10.3233/JAD-160703

Petzold, H.G. (2012). Transversale Identität und Identitätsarbeit: Die Integrative Identitätstheorie als Grundlage für eine entwicklungspsychologisch und sozialisationstheoretisch begründete Persönlichkeitstheorie und Psychotherapie-Perspektiven „klinischer Sozialpsychologie". In H.G. Petzold (Hrsg.), *Identität: Ein Kernthema moderner Psychotherapie-Interdisziplinäre Perspektiven* (S. 407–603). VS Verlag für Sozialwissenschaften. https://doi.org/10.1007/978-3-531-93079-4_17

Pfannstiel, M. (2022). *Künstliche Intelligenz im Gesundheitswesen. Entwicklungen, Beispiele und Perspektiven*. Springer Gabler. https://doi.org/10.1007/978-3-658-33597-7

Pitt, R., Theodoros, D., Hill, A.J., Rodriguez, A.D. & Russell, T. (2017). The feasibility of delivering constraint-induced language therapy via the Internet. *Digital Health, 3*, 2055207617718767. https://doi.org/10.1177/2055207617718767

Pitt, R., Theodoros, D., Hill, A.J. & Russell, T. (2019). The development and feasibility of an online aphasia group intervention and networking program–TeleGAIN. *International Journal of Speech-Language Pathology, 21*(1), 23–36. https://doi.org/10.1080/17549507.2017.1369567

Pitt, R., Hutchison, A., Pigott, A. & Brown, B. (2023). Safety and acceptability of a modified swallowing impairment screening assessment via nasendoscopy following head and neck cancer treatment: a feasibility study. *Speech, Language and Hearing, 2248696* https://doi.org/10.1080/2050571X.2023.2248696

Plotz, K. & Lins, C. (2022). Digitalisierung in der Sprach- und Sprechtherapie–nicht nur in Pandemiezeiten. *Sprache – Stimme – Gehör, 46*(01), 18. https://doi.org/10.1055/a-1706-2419

Rausch, A.-K., Baur, H., Reicherzer, L., Wirz, M., Keller, F., Opsommer, E. & Barbero, M. (2021). Physiotherapists' use and perceptions of digital remote physiotherapy during COVID-19 lockdown in Switzerland: an online cross-sectional survey. *Archives of Physiotherapy, 11*(1), 1–10. https://doi.org/10.1186/s40945-021-00112-3

Reichsjustizministerium. (1939). *Heilpraktikergesetz. Bundesgesetzblatt Teil III, Gliederungsnummer 2122-2*. https://www.gesetze-im-internet.de/heilprg/BJNR002510939.html

Reverberi, C., Gottardo, G., Battel, I. & Castagnetti, E. (2022). The neurogenic dysphagia management via telemedicine: a systematic review. *European Journal of physical and rehabilitation Medicine, 58*(2), 179. https://doi.org/10.23736/S1973-9087.21.06921-5

Rhodes, N.C. & Isaki, E. (2018). Script training using telepractice with two adults with chronic non-fluent aphasia. *International Journal of Telerehabilitation, 10*(2), 89. https://doi.org/10.5195/ijt.2018.6259

Richter, B., Wattenberg, I., Vollmer, A.-L., Hornberg, C., Wrede, B. & Lätzsch, R. (2022). Die COVID-19-Pandemie als Chance für Teletherapie? – Eine Umfrage bei Vertreter*innen von Gesundheitsfachberufen. *Das Gesundheitswesen, 84*(04), 319–325. https://doi.org/10.1055/a-1537-8933

Rommel, A., Hintzpeter, B. & Urbanski, D. (2018). Inanspruchnahme von Physiotherapie, Logopädie und Ergotherapie bei Kindern und Jugendlichen in Deutschland–Querschnittergebnisse aus KiGGS Welle 2 und Trends. *Journal of Health Monitoring, 3*(4), 22–37.

Russell, S.J. & Norvig, P. (2016). *Artificial intelligence a modern approach*. Pearson Education Limited.

Rüttgers, C. & Hochgürtel, K. (2017). *New Work (ing Time): Was bedeutet die Digitalisierung der Arbeit für das Personalmanagement? Eine empirische Analyse der Einstellungen von Beschäftigten*. https://www.econstor.eu/handle/10419/235931

Scheichenberger, S. & Scharb, B. (2018). *Spezielle validierende Pflege – Emotion vor Kognition* (Vol. 4). Springer.

Schifferdecker-Hoch, F., Droese, J., Ayensa, J.S. & Hollmann, M. (2021). Digitalisierung im therapeutischen Umfeld–Bestandsaufnahme und Ausblick. *B&G Bewegungstherapie und Gesundheitssport, 37*(04), 157–165. https://doi.org/10.1055/a-1523-6092

Schlüter, J., Weyer, J. & Howaldt, J. (2022). *Einflussfaktoren von Arbeitszufriedenheit im Kontext der di-*

gitalen Transformation: eine empirische Untersuchung in den Branchen Logistik, IT und Gesundheitswesen (Unveröffentlichte Dissertation, TU Dortmund).

Schouten, L., Haensch, M., Lüddecke, I., Petrovic, S., Haase, L., Zimmermann, F. & Schäfer, A. (2021). Digital unterstützte interprofessionelle Zusammenarbeit im ambulanten Setting: Bedarfe, Erwartungen und Barrieren in der Ergotherapie, Logopädie und Physiotherapie – eine qualitative Studie. *International Journal of Health Professions, 8*(1), 20–36.

Schulman, K.A. & Richman, B.D. (2019). Toward an effective innovation agenda. *The New England Journal of Medicine, 380*(10), 900–901. https://doi.org/10.1056/NEJMp1812460

Schuster, P. (2015). *Qualitätsmanagement in der Logopädie. Apollon Schriftenreihe zur Gesundheitswirtschaft*. Apollon University Press

Schwabe-Fleitmann, K. (2023). *Ergotherapie_ Antrag auf Pauschale für Teletherapie ab sofort möglich.* https://www.up-aktuell.de/aktuell/2023/04/ergotherapie-antrag-auf-pauschale-fuer-teletherapie-ab-sofort-moeglich.html

Schwarzmann, A.-L., Gerlach, S., Rohde-Schweizer, R., Straßer, B., Paul, S. & Hammer, S. (2018). „Ich bin dann mal weg!" Eine Studie zur Berufsflucht von LogopädInnen. *Forum Logopädie, 32*(3), 22–27.

Schwinn, S., Barthel, M., Leinweber, J. & Borgetto, B. (2020). Digitalisierungschancen – Umsetzung von Videotherapie im Lockdown. Paper presented at: Ergebnisse der Online-Befragung aus dem Forschungsprojekt „ViTaL". *forum: logopädie, 34*(6), 36–40.

Seron, P., Oliveros, M.J., Gutierrez-Arias, R., Fuentes-Aspe, R., Torres-Castro, R.C., Merino-Osorio, C., Nahuelhual, P., Inostroza, J., Jalil, Y., Solano, R., Marzuca-Nassr, G.N., Aguilera-Eguía, R., Lavados-Romo, P., Soto-Rodríguez, F.J., Sabelle, C., Villarroel-Silva, G., Gomolán, P., Huaiquilaf, S. & Sanchez, P. (2021). Effectiveness of Telerehabilitation in Physical Therapy: A Rapid Overview. *Physical therapy, 101*(6), pzab053.

Shaw, J., Rudzicz, F., Jamieson, T. & Goldfarb, A. (2019). Artificial intelligence and the implementation challenge. *Journal of medical Internet research, 21*(7), e13659. https://doi.org/10.2196/13659

Shinners, L., Grace, S., Smith, S., Stephens, A. & Aggar, C. (2022). Exploring healthcare professionals' perceptions of artificial intelligence: Piloting the Shinners Artificial Intelligence Perception tool. *Digital health, 8*, 20552076221078110. https://doi.org/10.1177/20552076221078110

Simeoni, R., Colonnelli, F., Eutizi, V., Marchetti, M., Paolini, E., Papalini, V., Punturo, A., Salvò, A., Scipinotti, N., Serpente, C., Barbini, E., Troscia, R., Maccioni, G. & Giansanti, D. (2021). The Social Robot and the Digital Physiotherapist: Are We Ready for the Team Play? *Healthcare, 9*(11), 1454.

Smith, M., Sattler, A., Hong, G. & Lin, S. (2021). From code to bedside: implementing artificial intelligence using quality improvement methods. *Journal of General Internal Medicine, 36*, 1061–1066. https://doi.org/10.1007/s11606-020-06394-w

Sottas, B. (2019). Blind Flight into the eHealth World? Deficits in the education of health professionals hamper process of professionalization. Contribution to the HoGe conference 2018 „Digital learning and teaching "/Blindflug in die eHealth-Welt? Bildungsdefizite machen Professionalisierungsbemühungen der Gesundheitsberufe zunichte: Beitrag zur HoGe-Tagung 2018 „Digitales Lernen und Lehren". *International Journal of Health Professions, 6*(1), 68–78. https://doi.org/10.2478/ijhp-2019-0008

Sottas, B., Höppner, H., Kickbusch, I., Pelikan, J. & Probst, J. (2013). *Umrisse einer neuen Gesundheitsbildungspolitik*. Careum.

Spitzenverband der Heilmittelverbände e.V. (SHV). (2023). *Wer wir sind und was wir tun.* www.shv-heilmittelverbaende.de/ueber-uns/

Stangenberg-Gliss, K., Elser, A. & Gorgetto, B. (2023). *Alles „Teletherapie" – oder was? Eine Begriffserklärung* (Paper presentation). 51. dbl Kongress, Erlangen.

Statista. (2022). *Anzahl der im Apple App-Store verfügbaren mHealth-Apps vom 1. Quartal 2015 bis zum 3. Quartal 2020.* https://de.statista.com/statistik/daten/studie/1191205/umfrage/anzahl-der-bei-apple-verfuegbaren-mhealth-apps/

Stoyanov, S.R., Hides, L., Kavanagh, D.J., Zelenko, O., Tjondronegoro, D. & Mani, M. (2015). Mobile app rating scale: a new tool for assessing the quality of health mobile apps. *JMIR mHealth and uHealth, 3*(1), e3422. https://doi.org/10.2196/mhealth.3422

Straub, S. (2022). Interdisziplinäre Ansätze zu Medizin und künstlicher Intelligenz (KI): Stimmauswertung zur Frühdiagnose beim Morbus Parkinson (MP). In M.A. Pfannstiel (Hrsg.), *Künstliche Intelligenz im Gesundheitswesen: Entwicklungen,*

Beispiele und Perspektiven (S. 581–592). Springer. https://doi.org/10.1007/978-3-658-33597-7_27

Strohm, L., Hehakaya, C., Ranschaert, E.R., Boon, W.P.C. & Moors, E.H.M. (2020). Implementation of artificial intelligence (AI) applications in radiology: hindering and facilitating factors. *European radiology, 30*(10), 5525–5532. https://doi.org/10.1007/s00330-020-06946-y

Sutherland, R., Trembath, D. & Roberts, J. (2018). Telehealth and autism: A systematic search and review of the literature. *International Journal of Speech-Language Pathology, 20*(3), 324–336. https://doi.org/10.1080/17549507.2018.1465123

Terhorst, Y., Philippi, P., Sander, L.B., Schultchen, D., Paganini, S., Bardus, M., Santo, K., Knitza, J., Machado, G.C., Schoeppe, S., Bauereiß, N., Portenhauser, A., Domhardt, M., Walter, B., Krusche, M., Baumeister, H. & Messner, E.M. (2020). Validation of the Mobile Application Rating Scale (MARS). *PloS one, 15*(11), e0241480.

Teti, S., Murray, L.L., Orange, J., Page, A.D. & Kankam, K.S. (2023). Telehealth Assessments and Interventions for Individuals With Poststroke Aphasia: A Scoping Review. *American Journal of Speech-Language Pathology, 32*(3), 1360–1375. https://doi.org/10.1044/2023_AJSLP-22-00324

Tisch, A. & Meyer, S.-C. (2020). Risks and opportunities of digitisation in the professional fields of nursing, care and healing. *Bundesgesundheitsblatt-Gesundheitsforschung-Gesundheitsschutz, 63*(6), 690–697. https://doi.org/10.1007/s00103-020-03160-5

Tobis, S., Cylkowska-Nowak, M., Wieczorowska-Tobis, K., Pawlaczyk, M. & Suwalska, A. (2017). Occupational Therapy Students' Perceptions of the Role of Robots in the Care for Older People Living in the Community. *Occupational therapy international, 2017*, 9592405. https://doi.org/10.1155/2017/9592405

Tulk Jesso, S., Kelliher, A., Sanghavi, H., Martin, T. & Henrickson Parker, S. (2022). Inclusion of clinicians in the development and evaluation of clinical artificial intelligence tools: a systematic literature review. *Frontiers in Psychology, 13*, 830345.

Vaezipour, A., Campbell, J., Theodoros, D. & Russell, T. (2020). Mobile apps for speech-language therapy in adults with communication disorders: review of content and quality. *JMIR mHealth and uHealth, 8*(10), e18858. https://doi.org/10.2196/18858

Waltersbacher, A. (2017). *Heilmittelbericht 2017.* WIdO, Berlin.

Webster, A. & Gardner, J. (2019). Aligning technology and institutional readiness: the adoption of innovation. *Technology Analysis & Strategic Management, 31*(10), 1229–1241. https://doi.org/10.1080/09537325.2019.1601694

Weidner, K. & Lowman, J. (2020). Telepractice for adult speech-language pathology services: a systematic review. *Perspectives of the ASHA Special Interest Groups, 5*(1), 326–338. https://doi.org/10.1044/2019_PERSP-19-00146

Whelan, B.M., Theodoros, D., Cahill, L., Vaezipour, A., Vogel, A.P., Finch, E., Farrell, A. & Cardell, E. (2022). Feasibility of a Telerehabilitation Adaptation of the Be Clear Speech Treatment Program for Non-Progressive Dysarthria. *Brain sciences, 12*(2), 197. https://doi.org/10.3390/brainsci12020197

Wiens, J., Saria, S., Sendak, M., Ghassemi, M., Liu, V.X., Doshi-Velez, F., Jung, K., Heller, K., Kale, D., Saeed, M., Ossorio, P.N., Thadaney-Israni, S. & Goldenberg, A. (2019). Do no harm: a roadmap for responsible machine learning for health care. *Nature medicine, 25*(9), 1337–1340. https://doi.org/10.1038/s41591-019-0609-x

Wilkens, U. (2020). Artificial Intelligence in the workplace – A double-edged sword. *International Journal of Information and Learning Technology, 37*(5), 253–265. https://doi.org/10.1108/IJILT-02-2020-0022

Wissenschaftsrat. (2022). *HQGplus-Studie zu Hochschulischen Qualifikationen für das Gesundheitssystem – Update | Quantitative und qualitative Erhebungen der Situation in Studium, Lehre, Forschung und Versorgung.* https://www.wissenschaftsrat.de/download/2022/9541-22.pdf?__blob=publicationFile&v=17

World Health Organization (WHO). (2016). *From innovation to implementation: eHealth in the WHO European region.* WHO.

World Health Organization (WHO). (2018). *Classification of digital health interventions v1. 0: A shared language to describe the uses of digital technology for health.* WHO.

Zhang, Z., Citardi, D., Wang, D., Genc, Y., Shan, J. & Fan, X. (2021). Patients' perceptions of using artificial intelligence (AI)-based technology to comprehend radiology imaging data. *Health informatics journal, 27*(2), 14604582211011215. https://doi.org/10.1177/14604582211011215

Zinke, G. (2018). Digitale Transformation–Hype um digitale Kompetenzen in der Berufsbildung. In F. Schröder (Hrsg.), *Auf dem Weg zur digitalen Aus-*

und Weiterbildung von morgen: Ergebnisse des Berliner Modells „Zusatzqualifikationen für digitale Kompetenzen“ (S. 49–58). Bertelsmann.

Zorcec, T., Ilijoski, B., Simlesa, S., Ackovska, N., Rosandic, M., Popcevic, K., Robins, B., Nitzan, N., Cappel, D. & Blum, R. (2021). Enriching Human-Robot Interaction with Mobile App in Interventions of Children with Autism Spectrum Disorder. Prilozi (Makedonska akademija na naukite i umetnostite. *Oddelenie za medicinski nauki), 42*(2), 51–59. https://doi.org/10.2478/prilozi-2021-0021

Herausgeberinnen und Autor*innen

Herausgeberinnen

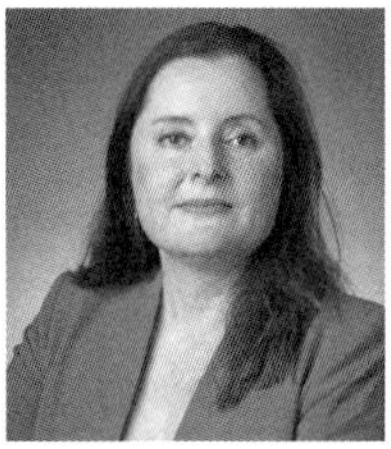

Prof'in. Dr. phil. Christiane Lücking, Professorin für Therapiewissenschaften, Klinische Linguistin M.A. (BKL) und Gesundheitswissenschaftlerin, MPH, studierte an der Friedrich-Schiller-Universität Jena, der Universität Bielefeld und der Leuphana Universität Lüneburg und promovierte an der Universität Bielefeld. Es folgten berufliche Stationen u.a. als Abteilungsleiterin für Logopädie an der neurologischen Klinik in Hessisch Oldendorf, als Verwaltungsprofessorin für Angewandte Sprach- und Kommunikationswissenschaften an der Hochschule Emden/Leer, als Fachlektorin im Schulz-Kirchner Verlag und als wissenschaftliche Mitarbeiterin am IMPP in Mainz. 2018 folgte sie dem Ruf an die Hochschule Fresenius Hamburg, wo sie aktuell die BSc.-Fernstudiengänge Logopädie, Ergotherapie und Physiotherapie leitet. Sie ist Mitglied der Ethikkommission des Deutschen Bundesverband für akademische Sprachtherapie und Logopädie.
christiane.luecking@hs-fresenius.de, ORCID: https://orcid.org/0000-0002-2647-5261

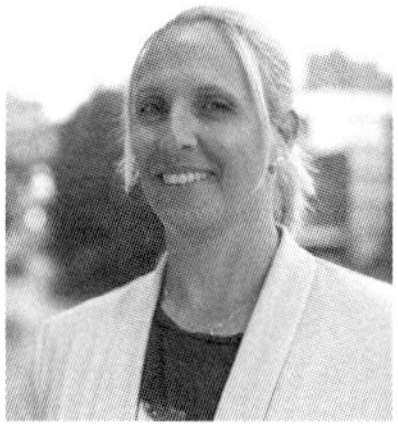

Prof'in. Dr. phil. Cathleen Gaede-Illig studierte Sportwissenschaften mit dem Schwerpunkt Prävention und Rehabilitation in Rostock und Leipzig. Sie promovierte an der Universität Leipzig und ist Sporttherapeutin (DVGS). Ihr Weg führte sie als wissenschaftliche Mitarbeiterin an der Universität Potsdam in der Professur für Rehabilitationswissenschaften und über Beratungstätigkeiten 2018 in die Therapiewissenschaften an die Hochschule Fresenius Hamburg. Seit März 2021 leitet sie den Studiengang „Therapie- und Pflegewissenschaften" an der HFH Hamburger Fern-Hochschule.
Cathleen.Gaede-Illig@hamburger-fh.de

Autor*innen

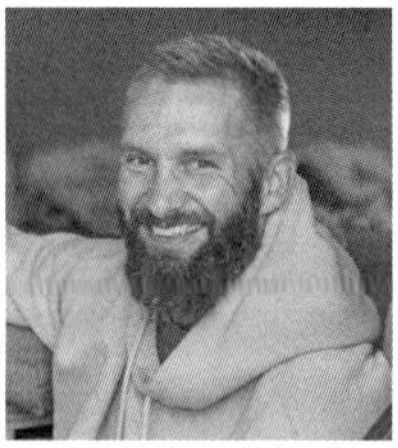

Björn Hoffmann, erfahrener Physiotherapeut mit internationaler Ausbildung, hat Grund- und Masterstudium in Deutschland und den Niederlanden absolviert. Mit Erfahrung in der Hochschullehre und spezialisiert auf Manuelle Therapie und Sportphysiotherapie, leitet er therapeutische Prozesse und trägt zur strategischen Entwicklung und Qualitätssicherung als Head of Therapy für ATHERA bei.

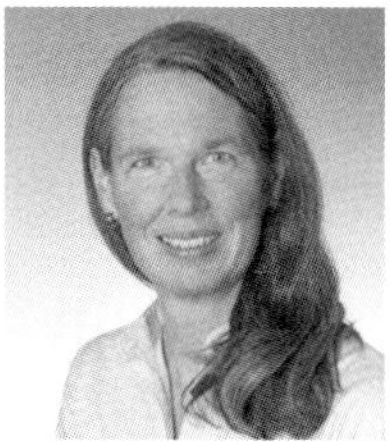

Petra Kühnast, Dipl. Medizinpädagogin, studierte an der Charité-Universitätsmedizin Berlin, ist Physiotherapeutin in der ambulanten Palliativversorgung und Sektorale Heilpraktikerin Physiotherapie. 2016 bis 2018 war sie Gastdozentin an der Alice Salomon Hochschule Berlin (ASH) für die Studiengänge Ergo- und Physiotherapie, 2020 bis 2023 Dozentin und Schulleiterin einer Pflegeschule und Schule für Sozialassistenz, Dozentin der ASH und der Dresdener International University (DIU) für den Bereich Ethik in den Therapiewissenschaften. Sie leitet den Arbeitskreis Ethik in der Physiotherapie des Deutschen Verbandes für Physiotherapie, in dem sie zugleich Mitglied ist. Derzeit ist sie Promotionsstudentin der Charité.
petra.kuehnast@physiotl.de, https://physiotl.de/

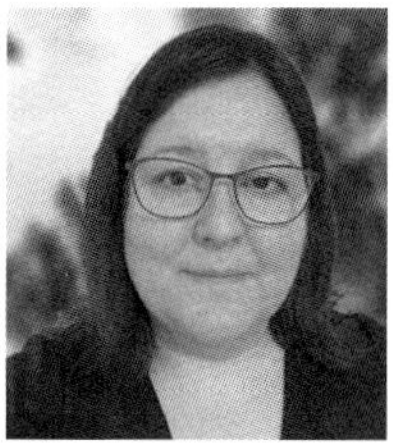

Wiebke Rahmann, M.A., ist ausgebildete Physiotherapeutin mit Fortbildungen im Bereich Manuelle Therapie, Gerätegestützte Krankengymnastik und Manuelle Lymphdrainage. Sie absolvierte den Bachelorstudiengang Public Health an der Universität Bremen und den Masterstudiengang Prävention und Gesundheitsförderung an der Universität Flensburg. Seit 2016 arbeitet sie als wissenschaftliche Mitarbeiterin am Fachbereich Gesundheit und Pflege der HFH – Hamburger Fern-Hochschule.
w.rahmann@gmx.de

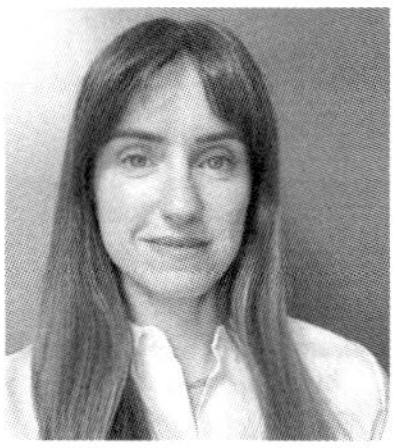

Anika Thurmann, MSc. erhielt ihre logopädische Ausbildung 2003 in Schwerin, anschließend war sie bis 2016 Inhaberin einer logopädischen Praxis in Wismar. 2018 beendete sie den berufsbegleitenden BSc. Therapiewissenschaften in Hamburg, den MSc. Therapiewissenschaften absolvierte sie 2020 an der Hochschule Fresenius in Idstein. 2018 arbeitete sie an der HS Fresenius Hamburg als wissenschaftliche Mitarbeiterin. Seit 2021 ist Anika Thurmann im BMBF-Projekt „humAine – human centered AI network" als wissenschaftliche Mitarbeiterin für die Hochschule für Gesundheit und die Ruhr-Universität Bochum tätig.
anikathurmann@gmail.com

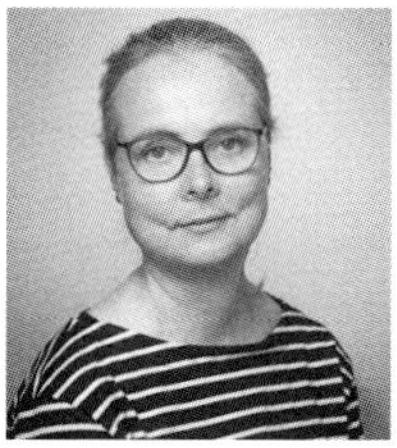

Cordula Völkel, Physiotherapeutin (BSc.), absolvierte die Ausbildung an der Krankengymnastikschule in Hessisch Lichtenau und im Anschluss das Anerkennungsjahr am Universitätsklinikum in Göttingen. Es folgte eine berufliche Spezialisierung auf die Behandlung neurologischer Krankheitsbilder und die berufliche Tätigkeit in unterschiedlichen neurologischen Rehabilitationskliniken im süddeutschen Raum. Seit 2000 ist sie als Physiotherapeutin im Querschnittgelähmten Zentrum des BG Klinikums Hamburg tätig. 2024 beendete sie den Fernstudiengang Physiotherapie (BSc.) an der Hochschule Fresenius und erhielt dafür den Studienpreis „DistancE-Learning" des Bundesverbandes der Fernstudienanbieter in der Kategorie „Praxis & Transfer".
c.voelkel@hamburg.de

Hinweise zu den Zusatzmaterialien

DOWNLOAD

Sie können für diesen Titel kostenfrei Online-Materialien (Vorlagen für die eigene Dokumentation) über unsere Internetseite nach erfolgter Registrierung abrufen:

1. Videotutorial_PICO (© HFH Hamburger Fern-Hochschule): Wiebke Rahmann, Cathleen Gaede-Illig
2. Videotutorial_Evidence Mapping (© HFH Hamburger Fern-Hochschule): Cathleen Gaede-Illig, Christiane Lücking
3. Videotutorial_ICF (© HFH Hamburger Fern-Hochschule): Cathleen Gaede-Illig, Wiebke Rahmann
4. Podcast_Ethik (© HFH Hamburger Fern-Hochschule): Cathleen Gaede-Illig, Petra Künast, Maike Armbrust, Freya Kubel
5. Podcast_Clinical Reasoning (© HFH Hamburger Fern-Hochschule): Cathleen Gaede-Illig, Claudia Schmidt, Björn Hoffmann
6. Videotutorial_Teammodell Tuckmann (© HFH Hamburger Fern-Hochschule): Cathleen Gaede-Illig, Jörn Stintzing
7. Podcast_Digitale Transformation (© HFH Hamburger Fern-Hochschule): Cathleen Gaede-Illig, Anika Thurmann
8. PowerPoint Suchhistorie

Nutzen Sie dazu bitte den angegebenen Link und melden Sie sich nach den dort beschriebenen Schritten an. Sie können auf die Materialien über *Mein Konto* zugreifen, indem Sie unter *Meine Zusatzmaterialien* den Code eingeben. Sie werden dann automatisch in den Downloadbereich weitergeleitet.

Link: hgf.io/download
Code: **D Y611J7**

Sachwortverzeichnis

F

G

H

I

L

M

N

O

P

T

U

V

W

Z